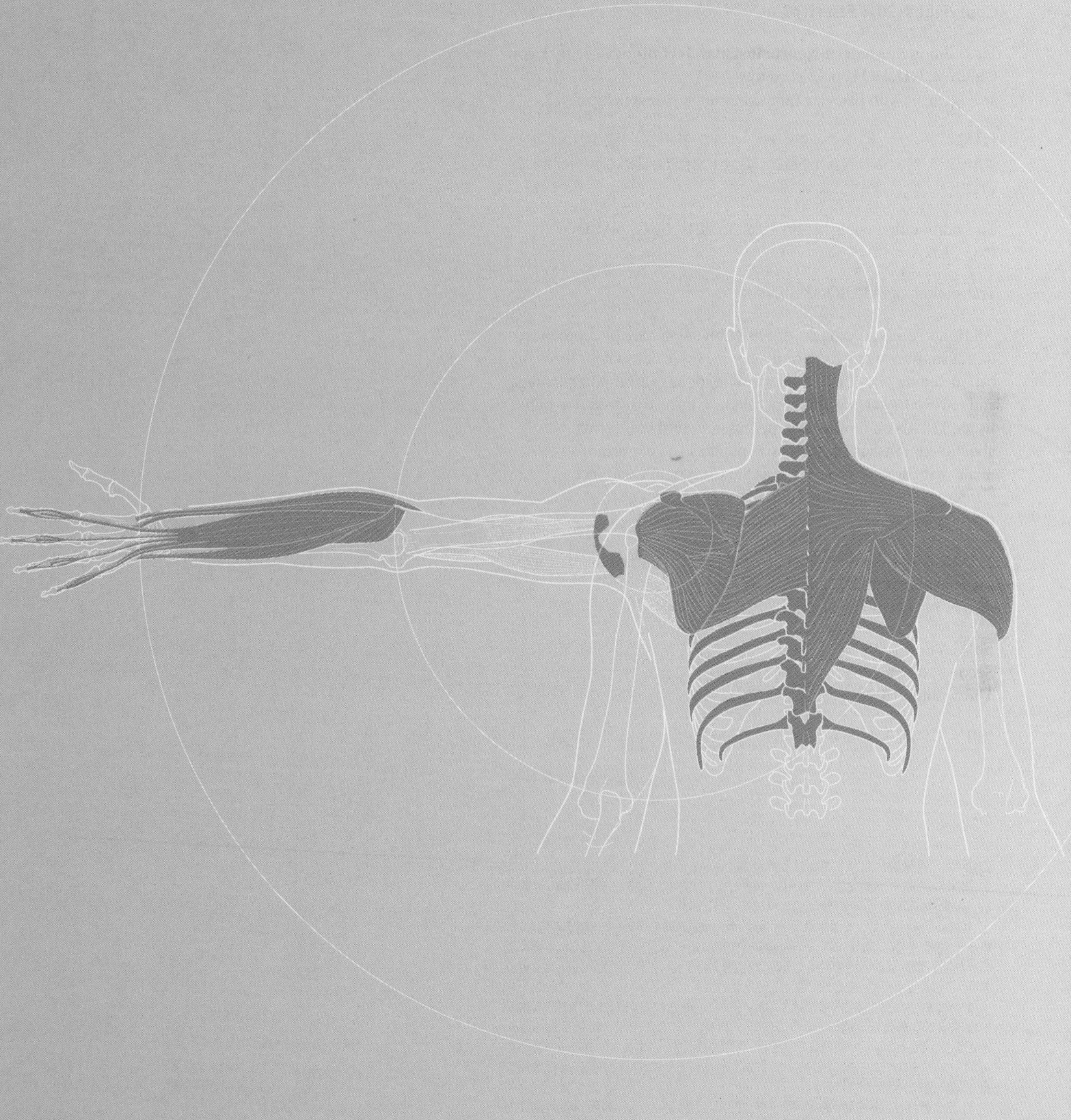

CHURCHILL LIVINGSTONE
ELSEVIER

Copyright © 2011 Elsevier Ltd.

This edition of **Modern Neuromuscular Techniques**, 3e by **Leon Chaitow, ND, DO** is published by arrangement with Elsevier Limited through Elsevier Japan KK.

『最新ニューロマスキュラー・テクニック』（レオン・チャイトー著）の日本語版はエルゼビア・ジャパン株式会社を通じてエルゼビア社との契約により刊行されました。

This edition first published in Japan in 2014 by GAIABOOKS INC., Tokyo.

Translation ©GAIABOOKS INC.

All rights reserved. No part of this publication may be reproduced or transmitted in any form or by any means, electronic or mechanical, including photocopying, recording, or any information storage and retrieval system, without permission in writing from the publisher. Details on how to seek permission, further information about the Publisher's permissions policies and our arrangements with organizations such as the Copyright Clearance Center and the Copyright Licensing Agency, can be found at our website: www.elsevier.com/permissions.

This book and the individual contributions contained in it are protected under copyright by the Publisher (other than as may be noted herein).

First edition 1996
Second edition 2003
Third edition 2011

ISBN 9780443069376

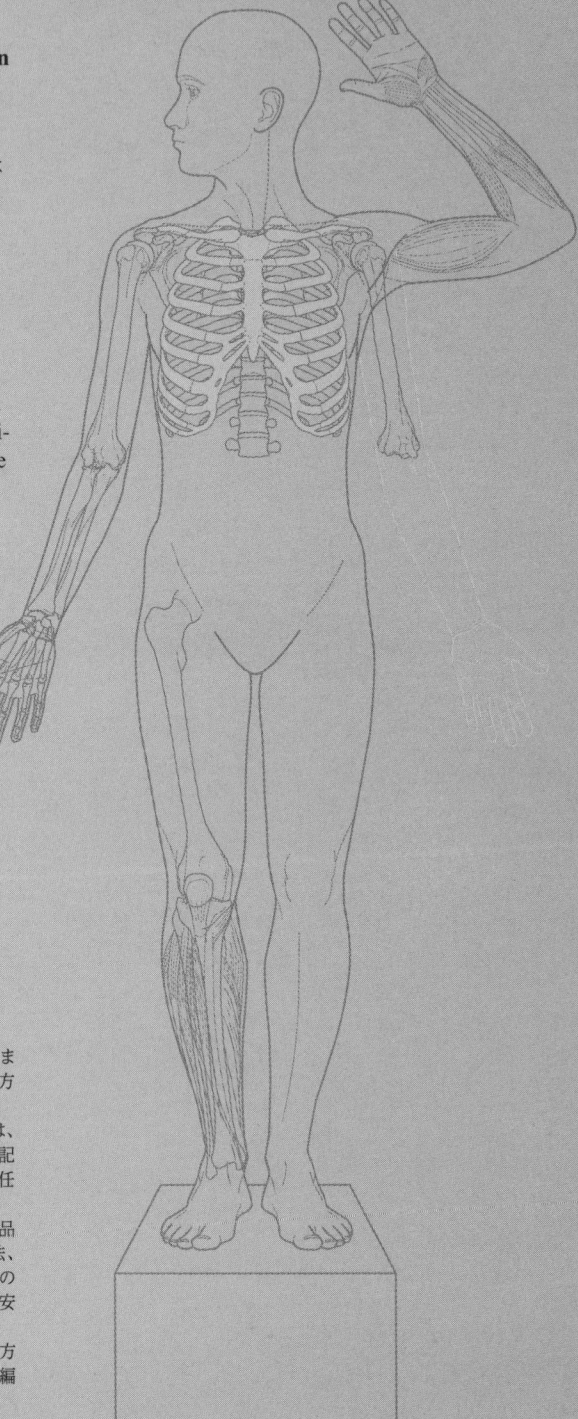

お断り　当分野における知識および最高とされる治療法は、つねに変化しています。新たな研究や実験によって理解が深まれば、研究方法、専門家としての実践方法、治療法などを変えなければならない場合もあります。

　本書に記載されている情報や手法、組み合わせ、実験を評価し、利用する際には、臨床家や研究者はつねにみずからの経験や知識に照らし合わせて下さい。本書に記載されている情報や手法を利用する際は、自分自身や他者、そして専門家として責任を負うべき相手の安全に充分に注意して下さい。

　本書で取り上げた薬物や医薬品に関しては、(i)紹介した手順、または(ii)各製品を管理する製造会社を通じて最新の情報を入手し、推奨される分量や形式、方法、使用期間、禁忌について確認して下さい。医師には、個々の患者に関するみずからの経験や知識をもとに診断し、個々の患者に最適の処方や治療法を決定し、万全の安全対策を講じる責任があります。

　製造物責任法、不注意、あるいは本書に記載されている手法、製品、指示、考え方の利用に関しては、万一人や物にけがや損失が生じても、発行者、著者、協力者、編集者は一切の法的な責任を負いかねます。

最新
ニューロマスキュラー・テクニック

Modern Neuromuscular Techniques

レオン・チャイトー
LEON
CHAITOW
翻訳：池田 美紀

序文

　本書の序文を担当でき、嬉しく思っている。本書の対象は徒手療法士や理学療法士、オステオパス、カイロプラクティック医であるが、いつものことながら、編集を担当したチャイトーが他の執筆者たちの専門をうまく取り入れたおかげできわめて質の高い教科書となった。チャイトーはオステオパシー医であり、イギリスのロンドンにあるウェストミンスター大学で名誉特別研究員の称号を授与され、現在は治療と教育と執筆活動に取り組んでいる。また、ヨーロッパで最も権威のある臨床ジャーナルの1つ、Journal of Bodywork and Movement Therapiesの編集主幹も務めている。チャイトーはこれまでにも数多くの教科書を執筆してきたが、そのうちの何点かは慢性疼痛や機能障害の治療技術として使われる手技に焦点を当てている。本書もまた、その流れをくむ一冊である。

　本書は、神経筋テクニック(NMT)と呼ばれる治療法の適用や使用法(modality)をテーマとし、最新の情報を扱っている。著者や執筆協力者たちは、臨床経験や科学的な経験を文献に対する深い理解と融合させ、治療家に役立つ情報や指針を分析し、組み合わせ、そして教えてくれている。NMTにはさまざまな形式があるが、本書ではほぼすべてを網羅している。たとえばヨーロッパで行われているクラシカルNMT（リーフによる）やアメリカ合衆国における神経筋療法(やはりNMTと略称される)を紹介するほかにも、NMTとタイ・マッサージを合体させるという興味深い考え方に1章を割りあてている。
　前半で紹介しているように、ヨーロッパにおけるNMTの一部は、少なくともアーユルヴェーダ式マッサージがもとになっているので、まさに適切な配慮だといえるだろう。
　また、最新版の重要な特徴として、筋筋膜性疼痛やトリガーポイントについての理解を助けるために、初期の研究者たちと同時代の医師であるレイモンド・ニモ(カイロプラクティック医)の業績を付録で紹介している。ニモの業績はアメリカ式NMTに強い影響を与えた。軟部組織の痛みや機能障害をテーマとした病因論や治療法という、彼の初期のカイロプラクティックからは、多くのことを学べるはずだ。

　臨床の現場で軟部組織の機能障害を処置するにあたり、NMTが評価および治療の手段としても利用価値が高いことは、世界的に知られている。NMTは、トリガーポイント(誘発点)を不活性化したり、筋膜組織の血液循環をよくしたりするために利用することが

できる（Simons et al, 1999）。Ibanez-Garcia et al（2009）は、NMTを使うことで、咬筋内のトリガーポイントにうまく対処できることを示した。また、頭痛を処置する際の重要な要素として、NMTを利用するよう提案した研究もある（Palomeque-del-Cerro & Fernández-de-las-Peñas, 2010）。実際には、臨床の現場では普通、虚血圧迫やポジショナルリリース、筋エネルギーテクニックなどといった局所を対象とした他の徒手療法とNMTを併用して、トリガーポイントを不活性化していく（Palomeque-del-Cerro & Fernández-de-las- Peñas, 2010）。私自身も治療をするときは、軟部組織の機能障害を処置するときの1つの重要な要素としてNMTをとらえており、外側上顆炎、緊張性頭痛、手根管症候群、線維筋痛症、腰痛、首の痛みなど、さまざまな慢性痛を治療する際に利用している。

　編集者、著者、出版社、イラストレーター、そして本書の制作にかかわったすべての人たちは、完成したこの本をおおいに誇りに思うべきだろう。読者の皆さんも、本書で紹介されている重要な、時宜を得た情報を活用して、ご自分の患者の評価、治療、処置をしていっていただきたい。患者と治療者の双方に役立つことができるなら、本書の制作に貢献した人びとの努力も報われるというものである。

César Fernández-de-las-Peñas
理学療法士、オステオパシー医、修士（MSc）、博士（PhD）
フアン・カルロス王大学（スペイン、マドリード）
理学療法部、作業療法・リハビリテーション

参考文献

J. Ibáñez-García, F. Alburquerque-Sendín, C. Rodríguez-Blanco, et al. 2009 Changes in masseter muscle trigger points following strain-counter/ strain or neuro-muscular technique. *J Bodywork Movement Therapies* **13** (1), 2–10.

D.G. Simons, J. Travell, LS. Simons, 1999 *Myofascial pain and dysfunction: The trigger point manual* **Vol 1** Williams & Wilkins: Baltimore ed 2

L. Palomeque-del-Cerro, C. Fernández-de-las-Peñas, 2010 Neuromuscular approaches. In: C. Fernández-de-las-Peñas, L. Arendt-Nielsen, R. Gerwin, Ed. *Tension Type and Cervicogenic Headache: pathophysiology, diagnosis and treatment* Jones & Bartlett Publishers: Boston 327–338.

神経筋(ニューロマスキュラー) テクニック(NMT)とは何か

NMT (Neuromuscular Techniques：NMT) という概念を知らない人は、当然このような疑問を抱くだろう。

　単純化して答えるなら、文字通り、神経系や筋骨格系にかかわるNMTを構成する手法について言及しなければならないだろう。そうなると、実際問題として、すべての徒手療法のテクニックや使用様式を含むことになってしまう。

　しかし、NMTという用語をもっと狭い範囲で、正確に使う場合もある。その場合は、軟部組織の機能障害全般と筋筋膜のトリガーポイント(trigger point)、そして特に、その他の反射発生的に関連する機能障害を対象とした徒手療法という意味になる。

　NMTは、アメリカ合衆国とヨーロッパで発展した療法ではあるが、その起源について最初のほうの章 (特に第2章) で紹介した。ここでは、現代の私たちがNMTと名づけた療法の知識体系を研究してきた重要な先人たちの業績について、詳しく書いている。たとえば、イギリスにおけるオステオパス (osteopath) の先駆者であり自然療法士 (naturopath) でもあるスタンリー・リーフ(Stanley Lief)、その息子のピーター・リーフ(Peter Lief、ND, DC)、彼のいとこのボリス・チャイトー(Boris Chaitow、ND, DO, DC) らによる長年の研究や技術革新や開発も紹介している。さらに、太平洋をはさんだアメリカ合衆国を扱う章では、革新的なカイロプラクター、レイモンド・ニモ(Raymond Nimmo、DC)のほか、筋筋膜性疼痛(myofascial pain)研究の先駆者であるジャネット・トラベル(Janet Travell、MD) やデイヴィッド・サイモンズ(David Simons、MD)が臨床や研究の分野を広げていったことにも言及している。

　最初の数章は、第2版までの内容を反映しているものの、最近の研究も取り入れ、最新の情報に更新した。
　ここで名前を紹介した先人もそれ以外の人々も、単独で、あるいはときには共同で研究にいそしんできた。このような努力の結果、現在私たちが理解しているような筋筋膜性疼痛という概念や、その治療法が発達してきたといえる。これらの内容については、前半で詳しく説明した。
　筋筋膜性疼痛がどのように進化したかを理解することは、筋筋膜性疼痛を予防し、取り除く

ための最良の手段といえる。そこで、第3章と第4章は、トリガーポイントとその他の反射発生的な現象に焦点を当てた。

　続く第5章では、診断と評価のアプローチについて論じている。第6章と第7章では、脊椎と腹部の両方に関して、ヨーロッパにおけるLiefのNMTの方法論について詳しく検討する。第8章では、NMTに関連する手法やテクニックを紹介し、第9章では、トリガーポイントを不活性化するにあたってきわめて高い効果を得ることができるNMTの手法の組み合わせに加え、その他の臨床アプローチも紹介する。

　第10章は、完全に更新した。才能豊かな治療家であり、執筆と教育にもたずさわっているジュディス・ディレーニーに執筆を担当してもらい、アメリカ合衆国における神経筋療法を概説した。第11章では、神経筋骨格構造の漸進的抑制（PINS）という、NMTの特徴を残した革新的な疼痛管理アプローチについて、オステオパシー医のデニス・ダウリング教授が解説している。

　第12章のタイ・マッサージとNMTでは、ハワード・エヴァンズが、この2つのアプローチを巧みに融合してくれた。彼は1990年代、ロンドンにあるウェストミンスター大学で軟部組織マニピュレーション・アプローチの分野において修士号を取得し、その後、NMTやタイ・マッサージの分野でさまざまな手法を開発している。

　このように本書は、これまでの版の内容を更新し、新しい情報も掲載している。また、理学療法やオステオパシー（整骨治療学）、カイロプラクティック（脊柱指圧法）、マッサージ療法、タイ・マッサージ、その他NMTの起源に影響を与えたさまざまな分野とNMTが関連していることを、強く訴えかけている。

レオン・チャイトー

著者・執筆協力者紹介

〈著者〉

レオン・チャイトー　自然療法士（ND）、オステオパシー医（DO）
ウェストミンスター大学（イギリス、ロンドン）
オステオパシー医、名誉特別研究員

〈執筆協力〉

ジュディス・ディレーニー　認定マッサージ療法士（LMT）
（第10章：アメリカ合衆国における神経筋療法）
神経筋療法訓練センター（Neuromuscular Therapy Training Center）（アメリカ合衆国フロリダ州、セント・ピーターズバーグ）
所長

デニス・J・ダウリング　オステオパシー医（DO）、FAAO
（第11章：神経筋骨格構造の漸進的抑制（PINS）技法）
ナッソー大学医療センター（アメリカ合衆国、ニューヨーク州）
物療医学・リハビリテーション部
医師、徒手療法部長
The National Board of Osteopathic Medical Examiners Clinical Skills Testing Center（アメリカ合衆国ペンシルヴェニア州）
オステオパシー徒手療法評価担当部長

ハワード・エヴァンズ　文学修士（MA）、大学院修業証書（PgDip）
（第12章：タイ・マッサージと神経筋テクニック）
School of Therapeutic Bodywork（イギリス、ロンドン）

〈序文〉

セザール・フェルナンデス・デ・ラ・ペニャス教授　理学療法士（PT）、オステオパシー医（DO）、科学修士（MSc）、博士課程（PhD）
フアン・カルロス王大学（スペイン、マドリード）

原画　**グレアム・チャンバーズ**　文学士BA（HONS）
医療系アーティスト

略語

Ach：	acetylcholine	アセチルコリン
ASIS：	anterior superior iliac spine	上前腸骨棘
ATP：	adenosine triphosphate	アデノシン三リン酸
CFS：	chronic fatigue syndrome	慢性疲労症候群
CNS：	central nervous system	中枢神経系
CSF：	cerebrospinal fluid	脳脊髄液、髄液
CTM：	connective tissue massage	結合組織マッサージ
EAV：	electro-acupuncture according to Voll	フォル式電気経絡検査
EMG：	electromyogram	筋電図検査
FMS：	fibromyalgia syndrome	線維筋痛症
FPR：	facilitated positional release	促通位リリース
GAS：	general adaptation syndrome	汎適応症候群
HIV：	human immunodeficiency virus	ヒト免疫不全ウイルス
HSZ：	hyperalgesic skin zone	皮膚の痛覚過敏帯
HVLA：	High Velocity-Low Amplitude	高速低振幅法
HVT：	High Velocity Thrust	高速スラスト
INIT：	integrated neuromuscular inhibition technique	統合神経筋抑制テクニック
LAS：	local adaptation syndrome	局所適応症候群
MET：	Muscle Energy Technique	筋エネルギーテクニック
MI：	mechanical interference	機械的インターフェース
MPS：	myofascial pain syndrome	筋筋膜性疼痛症候群
MRT：	Myofascial Release Technique	筋筋膜リリーステクニック
NGF：	nerve growth factor	神経成長因子
NGP：	noxious generative points	侵害生成点
NMT：	neuromuscular therapy	神経筋テクニック／療法（米国）
PINS：	progressive inhibition of neuromusculoskeletal structure	神経筋骨格構造の漸進的抑制
PIR：	post-isometric relaxation	等尺性収縮後弛緩法
PNF：	proprioceptive neuromuscular facilitation	固有受容性神経筋促通法
PRT：	positional release technique	ポジショナルリリーステクニック
PSIS：	posterior superior iliac spine	上後腸骨棘
RI：	Reciprocal inhibition	相反抑制
SCM：	sternocleidomastoid	胸鎖乳突筋
SCS：	strain and counterstrain	ストレイン・カウンターストレイン
STM：	soft tissue manipulation	軟部組織マニピュレーション
TCM：	traditional Chinese medicine	中医学
TFL：	tensor fascia lata	大腿筋膜張筋
TMJ：	temporomandibular joint	顎関節

目次

序文 … iv
神経筋テクニック（NMT）とは何か … vi
著者・執筆協力者紹介 … viii
略語 … ix

第1章　軟部組織の苦痛 …… 1

1. 体性機能障害 …… 2
痛みの原因の同定 …… 2
一貫性があるパターンと一貫性がないパターン …… 3
情報伝達部位 …… 3
矛盾した情報の影響 …… 4
矛盾した情報は雑音か …… 5
神経の「混線」 …… 5
固有受容の変化をもたらす機序 …… 6
栄養の神経への影響 …… 6
遺伝子発現に対する神経の影響 …… 7
メイトランドとバトラー：「神経の異常運動」 …… 8
適応性負荷の治療における神経筋テクニックの役割 …… 9
汎適応症候群（GAS）と局所適応症候群（LAS）、および結合組織 …… 10
生体力学的ストレス反応のシーケンス …… 11
結果が伴わない持続不可能性 …… 11

2. 軟部組織の機能障害の原因 …… 12
軟部組織にかかる主要なストレスのカテゴリー …… 12
生理的要因／情動的要因／ライヒの「鎧化」／行動要因／構造的要因／リハビリテーションの前に可動化をするべきか？／過剰運動性／痛みを理解する
痛みの発生に関するその他のモデル …… 14
医療鍼モデルとトリガーポイント
ストダードのオステオパシーの概説 …… 15
現代における痛みの概念 …… 15
感作 …… 16
姿勢筋と相動筋の異なる応答 …… 17
胎児のときの体勢による影響 …… 19
腰痛における筋の役割 …… 20
筋の種類 …… 20
治療の選択肢 …… 20
姿勢筋と相動筋のリスト …… 21

3. 結合組織炎 …… 22
結合組織炎から線維筋痛症への名称変更 …… 22

4. 筋膜ネットワーク …… 22
筋膜の機能的な連続性 …… 24
軟部組織の変化：エネルギーと筋膜の考察 …… 24
筋膜のストレス反応と治療の機会 …… 26
靱帯と筋緊張 …… 30

第2章 神経筋テクニック（NMT）への導入 ... 35

1. 神経筋テクニック：歴史的概観 ... 35
スタンリー・リーフ (Stanley Lief) ... 35
関連するアプローチ ... 36
評価が鍵 ... 37
神経筋テクニックの小史 ... 37
ピーター・リーフ (Peter Lief) ... 38

2. 神経筋テクニックに関連する組織 ... 38
施術の適応 ... 38
化学構造 ... 39
循環の機能 ... 39
ストレッサーによる刺激 ... 40
ジュディス・ディレーニーによるアメリカ合衆国における神経筋療法の概説 ... 40
ニモの業績に対するカイロプラクティックからの視点 ... 41

第3章 筋筋膜のトリガーポイントとその他の反射現象 ... 43

1. 痛みのパターン ... 43
関連現象と神経根性疼痛の違い ... 43
関連痛という非神経根パターンに対する見方の変遷 ... 44
  5種類の原因／スペランスキー (Speransky)／チェルグレン (Kellgren)／エヴァンズ (Evans)／ディットリッヒ (Dittrich)

その他の反射発生モデル ... 46
  ガットステイン (Gutstein)／トラベル (Travell) とビゲロー (Bigelow)／ダウリング (Dowling)

中枢感作 ... 51

2. 促通を理解する ... 51
  コール (Korr)
促通の例：緊張型頭痛 ... 52
内臓体性反射 ... 53
  ビール (Beal)
促通された脊椎組織の触診 ... 54
局所の促通の原因 ... 55
  トラベル (Travell) とサイモンズ (Simons)

3. トリガーポイント ... 56
STARまたはTART ... 59
トリガーポイント：痛み以外の症状 ... 61
  リンパのうっ滞／自律神経系への影響／痛み以外の臨床症状／特定のトリガーポイントに結びついた症状／可動性の低下
トリガーポイントの生成 ... 62
トリガーポイントを特定する ... 62
  筋筋膜のトリガーポイントに直接触れる際の妨げになるもの
トリガーポイントの特徴 ... 63
トリガーポイントの不活性化 ... 64
  ストレッチ
トリガーポイントに対するその他の観点 ... 67
  メンネル (Mennell)／チャイトー (Chaitow)／チャイトー (Chaitow) とディレーニー (DeLany)／ブラッドリー (Bradley)
ストレス負荷とトリガーポイント ... 68

4. 過呼吸：複合ストレスの影響 …… 69

5. 線維筋痛症、結合組織炎、筋神経障害（myodysneuria）の病理生理学 …… 70
疑問点

6. 結論および仮説 …… 72
まとめ

第4章　反射点の多様性 …… 75

1. 反射パターンと反射領域 …… 75
圧痛点はすべてトリガーポイントか？ …… 76
筋筋膜のトリガーポイントの特徴 …… 76
機械的変換、筋膜の経路、内在性カンナビノイドの影響（最近の研究の成果） …… 77
機械的変換 …… 77
筋膜コミュニケーション …… 77
内在性カンナビノイド …… 78
まとめ …… 78

2. 経穴 …… 78
経穴とその形態 …… 79
鍼療法とアプライド・キネシオロジー …… 79
　指圧と疼痛閾値 …… 80
　経穴とトリガーポイント：すべての人が同じ現象であると認めたわけではない …… 80
阿是穴 …… 82
募穴、兪穴、井穴 …… 82
　募穴の位置／兪穴の位置／井穴の位置
ベネットの神経血管反射点 …… 84

3. チャップマン反射 …… 86
特徴／臨床における反射の価値／反射のメカニズム／神経筋テクニックの結果を解説する／チャップマン反射の有効性を支持する研究エビデンス／ニモはチャップマン反射を使わなかった／神経リンパ反射点の触診と治療

4. 結合組織マッサージ／マニピュレーション …… 89
結合組織マッサージ：手法とメカニズム …… 90
ジョーンズの圧痛点 …… 90
骨膜の疼痛点 …… 93

5. 混乱が生じているか …… 93

第5章　診断法 …… 97

1. 神経筋テクニック：評価と診断 …… 97

2. 触診 …… 98
触診による診断 …… 99
　オイル類を塗る前の皮膚の評価／オイル類を塗った後の評価／主な疑問点／深部の触診：ピーター・リーフの見方／ヤングズによるNMTの解説：組織の変化とNMTの目的／トリガーポイント／機能障害がある反射帯：結合組織の変化
マッケンジーの腹部反射領域（マッケンジー帯） …… 104

3. 皮膚：反射効果と皮膚の痛覚過敏帯 …… 105
皮膚のひだを引きあげる（評価） …… 106

浅層の組織の伸張（評価） 106
皮膚の伸延（診断と治療） 109

4. 診断と治療における
チャップマン反射 110
方法
チャップマンの神経リンパ反射 116

5. ベネットの神経血管反射 117

6. 結論 121
NMTを活用して「反射点」を見つける 121

第6章　基礎的な脊椎NMT 123

1. NMTの定義 123

2. NMTの特徴 124

3. 最もよく使われるNMTアプローチと、「さまざまな圧」 125

4. 第1指に関する考察 125
NMTの第1指テクニック 125
　第1指の過剰運動性
NMTの指テクニック 127
オイル類の使用 128

5. リーフの基本的な脊柱治療 129
治療をしないほうの手の役割／
治療する第1指で感じ取ること
施術者の姿勢 129
NMTのメカニクス：力を効率よく使う 130

治療を継続する
圧の種類：痛みを伴わない圧迫のコツ 131
　トリガーポイントを不活性化させる／頸部の治療を続ける
後面の反射点 132
起始と停止 133
治療時間 133
新しいポジションに移る 133
僧帽筋と胸鎖乳突筋 134
体幹左側の治療 135
体幹右側の治療 135
　ポジションの移動 135
左股関節の治療 137
大腿外側と殿部の治療 139
治療を終える 139

第7章　基本的な腹部・骨盤NMT 141

1. 目的 141

2. 内臓の症状 142

3. 接合部の組織 142

4. 器官の機能障害をサポートする 143

5. 腹部の反射領域の詳細 143
解説／痛むのは筋か器官か？／
腹部の体性組織に生じるさまざまな痛み／
腸間膜の付着部にかかるストレスの治療
（内臓下垂の影響など）

6. 腹部NMTの使用（適用） ……… 148

肋間 …………………………………… 148
　腹部と肋間前面のNMT

腹直筋鞘 ……………………………… 150

恥骨結合 ……………………………… 151

腹部の圧痛点に対する
ポジショナルリリースの意味 ………… 151

腹直筋鞘の外側 ……………………… 151

へそ …………………………………… 151

白線 …………………………………… 152

個別のリリース ……………………… 152

NMTと慢性骨盤痛 …………………… 153

第8章　NMTに関連するテクニック ……… 155

その他の軟部組織アプローチ ……… 155

1. アクティブリリーステクニック®（ART） … 155

2. 肘（と前腕）テクニック …………… 156
　仙棘筋／慢性的な肩の制限

3. 冷却・ストレッチ
　（冷却スプレー・ストレッチ）テクニック … 156
　氷で代用する

4. 深部組織リリース ………………… 160

5. 硬結テクニック …………………… 161

6. 統合神経筋抑制テクニック（INIT） … 162

7. 虚血圧迫とトリガーポイントのリリース … 162

8. マッサージ ………………………… 163
　安全／マッサージの手法／
　マッサージを行う際の注意事項（Wittlinger &
　Wittlinger 19821）／
　マッサージの生理学的効果／マッサージ効果の解説／
　軟部組織が脚光を浴びる

9. 筋エネルギーテクニック
　（MET ── 遠心性伸張も含む） ……… 165
　METの定義／METの起源／METのメカニズム／
　その他の説／METの痛覚脱失効果を生み出すその他の
　要因／METで利用する標準的な等尺性収縮に代わる手
　法／METで筋を伸張する時間について

10. 神経筋療法
　（軟部組織マニピュレーション） ……… 171
　治療に「正しい」順番はあるか？

11. 叩打法（パーカッションテクニック） … 172
　伝統的な中医学における叩打法／西洋における叩打法

12. 梨状筋テクニック（Retzlaff et al 1974,
　Wright & Drysdale 2008） ………… 174
　梨状筋のトリガーポイント／ランドマークの正確な局在／
　梨状筋の治療

13. 固有受容のアジャストメント
　（アプライド・キネシオロジー） ……… 176
　腰筋の短縮の有無をテストする

14. 腰筋テクニック：直接抑制圧迫 …… 178

15. 上胸部全般の可動域を高めるための
　小胸筋リリース …………………… 180
　小胸筋リリースの方法

16. ポンプテクニック：
　リンパ、肝臓、脾臓、足 …………… 180

17. 皮膚テクニック ………………… 183

スキンローリング …………………… 183
　皮膚の痛覚過敏帯

痛覚過敏帯を覆う組織をリリースする：
ストレッチング ……………………… 185

痛覚過敏帯を覆う組織を治療する：
ポジショナルリリース ……………… 185

まえがき

18. 「S」字型の曲げと「C」字型の曲げ：軟部組織を長くするための筋筋膜リリース法 ………… 186
    「C」字型の曲げテクニック／「S」字型の曲げテクニック
19. 筋膜の伸張：筋筋膜リリース ………… 187
20. 個別の（腹部）リリーステクニック ………… 189
    局所の機能障害
21. ストレイン／カウンターストレインと、その他のポジショナルリリーステクニック … 192
    方法／安全性／考えられるメカニズム／その他の仮説
22. 大腿筋膜張筋（腸脛靭帯）テクニック … 196
    神経筋テクニックを用いた治療法1／治療法2／腸脛靭帯の研究

第9章 臨床でNMTを活用する ………… 203

1. 文脈思考とシンクロニシティ ……… 203
文脈思考の3つの例 ………… 204
　1. 過呼吸と不安：どちらが「原因」か／
　2. トリガーポイントも「役に立つ」か／
　3. 仙腸関節の機能障害を評価する／結論

2. 治療前の評価 ………… 205
関節の関与／筋骨格系の不調のなかには、治療しないほうがよいものもあるか

3. トリガーポイントに焦点をあてる … 207
トリガーポイントと骨盤痛 ………… 207
局所の促通 ………… 208
治療法 ………… 208
リーフのアプローチ：全身vs個別 ………… 209
スペランスキーとセリエ：共通の発見 ………… 210

セリエはストレスも役立つことを示した／軟部組織の適応／ルウィットの「機能病理」

4. NMTとスポーツ外傷：モールの手法 ………… 211

5. NMTが役立つケース ………… 213

6. INIT仮説 ………… 215
INITの手法 ………… 216
　手法1／手法2
まとめと解説 ………… 217

第10章 アメリカ合衆国における神経筋療法 ………… 221

1. 歴史 ………… 221

2. NMT American version™ の根拠 ………… 222
3つのカテゴリー ………… 222
NMTの最初の6要因 ………… 223

3. NMTの使用（適用） ………… 225
ルーティンの順番 ………… 225
NMTを臨床で活用する ………… 225

4. NMTのテクニック ………… 226
圧を検討する ………… 229
　痛みの低下は、必ずしも最適な指標ではない／圧の程度
静止圧迫 ………… 229
押圧棒 ………… 230

5. NMTの手法 ... 230
僧帽筋 ... 230
肩甲挙筋 ... 231
中胸部後面 ... 232
頭蓋後面 ... 232
頚椎の椎弓板 ... 234
板状筋の腱 ... 236
胸鎖乳突筋 ... 238
椎弓板の溝 ... 239
肋間筋 ... 240
腸腰靱帯と仙腸靱帯 ... 241
脊柱起立筋 ... 242
腰方形筋 ... 244

6. 両者の違いに関する概説 ... 244

第11章 神経筋骨格構造の漸進的抑制（PINS） ... 247

1. 神経筋テクニック ... 248

2. 背景 ... 248

3. 抑制 ... 249

4. オステオパシーのポイントや圧迫法 ... 251
ストレイン／カウンターストレイン ... 251
促通位リリース ... 252
スティル・テクニック ... 252
ファンクショナルテクニック ... 252
触診で見つけたポイントを使うその他のオステオパシーの手法 ... 253

5. オステオパシー以外のポイントや圧迫法 ... 254

6. 神経筋骨格構造の漸進的抑制（PINS） ... 254
手順 ... 255
施術 ... 260
ケーススタディ1／ケーススタディ2

7. 抑制の作用メカニズム ... 267

8. 禁忌と副作用 ... 270

9. 結論 ... 271

第12章 タイ・マッサージと神経筋テクニック ... 275

1. タイ・マッサージの過去と現在 ... 276

2. セン、ナーディ、経路、筋筋膜の経路 ... 277

3. センと中医学の経絡 ... 278

4. センとアーユルヴェーダのナーディ ... 278

5. センと筋筋膜の経路 ... 279

6. 筋筋膜を通るセン 282

7. 筋筋膜の脚のライン 283

8. 筋筋膜の腕のライン 284

9. 筋筋膜の背部のライン 285

10. 筋筋膜マッサージとしての
    タイ・マッサージ 285

11. タイ・マッサージと
    神経筋テクニック 286

12. 結論 288

付録 レイモンド・ニモによるカイロプラクティックと筋筋膜性疼痛に関する研究について ... 291

序論 291

テクニックに関するニモのノート 291

Michael Schneider DC,
Jeffrey Cohen DC 291

レイモンド・L・ニモと
  トリガーポイント療法の発展 292

Jeffrey H, Cohen DC、
Russell W, Gibbons Litt D 292

序論 292

考察 293

結論 299

カイロプラクティックのガイドラインと臨床評価基準に関する評議会 299

筋筋膜のトリガーポイントと筋筋膜性疼痛症候群をカイロプラクティックで処置する：文献の系統的レビュー
Howard Vernon, DC, PhD,[a]、Michael Schneider, DC[b] 299

要約 299

方法 301

結果 302

徒手療法 302

結論：RCT 304

臨床レビューに対する批判 305

その他の保守療法 306

結論 310

第1章

軟部組織の苦痛

目次

1. **体性機能障害** 2
   痛みの原因の同定 2
   一貫性があるパターンと一貫性がないパターン 3
   情報伝達部位 3
   矛盾した情報の影響 4
   矛盾した情報は雑音か 5
   神経の「混線」 5
   固有受容の変化をもたらす機序 6
   栄養の神経への影響 6
   遺伝子発現に対する神経の影響 7
   メイトランドとバトラー:「神経の異常運動」 8
   適応性負荷の治療における神経筋テクニックの役割 ... 9
   汎適応症候群（GAS）と局所適応症候群（LAS）、
   　および結合組織 10
   生体力学的ストレス反応のシーケンス 11
   結果が伴わない持続不可能性 11
2. **軟部組織の機能障害の原因** 12
   軟部組織にかかる主要なストレスのカテゴリー 12
   痛みの発生に関するその他のモデル 14
   ストダードのオステオパシーの概説 15
   現代における痛みの概念 15
   感作 16
   姿勢筋と相動筋の異なる応答 17
   胎児のときの体勢による影響 19
   腰痛における筋の役割 20
   筋の種類 20
   治療の選択肢 20
   姿勢筋と相動筋のリスト 21
3. **結合組織炎** 22
   結合組織炎から線維筋痛症への名称変更 22
4. **筋膜ネットワーク** 22
   筋膜の機能的な連続性 24
   軟部組織の変化：エネルギーと筋膜の考察 24
   筋膜のストレス反応と治療の機会 26
   靱帯と筋緊張 30

1. 体性機能障害

　筋骨格系（運動器系と呼ばれることもある）は、私たち人間が行動し、人間としての存在を表現するための手段であり、「生命の根幹をなす構造だ」と、オステオパシー界の偉大な研究者の1人、アーウィン・コール（Irwin Korr 1970）は言及している。医学的見地に立てば、筋骨格系は、生命に関わる器官や系統が持つ華々しい魅力には欠けるかもしれない。しかし、実のところ、心臓血管系や神経内分泌系、消化系その他の系統や器官は、人が生き、機能するために必要な生化学的構造物である筋骨格系を支えるためだけに存在している。筋骨格系（腎臓や肝臓ではない）があるからこそ、人は作業をし、ゲームをし、愛し合い、治療を施し、楽器を演奏し、絵を描くことができる。そして、これらの行動やその他のさまざまな方法を通じて、お互いに、あるいは地球と交流することができるのである。

　筋骨格系は、主として骨や筋肉のほか、靱帯などの結合組織構造からなる。そして、人体に形状と安定性をもたらし、運動を可能にする一方で、重要な器官の保護という役割も担っている（Mooar 2007）。

　筋骨格系は、人体のなかでもけた違いに大量のエネルギーを消費するほか、痛みや不快感、身体障害を引き起こす主な原因の1つにもなる。それは、局所的なことも、全身におよぶこともあるほか、関連痛や反射痛、急性痛や慢性痛など、現れ方も多様である。

　「体性機能障害」とは、事実を正確に表した包括的な用語であり、骨と軟部組織、すなわち筋骨格系に生じる病変のすべてを表している（Licciardone 2005）。

　体性機能障害は、人体（身体の枠組み）のなかのある要素がなんらかの機能障害を起こしたり、機能に変化が生じたりした状態だと定義することができる。すなわち、骨格、平面関節、筋筋膜構造のほか、関連する血管系やリンパ系、神経要素など全身の構成要素が含まれる。この一般的な表現（体性機能障害）は、状況に応じて個々の定義が必要になる。それには関与する特定の構造や組織、部位の同定を含まなければならない。

　体性機能障害が痛みの主因になる場合もあるが、反射的な症状を引き起こしたり、永続的な特徴として作用したりすることもある。触診により、損傷の真の性質への手がかりが得られることもあるだろう（Stanton 1996）。評価や検査の過程は、痛みや機能障害を引き起こした構造的な要因を特定する際に役立つだろう。このような要因は、外傷の反復のほか、姿勢、習慣、職業上の人間工学的なストレスに起因する微細な外傷の蓄積に由来する場合も多い。

痛みの原因の同定

　機能障害を起こした組織が異なれば、症状の質も変わってくる（Kuchera 2005）。たとえば、硬節（骨格、平面関節、靱帯に分化する）は、一般的に鈍い、うずくような痛みを引き起こす。これは、実際に痛みを引き起こす部位から離れたところで感じる場合もある。筋節（筋肉）の痛みも局在はあまり明瞭ではなく、実際に痛みを引き起こす部位から離れたところで生じることもある。緊張亢進した組織のトリガーポイント活動が関与するかもしれない。痛みは普通、こわばる、うずく、あるいはけいれんするような症状として現れる。

Note： 硬節と筋節の例は第5章の図で示した。局所や離れた部位に痛みを引き起こす、機能障害を起こした組織を触診する際の特徴（組織の質感の変化など）については、第3章で述べる。

　ここで論じる手法はともかく、対象そのものはとりたてて新しいものではない。20世紀初頭のオステオパシー界の著名人カール・マコネル（Carl McConnell）は、軟部組織について以下のように論じている（McConnell 1962）：

> 　たとえば、病理学上、最も重要なことは、靱帯が硬直しているからこそ、骨のアライメント不良が継続するという点である。靱帯の硬直は、筋膜や腱の伸張や圧迫という形で始まる。どのような症例も、部位、構造上の計画や法則、組織の質感、局部の比率や強さの比率、住居、環境、力の分解などに従って、固有の様相を呈す。ここで述べているのは、あくまでも個々の病因の生物学的な背景で、病気が発症する前の土壌である。軟部組織のワークが十分でない、もしくは効果的に行われていないことも、月並みなテクニックしか存在せず、障害が再発してしまうことの一因になっている。姿勢の欠陥を矯正することに関しても同じことが言える。

局所、あるいは全身の体性機能障害の原因と結果については、外傷や機能、姿勢、病理、心理的な要因によるものを含めて、簡単に概観しておく必要がある。それができた後に、対象となる問題や組織についてさまざまな角度から解説し、可能な解決策の一部を明らかにしていく。

一貫性があるパターンと一貫性がないパターン

筋筋膜のトリガーポイントとその原因については、第3章で考察する。トリガーポイント（誘発点）は体性の痛みや機能障害の主な原因の1つであり、広く見受けられる。（関連）痛にはいろいろな種類があり、多くは予測可能な、神経学的に一貫性のある経路をたどるものの、なかには一貫性がない痛みや機能障害のパターンも存在する。これに関しても明らかにしていく。

本章では、軟部組織に機能障害が発生するときに関与するさまざまな要因を、発生順に検証していく。急性期に生じていることは、慢性的な状況で生じることとは異なる。慢性期になると、初期の警戒状態が次第に組織化され、適応、代償、そして（予防しなければ）代償不全や機能障害に取って代わるからだ。また、ストレッサーに対してすべての筋がまったく同じ反応を示すわけではない理由についても解説していく。

情報伝達部位

軟部組織と関節における情報伝達メカニズムの役割は(Travell & Simons 1983, 1992, Wall & Melzack 1991)、中枢神経系が投げかけるいくつもの基本的な質問に答えることだと考えられる。

キース・バゼル（Keith Buzzell 1970）は、中枢神経系が投げる質問を次のようにまとめた。「以下の3つの質問に関して、末梢では何が起きているか？　現在位置はどこか？　運動が行われている場合、どこに向かっているのか？　どれくらいの速さで進行しているのか？」

各種の神経伝達器官は、みずからが含まれる組織の緊張度、張力や運動の有無などの情報を、つねに中枢神経系や高次の中継地点に向かってフィードバックしている。このような感覚情報は、心理と、血液の化学組成の変化（交感神経系が反応する）の両方により、調節や修正が行われる。インプットされたさまざまな情報がこれらの重要な質問に答えを出すからこそ、体はいろいろな状況に応じて、必要とされる要求や適応にうまく反応することができるのだ。この体内の情報ハイウェイに関与する重要な構造の一部をBox 1.1にまと

Box 1.1　情報伝達部位

ルフィニ終末

ルフィニ終末は関節を取り囲む関節包の中にあり、約15度以上の角度に関して何が起きているか、また隣接する終末器官とどの程度重なっているかを伝達する役割を担う。これらの器官は疲労しにくく、関節が動くたびに積極的に動員される。そのおかげで、関節はぎくしゃくした動きではなく、なめらかな動きを実現することができる。ルフィニ終末の主な目的は、安定した位置を維持することである。また、運動の方向についてもある程度は伝達する。

ゴルジ終末

ゴルジ終末も順応が遅く、長時間にわたって放電を続ける。ゴルジ終末は、関節に連なる靱帯にある。関節包の緊張を変化させる筋収縮に反応するルフィニ終末とは異なり、ゴルジ終末は筋収縮の影響をそれほど受けることがなく、筋の収縮の状態からは独立した情報を伝達することができる。これは筋活動とは無関係に、身体がそのときどきの関節の位置を認識するための支援をするのである。

パチニ小体

パチニ小体は関節周囲の結合組織内に見出され、順応が速い。発火の引き金になる一方で、きわめて短時間のうちに情報伝達を中止する。これらの情報は運動が行われている間、連続して生じ、それゆえ中枢神経系はその部位で行われている運動の加速度を認識することができる。そのため加速受容器と呼ばれることもある。

終末器官はほかにもあるが、ここで紹介した3つはすべての関節において現在位置、運動の方向、速度に関する情報を伝達している。

続く

Box 1.1 情報伝達部位（続き）

【筋紡錘】

筋紡錘は敏感な組織で、複雑な働きをする。みずからが配列された筋の長さを検知し、評価し、情報伝達し、調整することで、張力を設定するからである。ゴルジ腱とともに作用し、筋の張力と運動に関する情報の大半を伝達する。筋紡錘は筋線維と並行に配列され、骨格筋または筋の腱部分に付着する。筋紡錘の内部には2種類の線維がある。1つは「核袋線維」、もう1つは「核鎖線維」と呼ばれている。これらの錘内線維の比率は、筋によって異なる。筋紡錘の中央にはらせん形終末（一次終末）と呼ばれる受容器があり、その両側には散形終末（二次終末）がある。一次終末は筋長のわずかな変化にも反応して、素早く発火する。二次終末はこの動きを代償するもので、筋長が大きく変化したときにだけ発火する。

筋紡錘は「長さを比較する検知器」で、一度に長時間発火することもある。筋紡錘の内部にある細い錘内線維が、筋紡錘の感度を変化させるのである。紡錘内線維は独立したγ遠心性神経が支配しているので、筋長そのものが実際に変化しなくても、この感度が変化することがある。さまざまな急性、あるいは慢性の問題には、このような事実が関わっている。

後頭下筋群は、固有受容という役割を担っているが、それは筋の1g当たりの筋紡錘の数に直接的に関係する。後頭下筋のなかには、小後頭直筋のように1g当たり平均36本の筋紡錘がある筋や、大後頭直筋のように1g当たり平均30.5本の筋もある。その一方で、たとえば頭板状筋のように1g当たり7.6本や、大殿筋のように1g当たり0.8本しかない筋もある（Peck et al 1984）。McPartland & Brodeur (1999) によれば、「後頭直筋に見られるように、筋紡錘の密度が高いということは……頸椎や頭部の『固有受容のモニター』としての役割のほうが、運動機能以上に重視されていることを示している」という。

Buzzell (1970) は、中枢神経系との神経の結合について次のように記している。

> 筋紡錘という受容器と中枢との結合は重要である。らせん形終末には、体内で唯一知られている単シナプス性がある。らせん形終末が脊髄に入っていくときはシナプスを介さず、直接、筋紡錘の近くにある筋線維を支配する前角細胞に行く。これがいわゆる「腱反射」のもとになっている。ところが、実際には腱が反射しているわけではなく、筋が急に引き伸ばされたことを受けて、単純に筋紡錘が反応しているだけのことなのである。
>
> これとは対照的に、二次終末は、中枢神経と結合するにあたってさまざまなシナプスを介しており、これが高次の皮質の中枢にまで続く。そのため、意識的に活動をすれば、これらの構造を通じて、筋緊張を修正するべく影響を与えることができるだろう。筋紡錘の活動は、筋の長さ、収縮の速度、速度の変化といった情報を提供しているようである。つまり、筋の長さはどれくらいか？　長さはどのような速度で変化しているか？　長さの変化の速度はどうなっているか？　といった情報である。(Gray 1977)。

ゴルジ腱器官

ゴルジ腱器官は、筋肉がどれほど強く働いているかを示し、筋の長さを反映する筋紡錘と異なり、筋張力を反映する。腱器官は、過負荷を検出した場合、筋の損傷を防ぐために筋の機能を停止することもある。これが弛緩を生み出すのである。

めた。

神経の情報伝達部位に「手技（マニピュレーション）」を施して、軟部組織に生理学的変化をもたらす方法はいくつもある。有名な組み合わせとしては、筋エネルギーテクニック（MET）におけるゴルジ腱器官や、ストレイン／カウンターストレイン（SCS）などのポジショナルリリーステクニック（PR）における筋紡錘がある（Jones 1980, Stiles 1984）。

矛盾した情報の影響

これらの情報伝達部位やその他の部位が中枢神経系に提供する情報の性質についてコール（Korr）が述べた内容を紹介しよう（Korr 1976）。彼は次のように述べている。

> 脳は、何かの活動をしたり、活動を変化させたりしようとするときは、脊髄というキーボードを弾く。しかし、コンソールに対応した個々の「鍵盤」が奏でるのは、特定の筋線維群が収縮するときのような個々の「音」では

なく、活動という「旋律」全体、むしろ、運動という「交響曲」だといってもいいだろう。言いかえれば、脊髄には活動パターンの膨大なレパートリー が組み込まれており、それぞれがいくつもの筋の収縮や弛緩という、複雑で、調和がとれた、繊細なバランスのうえに成り立つオーケストラに参加しているのである。脳は、個々の筋ではなく、動き全体を動作として「考える」。脊髄と脳幹に事前にプログラムされたパターンを選択的に呼び出し、数え切れないほどのやり方で修正し、より複雑なパターンを持つ無限ともいえるほどのバリエーションを使って組み合わせていく。また、このとき、特定の筋や腱、関節からは求心性フィードバックが流れ込み続けるため、それぞれの活動には、さらに調節や修正が加えられることになる。

上の内容は、神経の情報伝達部位（固有受容器、機械受容器、侵害受容器など）から中枢神経系や脳にもたらされる情報のパターンには、どのようなときであっても、関節の安静状態、関節の位置変化の方向や速度、筋線維の長さのデータ、かかる負荷の程度、関与する張力が反映されることを意味している。上で述べたように、特定の情報伝達部位からは、個々の断片的な情報ではなく、インプットされた情報全体が伝わってくるのである。

矛盾した情報は雑音か

しかし、絶えず流れ込んでくる情報のかたまりに矛盾が生じている場合はどうなるだろうか？　また、同時に受け取っている別の部位からの情報と矛盾してしまった場合はどうなるだろうか？

バゼルは次のように述べている：

たとえば、外傷を受けたために過剰な力がかかると、関節や筋の受容器が活動亢進するため、その一帯から来る情報が意味をなさなくなってしまうこともあり得る。

さまざまな情報源から矛盾する報告が脊髄に届くような場合、中枢神経系は情報のパターンを認識できなくなる。そうなると適切な反応が起こらないばかりか、活動が停止することもあるだろう。その結果、スパズムやスプリンティング（副え木固定を行ったかのような状態）が生じることもある。

体性感覚、前庭や視覚からの求心性システムが矛盾する情報を提供する場合、さまざまな症状が現れるだろう。体性感覚という求心性システムは、足裏や首、腰椎からの一貫したインプットに依存しているのである（Gagey 1986）。

神経の「混線」

コール（Korr 1976）は、神経の興奮性を増長させるさまざまな侵害について論じた。侵害とは、脊髄から出る方向と脊髄に入る方向の両方で余分なインプルスという妨害電波が生み出されることや、軸索に過剰な負荷がかかり、互いに直接インプルスを受け渡す「混線」と彼が名づけた状態が引き起こされたりする現象である。たとえば、椎間孔で組織が比較的わずかに変化したとしよう。それだけでも、結果として筋収縮の乱れ、血管運動、痛みのインプルス、反射メカニズム、交感神経系の活動の乱れなどの現象が引き起こされるかもしれないのである。

さらには、骨や関節、靱帯、筋などのどの組織が妨害されても、局所的なストレスが原因で脊髄に一定の情報が送り続けられるため、末梢から伝達される正常なパターンが実質的に妨害されるとも、コールは報告している。これらの要因と、組織における機械的な変化が組み合わさることが、体性機能障害の多くの背景になっている。

コールは次のようにまとめている。（Korr 1976）：

これらが体性の侵害であり、一貫性のない、無意味なフィードバックの原因となっている。このような侵害が生じると、脊髄が正常な活動を中断し、傷つけている組織や傷つけられた組織をそのままの状態にとどめてしまうのである。体の表面で検知できるのはこのような現象で、これらが筋張力、組織の質感、内臓や循環器の機能、さらには分泌機能の機能障害にまで影響する。これらの要素の多くがオステオパシーの診断に含まれているのである。

ここで述べられているのは触知できる変化であり、これについては後の章で評価していく。このような変化をみつけら

れると、機能障害を「読み取り」、正常な機能の回復を助けるための治療の手法（神経筋テクニックなど）を選んでいくことができるようになる。

固有受容の変化をもたらす機序

(Lederman 1997)

- 受容器のある部位で虚血や炎症が生じると、代謝の副産物が蓄積して求心性神経線維のIII群とIV群、主として痛みの求心性神経線維を刺激するため、固有受容器の感度が弱まることがある（筋肉が疲労するときにも同じことが起きる）
- 物理的な外傷により、受容器の軸索が直接影響を受ける（関節受容器や筋紡錘と、そこに分布する神経）
- 筋が直接外傷を受けた場合、筋紡錘の損傷により、神経が麻痺したり、萎縮したりすることがある（むち打ち症の後など）（Hallgren et al 1993）
- 受容器を内包する組織の構造が変化すると、運動を検知する際の感度が鈍ったり、失われたりするほか、発火レートが変化することがある（ストレッチングの最中など）
- 求心性パターンが減少し、該当する筋を支配する運動神経の中枢で反射発生が抑制されると、筋力が失われる（同時に消耗するだろう）
- 精神運動の影響（不安な気持ちなど）を受けて、局所レベルで動員される筋のパターンが変化し、使われなくなった筋が弱化する

栄養の神経への影響

神経の特徴のなかでも明らかに重要な部分や、情報伝達機能については、いったん脇に置いておく。ここでは、タンパク質、リン脂質、糖タンパク質、神経伝達物質、酵素、ミトコンドリアなどの物質を輸送する際に神経が果たす役割という、あまり解明されてこなかった部分について考察する（Canals et al 2004）。

輸送は、運ぶ物質の種類や、干渉する要因の有無により、1日当たり1mm-数百mmまで、さまざまな速度で行われる。移動は、神経にそって両方向に生じる。逆行性の輸送（標的組織から中枢神経系に戻る）は、「神経同士、あるいは神経と神経以外の細胞の間で交流する際の基本的な手段」のようである。これは、「神経系の可塑性」に多大な影響を与える、とコールは述べている（Korr 1981）。

Patterson & Wurster (1997)によると、神経成長因子（NGF）と呼ばれる物質は、神経栄養物質の運搬先である標的（終末）器官から、神経構造に供給されるという。「終末器官がNGFを供給しないと、シナプス結合が失われる」。さらに「NGFや、神経が終末器官に運ぶ物質が完全になくなると、神経の機能が失われるだろう……組織の緊張や体液の流れの乱れは、体性機能障害に関連して生じることがよくあるが、これは軸索原形質の流れを変える要因になるかもしれない」

バトラー（Butler 1991）は、神経を通じて栄養物質を運搬する際、2種類の速度があると述べている：

速い輸送の場合は1日当たり約400mm移動し、神経伝達物質やシナプス小胞など運搬された物質は、シナプスにおけるインパルスの伝達に利用される。この輸送を行う場合は、阻害されることなく血液からエネルギーが供給されていなければならない。さまざまな有害物質があったり、血流が妨げられたりすると、輸送の速度が落ち、あるいは妨害されてしまう。

遅い、順行性の（運搬）輸送（1日当たり1-6mm）では、細胞骨格物質が運ばれる。神経にそって戻ってくる輸送（逆行性）では、リサイクルされたシナプス小胞や細胞外物質が運ばれてくる。バトラーは、「逆行性の流れは、軸索やシナプスや、標的組織などシナプスの周辺の環境一般の状態についての『栄養に関する情報』を運んでいるようだ」と示唆している。

また、バトラーは次のような重要な発言もしている。「物理的な狭窄や血流の喪失によって逆行性の流れが変化すると、神経細胞体が反応しはじめる」

赤い筋線維（姿勢筋）と白い筋線維（相動筋）は、形態的にも機能的にも化学的にも異なるうえ、本章の最後で触れるようにストレスに対する反応も異なる。コール（Korr 1981）は、神経支配を「交差」させると、赤筋が白筋の神経支配を受け、白筋が赤筋の神経支配を受けるようになり、

本来の特性がすべて逆転することを示した。Korr (1981) によれば、「要するに、神経が筋に対してその筋のとるべき性質を指示していて、筋は、神経を介した遺伝的影響を受けて発現したものなのである」。

遺伝子発現に対する神経の影響

つまり、コールの研究（1981）は、筋のどの遺伝子を抑圧し、どの遺伝子を発現させるかを決定するのは主として神経系であること、その情報は軸索で輸送される物質が運搬することを示唆している（遺伝子の発現に関する、より詳しい影響については、Box1.2を参照）。

ある筋が支配神経との接触を失うと（たとえば脊髄前角炎の場合）、筋を使わなかったからではなく、神経筋接合部で神経細胞と筋細胞の結合が失われたからという理由で、その筋は萎縮する。神経筋接合部では、インパルスの伝達の有無とは関係なく、栄養が交換されているからである。

Korr (1981) は、栄養を運ぶハイウェイがどれほど脆弱かについても言及している。

> 軸索の輸送メカニズムをかく乱する要因や、軸索で輸送される物質の質や量を慢性的に変化させる要因があると、それがどのようなものであっても、栄養に関する影響を有害なものにする可能性がある。このような変化

Box1.2　遺伝子の発現

Korr (1981) は、軸索輸送を阻害すると、遺伝子発現が変化することを示した。今では、遺伝子発現は生体力学的影響を受けてさらに調節されることが知られている。特に、微細な構造物である細胞表面受容体インテグリンは、細胞外環境と細胞内環境を交流させるメカニズムとして働いている。

「インテグリン分子は、細胞外マトリックスから細胞表面を経て、テンセグリティーを持つマトリックスとして働く細胞骨格に張力を伝える」(Wang et al 1993)

「特に興味深いのは、身体を病気から守り、けがを修復するために細胞が移動する際に、インテグリンが果たす役割である」(Horwitz 1997, Hynes 1992)

「緊張、ゆがみ、収縮、線維化、あるいは機能障害を起こした組織がその組織に含まれるインテグリンにおよぼす影響や、その結果として生じる遺伝子発現について正確に解明することが、今後の研究課題になる。また、そのような組織を正常化するためにデザインされた適切なボディワークは効果的な影響を与える可能性があるため、やはり研究が求められる」(Oschman 2000)

遺伝子発現に関して、神経学的、機械的な影響以上の問題に踏み込もうと、マーティン (Martin 2001) が機能性医学の専門家ジェフリー・ブランド (Jeffrey Bland) に取材したところ、次のような見解を得ることができた。

> ヒトゲノム計画から派生した機能ゲノム学では、23対の染色体に記された生命の暗号を分析していけば、それぞれの人間がどのような最期を迎えるかが分かると考えられてきた。遺伝子のなかには心臓病、がん、糖尿病、関節炎など、あらゆる病気が書き込まれていて、それらの遺伝的な欠陥を見ればその人が最終的にいつ、どのような病気にかかって最期を迎えるかが分かると予想されていたのである。……メンデル学説支持者が唱える決定論によれば……精子と卵子が出会ったときに、私たちが遺伝子の劣性あるいは優性の特徴と呼ぶ、強さと弱さが遺伝子に書き込まれ……がんの遺伝子があればがんが原因で死亡し、心臓病の遺伝子があれば心臓病が原因で死亡する、といわれてきた。ところが、ヒトゲノム計画が進展した結果、病気の原因として組み込まれていると考えられてきた遺伝子は、実はまったく組み込まれていなかったことが判明した。遺伝子のなかには複数の情報が書いてあり、時に応じて（表現型のなかで）発現する情報は、食生活、生活習慣、環境など、遺伝子に押し寄せる環境情報の影響を受けており、その結果、遺伝子がさまざまな形で発現できるようになっていたのである。……健康的なものもあれば、不健康なものもあるだろう……何十年にもおよぶ一生のなかで、遺伝パターンの発現を決める主な要因は、意識的にせよ無意識のうちにせよ、私たちが日々下す決断だった。どのように体を動かし、どのように働き、どのようなストレスパターンを持つかが重要だったのである。

遺伝的に備わっていた前提条件の修正や調節の方法や、抑制や発現の仕方を決定していたのは、構造的な特徴、神経の機能、ストレスや感情、そして食生活などの環境的な要因のすべてだった。この話を読むと、そんな構図が浮かび上がってくる。

が生じると、今度はそれが原因となって構造や機能や代謝に異常が生じ、機能障害や病気の原因になるのである。

それでは、このような栄養に関する影響をもたらす原因として何が考えられるだろうか。

コールは次のように特定している。「圧迫、伸展、角度、ねじれによる神経や神経根の変形」、特に「運動性が大きい関節の通り道、骨性の管、椎間孔、筋膜層、緊張のために収縮している筋」でそれが起きる場合としている。

コール、バトラーその他の研究者が、神経栄養の流れに悪影響をもたらす可能性があると指摘しているものとして、循環の状態の変化や、緊張亢進状態がある。後の章で紹介するが、トリガーポイント活動はまさにそのような変化をもたらす直接的な要因といえるだろう。たとえばNMTを活用してトリガーポイントの活動とそれを引き起こした原因を正常化させることは、少なくとも、神経栄養機能をより正常な状態にもっていくためのサポートの1つになるはずだ。

体性機能障害をさらに広範に正常化することは、神経栄養機能の回復、ひいては全体としての身体の機能の回復に有益であるとみなすことができる。これは、トリガーポイントだけではなく、短縮、線維化、緊張亢進、浮腫、炎症、制限、あるいはなんらかの不調を抱えた軟部組織や骨性構造についてもあてはまることである。

メイトランドとバトラー：「神経の異常運動」

メイトランドの研究（Maitland 1986）を発展させたButler & Gifford（1989）の研究は、神経系における「有害な緊張」と彼らが名づけた状態が生じると、神経の運動性や弾性が損なわれること、またそこから多くの痛みを伴う問題が生じることを示している。バトラーとジフォードは、そのような制限や緊張を診断し、治療する際の方法について詳細に分析しているので、徒手療法士はぜひ一読してほしい。神経構造を取り巻く組織は、機械的インターフェース（MI）という。これら神経に隣接する組織は、神経系とは独立して動くことができる。たとえば回外筋は、橈骨管の脇を通るので橈骨神経のインターフェースなのである。

このような、神経環境において生じる生体力学的変化を表現する用語について、業界の総意はできていない。たとえばMaitland et al（2001）では、「神経緊張」よりも「神経の異常運動」としたほうが表現として正確だと述べている。

このような機能障害のパターンをどう呼んでもかまわないが、このような変化が生じると神経機能に悪影響がおよび、痛みなど多くの症状を引き起こす。バトラーとジフォードがこの「有害な機械的」変化に焦点をあてて研究をしたおかげで、私たちは痛みや機能障害の別の側面についての理解を深めることができるようになったのである。

MIに病状が現れると、神経運動に異常が生じ、神経構造や思いもしない分枝に緊張が生じる。MIの病状としては、椎間板の突出による神経インピンジメント、骨棘の接触、手根管の狭窄などをあげることができる。神経の抑圧という面でいえば、このような症状は、発生理由そのものは機械的であるとみなされるだろう。神経構造で機械的インピンジメントが生じたために現れる症状は、純粋な（他動的）張力検査よりも、運動を伴う検査をしたときに、より顕著に表れるだろう（Alshami & Hodges 2006）。

化学的な原因や炎症のために神経緊張が生じると、「神経間の線維症（interneural fibrosis）」といわれる症状につながり、弾性が減少したり「緊張」が高まったりする。問題のある構造の張力テストをすると、症状が明確に現れるだろう。

Butler & Gifford（1989）は、炎症や化学的損傷（毒性など）の結果として生じる病理生理学的な変化は、機械的な原因とは異なる形で神経構造内部に機械的な制限をもたらすと指摘している。椎間板の損傷が好例である。

コール（Korr 1970）は次のように述べている：

分節に分かれた神経系が体性の傷害にどれほど脆弱かを正確に認識するためには、神経が脊髄から出るときの通り道のほとんどが、実際には骨格筋を通っているという事実を理解しておかなければいけない。骨格筋は、化学的変化が生じると大きな収縮力を発揮し、ニューロンの代謝や興奮性に多大な影響をもたらす。このような環境では、ニューロンは圧迫、ひねりその他のさまざまな機械的影響や化学的影響を大量に受けること

になる……わずかな機械的ストレスでも、それが長時間におよぶと、保護膜が癒着したり、収縮したり、角を形成したりするのである。

バトラーとジフォードによれば、有害な機械的緊張が生じたからといって、必ずしも神経の状態に影響がおよぶとは限らない。しかしコールは、軸索輸送には影響が出る可能性があると指摘している。

徒手療法士の観点に立つと、このような知識はきわめて重要だといえる。

機能障害を起こした組織ばかりでなく、治療を受ける患者すべてが、神経組織が存在し、正常な運動性を持つべき（そして、持たないことも多い）構造の機械的インターフェースに関与する可能性があるということである。これは、マッサージ療法、神経筋療法、理学療法、ロルフィング、ヘラーワーク、オステオパシー、カイロプラクティック、運動療法（ピラテスやフェルデンクライスなど）を用いる治療を受ける患者すべてにあてはまる。

適応性負荷の治療における神経筋テクニックの役割

本書は、体性機能障害を評価し、治療する際に、神経筋テクニック（NMT）を用いることを主な目的としている。（ヨーロッパで行われている）神経筋テクニックと（アメリカ合衆国で行われている）神経筋療法の目的については、

Box1.3　NMT：リーフが考案したヨーロッパの神経筋テクニックとアメリカ合衆国の神経筋療法（Chaitow & Delaney 2000）

　神経筋テクニック（本書ではこう呼ぶ）は、（通常は）指を使って特殊な圧迫やストロークを行う徒手療法のことを指す。普通は指を体に触れて行う。このように指で触れると、診断（評価）にも治療にもなり得る。また、かける圧の程度は、診断と治療のどちらの目的で利用するかによってかなり細かく分類されている。NMTはヨーロッパとアメリカ合衆国で行われているが、両者には微妙な違いがある。リーフが考案したNMTについては第6章で触れ、アメリカ合衆国で行われているNMTについてはジュディス・ディレーニーが第10章で解説する。

　ヨーロッパとアメリカ合衆国で行われているNMTを補う徒手療法としては、マッサージ、筋エネルギーテクニック（MET）、ポジショナルリリーステクニック（PRT）、筋筋膜リリーステクニック（MRT）など、軟部組織を対象とした徒手療法が数多く存在する。

NMTの目的

　治療に用いるときは、NMTは機能障害を起こした組織を修正し、正常な機能の回復を促すほか、特に筋筋膜のトリガーポイントなど反射発生的活動の焦点の不活性化を中心に行う。

　NMTの目的としては、このほかにも緊張亢進した組織や、線維化した組織のバランスを整えることがあげられる。整えること自体を目的にすることもあれば、関節モビライゼーションや手技を行うための前段階として行うこともある。

　NMTには、次のような狙いがある：
- 反射をうまく利用する
- 筋筋膜のトリガーポイントを不活性化する
- 運動や手技など、他の治療を行うための準備にする
- 緊張し、線維化した筋組織を弛緩させ、正常化する
- リンパの循環や排出、血液の循環を促進する
- 治療しながら、療法士に診断に役立つ情報を提供する

　アメリカ合衆国で行われている神経筋療法は、ヨーロッパで行われているテクニックと似たような手技や再教育、リハビリテーション、自宅ケアのアプローチを取る。

　NMTの目的は、痛みや機能障害が生じたり、強まったりするときに共通して現れる特徴に対処することである（Chaitow & DeLany 2000）。その一部を以下にあげていく：
- 生化学的な特徴：栄養の偏りや不足、毒性（外因性、内因性ともに）、内分泌のアンバランス（甲状腺欠乏など）、虚血、炎症
- 生理社会的要因：ストレス、不安、うつ、その他
- 生体力学的要因：体の使用パターンも含む姿勢、過呼吸の傾向のほか、緊張亢進、トリガーポイント、神経の圧迫や絞扼などの局所的な機能障害

　必要以上に適応させようとしていっそうの苦痛をもたらしたり、要求をしたりすることはせずに、上記（あるいはその他）の要因からもたらされる筋骨格系の痛みへの影響の正常化や調節に努めれば、機能障害を特定し、できる限り多くの病因や永続的な影響を取り除く、あるいは修正できる（Simons et al 1999）。NMTは、そこにみずからの役割を見出している。

Box1.3にとりまとめた。

このようなアプローチを使うときの背景を理解するためには、機能障害に発展するに至った時間的な影響について正確に認識する必要がある。局所的な組織、あるいは体全体は、日常生活のなかで受ける要求やストレス、傷害に対応するために修正したり、調整したり、代償したり、適応したりしている。そのときに、時間が経つにしたがって、急性反応を変化させる症状がどのように進行したかを理解することが大切なのである。

汎適応症候群（GAS）と局所適応症候群（LAS）、および結合組織

セリエ（Selye 1976）は、ストレスとは病気を生み出す非特異的な要素であると述べた。汎適応症候群（GAS）には警告反応期、抵抗期（適応期）、生体全体に影響がおよぶ疲憊期（最終的に適応できなくなる時期）がある。一方、局所適応症候群（LAS）は、体のなかでもストレスを受けた特定の部位に影響をおよぼす。この両者の関係を説明するにあたり、セリエは結合組織の重要性も強調した。ストレスがあると、個々の生体によって異なる適応パターンが生じることを示したのである。さらに、個人が実際に体から警告を受けたり、ストレスを受けたり、興奮したりしているときは、ホメオスタシス（自己正常化）のメカニズムが活動していることも示した。これが、セリエが提唱した汎適応症候群（と局所適応症候群）における警告反応期である。

警告状態が長引いたり、繰り返されたりすると、防御的な適応プロセスが始まり、長期的な（慢性的な）変化が生じる。患者を評価（触診）すると、これらの神経筋骨格に生じた変化から、その部位に長時間ストレスがかかったことを受けて体がどのように適応し、調整しようとしてきたか、その記録を読み取ることができる。よくない姿勢を繰り返したり、一生残るような外傷を受けたりしたところに感情や心理由来の変化が重なると、緊張、収縮、束化、疲労といった難解なパターンが現れ、最終的にその組織は線維化する（Chaitow 1989）。

今の段階では、この過程の詳細には触れないでおく。姿勢によるストレスや心理的、機械的なストレスが続くと、構造的、そして最終的には病理的な変化が生じる。大切なのは、その変化に対して代償や適応をしようとした結果、体のある部位が大きく変化することが明らかになった点である。関与するストレスのタイプは、完全に物理的な性質（Wall & Melzack 1991）（たとえば単発のけがや、ある姿勢を繰り

Box1.4　選択的運動ユニットの関与

筋に対する心理的な影響の結果は、単純に筋「全体」、もしくは部分的な関与という以上に複雑なようである。特定の筋の運動ユニットのごく一部は、心因性の影響を受けると、ほとんど一定の活動か、あるいは反復的な活動を示す可能性があることが示されたからである（Waersted et al 1993）。作業をするまでにかかる反応時間を普通の個人を対象として評価すると、「時間のプレッシャー」という不安が生じる。すると、筋が動員されていないときでも低振幅レベルの活動が存在することを、研究者たちは示すことができたのである（僧帽筋に表面筋電図を利用した）。筋の活動レベルはすべてを合計しても低かったのだが、少数の低閾値運動ユニットにかなり長時間にわたって相当量の負荷がかかっていたかもしれない。

このように筋を動員するパターンは、ヘンマン（Henneman 1957）が最初に提唱した「サイズの原理」とも合致する。この説によると、運動ユニットはサイズの小さいものから順に動員されるという。小さな低閾値運動ユニットでは、タイプI（姿勢）線維の運動ユニットが優位である。緊張を引き起こす要因（不安など）が頻繁に存在する場合や、本人が繰り返し同じ運動ユニットを動員する場合、過負荷に陥り、メタボリック・クライシスが生じたり、タイプI線維の直径が異常に太くなったり、ミトコンドリアに過負荷がかかっている証拠だといわれる赤色ぼろ線維のようになったりする（Edwards 1988, Larsson et al 1990）。この情報には、実は深い意味がある。感情的ストレスがあると、ストレスがかかると次第に短縮する傾向がある姿勢筋線維が選択的に関与することを示しているからである。（Janda 1983）。

この研究では「メタボリック・クライシス」が生じる可能性があることを示しているが、これはサイモンズが提案した筋筋膜のトリガーポイントの進化ときわめてよく似ている。トリガーポイントについては、後の章で詳しく解説していく（Wolfe & Simons 1992）。

返した結果として生じる緊張）か、あるいは純粋に心理的な性質（慢性的に抑圧されてきた怒りなど）を持つ（Latey 1983）ことが、いくつもの研究で示されている。Box1.4に、筋組織に影響を与える局所的な感情ストレスの例をあげた。感情ストレスに対するより広範な生体力学的反応は、本章で後述する。

感情的ストレスと物理的ストレスが組み合わさると、神経筋骨格構造が大きく変化し、顕著な物理的変化を起こすことがよくある。そして、今度はそのような変化そのものが痛み、関節の制限、全身の不快感や疲労などのストレスを生み出すのである。

本章と後の章で説明するが、生体力学的ストレスや心因性ストレスに対して慢性的に適応している例のほとんどで、予想通り、代償的な変化の連鎖反応が軟部組織に生じている。（Lewit 1992）。このような適応が生じると、ほとんどつねに最適な機能が犠牲になるうえ、これがさらなる生理学的機能障害の源となり続ける。

生体力学的ストレス反応のシーケンス

(Basmajian 1974, Dvorak & Dvorak 1984, Janda 1982, 1983, Korr 1978, Lewit 1999, Travell & Simons 1983, 1992, Liebenson 2006, Key 2007, Vleeming et al 2007)

筋骨格系に「ストレス」がかかると、以下のようなことがらがシーケンスとなって生じる：

- 「何か」（以下の「軟部組織の機能障害の原因」を参照）が生じ、筋緊張が高まる
- 短時間以上、緊張が高まると、代謝老廃物の貯留につながる
- 緊張が高まると、同時に、ある程度の酸欠状態が局所的に生じ（組織に要求される努力に比して）、虚血につながる
- 緊張が高まると、ある程度の浮腫が生じる可能性がある
- これらの要因（老廃物の貯留、虚血、浮腫）の結果として、不快感や痛みが生じる
- 不快感や痛みがあると、緊張亢進が進んだり持続したりする
- その結果、炎症、あるいは少なくとも慢性的な過敏状態が生じることがある
- 緊張亢進した組織の神経報告部位がみずからの状態について中枢神経系に情報を送るため、ある程度、神経構造が感作され、促通が始まる——反応性亢進（第2章を参照）
- マクロファージが活性化するほか、血管分布や線維芽細胞の活動も高まる
- 交差結合を伴う結合組織の生産が高まり、筋膜の短縮につながる
- 筋膜／結合組織はすべて体内で連続しているため、ある領域でひずみが生じると、ほかの領域でもひずみが生じる可能性がある。そのため、神経や筋、リンパ構造、血管など、筋膜が支持する構造や筋膜に付着する構造に悪影響がおよぶ
- 弾性（筋）組織が変化し、慢性的な緊張亢進につながるほか、最終的には線維性の変化につながる
- 1つの筋が緊張亢進すると、その筋の拮抗筋が抑制される
- 連鎖反応が生じ、ある筋（姿勢筋、タイプⅠ）が短縮する一方で、別の筋（相同筋、タイプⅡ）は長くなる
- 筋緊張が高まった状態が持続したために、筋の局所や腱構造で虚血が生じるほか、骨膜に痛む領域ができる
- 運動の調和がとれなくなるなど生体力学に異常が生じると同時に、拮抗筋群が緊張亢進したり（脊柱起立筋など）、抑制されたりする（腹直筋など）
- 拮抗筋と共同筋の発火シーケンスが変化する
- 関節の制限やアンバランスのほか、筋膜の短縮が生じる
- 脊柱の周囲や筋の内部に、局所的に神経構造が活動亢進した部位（促通した部位）が徐々に形成される（トリガーポイント）
- 不必要に緊張亢進状態が続き、エネルギーを浪費するために、全身が疲労する
- さらに広範に機能の変化が生じる——呼吸機能への影響など。そして、反動が全身の経済性全体におよぶ

結果が伴わない持続不可能性

神経報告部位が覚醒レベルの高まりを示し、中枢神経系や脳に対してインパルスという神経学的フィードバックをかけ

つづけているときは（逃走・闘争警告反応があるとき、緊張亢進した筋は警告反応を示す）、心理的にも覚醒レベルが高まり、十分にリラックスすることができなくなり、緊張亢進の状態が続くだろう。このときに出現する機能の「使用パターン」の性質には生物学的な持続可能性がないため、通常は筋骨格系の慢性的な不調や痛みを伴う。

この段階になると、正常な機能を回復するためには、それまでに生じたさまざまな変化に働きかける治療インプットが必要になる。また、呼吸をしたり、物を運んだり、自分の体を使ったりするときに、体をどう使ったらストレスを減らすことができるかについて、それぞれの人を再教育する必要がある。

このようなシナリオのなかで変化が生じ、慢性的に適応するようになると、将来、急に悪化する可能性が高まる。現代の生活のなかでは当然のようにさまざまな要求が出され、新しいストレス要因をもたらす。適応が徐々に慢性化し、順応性や弾性が減少していくと、これらの要因に対処しようとして生体力学構造が努力してしまうからである。

2. 軟部組織の機能障害の原因

筋骨格系の痛みにつながるような「ストレス」のシーケンスには多くの要素がある：

1. 先天的要因（脚の長短、骨盤の小ささ、筋膜や頭蓋などのひずみ、腱の過剰運動性〈関節可動域が正常と比べて拡大した状態〉）（Gofton & Trueman 1971, Schamberger 2002）
2. 酷使、誤用、乱用（あるいは廃用）の結果として、後天的に生じた骨格構造のアライメント不良や非対称性（けがのほか、仕事、運動、定期的に行っている活動に従事する際に生じる不適切な使用パターン）（Schamberger 2002）
3. 姿勢によるストレス（Key 2007, Vleeming et al 2007）
4. 慢性的に否定的な情動状態（不安など）——Box1.4を参照（Bendtsen et al 1996）
5. 反射要因（トリガーポイント、脊髄周辺の促通）（Simons, Travell & Simons 1999）
6. 病気（関節炎など）

上にあげたプロセスが起きた結果（ほとんどの要因は、ある程度は誰にでも影響を与えている）、慢性的に変化してしまった軟部組織という土台にかぶさるようにして痛みを伴う急性症状が生じ、それが普通の状態になる。ボディワーク療法は、このような状態を対象にして行うのである。

軟部組織にかかる主要なストレスのカテゴリー

生理的要因

習慣的な使用パターンや酷使パターンがあると、筋が全体的に緊張亢進したり、軟部組織が局所的に変化したりする。軟部組織にこのような反復的、あるいは恒常的なストレスがかかる状態は、仕事やスポーツ、レジャー、一般的な活動のすべてが原因になる可能性がある（Janda 1982, 1988）

情動的要因

情動の変化はすべて、筋の変化に投影される。怒りや恐れなどの情動的態度や、興奮、不安、うつなどの気分のときは、筋の姿勢やパターンが変化することが知られている。習慣的な緊張パターンと姿勢の間、そして心理的な態度と葛藤の間には、緊密な関係がある。感情のメタファーとして体を表現に使う例（腹が立つなど）は、多くの文献で紹介されている（Boadella 1978）

ライヒの「鎧化」

ライヒ（Reich 1949）は、神経症患者に見られる姿勢や防御的な鎧化について、みずからが理解したことをとりまとめた。このような状態になった患者の場合、「半分死んだように」なってしまい、正常な機能はあらゆるレベルで縮小し、制限されていると、彼は考えた。そして、あまりにもよく見られるパターンを次のように表現した。「性的に障害があらわれ、作業機能にも障害があらわれ、体内のさまざまなプロセスでリズム感が失われ、呼吸もぎこちなくなる」（Boadella 1978）。

ライヒとその一派は、感情が身体を「動かしたり」、「麻痺させたり」できることを示した。また、ストレスが続いたり、繰り返されたりすると「ブロック」が形成されて制限が生じ、その制限をリリースしないとブロックが自己永続的に存続してしまい、それ自体が痛みやさらなるストレスの原因になることも

示した。そのような状況では、力を抜いてリラックスする能力が失われ、神経エネルギーが排出されるという深刻な事態が生じる。生体エネルギー面では、顔の表情や体位などのエクササイズを複雑に組み合わせ、呼吸テクニックを使うことが、緊張を解くためのサポートになり、問題解決につながると考えられている。

行動要因

どのような運動をするときでも、筋活動は要求される。また、ある種の使用パターンは、それぞれ確立されている。ところが、個人がその使用パターンを意識しなくなると、習慣的、反復的な活動の影響を受けて、筋の緊張亢進が進むことがよくある (Feldenkrais 1977)。短期的にみると、使用パターンが習慣化した結果として変化した軟部組織をもとの状態に戻すより、習慣的な使用パターンそのものを改善するほうがはるかに難しい。過呼吸などの習慣化した呼吸パターンも、筋骨格系に影響を与えるストレス要因の、このカテゴリーに含めるべきだろう (Chaitow et al 2002, Timmons 1994)。

構造的要因

脚が短いなどの生まれながらの特徴に加え、後天的に獲得した構造的な変化は、体の適応能力にさらなる要求を出す。そのような要求がもたらす機械的、構造的な負荷やそれに対する反応に応じて、筋組織の質感、化学成分、緊張度などが変化する。さらには、体のフレームワークも変化し、体を正常に使う潜在的な能力がゆがんだり、妨げられたりするだろう。骨も、負荷を与えると再構築されることは覚えておく価値がある。ヴォルフの法則では「健康な人間や動物の骨は、かかった負荷に適応する」と述べている。

言いかえれば、体は内外からかかる負荷に対応しようとして、ゆがんだり、ねじれたりするのである。バーロウ (Barlow 1959) は、アレクサンダー (Alexander 1957) に続いて行った研究で、ストレスに反応した筋のふるまいには自動調節が働く傾向があることを示唆した。

この例では、機能が構造を再構築しているという見方もできる。体は、構造的に変化すると、必然的に機能も変化するよう反応するが、この例ではまさに逆の現象が起きている。

これらの「法則」は、特異性の原則（SAID：specific adaptation to imposed demand〈課せられた要求に対する特異的な適応〉）という基本的な法則を反映している。言うまでもなく、これはリハビリテーション・プログラムの多くの根拠になっている。

リハビリテーションの前に可動化をするべきか？

ここまで述べてきた行動要因、情動的要因、構造的要因などを受けて軟部組織が変化した後に、正常で痛みのない機能を回復するためにリハビリテーションを行う場合は、機能性が回復するよう適切なシーケンスで行う必要がある。

言いかえれば、正常に呼吸したり、まっすぐ立ったり、正常に歩いたりする方法を学ぶ前に、変化してしまった軟部組織や関節を修正しておく必要があるということである。

(Dommerholt 2000) は、次のように指摘している：

一般的に、正常な姿勢や正常な運動パターンを回復する前に、個々の筋の評価と治療をしておくべきである。アレクサンダーテクニックのレッスンを受けると筋のアンバランスが解消するという主張は、科学的な文献では実証されていない (Rosenthal 1987)。一般的な運動プログラムは筋の代償パターンを永続化させる傾向があるため、筋のアンバランスはむしろ、極めて特異的な強化運動と柔軟運動のなかで修正していくべきである。筋筋膜のトリガーポイントは、侵襲的な治療法でも非侵襲的な治療法でもかまわないので、非活性化しておかなければならない。関連する関節の機能障害、特に頚椎と胸椎の機能障害は、関節モビライゼーションを利用して矯正しておくべきである。筋骨格系が「よい姿勢」をとるために必要な状態になってはじめて、姿勢の再教育（アレクサンダーテクニックでもその他の方法でも）を進めることができるのである。

過剰運動性

過剰運動性傾向は、明らかに先天的なものである。しかし、後天的な過剰運動性は、外傷や、特定の関節への過剰なマニピュレーションの結果として生じることがある (Protopapas & Cymet 2002)。

Kappler（1997）は、次のように警告している。「関節の過剰運動により痛みが生じる場合、通常の生理学的反応として、関節を取り巻く筋が関節の副木のような役割を果たし、過剰な運動ができないよう保護する。運動検査をすると、運動が制限されていることが分かる。防護的な役割を果たしている筋の副木の下にある関節は、不安定なのである」

体は、防護的なサポート機能を果たしている筋の緊張度が高い状態を維持する。そのための方法の1つがトリガーポイント活動を引き起こすことは、一考に値するだろう。このように、関節を支えて苦しい状態に置かれた筋（と関連するトリガーポイント）は、原因となる使用パターンを修正するまでは治療を控えるべきである。Kappler（1997）は次のように提案している。「（過剰運動性を持つ構造を）処置するときは、関節を不安定にする一因となった患者の活動を修正し、運動性が低下した隣接する関節の運動性を高め、自動的なリハビリテーション運動を処方するとよい」

痛みを理解する

過去50年で、筋の痛みに関与するメカニズムの研究は急速に発展した。

Barlow（1959）は、他の病気がない場合、筋の痛みは以下のいずれかが原因で生じると指摘している：

- 筋そのものは、「P因子」（Lewis 1942）などの有害な代謝物や、スパズムによる血液循環への干渉の結果として、相対的虚血になる。Butler & Mosely（2003）によると、全身に分布する痛み受容器（侵害受容器）は、十分な刺激を受けると、脊髄に向かって情報を伝達する。すると脊髄はシナプスに興奮性の化学物質を放出させる。シナプスが十分な刺激を受けると、疼痛情報が脳に送られる
- 筋内部に貯まった酸性物質（Issberner et al 1996）や、Butler & Mosely（2003）で「炎症のスープ」と名づけられた状態などの炎症反応が、侵害受容器の刺激に加わるが、もちろんこれも治癒が始まるための内的修復システムの一部である。詳細については「医療鍼モデル」の項目を参照
- 筋が骨膜に付着する停止は、ちょうど過剰な筋活動や反復的な筋活動によって侵害受容器が刺激される部位といえる。ここが、たとえば「テニス肘」や骨膜の疼痛点の原因となるのだろう。詳細については第3章を参照（Lewit 1992）
- 制限されたり、圧縮しすぎたりしている関節も、筋肉痛の原因になる可能性がある。症状が進行すると、繰り返し筋が誤用されたために定期的に微細な外傷が生じ、骨や関節が変形する場合もある。また、軟部組織が短縮したために関節表面が圧縮すると、筋の疲弊や断裂が不規則に生じることがある。たとえば、大腿筋膜張筋の構造が短縮すると、両側の股関節と、片側の膝関節構造がつまることがある
- 慢性的な筋拘縮の結果、脊髄や神経に沿った部位で神経が刺激されると、痛みが生じることがある。たとえば、椎間板や、全身の脊柱の機械的な欠陥（Korr 1976）が例としてあげられる。また、神経の状態が変化し、神経と周辺の神経鞘の間の機械的インターフェースに異常な張力が生じることもある（Butler & Gifford 1991, Maitland et al 2001）
- 疼痛閾値にはバリエーションがあり、大部分は本人の認識と一致するが、性別や民族性にも関係はある。たとえば線維筋痛症の発症率の男女比は1対4である（Mense & Simons 2001）。この疼痛閾値により、脳に送られた疼痛情報が修正されるため、痛みの大きさはさまざまに感じられる（Wall & Melzack 1991）。脳は疼痛情報を処理し、危険が知覚されたかどうかをもとに、それらの値を帰する。このとき、危険をどう知覚するかは、文化的、個人的な信条にも関係する（Butler & Mosely 2003）
- 性別による違いがあり、大部分において「女性のほうが疼痛システムの感度が高い」

痛みの発生に関するその他のモデル

医療鍼モデルとトリガーポイント

Baldry（1993）によると、筋が正常な状態から慢性的に痛みを抱える状態に進行するときは、通常、初期の外傷や反復的な外傷（ひねったり、酷使したりすること）が関与する。その結果として、ブラジキニン、プロスタグランジン、ヒスタミン、セロトニン、カリウムイオンなどの化学物質が放出され、そ

れに続いてA-dとC（グループⅣ）感覚神経線維が感作され、脳（大脳辺縁系と前頭葉）が関与することもある。

慢性状態に進行したことから派生するトリガーポイント（第3章を参照）は、トリガーポイントが局在する部位でも、離れた部位でも、トリガーポイントそのものが新たな問題を引き起こす。筋小胞体が損傷し、フリーになったカルシウムイオンが放出され、局所に索状硬結が形成されるからである（筋節におけるアクチンとミオシンの収縮メカニズムが関与する）。

フリーになったカルシウムとエネルギーを産出するアデノシン三リン酸（ATP）が存在する場合は、これが自己永続的な特徴になる。慢性的に収縮した組織は、（周囲の組織と比較して）もともと相対的虚血状態になっているために、それに輪をかけた形になるからである（Simons 1987）。局所的な筋膜の変化については、第3章で検討する。

ボードリーによるこの説の多くは、トリガーポイントを取り囲む組織の化学物質を評価した研究で確認されている（Shah et al 2008a）

Shah & Gilliams（2008b）は、次のように報告している：

> 痛みを伴う筋筋膜のトリガーポイントは、筋の侵害受容器を活性化させる。侵害受容器が有害な刺激を受け続けると、末梢神経系と中枢神経系における運動や感覚が変化するため、（その結果として）感作が起きる。感作プロセスに影響を与える末梢神経系の要因を調べるために、微量透析法が開発され、骨格筋の生化学的な環境を量的に測定することができるようになった。活動性トリガーポイントと潜在性トリガーポイントの間でも、健康な筋組織と比較した場合でも、違いが見つかった。

Note： ある習慣や姿勢を繰り返したために痛みが生じている場合や、感情的、心理的な含みがある場合、療法士がやるべき仕事は複雑である。なぜなら、根底にある使用パターンを解決しない限り、緊張亢進した状態は部分的にしかリリースしたり弛緩させたりすることができないからである。痛みを伴う経験の再発を最小限に抑えるためには、体の構造や機能を比較的、釣り合いがとれた状態にしておかなければならない。そのためには、構造面での制限を治療し、姿勢や筋の使い方を再教育する必要がある。

ストダードのオステオパシーの概説

収縮した筋について論じるにあたり、筋線維の一部が収縮しつづけていると「紐のような」感触がある、とストダード（Stoddard 1969）は表現し、これは筋の下にある関節が機能障害を起こしていることが原因であると指摘した。その結果として痛みが生じた場合、普通は筋の収縮が続いたために老廃物が貯留し、循環が妨害されたためである、と彼は考えた。筋の防御はつねに、より深層にある部位で病理的な変化が生じていることを示唆するとみなした（結核性脊椎炎、骨髄炎、椎間板ヘルニアなど）。

血流が停滞すると、老廃物が貯まる。この老廃物は、永続的な筋収縮が続いている部位では悪循環を引き起こし、最終的には線維化につながると、ストダードはとらえた。ストダードがそのような変化を治療プログラムの最重要課題だととらえていたかどうかは、どこにも記されていない。彼は、運動（筋群を強化するため）や正しい姿勢の重要性は強調したが、軟部組織そのものの治療についてはたいして関心を示さなかったようである。

正常な状態を回復するためには、制限され、短縮した筋をリリースするステップを経るのが望ましいと、考えることはできる。一方、適応するために軟部組織で線維化が起きた場合（情動ストレスなど、何に対する反応でもいい）、この変化はもはや純粋に神経学的に制御できるものではなく、単純に「リリース」（運動でもほかのものでも）できるものでもないことは、しっかりと強調しておくべきだろう。線維化した組織などの癒着を修復し、組織を伸張し、癒着を効果的に破壊するような、物理的インプットが必要なのである。

現代における痛みの概念

Mense & Simons（2001）の熱心な研究や報告を精査すると、複雑な筋肉痛のメカニズムがより明確に分かるようになった。興味深いことに、半世紀前にバーロウやその他の研究者たちが提唱した概念の多くは、今の時代になって研究が進んだ結果、正しかったことが確認された。もちろん、痛みのメカニズムについては以前よりはるかに詳しく分かっている。

メンスとサイモンズが論じた主な要因を、以下に簡単にとり

まとめた。しかし、本書の内容と比較すると、ここであげる要因は表面的な部分をとらえたに過ぎない。

筋肉痛をおおまかに分類すると、以下の通りである：

- 筋筋膜性疼痛。トリガーポイントができた結果として生じる（複合性局所疼痛症候群の症状を表すときにも使うことがある）
- 線維筋痛症。（筋硬症、筋の硬化、非関節性リウマチ、腱筋障害などの症状を表すときにも使う）
- 筋肉痛。関節の機能障害に関連して生じる

筋肉痛を表現するときに使われるその他の多くの表現は、これら3つのカテゴリーに分類することができると、メンスとサイモンズは考えている。

感作

ブラジキニンやプロスタグランジンなどの血管神経活性化物質（vasoneuroactive）によって侵害受容器が感作されると、トリガーポイントの圧痛が永続する（図1.1）。詳細については第3章で論じる。

感作プロセスは、局所の浮腫、サブスタンスPなどの神経ペプチドの放出、それに続いて起きる静脈の圧迫、静脈のうっ血（血液の供給を減らす）と続き、それが局所の虚血につながる。虚血状態になると、さらにブラジキニンが放出され、悪循環が確立し、疼痛受容器が感作される。

骨格筋では、虚血が生じると、正常なエネルギー生産（ATP）が干渉されるため、正常なカルシウムポンプ活動が乱され、アクチンフィラメントとミオシンフィラメントが拘縮した状態から弛緩できなくなる。これが筋筋膜のトリガーポイントの主な特徴である「索状硬結」の原因だと仮定されている（第3章を参照）。

Mense & Simons（2001）は、12日程度の短期間でも筋に炎症が生じると、神経ペプチドを内包する細い神経線維の求心性が高まり、疼痛感覚の報告量が増えるという（Reinert & Mense 1993）。

疼痛・スパズム・疼痛サイクルが存在するという説は広く信じられてきたが、Mense & Simons（2001）はこの説に疑問を投じた。2人が訴える論旨はきわめて複雑なため、正確さを失わずにまとめることはできないものの、以下の文章でその一端をかいま見ることはできる：

（疼痛・スパズム・疼痛）サイクルは、まず筋の病変から始まり、それによって侵害受容器が興奮すると仮定される。筋の侵害受容器を起点とする救心性の細い神経線維Ⅲ群とⅣ群が脊髄後角にある介在ニューロンを

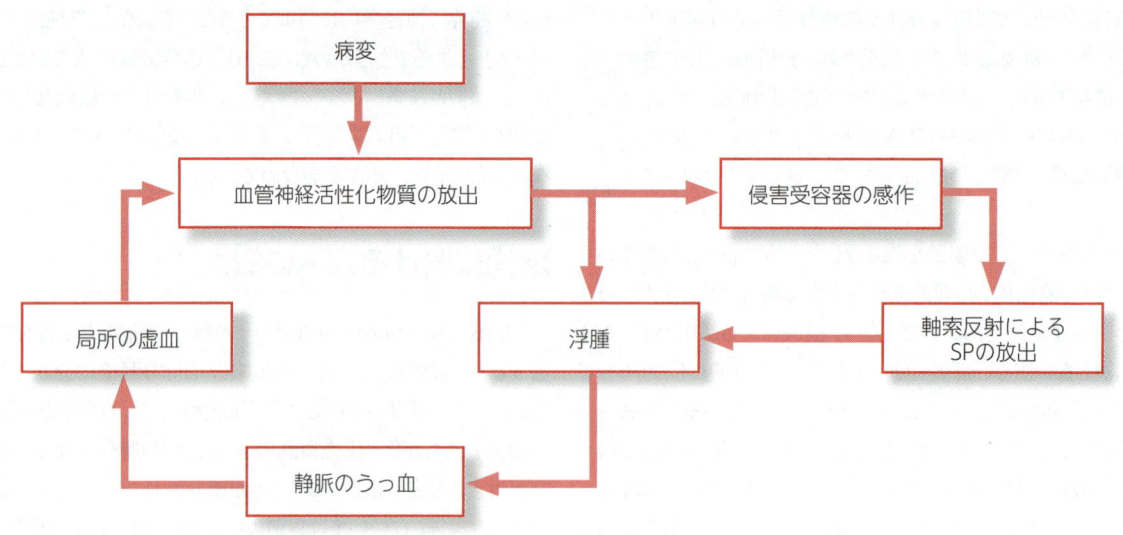

図1.1 トリガーポイントの持続的な圧痛に関する機構を示した図。(SP＝サブスタンスP)使用許諾を得た上で、Mense S & Simons D, Muscle pain, Williams & Wilkins, 2001, より転載。

興奮させると、今度はそれがα運動ニューロンを興奮させる。これらの運動ニューロンは遠心性線維（α運動ニューロンの軸索）を経由して神経筋終板を活性化させ、筋のスパズムを発生させる。スパズムがいつまでも続くと痛みが生じ、さらに筋の侵害受容器が活性化することになる。

メンスとサイモンズは、筋の侵害受容器によって脊髄後角ニューロンが興奮することは確定しているとしても、同側の（α）運動ニューロンも同様に活性化したかどうかは証明できないとして、次のように述べている。「伸筋の場合、急性の有害な刺激を筋に与えると、α運動ニューロンは興奮するのではなく、抑制されるようである」

屈筋の運動ニューロンは（興奮するとしても）短時間しか興奮しないうえ、痛みがある筋は、休息時にはほとんど電気的活動が見られないことが多いため、「前提とされている（疼痛・スパズム・疼痛）反射はどの筋にでもあてはまるわけではなく、また長期間続くスパズムについては説明できない」と2人は考えている。

スパズムは反射弓を経由して生じるという上記の考え方以外にも、スパズムという現象を説明しようと試みる仮説は数多く存在するが、どれも証明はされていない。なかには、関節の侵害受容器がイニシエーターの役割を果たし、慢性的な筋スパズムを経て反射が固定化するという考え方もある。

メンスとサイモンズは、このような説明はどのケースにも普遍的に適用できる考え方ではないとして、否定している。「痛みを伴う関節の病変の多くで……隣接する筋は反射的に抑制されている」からだという。

神経可塑性の感作プロセスでは、脊髄や脳幹に侵害のインプットがあると、脊髄後角ニューロンのシナプスが感作される。「このようなインプットがあると、神経は興奮性を増し、流入する救心性刺激が病的でも正常でも、反応を高めると考えられる」

そうなると、「中枢性の感作」によって侵害活動が永続すると考えられる。

この考え方は、オステオパシー医療で仮説として立てられている促痛メカニズムと似ている。これについては第3章で論じる。

下行性の抗侵害受容システムが機能不良になり、中枢から制動される疼痛情報が有効ではなくなる場合もあるだろう。メンスとサイモンズは次のように述べている。「下行性の抗侵害受容システムが機能不良になることは考えられる。これは中枢や末梢での病変と同時、あるいはそれに続いて生じ、末梢に病変がない場合でも、深部組織から慢性的な疼痛感覚が生じる結果になるだろう」

このような過程をたどると、結果として線維筋痛症の痛みが生じることもありうる。

心理的要因は疼痛感覚を調節する。しかし、これには異論もある。Mense & Simons（2001）は、「心理的ストレスも症状を悪化させる要因となりうるが……筋肉痛の原因に関する病理生理学の理解が深まるにつれ、原因は心因性より体性であることが多くなる」と主張する。

機械的要因（姿勢の悪さや非対称性など）や全身性要因（貧血、甲状腺機能の低下、ビタミンB不足など）が相互に関わりながら、痛みがある状態を悪化させ、永続させるのかもしれない。

メンスとサイモンズは、さまざまな痛みや圧痛を認識し、識別できるようにならなければいけないと主張する。たとえば局所痛、投射痛（末梢神経の過敏によって生じる）、関連痛、中枢性由来の痛みや、それらが重なった状態がある。

メンスとサイモンズによる知見については、後の章で詳しく紹介していく。

今の段階では、痛みは複雑でまぎらわしく、要求が高いことに注意しておくだけでも役立つ。患者はそれぞれ、さまざまな形で筋に痛みを抱えている。そのメカニズムを説き明かす作業には、筋と関節の状態や神経学的特徴を評価でき、筋筋膜のトリガーポイントや線維筋痛症の特徴を識別できるようにしておく必要がある。

このような過程で必要になる能力の1つは、酷使、誤用、廃用、乱用など、ストレスに対して筋が示す反応を識別する能力である。

姿勢筋と相動筋の異なる応答

生理学について詳細に分析することは、本書が目的とする範囲を超えている。しかし、さまざまな筋線維がストレスに対してどのような反応を示すかを理解しておくことは、きわめて重要である。さまざまな筋を主な機能や特徴によって分類する

Box1.5　筋の種類

姿勢筋と相動筋（タイプⅠとタイプⅡと呼ぶ場合もある）

筋にはさまざまなタイプの線維が混在しているが、通常はどちらかが優性になっている。ゆっくり収縮する筋（「遅筋」または「赤筋」と呼ばれる）は、タイプⅠに分類される。これらの筋はエネルギーを供給するグリコーゲンの貯蔵量がきわめて少ないが、ミオグロブリンとミトコンドリアは豊富に濃縮されている。これらの筋は疲労しにくく、主に姿勢を保ったり、固定したりする作業に使われる（Engel et al 1986, Woo et al 1987）。

タイプⅡ線維／相動筋は、さらにいくつかに分類される：

- タイプⅡa線維（「速筋」または「白筋」と呼ばれる）：タイプⅠより収縮が速く、疲労に対する耐性もある。ミトコンドリアとミオグロブリンが適度に豊富に濃縮されている
- タイプⅡb線維（「速筋」、「糖分解を引き起こす線維」または「速い赤筋」と呼ばれる）：疲労に対する抵抗性は少なく、エネルギー源としては糖に比重を置く。ミトコンドリアとミオグロブリンの値は低い
- タイプⅡm線維（「超速筋」と呼ばれる）：特殊なミオシン構造に頼る顎関節に主に分布する。グリコーゲンの貯蔵量が多い点も、他のタイプⅡ線維とは異なる（Rowlerson 1981）

さまざまなタイプの筋に長期的なストレスをかけたときの影響は、どれだけ強調しても足りないくらいである。長期的なストレスがかかるとタイプⅠ筋線維は短縮するが、タイプⅡ筋線維は同じようなストレスを受けても全体の長さが短くなることはなく、力が弱くなる（筋内に短縮した部位が発生することはあるかもしれない）。姿勢筋が短縮したり、硬くなったりするからといって、筋力が増強されたわけではないことは強調しておきたい。このような筋を検査すると、強いことも弱いこともある。しかし、弱い相動筋が全体として短縮することはなく、検査をすると全長にわたって弱化していることが分かる（Janda 1982）。

筋線維タイプは完全に固定しているものではなく、筋が適応への潜在能力を持つことの証拠がある。筋線維が遅筋から速筋に変化することもあり、その逆もある（Lin et al 1994）。

このような潜在能力の1つの例は斜角筋であり、臨床的意味があり、きわめて重要なものである。たとえば斜角筋が姿勢筋にも相動筋にも分類できることは、Lewit（1999）が確認している。運動に用いられ、主に相動筋として機能する斜角筋に姿勢筋としての機能まで押しつけた場合（たとえば喘息の場合、肺の容量を大きくするよう斜角筋は肋骨上部を挙上した状態を維持しようとする）や、喘息になった人が努力呼吸をしたために斜角筋につねに大きなストレスが加わる場合は、筋線維はタイプが変化し、短縮して、姿勢筋になる（Lin et al 1994）。姿勢筋と相動筋のリストは本章で後述する。

安定筋と動筋

ノリス（Norris 1995a, b, c, d, e, 1998）は、筋を主な機能で分類し、「安定筋」と「動筋」と名づけている。ノリスによると、抑制されたり弱化したりした筋は長くなるため、それらの筋が働く領域の不安定さが増すことが研究で示されているという。このような傾向があるのは「安定筋」である。安定筋は、体力減退が原因で抑制されると、「ニュートラルな姿勢」になるよう関節を固定するという役割を十分に果たすことができなくなってしまうのである。

「安定筋」は深部に位置する遅筋であり、体力減退により弱化して長くなる傾向がある。腹横筋、多裂筋、内腹斜筋、外腹斜筋の内側線維、腰方形筋、頸部の深層屈筋群、前鋸筋、僧帽筋下部、大殿筋、中殿筋が該当する。これらの筋は、Lewit（1999）とJanda（1982, 1983）によって「相動筋」に分類された筋と、かなりの部分で（腰方形筋をのぞく）関連を持っている。

より浅層にある速筋は、短縮する傾向があり（ノリスの用語の定義に従うと「動筋」である）、後頭下筋群、胸鎖乳突筋、僧帽筋上部、肩甲挙筋、腸腰筋、ハムストリングスが該当する。これらの筋は、Lewit（1992）、Janda（1982）やLiebenson（1996）によって「姿勢筋」と記述された範疇に分類される。

Norrisは、これらの筋が関節を1つ以上またぐことから「動筋」と名づけた。このように「姿勢筋」と呼ばれていた筋を「動筋」と定義し直すと混乱が生じると思われるため、これらの筋については単に「短縮する傾向がある筋」と呼ぶほうがいいという人が多い（Liebenson 1999）。

一部の筋が弱化して長くなり、その筋の共同筋が酷使される一方で、拮抗筋が短縮するときに現れる、筋のアンバランスなパターンの例を以下にとりまとめた。

ためのモデルは複数ある。Box5.1に、その内容についてとりまとめた。

本書では、「姿勢筋」と「相動筋」という分類を利用する（Janda 1982, 1996, Lewit 1992, Liebenson 2006）。本書の第一著者が、臨床で実践する際に最も利用価値が高いと判断したからである。これまでのところ、ストレス（酷使、

軟部組織の機能障害の原因　19

Box 1.5　筋の種類（続き）

活動低下した固定筋	活動亢進した共同筋	短縮した拮抗筋
中殿筋	大腿筋膜張筋、腰方形筋、梨状筋	大腿の内転筋群
大殿筋	腰腸肋筋、ハムストリングス	腸腰筋、大腿直筋
腹横筋	腹直筋	腰腸肋筋
下部僧帽筋	肩甲挙筋、上部僧帽筋	大胸筋
頚部の深層屈筋群	胸鎖乳突筋	後頭下筋
前鋸筋	大胸筋、小胸筋	菱形筋
横隔膜		斜角筋、大胸筋

多関節筋あるいは単関節筋

Richardson et al (1999, 2000) は、多関節筋（「深層筋」とも呼ばれる。遅筋）と単関節筋（「表在筋」とも呼ばれる。速筋）という用語の使い方を論じている。Richardson (2000) は次のように言及している：

　何年もの間、伝統的な運動療法では、主として筋力や筋群全体の持久力の構築に焦点をあててきた。たとえば体幹の回旋筋群、膝の伸筋群、肩の内旋筋群である。ところがリハビリテーションのための運動に関与する人々は、次第に、けがをした患者が活動を遂行する（例：荷物を持ち上げる）ときには全群の筋力と持久性を必要とするだけでなく、特定の目的に向けた運動を必要とすることに気づいた。
　より特異的な運動の形態は、共同筋群の一部の筋群を考慮に入れるべきである：

(1) それぞれ特有の、異なる機能を持つ
(2) 関連する関節の損傷に対して、異なる仕方で反応する（反射抑制と興奮）
(3) 使用しない場合や重力による負荷がない場合、異なる仕方で反応を示す
(4) 特定の使用パターンに対して、異なる反応を示す（例：反復的なバリスティック運動など）

　上に示した特徴のなかで、個々の筋が基本的に2グループに分類できることは、容易に想像できる：
　グループA
（**Note**：これは「相動筋」、「安定筋」、多関節筋（深筋）である）
(1) 関節の安定性に、より結びついている
(2) 関連する関節が損傷した場合、反射抑制を受ける傾向がある
(3) 使用しなかった場合や、重力による負荷がなくなった場合、急速に萎縮する傾向がある
(4) 反復してバリスティック運動をすると、活動レベルが低下し、機能が変化する傾向がある
　グループB
（**Note**：これは「姿勢筋」、「動筋」、単関節（表在）筋である）
(1) 関節の効率的な運動に、より結びついている
(2) 関連する関節が損傷した場合、反射興奮を起こす傾向がある
(3) 使用しなかった場合や重力による負荷がなくなった場合も、急速に萎縮する傾向はない
(4) 反復してバリスティック運動をすると、活性化し、（緊張する）傾向がある
　混乱を防ぐため、本書ではJanda/Lewit/Liebensonの分類に従い、「姿勢筋」および「相動筋」のカテゴリーを使う。

誤用、乱用、廃用など）を受けると、姿勢筋は短縮する傾向があることが分かっている。一方、同じような「ストレス」を受けた場合、相動筋は抑制され、弱化し、おそらく長くなるだろう（局所的には拘縮する部位もある）。

胎児のときの体勢による影響

Kolar (1991) は、筋緊張が亢進し、短縮する傾向のある筋群（すなわち姿勢筋群）は、胎児のときの肢位では短縮位にある筋の大半が含まれると報告している。これらは、指や手や手関節の屈筋群、肩の内旋筋と内転筋、上肢帯の

挙上筋、足関節の底屈筋と内反筋、股関節の屈筋、内旋筋、内転筋である。

これらの筋の拮抗筋群は、相反抑制される傾向がある（たとえば相動筋）。Janda（1996）は、これらの筋の神経発達が直立姿勢をもたらすと指摘している。

腰痛における筋の役割

筋骨格構造のなかでも筋の構成要素の役割を調べると、急性症状や慢性症状の多くに筋が関与していることを示す、強力な証拠を見出すことができる。

Jokl（1984）は、急性の腰痛が進行して慢性化する過程では、腰の損傷後の廃用性筋萎縮が主な要因になると論じている。筋線維では、組織学的にも生化学的にも変化が起きていることが観察でき、そのような変化が機能的変化に移行する。これらの変化による影響としては、持久力の低下や筋の弱化のほか、スパズムも生じる。ここで、腰部の基礎的な解剖学を復習する。筋構造は以下のように分けることができる：

1. 「深層筋」。隣接する棘突起（棘間筋）、隣接する横突起（横突間筋）を連結し、回旋筋は下の椎骨の横突起を上の椎骨の椎弓板に連結させる
2. 「中層筋」。多裂筋などがある。横突起を上の椎骨の棘突起に連結させる
3. 「表在筋」。腸肋筋、最長筋、棘筋（脊柱起立筋）などがある。表在筋の起始は座骨にあり、停止は第6肋骨と第12肋骨にある。これらの筋は腰筋（大腰筋と小腰筋）や方形筋とともに、脊柱の安定性に大きな影響を与える
4. 「椎前筋」。脊柱の安定性をさらに高め、脊柱を支持する。内腹斜筋や外腹斜筋、腹直筋などのように腹部を取り囲む

筋の種類 (Box1.5を参照)

これらの筋はどれも、腰の不調や腰痛が発症するときに大きな影響を与える可能性がある。姿勢筋と相動筋（随意運動）という筋の種類については、もう一度強調しておきたい。ここまでで述べてきたように、果たす役割と主なエネルギー源によって、筋線維を分類することができる。

- たとえばタイプI筋線維は、動作のスピードよりもスタミナが必要で、エネルギーは酸化的リン酸化から引き出す
- これとは対照的に、タイプII筋線維は力とスピードを生み出し、糖分解を通じて炭水化物からエネルギーを引き出す

脊椎を支える主な筋はタイプIで、持久力とスタミナがある。これらの筋の活動は、長時間の収縮が必要な、静的で重力に抗するための努力に主に関係する。また、廃用性筋萎縮や短縮の影響を受けやすい。これらの筋は、ある程度筋を使わない期間が続いても筋力はそれほど変化しないが、持久力は大きな影響を受けることがある。そのため、脊柱周辺の筋の筋力検査の結果を解釈するときには、ある程度の注意が必要である。

筋電図（EMG）の研究を調べると、腰痛を抱える人は脊椎周辺の筋が特徴的な疲労を示す、とJokl（1984）は指摘している。腰部にすでにはっきりと機能障害が現れている場合、これが悪化、あるいは強調されるときには、この疲労という要因が大きな役割を果たすのかもしれない。そのような状況では（痛みがあり、支持する筋構造が疲労しやすい）、脊柱の安定性を維持するためにより多くの筋線維を必要とするようになり、その結果、筋にかかる圧が増すことになる。正常な筋であれば、長時間働いても筋電図で疲労の症状を示す証拠が出ることはない、とジョクルはいう。筋が弱化すればするほど、随意収縮の最大値に近いところで筋が働くことになる。最終的にはこれが筋スパズムを引き起こし、虚血が進行し、痛みが生じてしまうのである。

努力量が増え、局所にスパズムと虚血が生じ、それが痛みにつながるというサイクルは、最終的に脊椎周辺のスパズムと固定を引き起こすことがある。

治療の選択肢

上のような状況では、スパズムと痛みのサイクルを断ち切り、まず収縮した筋を弛緩させるための手段として、神経筋テクニック（NMT）と筋エネルギーテクニック（MET）の両方を使うことができる。NMTには、組織を弛緩させると同時に、これらの構造の血液分布や運動性を高めるという効果がある。グリーヴの表現を引用すると、組織の「伸張性が高まる」のである（Grieve 1985）。グリーヴは、この点について次のように強調している：

筋や結合組織の順応性や柔軟性が何よりも重要であるという見方を支持する、新しい証拠があがっている。職業上のストレスや姿勢によるストレスが長期的に継続し、軟部組織に非対称的にストレスがかかると、線維芽細胞が以前より急速に増加し、より多くのコラーゲンを生産する傾向がある。すると、筋の結合組織が占める空間が以前より広く占拠されるばかりでなく、通常であれば神経や血管が占めていた部分に過剰な線維が侵入するようになる。このような形で線維が侵入してくると、組織は柔軟性を失い、他の筋と共同で作業をするよう筋に要求が出されたときに、痛みを発症するかもしれない。長期的には、活動する筋線維がコラーゲンに置き換わり、コラーゲンが酵素の分解にかなり抵抗性を持つために、このような変化は不可逆的になる傾向がある。

ここまででジョクル、コール、パターソン、グリーヴらによる解説について論じてきた。ストレス要因が長期的に働いて軟部組織に影響を与えるとき、構造がどのように変化するかについて、明確に理解できるようになったと思う。

姿勢筋と相動筋のリスト

タイプⅠの姿勢筋は、廃用したり、病理学的な影響を受けたりすると、持久力を失いやすく、短縮したり緊張したりする。一方、タイプⅡの相動筋は、乱用したり廃用したりすると、弱化する（Janda 1982, Lewit 1992, Liebenson 2006）。

機能障害を受けて緊張亢進し、短縮する姿勢筋は以下の通りである（図1.2）：

- 体幹上部では僧帽筋（上部）、胸鎖乳突筋、肩甲骨挙筋、大胸筋上部、腕の屈筋群。体幹下部では腰方形筋、脊柱起立筋、腹斜筋、腸腰筋。大腿筋膜張筋、大腿直筋、大腿二頭筋、内転筋群（長内転筋、短内転筋、大内転筋）、梨状筋、ハムストリングス、半腱様筋

機能障害に反応したときに弱化し（抑制される）、長くなる

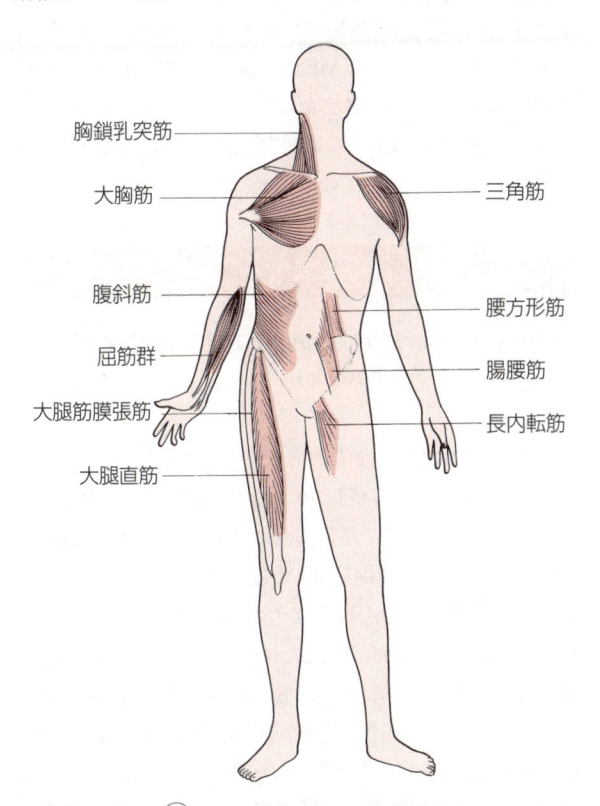

Ⓐ 人体前面にある主な姿勢筋 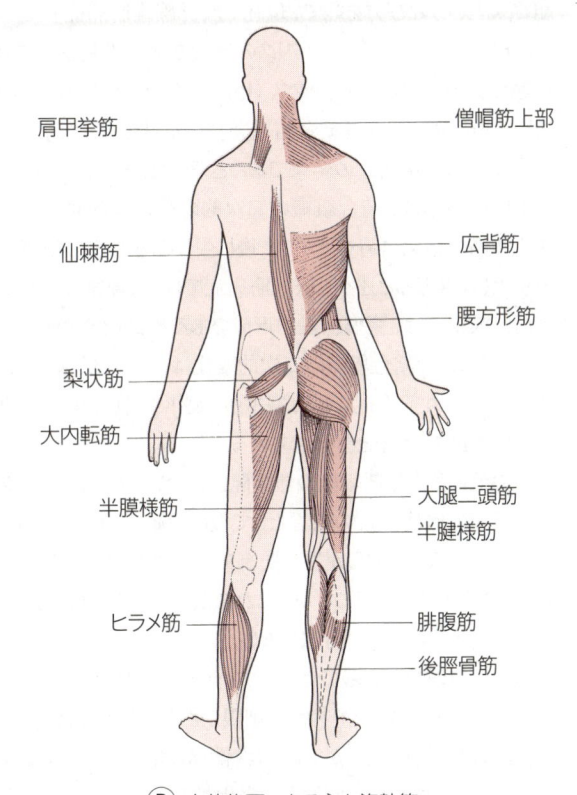　　　　Ⓑ 人体後面にある主な姿勢筋

図1.2

相動筋は以下の通りである：
- 脊椎傍筋（脊柱起立筋ではない）、斜角筋、上肢の伸筋群（屈筋群は主として姿勢筋）、大胸筋の腹部、僧帽筋中部および下部、菱形筋、前鋸筋、腹直筋、内腹斜筋と外腹斜筋、殿筋群、腓骨筋、腕の伸筋群

斜角筋などの筋群はどちらとも解釈することができる。相動筋として動きはじめても、最後には姿勢筋として機能するからである。

Note：Lewit（1999）はグリーヴやジョクル同様、相動筋と姿勢筋は線維の種類で区別することができるという理論には賛成していないが、その他の点では両者の差を明らかに認めている。

3. 結合組織炎

全身の筋肉の痛みは、複数の影響が重なり合った結果として現れる。以前は「筋肉リウマチ」と呼ばれていたが、結合組織炎という呼び方を経て、現在では「線維筋痛症」という表現がよく使われる。イギリスの偉大な整形外科医であり作家のジェームズ・シリアックス（James Cyriax 1962）は、ストダード同様、主な「結合組織炎」の症状はすべて、関節の病変（機能障害）の結果であると考えた。

シリアックスは、結合組織の二次的変化は軟部組織に対する外傷の結果（肩をけがした後に生じる関節包の癒着など）として生じると述べ、線維筋痛症ではなく線維症と名づけた。線維症は、瘢痕組織の形成であるととらえたからである。そのほかの結合組織の二次的変化は、リウマチ様疾患、感染（流行性筋痛症など）、寄生虫の感染（旋毛虫）が原因で引き起こされると言われている。

その他の筋と軟部組織の機能障害については、シリアックスは関節の機能障害の結果として現れる症状の1つであるととらえている。これらが次に防御的な筋スパズム、筋の消耗、痛みなどを引き起こすが、これを正常化するには関節の病変を矯正する以外に方法はない。

NMTの理論と実践では、シリアックスが唱えた見方とはほとんど正反対の考えを持つ。制限があるときは、軟部組織をうまく正常化することができれば、関節に積極的なマニピュレーションをしなくても、関節も正常化することができると考えている。関節の症状のほとんどは、筋筋膜の機能障害が直接的な原因になっていると思われるからである（Cantu & Grodin 1992, Janda 1988, Stiles 1984）。

確かにシリアックスは、線維化した組織は外傷から生じた炎症も習慣的に維持することができると指摘した。そして、そのような場合、この習慣を「破る」ためにヒドロコルチゾンを注射するのが最適な方法だと考えた。この治療法にも効果はあるが、原因である線維化した組織が正常化されず、使用習慣も習性されていない場合は、失敗することが多い。

結合組織炎から線維筋痛症への名称変更

第3章では、筋筋膜のトリガーポイント活動として知られる、局所的な軟部組織の機能障害について、詳細に分析する。同時に、「結合組織炎」についての考え方の変遷についても解説する。線維筋痛症（結合組織炎の新しい呼び方）の原因、関連する症状、診断の基準については、この文脈のなかで論じていく必要がある。なぜなら、線維筋痛症（FMS）、筋筋膜性疼痛症候群（MPS）、慢性疲労症候群（CFS）の間に重複する部分があるために、混乱が生じているからである。体の筋膜には重大な影響力がある。次項からはこの点に焦点を当てる。

4. 筋膜ネットワーク

(DiGiovanna 1991, Frankel 1980, Ingber 2008, Myers 2001, Schelip 2006)

筋骨格系の機能や機能障害を理解するに当たって重要な意味を持つのは、筋膜が1つのつながったネットワークを形成するという事実である。頭骨内面に付着する筋膜から足底の筋膜に至るまで、筋膜構造は1つしかない。

この筋膜のどこかが変形したり歪んだりすると、筋膜の離れた部位のほか、筋膜が隔てたり、包んだり、巻き込んだり、支持したりしている構造や、筋膜で連結している構造に負のストレスがかかる可能性がある。筋膜が慢性ストレスパターンに適応して自身を変形させる、というヴォルフ（Wolff）の法則が該当する例は数多い。慢性病では、骨や軟骨の構造物が変形する前に、このような現象が起きることも多い。

Note： ヴォルフの法則によると、生体組織（軟部組織と硬組織）は、かけられた力の方向にそって変形するという。

　人体の機械的構成要素である筋骨格系は体全体の60％を占め、硬組織と軟組織のすべてが構造的にも機能的にも連続性を保ちながら存在している。筋膜は遍在性、弾性、塑性、そして粘着性を持つ構成要素で、体全体を覆い、支持し、隔て、結合し、分割し、包み、密着させる。つまり、筋膜／結合組織がネットワークを形成しているのである。この連続性の大部分を担うのは、筋膜／結合組織である。局所の「病変」が個別に存在するとは考えないほうがいい。組織や組織を構成する皮膚、筋、靱帯、腱、骨のほか、神経構造、血液、リンパ管、そしてこれらの組織を二分したり覆ったりする血管が複雑に相互作用し、共生して機能することを、これから視覚化してみよう。これらすべての構造は、筋膜（結合組織）によって、形状や密着性、機能を果たす能力を与えられているからである。

　体の経済性おける結合組織の役割を研究した主な研究者に、ドナルド・イングバール（Donald Ingber）がいる。徒手療法士に直接的に関係するこのワークについて、イングバールは次のようにまとめた：

　　分子や細胞、組織、器官、そして体全体で「テンセグリティー」構造が使われており、これが機械的に形状を安定させ、あらゆる規模で構造と機能を継ぎ目なく統合していることが、機械的エネルギー変換（の研究）により明らかになった。このような張力に依存する構造システムを利用することで、マクロレベルに適用された機械的力が生化学や、個々の生きた細胞内の遺伝子発現を変化させるのである。このように構造ベースのシステムがあることは、理学療法が細胞や組織の生理学に与える影響について説明するための機械論的根拠になっている（Ingber 2008）。

　筋膜は構造を支持したり、組織したり、体を動かしたりする際に大きな役割を果たすが、大量の複雑な生化学活動にも関与する：

- 結合組織は、より高度に組織された構造を支えるマトリックスとなり、広範囲で筋に付着して筋を支持し、強度を与える（Huijing & Baan 2007）
- 個々の筋線維は筋内膜に包まれて線維束を形成する。これをさらに強度のある筋周膜が包み、連結する。筋周膜の線維は、さらに強度がある筋外膜に付着する。筋外膜は筋全体を包み、近くにある筋膜組織に付着する
- 結合組織には胚の間葉細胞が含まれているため、ある環境下に置かれると、より専門的な要素に変化できる、未分化の組織もある
- 筋膜には平面部分があり、神経や血管、リンパ管、さまざまな構造の通り道になっている
- 筋膜にある神経構造の多くは、感覚器の性質を持つ
- 貯留した筋束、線維性の滑車、制動靱帯を区別することで制限メカニズムを提供するほか、調和のとれた運動を生み出し、制御する際にサポートする
- 結合組織の質感がゆるい部位は、隣接する構造同士が動くようにし、包を形成することで、圧力や摩擦による影響を低減する
- 深筋膜は、手足に特徴的な外形を鞘で覆い、保持し、血管やリンパ管の循環を高める
- 浅筋膜は、脂肪層を形成して脂肪を貯蓄できるようにするほか、表面の覆いとして体温の保持を助ける
- 結合組織は、線維芽細胞の活動を利用して膠原線維（瘢痕組織）を配置し、損傷の修復を助ける
- 深筋膜や筋間中隔、骨間膜を覆う層は、筋が付着できるような広大な表面領域を持つ
- ゆるい結合組織の網には「組織液」が含まれており、他の組織の細胞構成要素が血液やリンパ液と機能的に関係するために必要な媒介になる。結合組織には栄養機能もあり、体内の液体の4分の1近くが蓄積されている（Dicke 1978）
- 結合組織の組織球は食細胞活動をすることで細菌の侵入を防御するという、重要なメカニズムの一端を担う。また、細胞の残屑や異物を取り除く際には、清掃細胞としても活躍する
- 結合組織は、内因性の毒素（生理学的状態が原因で生成される）に対しても、外因性の毒素（生体の外部から侵入する）に対しても、「中和」するもの、解毒するものとして機能する。結合組織が提供する機械的バリアは、感染症や毒血病にかかった場合には、防御機能として重要である

- 最近の研究により、結合組織には収縮性のある平滑筋があることが分かった。これは、筋膜の張力が積極的に修正される可能性があることを示している（Schleip et al 2006）

つまり、筋膜は、支持という目立った役割のほかにはたいした機能もない目立たない構造というわけではない。筋膜は、体の構造、機能、代謝における基礎的なプロセスのほぼすべてに深く関与する、体内に遍在する強靭な結合組織なのである。

筋と筋膜は密接に関わり合っているので、治療用語として使うときに筋と筋膜を別の構造としてとらえるのはあまり論理的とはいえない。結合組織を取り除くと、残された筋は形状も機能を果たす能力もない、ただのゼリー状の構造でしかなくなるだろう。

結合組織／筋膜の特徴の定義については、Box1.6を参照すること。

筋膜の機能的な連続性

マイヤーズ（Myers 2001）は、筋筋膜の結合を鉄道の連絡駅や線路にたとえたモデルを生み出し、「筋筋膜経線」と名づけた。全身の筋膜が相互に連結していることはかなり以前から分かっていたが、マイヤーズは特に重要な連結部分に注目を集めることに成功したのである。マイヤーズが「機能的な長い連続性」と表現した筋筋膜の鎖は、解剖学的にはまったく異なる構造が機能的に連結していることを突き止めようとするときに、臨床面で大きな価値がある。たとえば、足底の筋膜と、眉弓に付着する頭皮の筋膜は、「浅後線」（図1.3）として表され、脛骨の骨膜の前区画と、側頭骨に付着する胸鎖乳突筋は、「浅前線」（図1.4）として表される。これらの筋膜の橋は、本書の第11章でデニス・ダウリングが紹介するPINS（神経筋骨格構造の漸進的抑制）を適用するときにも臨床面で重要になるだろう。

軟部組織の変化：
エネルギーと筋膜の考察

Taylor（1958）は、触診の訓練を受けた治療者が触れるとはっきり認識できるような組織の変化は、熱力学的平衡が変化した結果として生じることが多いのではないかと仮定

Box 1.6　筋膜に関連する生体力学用語

クリープ
　一定の負荷（けん引、圧迫、ねじり）がかかりつづけると、時間の経過とともに粘弾性がある物質の変形が増大する（ひずみが増す）現象。「クリープ」は筋筋膜をリリースする過程で生じたり、姿勢のパターンや機能の使用パターンに対する反応として生じたりする。

ヒステリシス（履歴現象）
　組織に負荷がかかったり、なくなったりするときに、摩擦によってエネルギーが損失すること。ストレッチングなどの手技を使った治療をするときに生じることがある。

負荷
　ある領域にかかる力（応力）の程度。

ひずみ
　応力がかかった結果、形状が変化すること。

応力（ストレス）
　対象とする領域に、常態としてかかる力（負荷）（すべての組織は応力ひずみ反応を示す）

チキソトロピー（揺変性）
　コロイドの性質の1つで、急激な力がかかると（負荷）、組織が反応して硬くなること。筋膜の状態を修正するときには、継続的にゆっくりと力をかける必要があることがよく分かる。

粘弾性
　負荷がかかったときには弾力的に変形し、負荷が取り除かれると変形していない、もとの状態に戻れる潜在力。

粘塑性
　弾性の潜在力以上の力がかかったり、圧力が持続したりした結果として生じる、永久的な変形。

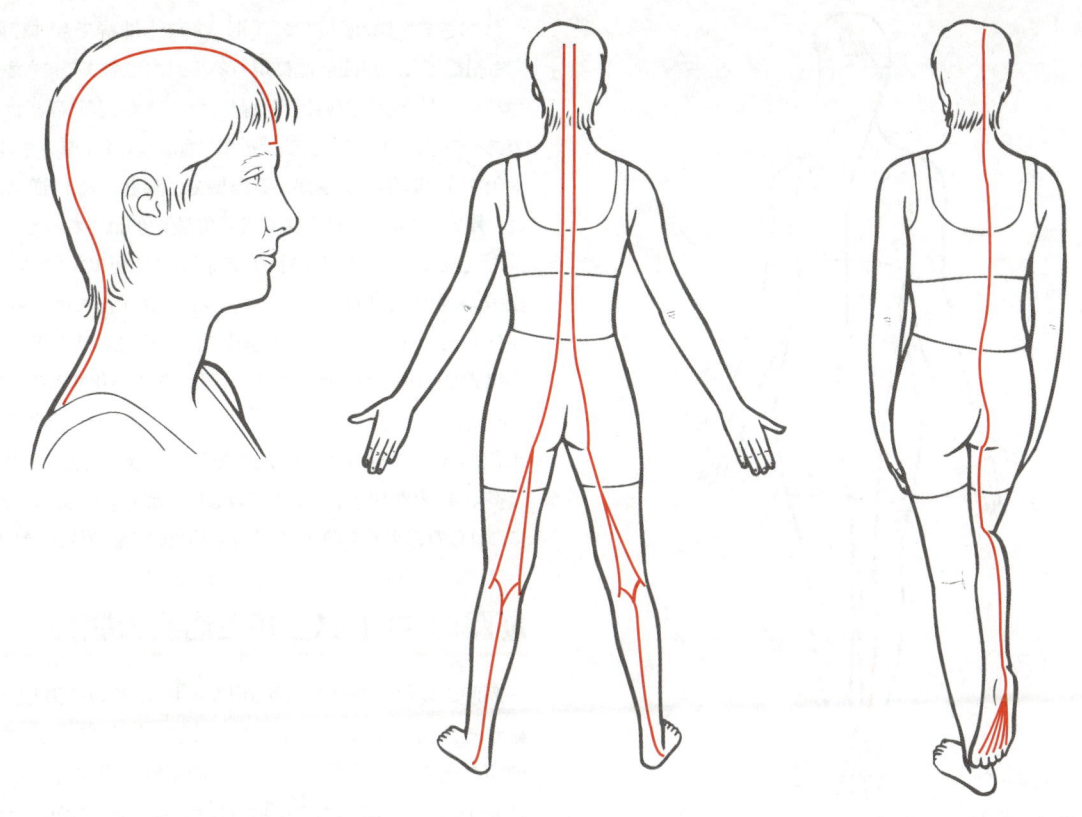

図1.3 マイヤーズの浅後線。Journal of Bodywork and Movement Therapies 1997; 1 (2):95より許可を得た上で転載。

した。そして、体は熱力学的システムであり、だからこそ細胞外液の変化、粘度、pH、電気遊動の変化、コロイドの浸透圧などは熱力学の法則に従うと論じた。これらの熱力学の法則の1つは、かかる応力の変化に応じてエネルギーはさまざまに形態を変えるものの、そのようなシステムとそれを取り巻く構造の全エネルギーは一定である、と述べている。

たとえば、姿勢にかかる応力や重力の影響を受けて、関与する筋膜が変化すると、エネルギーが損失し、血行静止やうっ血の症状が現れるだろう。熱力学の特徴の1つに、チキソトロピー(揺変性)がある。エネルギーを失うとゲルはより硬くなり、エネルギーが注入されると液状になるというものだ。軟部組織におけるこのような変化は、神経筋徒手療法やその他の徒手療法の前後で確実に触知することができる(Mikova et al 2008)。

- Taylor (1958) は、異常な軟部組織の位置エネルギーを修正するにあたり、徒手で圧を加えたり、ストレッチングをしたりする方法は最も効果的であると述べた
- Little (1969) は、施術者の生体エネルギーメカニズムと患者の生体エネルギー場が相互作用する結果、さらなる効果が得られると述べている

体の筋骨格系要素が果たす役割として、姿勢、機能を果たす能力、痛みは重要な要素だが、エネルギーを保存(あるいは浪費)する際にはさらに重要な役割を果たしている。もしくは、真にリラックスした心を獲得する際に、と言ってもいい。筋骨格系の機能障害の原因が心理的なものであっても物理的なものであっても、体と心がつねに相互作用をしているため、物理的にかかる慢性的な筋張力からのフィードバックとして、ある程度の心理ストレスがかかるからである。

ロルフ (Rolf 1962) は、エネルギーの塊としての人体は、重力の法則に従っていると述べている。体は可塑性がある

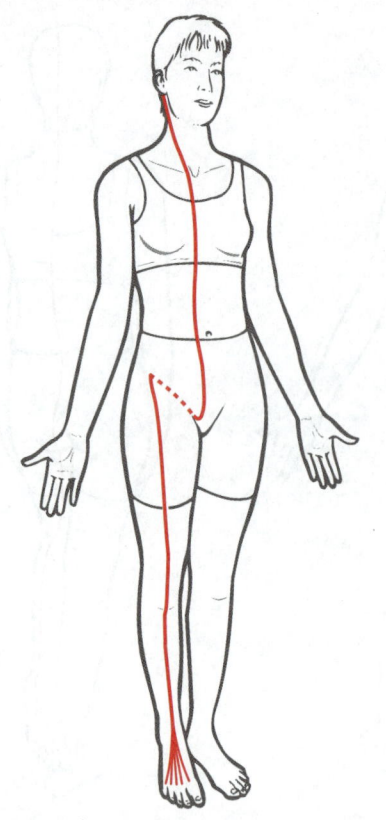

図1.4 マイヤーズの浅前線。Journal of Bodywork and Movement Therapies 1997; 1 (2):97より許可を得た上で転載。

媒体で、変化することができるととらえたロルフィングでは、重力の法則との関連で体を再構成し、バランスをとろうと試みている。これは体の特定の部位で正確に、順番通りに筋膜組織に圧をかけ、組織を伸張することで実現していく。物理面、情緒面、姿勢面、行動面で効果が出ると言われている。Rolf (1962) は次のように論じている：

> 筋膜の役割や重要性について、我々はまったく気づいていない。そのため、体を覆う浅筋膜層をうまく組織すると、構造の輪郭ばかりでなく機能面でも遠くまで変化がおよぶということは、理論の面でも簡単に見落とされてしまっている。適切な方法で浅筋膜を伸張し、引き離し、弛緩させるだけで劇的な（効果的な）変化を体にもたらせることは、数々の実験で示されているのである。

体のさまざまな部位での変形（筋でも神経でも血液循環でも組織でも）が浅筋膜に現れることは、これまでにもオステオパシー医たちが観察し、記録をとってきた。どれほどわずかであっても、変形が生じると筋膜の塊は変化し、厚みを変え、より深層に緊張や硬さがある領域では隆起する。逆に言えば、弾力性のある封筒ともいえる筋膜が伸ばされると、手技的な機械エネルギーが加わり、筋膜のコロイドの「ゲル」状部分が減少し、より「ゾル」化する (Greenman 1989)。オシュマン (Oschman 2000) は、臨床における結合組織の構造的、生体力学的側面の重要性を矮小化することなく、研究を調査し、評価した。その結果、徒手療法を行う際には、現代の我々が理解している内容で説明できる以上に、はるかに多くのことが起きているのではないかと示唆した。Box1.7にこれらの考え方を簡単にとりまとめたので参照してほしい。

筋膜のストレス反応と治療の機会

筋膜の変化は他動的なうっ血から生じ、その結果として線維が侵入したり、通常より「ゾル」に近い粘度になったりする。健康な状態であれば、「ゲル」状の基質は流体力学の法則に従う。コロイド状の物質に抵抗して、引っ張る力がかかればかかるほど、この組織を正常化するのが難しくなるのは明らかである。

Scariati (1991) は、コロイドは硬くないと指摘している。コロイドは容器の形状にならい、圧縮性はないものの、圧には反応する。コロイドが示す抵抗力は、かかる運動の速度に比例する。そのため、組織をリリースしようとするときに、粘着性のある引きや抵抗をかけたくないのであれば、基本的にやさしくタッチする必要がある。

ストレスとして働く力（望ましくない力、もしくは治療で用いる力）が筋膜にかかると、最初の反応としてある程度のゆるみは生じるが、その後にいわゆる「クリープ」と呼ばれる現象が起きる。これは、抵抗が変化することを意味している（組織の状態に応じて）。

コロイドの「引き」による抵抗を起こさない程度のやさしい負荷がかかっている限り、クリープという用語は、連続的にかかる負荷に反応してゆっくりと、遅発的に、しかし継続して伸張していく状態を正確に表す。

筋膜は1つの構造をなしているので、筋膜のゆがみの反

Box 1.7　オシュマンのエネルギー概念：結合組織、結晶性、連続性

Peters（2001）は、エネルギー現象に関するオシュマンの研究は健康増進に関係すると述べている。Oschman（2000）は、生化学的、構造的、電気的情報の複雑な流れは、電磁的な流れや神経受容体の「雲」のような流れを通じてばかりではなく、音や熱、重力、弾性、圧などの機械的でリズミカルな律動としても調節される点について論じている、と報告している。

Oschman（2000）は、その過程を次のように論じている：

> 私たちが健康と呼ぶのは、既知のものも未知のものも含めたすべての系が、集合的に協力しながら機能している状態である。……この生体マトリックスの連続体の固形の状態や、電子、光子、振動という特性が、損傷の修復や病気の防御などといった統合的な機能において重要な役割を果たす。「治癒エネルギー」や「生命エネルギー」といったものが存在するのかどうかという議論は、生体エネルギー場と構造と機能の相互関係の研究に置き換わってきた。……今では、さまざまな器官が発する生体磁場を検知できる、感度の高い装置もある。……同等の感度を持つ光度計や温度記録計ができたおかげで、体が発する光や熱のごくわずかな振動まで検知することができるようになった。以前は、生体はさまざまな部品を組み立てて作られたものだと考えられてきたが、それでは連続性という生命の最も重要な属性が見えなくなっていたのである。

Oschman（2000）は、さらに次のように続ける：

> 構造的、機能的に体の中心となっているのは、結合組織と、結合組織内の細胞、細胞骨格、細胞内の核と遺伝物質である。……これらの集合体を一言で表すなら、連続性という言葉が最もふさわしい。……構造的、機能的な連続性は、今では科学的に確認され、評価されている。
>
> 生命体は、機械面でも、構造面でも、制御面でも、エネルギー面でも同時に連続性がある。最近登場したこの連続性という概念を特徴づける2番目の鍵は、生体組織の結晶化という特性を認識する点にある。……結晶は、振動の特徴としてはとても重要であり、全システムの集合的な特徴として現れてくる。1つの結晶が壊れて細分化すると、このユニークな振動現象は消えてしまう。だからこそ、機能的な生体や意識という集合的特性は、生体の構成要素を細かく分けて研究する者には理解できなかったのである。分子の配列や結晶は、生体の構造的な特徴のなかでは際だって目立つ。X線の回折などの結晶学的なテクニックは、神経、筋、細胞膜、結合組織の構造を測定するには必要不可欠だった。生物物理学の観点からいうと、分子の配列や結晶を論じる際に、構成要素だけを取り出すことはできないのである（図1.5を参照）。

イギリスの生物物理学者メイワン・ホーは、振動し、知覚能力を持つ全体として生体を論じる、エレガントな量子理論を生み出した（Ho 1993）。ホーの理論（Ho 1997）の要点を握る鍵は、結合組織の役割を液体状の結晶性物質としてとらえている点である。これは、ノイズがなく、興奮性と振動性を持つ連続体を構成して通信やエネルギーの流れをすばやく実現し、生体全体に浸透し、コヒーレントな全体として機能し、知覚できるようになっているのである。

Oschman（2000）は、一元的な概念について、次のように論じようとしている：

> 生物物理学者が論じる量子コヒーレンス現象は、シェルドレイクの形態発生場の起源といえるかもしれない（Sheldrake 1995）。量子コヒーレンスは、生体が発する測定可能な光の放射の源である（Popp et al 1992）。生体マトリックスにおける量子コヒーレンスは、統一理論の基礎である。エネルギーと情報を貯蓄、移行、放出するにあたって、水と結晶性分子の配列は重要な役割を果たしている。

Oschman（2000）が導き出した結論は、治療法の種類とはほとんど無関係に、療法士と患者の間でまず相互作用が起きるが、それが互いのエネルギー場の交流も含んでいるのかもしれないということである。

動が全身におよぶと、はっきり認識することができる（図1.6）。この種の悪影響の1例は、頭蓋、小脳テント、小脳鎌内の筋膜に見られる。これらの筋膜は難産（産道の滞在時間が長すぎたり短すぎたりした場合や、鉗子分娩など）になると、一般にゆがむ。頭蓋仙骨療法では、これらは全身の筋膜（および筋）に与える影響を通じて、全身の力学に影響すると言われている（Brookes 1984）。

Cantu & Grodin（1992）は、結合組織の特徴のなか

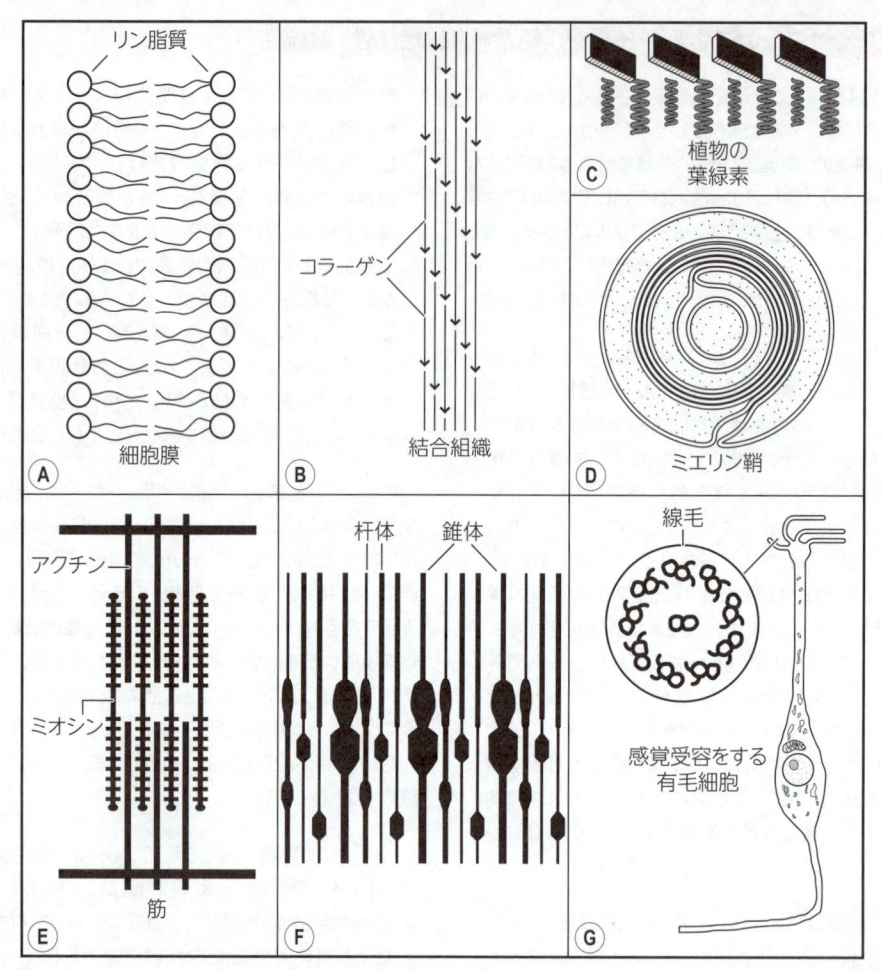

図1.5 生体における結晶性の配列。結晶性の配列には法則性があり、生体システム特有の例外ではない。（A）細胞膜におけるリン脂質の配列（B）結合組織におけるコラーゲンの配列（C）葉の葉緑素の配列（D）神経のミエリン鞘（E）筋における収縮性のある配列では、アクチン分子とミオシン分子が互いのまわりを取り囲むようになっている（F）網膜における感覚終末の配列（G）神経やその他の細胞で細胞骨格を構成する微小管、マイクロフィラメント、その他の線維性の構成要素の配列。ここで示した例は、悪臭や音を検知する感覚器官の1つ、線毛である。Oschman（2000）をもとに再制作（図Dはアーノルドの許可を得たうえで再制作している）。

でも特に「ユニーク」だととらえた特徴を、「変形の特徴」として論じている。これは、粘性（永久的）の変形の特徴と、弾性（一時的）の変形の特徴が組み合わされたもののことである。こう考えると、結合組織に機械的な力がかかると、まずは長さが変化し、次にこの変化の一部は消失し、一部は残るという反応が導かれる。これは、臨床で重要な意味を持つ。このような現象は、そのような状態になった組織にストレッチングをすると見ることができるほか、姿勢やその他の反復的な傷害に対する反応の仕方としても見ることができる。

しかし、このような変化は永久的なものではない。なぜならコラーゲン（筋膜／結合組織の原材料）には一定の（300-500日）半減期があるほか、骨にストレスがかかると次第に骨が適応するのと同じように、筋膜も適応するからである。そのため、負の応力（姿勢、使用など）が改善され、前向きの「ストレス」（マニピュレーションや運動など）がかかるようになれば、機能障害を起こした結合組織は時間とともにやがて改善する（Neuberger et al 1953）。

Cantu & Grodin（1992）は、筋筋膜の複合体を評価

筋膜ネットワーク 29

3. 筋が付着する部位を広く提供する
4. 体を支持し、安定することにより、体の姿勢のバランスを高める
5. 運動のあらゆる側面に活発に関与する
6. 循環、特に静脈とリンパ液の循環をサポートする
7. 慢性的な変性疾患が生じる前に、筋膜が変化する
8. 筋膜の変化は、組織における慢性的なうっ血の素因になる
9. このような慢性的で他動的なうっ血が生じると、線維組織が形成され、関節や関節の周辺構造で水素イオン濃度が高まる
10. 筋膜が特殊化すると、ストレスを受けた筋束ができる
11. 筋膜に突然のストレス（外傷）がかかると、やけつくような痛みが生じることがある
12. 炎症プロセスは、主に筋膜で起きる
13. 体液や感染経路は、筋膜の平面にそって移動することがある
14. 中枢神経系は筋膜組織（硬膜）に囲まれていて、頭蓋では骨に付着している。そのため、これらの組織で機能障害が起きると、広範囲に深刻な影響がおよぶことがある

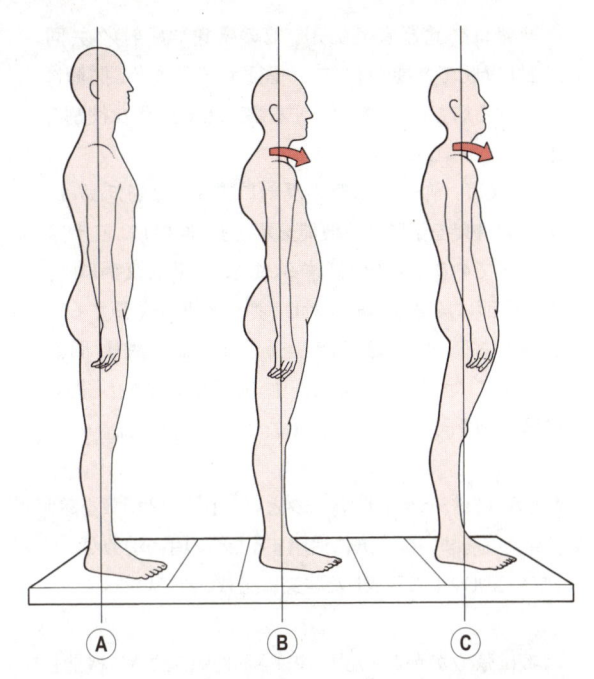

図1.6　バランスがとれた姿勢（A）。筋膜、全身の組織、関節の適応が関与する、バランスが崩れた筋骨格系パターン2種と比較。

した。そのなかで、治療の手順に浅層の組織（自動反応を含む）と深層の組織（筋骨格系の機械的構成要素に影響を与える）に対する施術を取り入れ、可動性（運動）にも働きかける治療アプローチは、体が機能障害を起こしているときには体からの要求にかなっている、と結論づけた。本書で紹介する神経筋テクニックはこのような包括的なアプローチをとっており、このテクニックが提供するものの多くは、現在アメリカ合衆国で注目を集めている筋筋膜リリースの手法とよく似ているかもしれない。

Cathie（1974）は、筋膜活動における収縮のフェーズは、その他のすべての性質に取って代わるものだと主張する。一定期間、筋膜を使わないでいると、筋膜の付着部は短縮する傾向があり、年をとるにつれて靱帯は硬くなり、厚みを増すという。キャシーは、治療の際に考慮すべき筋膜（結合組織）の重要な特徴を以下のようにとりあげた：

1. 神経終末が豊富にある
2. 弾力的に収縮し、伸張することができる

Greenman（1989）は、筋膜が負荷やストレスに対して可塑的に、あるいは弾力的にどう反応するか、また、負荷の種類や継続時間、量に応じてどう反応するかについて論じた。急性の傷害や反復的な顕微外傷（短足によるバランスの悪さによって生じるものなど）を受けた場合、筋膜は炎症プロセスに従って変化する。炎症によって貯まった液体が浅筋膜に吸収されるほか、深筋膜では区画が狭くなる、とグリーンマンは述べている。深筋膜で生じた現象は触知できるものであり、有害だという。

ストレスに対する筋膜の反応や、そのプロセスに対する個人の感触に影響する要素（かかる負荷の性質は除く）としては、このほかにも特定の領域に含まれるコラーゲンや弾性組織の数をあげることができる。

筋膜内にある神経受容器は、適応プロセスの一環として中枢神経系に状況を報告する。パチニ小体は反射反応に関与するため、特に重要である。

靱帯と筋緊張

　さまざまな活動に対する神経からのインプットや、生体力学的ストレスに対する反応には、このほかにも腱や靱帯などの特殊化した筋膜構造が関わる。これらの組織には、高度に特殊化した機械受容器や、固有受容の報告部位が含まれる。

　ソロモノフ（Solomonow 2009）は、靱帯が果たす役割について以下のようにとりまとめている：

> 関節が可動域を動くとき、外的負荷の有無に関係なく、靱帯は必要に応じて張力を高め、安定した動きを確保する。それにより、その関節を構成する骨が解剖学的にあらかじめ定められた軌跡を通り、関節表面に完全で均一な接触圧をかけ、骨が互いに離れないようにしているのである。つまり、関節を安定させることは靱帯の全般的な役割であり、これがきちんと行われないと関節が脱臼したり、関節包や軟骨、腱、近くを通る神経や血管、椎間板（脊柱の関節を考慮する場合）、そして靱帯そのものまでが損傷したりするのである。このような損傷が起きると、関節を使わなくなったり、使い方を制限したりするようになり、そのせいで関節が弱化し、機能が失われるかもしれない。また、関節が不安定になると、関節内圧と、その関節に関連する筋の活動パターンが劇的に変化し、これが変形性関節症や疼痛、傷害の初期症状につながり、最終的には関節置換術を受けなければならなくなる。

　ソロモノフは、筋のふるまいと靱帯の機能の関連性について、重要な情報もいくつかつけ加えている：

> 靱帯は感覚器官でもあり、筋の感覚や反射／共同活動に対して重要なインプットを行う。そのため、関節に関連する筋もまた、制限をするものとして重要な役割を果たすことになる。
>
> たとえば、前十字靱帯の反射に関係する筋活動は、関節の伸延を予防する機能を果たすと同時に、前十字靱帯内でのひずみを低減する。また、靱帯筋反射には、その関節に関連する筋に対して抑制効果を発揮する可能性があることを示す証拠もあがっている。つまり、関節を不安定にする筋を抑制したり、関節を安定させるために拮抗筋を同時に活性化させたりするのである。

　たとえば、ポジショナルリリースという手法（第8章を参照）で靱帯のふるまいを治療に活用するための手がかりが、ソロモノフが2009年に発表した論文に記載されている：

> 靱帯は張力がかかったり、伸ばされたりしたときに機能し（有効）、圧迫されたり、静止時の長さより短縮したりした場合にはまったく機能しない。

　ここまでで、短期的にでも長期的にでも、筋骨格系にストレスがかかるときの影響と、軟部組織が反応する際のさまざまな方法（急性、慢性、また構造に応じたさまざまな症状）を簡単に紹介した。反射という現象を詳しく解説する前に、神経筋テクニック（第2章）について簡単に紹介しておくと、軟部組織の苦痛に対処するにあたってこの手法にどれだけ潜在力があるかが分かるだろう。

参考文献

F.M. Alexander, 1957 *The use of the self* Educational Publications: London

C.M. Alshami, A. Hodges, 2006 An experimental pain model to investigate the specificity of the neurodynamic test for the median nerve in the differential diagnosis of hand symptoms. *Arch Phys Med Rehabil* **87** (10), 1412–1417.

P. Baldry, 1993 *Acupuncture, trigger points and musculoskeletal pain* Churchill Livingstone: Edinburgh

W. Barlow, 1959 Anxiety and muscle tension pain. *Br J Clin Prac* **3** (5), 339–350.

J. Basmajian, 1974 *Muscles alive* Williams & Wilkins: Baltimore

L. Bendtsen, R. Jensen, J. Olesen, 1996 Qualitatively altered nociception in chronic myofascial pain. *Pain* **65** 259–264.

D. Boadella, 1978 The language of the body in bioenergetic therapy. *Journal of the Research Society for Natural Therapeutics*

D. Brookes, 1984 *Cranial osteopathy* Thorsons: London

D. Butler, 1991 *Mobilisation of the nervous system* Churchill Livingstone: Edinburgh

D. Butler, L. Gifford, 1989 Adverse mechanical tensions in the nervous system. *Physiotherapy* **75** 622–629.

K. Buzzell, 1970 *The physiological basis of osteopathic medicine* Postgraduate Institute of Osteopathic Medicine and Surgery: New York

J. Canals, J. Pineda, J. Torres-Peraza, et al. 2004 Brain-derived neurotrophic factor regulates the onset and severity of motor dysfunction associated with enkephalinergic neuronal degeneration in Huntington's disease. *J Neurosci* **24** 7727–7739.

R. Cantu, A. Grodin, 1992 *Myofascial manipulation* Aspen Publications: Gaithersburg, Maryland

A. Cathie, 1974 *Selected writings*. *Academy of Applied Osteopathy Yearbook 1974* Academy of Applied Osteopathy: Colorado Springs

L. Chaitow, 1989 *Soft tissue manipulation* Thorsons: London

L. Chaitow, J. DeLany, 2000 *Clinical applications of neuromuscular technique* Churchill Livingstone: Edinburgh

L. Chaitow, D. Bradley, C. Gilbert, 2002 *Interdisciplinary approaches to breathing pattern disorders* Churchill Livingstone: Edinburgh

J. Cyriax, 1962 *Textbook of orthopaedic medicine* Cassell: London

E. Dicke, 1978 *A manual of reflexive therapy* Sydney Simons: Scarsdale, New York

E. DiGiovanna, 1991 *An osteopathic approach to diagnosis and treatment* Lippincott: London

J. Dommerholt, 2000 Posture. In: R. Tubiana, P. Camadio, Ed. *Medical problems of the instrumentalist musician* Martin Dunitz: London

J. Dvorak, V. Dvorak, 1984 *Manual medicine – diagnostics* Georg Thiem: Stuttgart

R. Edwards, 1988 Hypotheses of peripheral and central mechanisms underlying occupational muscle pain and injury. *Eur J Appl Physiol* **57** 275–281.

M. Feldenkrais, 1977 *Awareness through movement* Harper & Row: New York

V. Frankel, 1980 *Basic biomechanics of the skeletal system* Lea & Febiger: Philadelphia

P.M. Gagey, 1986 Postural disorders among workers in building sites. In: W. Bles, T. Brandt, Ed. *Disorders of posture and gait* Elsevier: New York

J. Gofton, G. Trueman, 1971 Studies in osteoarthritis of the hip: Part II. Osteoarthritis of the hip and leg-length disparity. *CMA Journal* **104** 791–799.

H. Gray, 1977 *Gray's anatomy* ed 35 Churchill Livingstone: Edinburgh

P. Greenman, 1989 *Principles of manual medicine* Williams & Wilkins: Baltimore

G. Grieve, 1985 *Mobilisation of the spine* Churchill Livingstone: Edinburgh

R. Hallgren, P. Greenman, J. Rechtien, 1993 MRI of normal and atrophic muscles of the upper cervical spine. *J Clin Eng* **18** (5), 433–439.

E. Henneman, 1957 Relation between size of neurons and their susceptibility to discharge. *Science* **126** 1345–1347.

M.W. Ho, 1993 *The rainbow and the worm. The physics of organisms* World Scientific: Singapore

M.W. Ho, 1997 Quantum coherence and conscious experience. *Kybernetes* **26** 265–276.

A. Horwitz, 1997 Integrins and health. *Sci Am* **276** 68–75.

P. Huijing, Baan, 2007 Epimuscular myofascial force transmission between antagonistic and synergistic muscles can explain movement limitation in spastic paresis. *J Electromyogr Kinesiol* (6), 708–724.

R. Hynes, 1992 Integrins: versatility, modulation and signalling. *Cell* **69** 11–26.

D. Ingber, 2008 Tensegrity and mechanotransduction. *Jnl Bodywork and Movement Therapies* **12** (3), 198–200.

U. Issberner, P. Reeh, K. Steen, 1996 Pain due to tissue acidosis: a mechanism for inflammatory and ischemic myalgia?. *Neurosci Lett* **208** (3), 191–194.

V. Janda, 1982 Introduction to functional pathology of the motor system. Proceedings of the VIIth Commonwealth and International Conference on Sport*Physiotherapy in Sport* **3** 39

V. Janda, 1983 *Muscle function testing* Butterworths: London

V. Janda, 1988 In: R. Grant, Ed. *Physical therapy of the cervical and thoracic spine* Churchill Livingstone: Edinburgh

V. Janda, 1996 Evaluation of muscle imbalances. In: C. Liebenson, Ed. *Rehabilitation of the spine* Williams &

Wilkins: Baltimore
P. Jokl, 1984 Muscle and low back pain. *J Am Osteopath Assoc* **84** (1), 64–65.
L. Jones, 1980 *Strain and counterstrain* Academy of Applied Osteopathy: Colorado Springs
R. Kappler, 1997 Thrust techniques. In: R. Ward, Ed. *Foundations for Osteopathic Medicine* Williams & Wilkins: Baltimore
J. Key, et al. 2007 A model of movement dysfunction provides a classification system guiding diagnosis and therapeutic care in spinal pain and related musculoskeletal syndromes: a paradigm shift. Part 2. *Journal of Bodywork & Movement Therapies* **12** (2), 105–120.
P. Kolar, 1999 Sensomotor nature of postural functions. *J Orthop Med* **212** 40–45.
I. Korr, 1970 The *physiological basis of osteopathic medicine* Postgraduate Institute of Osteopathic Medicine: New York
I. Korr, 1976 *Spinal cord as organiser of disease process* Academy of Applied Osteopathy Yearbook: Colorado Springs
I. Korr, 1978 *Neurologic mechanisms in manipulative therapy* Plenum Press: New York
I. Korr, 1981 Axonal transport and neurotrophic functions in spinal cord as organiser of disease processes (part 4). *Academy of Applied Osteopathy* 451–458.
M. Kuchera, 2005 Osteopathic Manipulative Medicine Considerations in Patients With Chronic Pain. *J Am Osteopath Assoc* **4** (105), 29–36.
S.E. Larsson, L. Bodegard, K.G. Henriksson, et al. 1990 Chronic trapezius myalgia. Morphology and blood flow studied in 17 patients. *Acta Orthop Scand* **61** 394–398.
P. Latey, 1983 *Muscular manifesto* P Latey: London
E. Lederman, 1997 *Fundamentals of manual therapy* Churchill Livingstone: Edinburgh
T. Lewis Sir, 1942 *Pain* Macmillan: New York
K. Lewit, 1992 *Manipulation in rehabilitation of the locomotor system* ed 2 Butterworths: London
K. Lewit, 1999 *Manipulation in rehabilitation of the locomotor system* ed 3 Butterworths: London
Licciardone, et al. 2005 Osteopathic manipulative treatment for low back pain: a systematic review and meta-analysis of randomized controlled trials. *BMC Musculoskelet Disord* **6** 43
Liebenson, 1996 In: C. Liebenson, Ed. *Rehabilitation of the spine* 1996 Williams & Wilkins: Baltimore
C. Liebenson, 2006 *Rehabilitation of the spine* ed 2 Williams & Wilkins: Baltimore
C. Liebenson, 1999 *Muscular imbalance – an update*. *Dynamic Chiropractic* Online. Available: http://www.chiroweb.com/dynamic
J.P. Lin, J.K. Brown, E.G. Walsh, 1994 Physiological maturation of muscles in childhood. *Lancet* **343** 1386–1389.
K.E. Little, 1969 Toward more effective manipulative management of chronic myofascial strain and stress syndromes. *J Am Osteopath Assoc* **68** 675–685.
C. McConnell, 1962 *Osteopathic Institute of Applied Technique Yearbook 1962* London
J. McPartland, R. Brodeur, 1999 Rectus capitis posterior minor. *Journal of Bodywork and Movement Therapies* **3** (1), 30–35.
G. Maitland, 1986 *Vertebral manipulation* Butterworths: London
G. Maitland, E. Hengeveld, K. Banks, et al. 2001 *Maitland's vertebral manipulation* ed 6 Butterworth Heinemann: London
S. Martin, 2001 Interview with Jeff Bland: lessons from the genome. *CAM Magazine* November
S. Mense, D. Simons, 2001 *Muscle pain* Williams & Wilkins: Philadelphia
M. Miková, A. Krobot, M. Janura, et al. 2008 Viscoelastic properties of fibrous connective tissue and manual treatment. *Rehabilitace a Fyzikalni Lekarstvi* **15** (1), 3–10.
P. Mooar, 2007 *Introduction. Merck Manual* http://www.merck.com/mmhe/sec05/ch058/ch058a.html Retrieved 2008-11-12
T. Myers, 2001 *Anatomy trains* Churchill Livingstone: Edinburgh
A. Neuberger, et al. 1953 Metabolism of collagen. *Biochem. J.* **53** 47–52.
C.M. Norris, 1995 Spinal stabilisation. 1. Active lumbar stabilisation – concepts. *Physiotherapy* **81** (2), 61–64.
C.M. Norris, 1995 Spinal stabilisation. 2. Limiting factors to end-range motion in the lumbar spine. *Physiotherapy* **81** (2), 64–72.
C.M. Norris, 1995 Spinal stabilisation. 3. Stabilisation mechanisms of the lumbar spine. *Physiotherapy* **81** (2), 72–79.
C.M. Norris, 1995 Spinal stabilisation. 4. Muscle imbalance and the low back. *Physiotherapy* **81** (3), 127–138.
C.M. Norris, 1995 Spinal stabilisation. 5. An exercise program to enhance lumbar stabilisation. *Physiotherapy* **81** (3), 138–146.
C.M. Norris, 1998 *Sports injuries, diagnosis and management* ed 2 Butterworths: London
J. Oschman, 2000 *Energy medicine* Churchill Livingstone: Edinburgh
M. Patterson, R. Wurster, 1997 Neurophysiologic system: integration and disintegration. In: R. Ward, Ed. *Foundations for osteopathic medicine* Williams & Wilkins: Baltimore
D. Peck, D. Buxton, A. Nitz, 1984 A comparison of spindle concentrations in large and small muscles acting in parallel combinations. *J Morphol* **180** 243–252.
D. Peters, 2001 Vitalism revisited. *Journal of Bodywork and Movement Therapies* **5** (3), 198–204.
F.A. Popp, K.H. Li, Q. Gu, 1992 *Recent advances in biophoton research* World Scientific: Singapore

M. Protopapas, T. Cymet, 2002 Joint cracking and popping: Understanding noises that accompany articular release. *J Am Osteopath Assoc 102* (5), 283–287.

W. Reich, 1949 *Character analysis* Vision Press:

A. Reinert, S. Mense, 1993 Inflammatory influence on the density of CGRP- and SP-immunoreactive nerve endings in rat skeletal muscle. *Neuropeptides 24* 204–205.

C. Richardson, 2000 The muscle designation debate. *Journal of Bodywork and Movement Therapies* 4 (4), 235–236.

C. Richardson, G. Jull, P. Hodges, et al. 1999 *Therapeutic exercise for spinal segment stabilisation in low back pain* Churchill Livingstone: Edinburgh

I. Rolf, 1962 *Structural dynamics. British Academy of Applied Osteopathy Yearbook 1962* BAAO: New York

E. Rosenthal, 1987 The Alexander technique and how it works. *Medical Problems in the Performing Arts* 2 53–57.

A. Rowlerson, 1981 A novel myosin. *J Muscle Res Cell Motil* 2 415–438.

P. Scariati, 1991 In: E. DiGiovanna, Ed. *An osteopathic approach to diagnosis and treatment* Lippincott: London

W. Schamberger, 2002 *The malalignment syndrome* Churchill Livingstone: Edinburgh

R. Schleip, I. Naylor, D. Ursu, et al. 2006 Passive muscle stiffness may be influenced by active contractility of intramuscular connective tissue. *Med Hypotheses* 66 (1), 71

H. Selye, 1976 *The stress of life* McGraw Hill: Philadelphia

J. Shah, J. Danoff, M. Desai, et al. 2008 Biochemicals associated with pain and inflammation are elevated in sites near to and remote from active myofascial trigger points. *Arch Phys Med Rehabil* 89 16–23.

J. Shah, E. Gilliams, 2008 Uncovering the biochemical milieu of myofascial trigger points using in vivo microdialysis: An application of muscle pain concepts to myofascial pain syndrome. *Journal of Bodywork and Movement Therapies* 12 (4), 371–384.

R. Sheldrake, 1995 *A new science of life, The hypothesis of morphic resonance* Park Street Press: Rochester, Vermont

D. Simons, 1987 *Myofascial pain due to trigger points. International Rehabilitation Medicine Association Monograph (Series 1)* Rademaker: Ohio

D. Simons, J. Travell, L. Simons, 1999 *Myofascial pain and dysfunction: the trigger point manual. vol. 1: Upper half of body* ed 2 Williams & Wilkins: Baltimore

M. Solomonow, 2009 Ligaments: A source of musculoskeletal disorders. *Journal Bodywork and Movement Therapies* 13 (2), 136–154.

D.F. Stanton, J.C. Dutes, 1996 Chronic pain and the chronic pain syndrome: the usefulness of manipulation and behavioural interventions. *Phys Med Rehabil Clin North Am* 7 863–875.

E. Stiles, 1984 *Patient Care* 15 May:16–97 & 15 August:117–164

A. Stoddard, 1969 *Manual of osteopathic practice* Hutchinson: London

R.B. Taylor, 1958 *Bioenergetics of man. Academy of Applied Osteopathic Yearbook 1958* Carmel: California

B. Timmons, 1994 *Behavioral and psychological approaches to breathing disorders* Plenum Press: New York

J. Travell, D. Simons, 1983 *Myofascial pain and dysfunction: the trigger point manual* vol. 1 Williams & Wilkins: Philadelphia

J. Travell, D. Simons, 1992 *Myofascial pain and dysfunction: the trigger point manual* vol. 2 Williams & Wilkins: Philadelphia

Vleeming et al., 2007 In: A. Vleeming, V. Mooney, R. Stoeckart, Ed. *Movement stability & lumbopelvic pain - Integration of research and therapy* ed 2 2007 Churchill Livingstone: Edinburgh

M. Waersted, T. Eken, R. Westgaard, 1993 Psychogenic motor unit activity – a possible muscle injury mechanism studied in a healthy subject. *Journal of Musculoskeletal Pain* 1 (3/4), 185–190.

P. Wall, R. Melzack, 1991 *Textbook of pain* Churchill Livingstone: Edinburgh

N. Wang, J.P. Butler, D.E. Ingbes, et al. 1993 Mechanotransduction across the cell surface and through the cytoskeleton. *Science* 260 1124–1127.

F. Wolfe, D. Simons, 1992 Fibromyalgia and myofascial pain syndromes. *J Rheumatol* 19 (6), 944–995.

SL-Y. Woo, et al. 1987 *Injury and repair of musculoskeletal soft tissues* American Academy of Orthopedic Surgeons Symposium: Savannah, Georgia

第2章

神経筋テクニック（NMT）への導入

目次

1. 神経筋テクニック：歴史的概観..................35
　スタンリー・リーフ..................................35
　関連するアプローチ..................................36
　評価が鍵..37
　神経筋テクニックの小史.............................37
　ピーター・リーフ....................................38
2. 神経筋テクニックに関連する組織..............38
　施術の適応..38
　化学構造..39
　循環の機能..39
　ストレッサーによる刺激............................40
　ジュディス・ディレーニーによる
　　アメリカ合衆国における神経筋療法の概説....40
　ニモの業績に対するカイロプラクティックからの視点..........41

1. 神経筋テクニック：歴史的概観

　触診のテクニックでありながら、圧を加えると治療のための介入手段に変わるテクニックがあると想像してみてほしい。

　触診のテクニックでありながら、対象とする組織の緊張に非侵襲的な方法で触れたり、合わせたりでき、軟部組織のなかでも（手指で）アクセスできるほぼすべての部位で、正常な状態から変化した部位を順番に探していく手法があると、想像してみてほしい。

　組織の緊張度や硬結、線維化、浮腫、離散した局所的な軟部組織の変化、構造が変化した領域、癒着、疼痛に関する情報を体系的に得ることができ、痛みを伴わない心地よい評価モードから治療モードに変更すれば、発見した変化を正常化するプロセスに入れる手法があると、想像してほしい。

　これこそが、神経筋テクニック（NMT）である。

スタンリー・リーフ (Stanley Lief)

　ヨーロッパの神経筋テクニックはスタンリー・リーフが開発した。彼は1890年代初頭、バルト海に面したラトビアのリュッツェンで、イサーク・リーフと妻リーヴァ（リーヴァは筆者の祖父の姉にあたり、旧姓はチャイトーだ）がもうけた5人の子どもの1人として誕生した。一家は1890年代に南アフリカに移住し、スタンリーはそこで初等教育を受けた後、トランスバール共和国のローデポートで父親が経営する貿易会社で働きはじめた。

　リーフは体が弱かったこともあり、体の鍛練に関心を持つよ

うになった。そしてアメリカ合衆国で出版されていた人気の健康雑誌からも情報を得ていた。その後、リーフは肉体の鍛錬を提唱した伝説的人物バーナード・マクファデン（Bernard Macfadden）の下で訓練を受けるために渡米する。第一次世界大戦前にはカイロプラクティック医とナチュロパシー医の資格を得て、戦争が勃発したときにはイギリスに渡っていた。陸軍に入り、除隊した後はイギリスに戻り、1925年まで「ネイチャー・ケア」という（ナチュロパシーの）リゾート施設に勤務する。その後ハートフォードシャーのトリングという町で、シャンプニーズというクリニックを開業した。

この治療施設は世界的に有名になり、彼は革新的な治療者としての名声を確立する。ナチュロパシーでは、栄養摂取、断食療法、水治療法、理学療法の教育を行い、徒手療法を活用して、病んだ体を正常な状態に回復させる。これらの手法を活用したところ、数多くの賛同者が現れた。第二次世界大戦前のこの最も成功した時期に、彼は本書で扱うテクニックを開発したのである。

スタンリー・リーフのいとこボリス・チャイトー（Boris Chaitow）は、第二次世界大戦前から戦時中にかけて、シャンプニーズでスタンリーの助手を務めた。2人はNMTの使い方を開発し、洗練させていく。ボリス・チャイトーもラトビア出身で、南アフリカの小さな炭坑町ピルグリムズ・レストで育った。「美術館の町」として知られるこの町には、今もチャイトー家の店舗兼自宅が残っている。ボリスは成長すると弁護士の資格を得て、筆者の父とともに働いたが、スタンリー・リーフに触発され、リーフの支援を得てシカゴのナショナル・カレッジでカイロプラクターの訓練を受けた。その後、1937年にシャンプニーズのスタッフとして加わったのである。

関連するアプローチ

本書では、リーフが開発した基礎的なNMTとともに、各種の特殊な軟部組織マニピュレーションのテクニックを紹介する。また、軟部組織の治療という枠組み一般、特にNMTの枠内に入るさまざまな反射システムについても論じていく。

たとえば、チャップマン（Chapman）の神経リンパ反射についての詳しい解説や図や、筋筋膜のトリガーポイントなど、その他の反射パターンの図も紹介する。

同じくシャンプニーズでリーフの助手を務めたトム・モール（Tom Moule）は、ヘルスケア分野でNMTの開発を続けた。その考え方については息子テリー・モール（Terry Moule1）が第9章で論じる。彼はNMTをスポーツ傷害の治療に取り入れることに注力し、現状を簡単に解説する。また、NMTに似たアプローチである神経筋骨格構造の漸進的抑制（PINS：progressive inhibition of neuromusculoskeletal structures）は、開発者のデニス・ダウリング（Denis Dowling）が第11章で解説する。

第12章では、タイ・マッサージについて論じる。西洋風に変更されてはいるものの、この古来の治療法とNMTが重なる部分についても解説する。本章で後述するが、現代神経筋テクニックの一部はアーユルヴェーダのテクニックをもとにしているので、このような類似性があることは驚くに値しない。

付録では、レイモンド・ニモ（Raymond Nimmo）のワークとその影響を評価する。本書の第一著者は、1960年代にロンドンで行われたニモによる講義に出席する機会があった。そして、ヨーロッパにおけるNMTの中心的な開発者であるスタンリー・リーフが打ち立てた概念や手法とあまりにもよく似ていることに驚いた経験がある。ニモの業績については、本章の後のほうで簡単に取り上げる。

NMTは、物理療法体系を補完する手法として、どのような治療にも組み込むことができるだろう。NMTそのものを治療のための手段として活用することもできる（活用すべき場合も多い）し、マニピュレーションやその他の理学療法と併用する（できれば事前に）こともできるだろう。これまでのところ、この療法を活用してきたのは主としてオステオパシー業界であった。しかし、理学療法士やカイロプラクター、マッサージ療法士、物理療法医のなかでもNMTを勉強し、活用してきた人たちは、それぞれが実践している治療法をNMTで補完できることに気づいている。

NMTの使用様式では診断と治療を同時に行うことができるので、手間や時間を節約できるほか、なんといっても効率がいい。

筋エネルギーテクニックやファンクショナルポジショナルリリース（ストレイン／カウンターストレインなど）などのその他の軟部組織マニピュレーションは、通常、NMTの一部として使われている。これらの手法については、第8章で簡単に解説する。

評価が鍵

NMTをうまく活用するための鍵を握るのは、手で触れたものがなんであるかを正確に感じ取る能力と、そのとき使っている特定の動きやテクニックが何を目的としているのかを明確に思い描く力である。施術者が手で「診る」ことができるようになり、その能力を活用して患者の体に「みずからの物語」を語らせることができるようになれば、この手法を賢く使うことで、正常な機能の回復に貢献できる。

ホリスティックな治療法で体調を維持し、健康を回復するためには、個人を全体としてとらえなければならない。

だからこそ、個人の体内環境や外部環境の両方に影響を与えるさまざまな要因を認識するよう努めなければならない。これらの要因は個人によい影響も悪い影響も与え得るうえ、複雑な相互作用をしている全体性の一部を構成しているからである。健康に必要な前提条件が整えば、最終的には体は自己治癒、自己修復、自己維持をする。情緒面での安定、栄養バランス、衛生状態のすべてが、構造的、機械的な統一性と同じように重要な役割を果たしているのである。

神経筋テクニックの小史

ヨーロッパの神経筋テクニックは、60年以上前に開発されたスタンリー・リーフのワークを原型として発展してきた。1930年代半ば、彼はマニピュレーション前に軟部組織を整えておくためのよい手法はないか、探していた。アメリカ合衆国における神経筋療法の歴史については本章で後述する。

リーフはラバリアッティ(Rabagliatti)のワークを研究し、線維組織炎に関する彼の著作を読み、結合組織の不調への関心を高めていった。

リーフはまた、パリで開業していたアーユルヴェーダ式マニピュレーション（ヴァルマはこれを「プラーナセラピー」と名づけた）の施術者、デワンチャンド・ヴァルマ博士（Dr. Dewanchand Varma）のワークに目をとめた（研究もした）。ヴァルマは著書『The Human Machine and Its Forces (Varma 1935)（人体の機械とその力）』で次のように述べている：

> 私たちは、神経活動電流の伝達が、癒着による閉塞によって時折遅くなることを見出した。筋線維が硬くなり、神経電流が通過することができなくなっているからである。私たちは、効果的で積極的な方法を示してきた。それは健康な血流を促進するよう神経平衡を回復するように企図されている。それゆえ、新しい組織がもう一度形成されはじめる。
>
> 私たちの治療法は神経の流れを妨げる障害をすべて取り除くことを目的としているので、これを使えば、エネルギーは妨げられることなく、流れるようになる。

リーフは、ヴァルマが実践していたテクニックのいくつかは臨床で活用できると気づき、それらの概念や手法を発展させ、独自の軟部組織アプローチであるNMTを開発した。リーフのいとこボリス・チャイトーは、NMTの初期の展開について以下のように述べている（B. Chaitowとの個人的な書簡 1983）：

> 1930年代半ば、スタンリー・リーフは、関節の統合性はその関節を取り囲む組織の特徴や、筋や腱、靱帯、血液や神経の供給などに大きく関係することに気づいた。そして、関節機能の統合性や運動性の効率を高めるためには――特に脊椎に注目していたが、ほかのすべての骨性関節も含んでいた――、隣接する軟部組織をできる限り正常化するのがよいだろうと思った。そのためには、手指を使ってそれらの組織に施術し、緊張や収縮、癒着、スパズム、線維化した拘縮など、機能を妨げる要因をすべて取り除くべきであると考えた。神経筋テクニックは、体のあらゆる部位で生じる病変を取り除くことを目的として発展していったのである（関節や軟部組織、腹部、腺、神経、血管など）。
>
> 偶然ではあるが、スタンリー・リーフはその頃、パリで開業していたヴァルマという有名なインド人治療家の評判を耳にしていた。ヴァルマは、珍しいがとても効果的な軟部組織テクニックを患者に施し、驚くほどの成果をあげていた。リーフは自分自身でもヴァルマの施術を受けてみようと考え、最終的にヴァルマを説得し、その特殊なテクニックを伝授してもらった。リーフは、ヴァルマが使っていた手法を高く評価したものの、改善の余地があるとも感じ、改良を重ねたうえで新しい手法を編みだし、使い

はじめた。そしてこの手法を「神経筋テクニック」と名づけたのである。ヴァルマの原始的なテクニックをもとに発展させた新しい手法の目的を、正確に定義した名前だといえる。NMTでは、問題がある骨性関節に関連する軟部組織に手指をあてて治療をするほか、指で触ったときに異常な質感があった軟部組織もすべて治療の対象とする。すると、このような組織に見られる悪化要因を修正し、筋や神経が完全に機能するよう働きかけることができるようになる。そして、神経の流れや血液循環を改善し、筋組織の質感を改善し、関与する骨性関節のマニピュレーションで効果を上げ、機能が正常に統合された状態が続くよう保証するという利点も得ることになる。

スタンリー・リーフは、神経の統合性を妨げる要因は関節の病変だけではないとも考えた。軟部組織における緊張や収縮、癒着、筋スパズム、線維化した拘縮もまた、神経の流れや血液循環の効率を悪化させ、病気（症状）の主な要因になるからである。これに対処するために、彼は指を使った診断の感度を高め、体のどの部位であっても、数秒ほど触診すれば緊張や癒着、スパズムに関連して発現する異常を評価できるようになった。

体の統合性と機能面での効率は、消化した飲食物の性質から受ける化学的な影響だけではなく、神経や血液循環が機械的、機能的な妨害を受けずに自由に流れているかどうかによっても決まる。この2つ目の重要な目的を達成するにあたり、スタンリー・リーフが考案した哲学やテクニック以上の結果をもたらす手法は、オステオパシー業界からもカイロプラクティック業界からも提案されていない。リーフは体のどの部位であっても、自分で考案した手法を使って、驚くような生理学的反応を引き出すことができたのである。

ピーター・リーフ (Peter Lief)

スタンリー・リーフの息子ピーター（ナチュロパス、カイロプラクター、オステオパスでもある）は、「神経筋」の病変は以下に関連すると述べた（Lief 1963）：
1. 局所的な結合組織のうっ血
2. 結合組織の酸塩基平衡の妨害
3. 線維の浸出（癒着）
4. 慢性的な筋収縮、（張力の）変化による筋の肥大あるいは萎縮

スタンリー・リーフとピーター・リーフは、神経筋病変の原因として以下の要因をあげた：
- 疲労、消耗、悪い姿勢
- 局所的な外傷
- 全身の毒血症
- 運動不足や酸素不足（虚血）
- 栄養不足
- 筋緊張をもたらす精神身体的要因

「病変」（現在の用語では、体性機能障害がある部位として定義される）があるときは、圧に対して過敏に反応する部位がつねに生じるために、その存在が明らかになる。リーフは、トラベルとサイモンズがトリガーポイントの研究（Simons et al 1999, Travell, Simons & Travell 1999））（第3章を参照）を始める何年も前に活躍していたにもかかわらず、筋筋膜のトリガーポイントの原因と特徴を定義するところにまで近づいていた。この事実には、驚くばかりである。

2. 神経筋テクニックに関連する組織

スタンリー・リーフが開発した神経筋テクニックの理論と方法の発展には、ボリス・チャイトーとピーター・リーフ、そしてブライアン・ヤングズ（Brian Youngs）が貢献した。

本書を執筆している2009年時点でヤングズは90代になっているが、今もイギリスにおけるナチュロパシー・オステオパシーの第一人者の1人である。ヤングズはスタンリー・リーフとピーター・リーフの同僚であり、1950年代以降イギリス・ナチュロパシー・オステオパシー・カレッジで教育に携わってきた。リーフが設立したこの学校は、現在ではイギリス・オステオパシー医科大学と呼ばれている。

Youngs（1962）による神経筋テクニックに関与する組織の概観を、次項以降に紹介する。

施術の適応

このテクニック（NMT）は主として結合組織に施術

するので、通常は結合組織が最も密集している部位、たとえば筋の起始や停止、特に腱膜が停止する広い領域に集中することになる。最も頻度が高い部位は、後頭部の上縁である。ここには、脊柱に付着する大、中、小さまざまな筋の起始と停止が集まっているからである。ほかには、腸骨稜の停止、肋間の停止、腹筋の停止もある。そうはいいながらも、もちろんこのテクニックは必要であれば頭部、顔面、手首など、どの部位にでも用いることができる。なんといっても結合組織は体中に遍在しているからである。

このテクニックの治療効果を理解するためには、施術する組織の病態生理学に関する知識が必要である。結合組織は、細胞や線維を含むマトリックスからなる。結合組織の構造と機能は最近までほとんど無視されていたが、今では詳細な研究が行われている（国際会議が開かれるまでになった）。45年前（**Note：**ヤングズは本稿を1960年代半ばに執筆している）、ラバリアッティ博士は非常に精力的で先見の明があり、彼の著書『線維組織炎』の概念は今になってようやく全体として正しいことが証明された。しかし、このような主張をしたのは、当時は彼1人であり、しかも正統派とはいえない考え方だったために、その主張は無視されてしまった。

結合組織が遍在することから、ラバリアッティ博士はこれを「動物力学的な生命力」の媒体としてとらえ、エーテルになぞらえた。（現代ではこの部分をどのようにとらえているかは、Box1.7を参照してほしい。）

結合組織の平面には静脈や動脈、神経、リンパの管や叢が走行している。結合組織はこれらの系統の構造的、機能的な関係をサポートしているのである。

化学構造

単純化すると、マトリックスはゼリー状の基質でできていて、そのなかに線維、細胞、血管、その他が含まれている。この基質は「内部環境の物理的発現」であり、血管やリンパ管、代謝する細胞のどこにでも介入する。そして、水や電解質の輸送、貯蔵、交換に際して、中心的な役割を果たす。化学構造は基本的に多糖類、ヒアルロン酸、コンドロイチン硫酸、コンドロイチン硫酸塩、コンドロイチンと、タンパク質である。タンパク質に含まれている大量のアミノ酸チロシンは、チロキシン分子の大半を形成している。

線維には、白い線維（コラーゲン）と黄色い線維（エラスチン）とレチクリン線維がある。コラーゲン線維はタンパク質と多糖類からなり、基質の組成によって化学的に安定している。たとえば、コンドロイチン硫酸塩があるおかげでコラーゲンが酵素に分解されにくくなっているといった具合である。この点の重要性は、後に明らかにする。線維の配列は、副腎皮質刺激ホルモンの影響を受けて、漿液の糖タンパクによって線維の構成要素が沈殿することで決定するようである。

レチクリン線維にはコラーゲンより、多糖類が多く含まれているほか、脂質も多少含まれている。エラスチンも、タンパク質と多糖類で構成されている。硫黄はこれら3つの構成要素である。細胞には、線維芽細胞、マスト細胞、マクロファージなどがある。

循環の機能

結合組織の性質や組成は、循環の機能によって決まる。循環の効率性により、（1）その領域への物質の流入と、（2）その領域からの排出が決まるからである。

血液が流入してくるとリンパ液の生産が促され、リンパ液は基質に浸出してタンパク質以外のすべての構成要素を結合組織に届ける。こうして届けられる要素のなかには、ホルモンも含まれる。チロキシン、副腎で産生される糖質コルチコイドや鉱質コルチコイドはそのごく一部にすぎない。エストロゲンや男性ホルモンもこれに含まれる。これらのホルモンはどれも、結合組織の構造に影響を与えることが知られている。つまり、チロキシンが減少すると、大半の細胞で水分の貯留量が増加し、基質の量が増加する。性ホルモンも同じ働きをするが、何よりも興味深いのは逆の働きをする副腎皮質ホルモンである。セリエ（Selye）は、これらのホルモンを抗炎症ホルモンと炎症ホルモンに分類した（A-CとP-C）。これらはストレス状態に反応して生成され、全身にも局所的

にも影響を与える。これら2種類のホルモンのバランスを調節することで、体は組織が炎症に反応する力を制御することができる。ところが、抗炎症ホルモンと炎症ホルモンの両方が血中にある場合は、抗炎症ホルモンが必ず優勢になる。すなわち、抗炎症反応が生じるのである。

ストレッサーによる刺激

抗炎症ホルモンは、刺激、すなわちストレッサーに反応して生産される。神経筋テクニックにおけるストレッサーとは、痛みである。そのような状況で治療すると、効果はあるものの、痛みが伴うようである（治療をしない状況でも同じである）。痛みが生じるのは、おそらく2つの理由からである。循環の抑制によりその領域での閾値が大幅に低下したため、ルイス（Lewis）の疼痛物質が閾値の直下まで蓄積されるか、あるいは電解質レベルが乱れるか、のいずれかである（水素イオンの増加か、同じ状況を受けてカルシウム・ナトリウム・カリウムのバランスが乱れたか、など）。その結果、ごくわずかな刺激でも痛みが生じるため、神経筋テクニックで激しく動かすと、もちろん痛みが生じる。さらに、圧受容器と伸張受容器が過剰な刺激を受けるため、通常の刺激であっても、度が過ぎれば痛みが生じるだろう。

発散された抗炎症ホルモンは、全身（汎適応症候群）にも局所（局所適応症候群）にも影響を与え、全身であれ局所であれ、たとえば施術した部位などストレッサーがかかった領域で抗炎症効果を発揮する。その結果、コラーゲン組織が壊れ、基質の水分貯留量が全体的に減少し、うっ血した領域のうっ血が解消するのである。

ヤングズが論じた内容は、ストレスを受けた組織の生化学的な状態として今では知られるようになった現象、特にトリガーポイントによく似ている。これについては後の章で評価する。

スタンリー・リーフは、狙ったわけではないが、彼の後を追った次世代の施術者たちのためにツールを残した。現代では、神経筋システムは複数のストレスを受け、それに適応して痛みを発する。このツールを使えば、それに対処できるのである。

スタンリー・リーフ（1963年没）とボリス・チャイトー（1996年没）の晩年には、NMTを別の手法に活用できないかという点に意識が高まった。この手法で筋筋膜のトリガーポイントを特定し、解消することはできないかという議論は、とりわけ有名である。

本書の第一著者は、1960年代にボリス・チャイトーの助手として働きはじめて以来40年以上の間、NMTの知識、特に診断における知識の普及に尽力してきた。おかげで今日では、世界中の徒手療法士やマッサージ療法士がこれを主な治療法として使うようになった。幅広く利用できる評価手順として、また治療のツールとしてNMTを活用するようになったのは、1960年代後半にレイモンド・ニモの業績を知ったからである。ニモと彼が開発した「レセプター・トーヌス法」というワークは、「ヨーロッパ式」NMTとアメリカ式NMTをつなぐ共通の輪といえるかもしれない。ニモの業績については付録で紹介しているが、次項では、アメリカ合衆国におけるNMT教育の第一人者の1人、ジュディス・ディレーニー（Judith Delany）が、ニモが与えた影響について簡単に述べる。

ジュディス・ディレーニーによるアメリカ合衆国における神経筋療法の概説

今日、アメリカ合衆国で神経筋療法と呼ばれている手法は、1970年代後半にレセプター・トーヌス法から誕生した（故レイモンド・ニモ博士のワーク）。ニモは、1926年にパーマー・カレッジ・オブ・カイロプラクティックを卒業したが、カイロプラクティックの哲学や理論の教育に対して多くの疑問を抱いたと、著作で述べている（Nimmo 1959）。そして、個人の健康を確かなものにするためには、脊椎のアジャストメントだけでは十分ではないと確信しながらも、古典的カイロプラクティックを多面的に学んだ。また、ワークで対峙した症候群について説明しようと努力するなかで、痛みや機能障害が生じるときに軟部組織が果たす役割について、情報を収集した。

筋の触診技能を磨いたニモは、筋のなかには、押すとあちこちの離れた部位に関連痛を引き起こすポイントがあることに気づいた。彼はこれを「侵害生成

点」（NGP：noxious generative points）と名づけた。1952年、ニモは『Connective Tissue: Transactions of the Second Conference（結合組織）(Travell 1952)』を購入した。この本のなかで著者ジャネット・トラベル（Janet Travell）は、トリガーポイントという独自の理論を展開していた。ニモは、トラベルの著書の図にある関連痛パターンが、自分自身が発見したパターンと偶然ながらまったく同じことに気づいた。ニモは憑かれたように仕事に没頭し、分かりやすい治療計画を開発した。確かに人から学んだこともあるが、彼が教えたテクニックの8-9割は独自に開発したと述べている。

ニモは、みずからのワークの生理学的根拠を証明しようとつねに奮闘し、神経学的法則を統合することで、それを完成させた。これらの法則は、施術の根本原理に有効性と実体をもたらした。ただしこれは、カイロプラクティックという新興分野の先頭を走っていたからだけではなく、体の軟部組織の構造に興味を抱いたがために、業界の指導的立場からはずされてしまったという事実があったからでもある。

彼は、同僚たちがカイロプラクティックの原理を実証しようとしているときに、折に触れて、みずからの信条の根拠を疑ってかかるよう訴えかけた。ニモの業績はこの疑問に耐え、彼とともに学んだヘルスケアの専門家の多くは、名称はさまざまであるが、そのワークを発展させていった（以下を参照）。

1979年、ニモの下でレセプター・トーヌス法を学んだポール・セントジョン（Paul St John）が、似たようなテクニックのマニュアルを出版し、神経筋療法（NMT）と名づけた。彼が抱いた概念はニモばかりではなく（Vannerson & Nimmo 1971）、Travell & Simons（1983）、Mariano Racabado, Leon Chaitow, Rene Cailliet（1997）、アーロン・マテス（Aaron Mattes）、ジョン・バーンズ（John Barnes）、ジョン・アップレジャー（John Upledger）などの著作やセミナーからも影響を受けている。

セントジョンは、1984-1989年にかけてジュディス・（ウォーカー）・ディレーニーと仕事上の交流があり、それまでの概念を修正し、治療テクニックや教材を大きく変更し、姿勢や頭蓋仙骨療法の影響を取り入れるようになった。

この頃、ジャネット・トラベルとデイヴィッド・サイモンズのワークは多大な影響を与えるようになっていた。2人の共著書『トリガーポイントマニュアルⅠ』（Travell & Simons 1983）や、2人が執筆した数多くの論文は、ニモが教えてきた内容の背景を詳しく論じはじめていた。1989年、セントジョンとディレーニーは共同研究をやめ、それぞれ別に神経筋療法の講義を続ける。2人がとったアプローチは、ニモのオリジナルのワークと同じ要素を含んではいたものの、それ以降は多様性を持つようになった。セントジョンの手法は、因果関係を用いることで体や頭蓋の構造的ホメオスタシスに焦点をあてた。一方、ディレーニーのアメリカ版NMTでは、痛みを解消するために生理学的6要因に体系的なアプローチをとるようになった。6要因とは、虚血、トリガーポイント、神経の圧迫や絞扼、姿勢のゆがみ（生体力学的）、栄養の構成要素、情動的な幸福（ストレスの低減）である。

第10章では、現在のアメリカ式NMTについてジュディス・ディレーニーが詳しく論じる。

ニモの業績に対するカイロプラクティックからの視点

Cohen & Gibbons（1998）は、カイロプラクティック界がニモの業績をどう見ているかを詳しく論じている。1993年、2人はアメリカ合衆国で就業しているカイロプラクターを対象として、現在使っている手順を調査した。すると40%もの人が、NMTに極めてよく似ているニモのレセプター・トーヌス法を活用していたのである（National Board of Chiropractic Examiners 1993）。

Gatterman & Lee（1995）は、ニモのアプローチを次のようにまとめている：

ニモは、特徴的なパターンで関連痛を引き起こす、筋の侵害生成点（トリガーポイント）を発見した。そしてこれらの過敏な部位、すなわちトラベルがトリガーポイントと名づけた部位を異常な反射弓とみなし、刺激を受け

る場所を減らすための手技を開発した。彼は、筋の緊張と中枢神経系の相互関係を「反射回路」とみなす一方で、この回路を壊すまで刺激は自己永続的に続くと述べた。……トラベルが虚血圧迫と呼んだこの手法により、痛みのあるトリガーポイントに注射をするという一般に行われている医療ではなく、非侵襲的なカイロプラクティックの手法が誕生したのである。

ニモは、骨格筋の痛みの多くは軟部組織が原因であると考えてきたが、その考え方が同業者に広く受け入れられるためには、「骨が神経に当たる」というカイロプラクティックの一般モデルを受け入れ、乗り越えなくてはならなくなった。彼は明らかにトリガーポイント研究の原型を作った人物であり、この分野の中心的な医学研究者であるジャネット・トラベルの研究と同時期か、むしろそれより先に研究していた。最後の部分で、Cohen & Gibbons (1998) は次のように言及している。「驚くほどよく似た1つの概念が、同時に2人の優れた研究者によって開発されたことを意味する」

それでも、トリガーポイントによって生じる痛みを研究していた初期の時代には、トラベルが提唱した初期の治療法と、ニモが提案した治療法には明らかな違いもあった。

Cohen & Gibbons(1998)は、次のように説明している：

トラベルはまず、トリガーポイントに対して注射をし、そのあとでスプレー、ストレッチ、「虚血圧迫」をして関連する筋を弛緩させるよう提唱した。一方、ニモは「適度な圧を順番にかけていくと、神経系が緊張亢進した筋をリリースできることが分かった」と述べている。ニモは、トリガーポイントとは注射をしたり、ストレッチをしたり、マッサージをしたり、超音波で解消したりするものだとは思っていなかったのである。

ニモの概念が発展したのは1950年代であることを思い出してほしい。そしてその当時、トラベルはトリガーポイントを非活性化するためには注射をするのが一番だと提唱していた。それから年月を経て、トリガーポイント治療では直接圧迫（「虚血」）（今では「トリガーポイント・リリース」という）とストレッチ（トリガーポイントができている筋を、安静時の正常な長さになるまで回復させる）が好まれるようになったのである（第3章を参照）。

ところが、Simons et al（1999）の最新の発見についての評価を見ると分かるように、トリガーポイントは神経が原因で生じると論じたニモの主張は、証明することができていない（第3章）。だからといって、ニモがこの研究分野で果たした多大な貢献が損なわれることはない。

参考文献

R. Cailliet, 1977 *Soft tissue pain and disability* FA Davis: Philadelphia

J. Cohen, R. Gibbons, 1998 Raymond L Nimmo and the evolution of trigger point therapy 1929–1986. *J Manipulative Physiol Ther* **21** (3), 167–172.

M. Gatterman, H. Lee, 1995 Chiropractic adjusting techniques. In: D. Peterson, G. Weise, Ed. *Chiropractic: an illustrated history* Mosby: Chicago 240–261.

P. Lief, 1963 British Naturopathic. *British Naturopathic Journal* **5** (10), 304–324.

National Board of Chiropractic Examiners, 1993 *Job analysis of chiropractic* Greely: Colorado

R. Nimmo, 1959 Factor X. The Receptor (1) 4. ReprintedIn: M. Schneider, J. Cohen, S. Laws, Ed. *The collected writings of Nimmo and Vannerson, pioneers of chiropractic trigger point therapy* Self-published: Pittsburgh 2001

D. Simons, J. Travell, L. Simons, 1999 ed 2 *Myofascial pain and dysfunction: the trigger point manual* **vol. 1** Williams & Wilkins: Baltimore Upper half of body

J. Travell, 1952 *Connective tissue: transactions of the second conference* The Josiah Macy Jr Foundation: New York

J. Travell, D. Simons, 1983 *Myofascial pain and dysfunction: the trigger point manual* **vol. 1** Williams & Wilkins: Baltimore The upper body

J. Vannerson, R. Nimmo, 1971 Specificity and the law of facilitation in the nervous system, The Receptor 2(1). ReprintedIn: M. Schneider, J. Cohen, S. Laws, Ed. *The collected writings of Nimmo and Vannerson, pioneers of chiropractic trigger point therapy* Self-published: Pittsburgh 2001

D. Varma, 1935 *The human machine and its forces* Health for All: London

B. Youngs, 1962 Physiological background of neuromuscular technique. *British Naturopathic Journal* **5** (6), 176–190.

第3章

筋筋膜のトリガーポイントとその他の反射現象

目次

1. 痛みのパターン 43
   関連現象と神経根性疼痛の違い 43
   関連痛という非神経根パターンに対する見方の変遷 44
   その他の反射発生モデル 46
   中枢感作 51
2. 促通を理解する 51
   促通の例：緊張型頭痛 52
   内臓体性反射 53
   促通された脊椎組織の触診 54
   局所の促通の原因 55
3. トリガーポイント 56
   STARまたはTART 59
   トリガーポイント：痛み以外の症状 59
   トリガーポイントの生成 62
   トリガーポイントを特定する 62
   トリガーポイントの特徴 63
   トリガーポイントの不活性化 64
   トリガーポイントに対するその他の観点 67
   ストレス負荷とトリガーポイント 68
4. 過呼吸：複合ストレスの影響 69
5. 線維筋痛症、結合組織炎、
   筋神経障害（myodysneuria）の病理生理学 70
6. 結論および仮説 72

1. 痛みのパターン

疼痛研究の第一人者ウォールとメルザック（Wall & Melzack 1989）によると、持続痛や機能障害の主な原因は、筋筋膜のトリガーポイントが引き起こす放散痛や関連痛である。トリガーポイントは、実際、すべての慢性痛症状の一部であり、主たる痛みになることも多いと、2人は述べている。反射痛パターンはこれ以外にもさまざまな形で論じられ、分類されている（これらのパターンについては後の章で概略を示す）。ここでは、どのようなメカニズムが関わっているのか、簡単に解説する。

まずは、脊髄や神経根から生じる痛みや関連症状と、その他の病気から生じる症状を区別する必要がある。

関連現象と神経根性疼痛の違い

椎骨または椎間構造の損傷や機能障害から生じる痛みや神経根症と、筋筋膜のトリガーポイントなどの反射発生活動から生じる神経根由来ではない痛みや症状は、区別する必要がある。

たとえば、椎間板ヘルニアによる神経根の機能障害の主な特徴は、次の通りである（Lavelle et al 2008, Fairbank 2008, Dvorak & Dvorak 1984）：

● 関与する分節から出ている神経根が支配する領域で痛みが生じる
● 関与する分節に関連する皮膚分節で感覚がなくなる

- 関与する神経根が支配する筋で運動能力が失われ——麻痺するほど損失するかもしれない——、萎縮することもある
- 関連する領域で深部の腱反射が阻害される。そのような機能障害の有無を診断するためには、専門の神経学的評価をする必要がある。とはいえ、施術者や療法士も、このような鍵となる兆候に気づくべきである。それにより、患者が抱える不調は神経根症の特徴の1つである可能性があることが分かるだろう

関連痛という非神経根パターンに対する見方の変遷

慢性痛へ進行する経緯については、現在の考え方を解説する前に、20世紀半ばから後半にかけて臨床士や研究者たちが提案した見方を検討すると理解しやすいだろう。これらの見識は、神経筋テクニックなどの手法が治療というスペクトルのどこに収まるかを理解する上で、とても貴重である。

5種類の原因

Dvorak & Dvorak（1984）は、関連症候学というテーマのなかで5種類の原因について言及した。1つの現象に対して、神経根症以外にも以下のようなさまざまな見方ができることを示したのである：

1. 関連痛。さまざまな脊椎構造に機械的、化学的刺激が加わると、関連痛が生じることを示したLewis（1938）、Kellgren（1938）、Hockaday & Whitty（1967）などの研究者による発見が含まれる。関連痛については本章でさらに詳しく検討する
2. 筋筋膜のトリガーポイント。本章で詳しく論じる。またこれは、北アメリカにおける神経筋テクニックで大きくとりあげられている
3. 擬性神経根症。Brugger（1962）によると、これは神経根症とは別個の症状であり、関節包、腱の起始、その他の局所的な組織（関節に対して）などで生じる「侵害受容による体性運動神経遮断効果」が原因である。これらの反射は痛みを伴い、筋や筋腱接合部、皮膚に発現する。ブラッガーはこれを「腱筋症（tendomyosis）」と名づけ、「筋における反射発生的な機能の変化で、同時に機能的に依存している筋の痛みを伴う」と定義している。Dvorak & Dvorak（1984）は、内臓体性反射や体性内臓反射の影響などの現象をこのカテゴリーに含めている。たとえば、器官の機能障害によって腱筋が変化する場合が該当する（Korr 1975）。これらの現象の一部は、本章で促通を論じるときにも登場する
4. 圧痛点。Jones（1981）で言及しているが、Dvorak & Dvorakは、Kellgren（1938）が示した圧痛点と同じだとみなしている（ジョーンズのワークの詳細については第4章を参照）。圧痛点とは、急性または慢性の緊張に関連し、刺激と同時に圧痛が生じる部位であり、普通は緊張すると短縮する軟部組織に生じる。これらの点は、中医学の鍼療法のいわゆる「阿是穴」に相当するようである（鍼の経絡図にはなくても、その領域が緊張すると同時に発生するポイントなど）
5. 脊椎発生反射。Dvorak & Dvorakは、これは臨床経験に基づく観察を根拠にした知識であると述べている。軸骨格と末梢の軟部組織の関係を示しており、「神経根や血管、体液からの推論を根拠にすると、簡単には説明できない」。これらの反射の影響としては「明らかに過敏になったゾーンがあり……腫れて痛みを伴い、押すと圧痛があり、局在的に明確に定義された部位の筋筋膜組織にできる」（Sutter 1975）

Dvorak & Dvorak（1984）によると、これらのさまざまな分類や記述は、使う用語や解釈の仕方こそ異なるが、同じ現象を対象にしている。つまり、ストレスや外傷に対して生理学的パターンがいくつもあるわけではないのである。

この文脈で考えると、関連痛に関する初期の研究は、多くの人が見失っていた基本的な問題に光を当てていたのだから、再評価してしかるべきだろう。

スペランスキー（Speransky）

スペランスキーは、名著『A Basis for the Theory of Medicine（Speransky 1943）（医学理論の基礎）』のなかで、「どの神経点からでも、簡単に神経メカニズムを活性化することができる。このメカニズムは、末梢で生物物理化学的特徴が変化すると、機能が停止する」と指摘し、さらにこうも述べている。「末梢神経構造も含むあらゆる神経点が、神経障害のプロセスを引き起こし、このプロセスの一時

的な神経中枢として機能することがあるという論文は、正当に評価できる」

次のようにも論じている。「この（証拠）からも明らかなように、複雑な神経系ネットワークのどこかの点を刺激すると、隣接する部位だけではなく、生体内の遠く離れた領域でも変化が生じる可能性がある」

チェルグレン（Kellgren）

研究者であるJ.H.チェルグレンは、先駆者トーマス・ルイス卿（Sir. Thomas Lewis）のワークをもとに、1930年代に一連の研究を行った。彼は、後に「筋筋膜のトリガーポイント」として知られる症状の特徴や性質を明確に特定したことから、注目に値する人物といえる（Kellgren 1938, 1939, Lewis 1938）。

Kellgren（1938）は、筋膜や筋に刺激を与えると、関連痛の感覚をその他の構造に作り出せることを示した（自分自身で行ったほか、ボランティアの協力を得た）。たとえば、初期の発見としては、食塩水を後頭部の筋に注入すると頭痛がし、咬筋に注入すると歯痛がするという証拠を示したことがあげられる。

Kellgren（1939）は、このような痛みの分布は、通常は分節の走行に沿うと結論づけたが、みずからの研究を臨床ワークにあてはめたときに、この見解を修正する。局所的に鋭い痛みを伴うスポットが、離れた領域に関連痛症状をもたらすことを突き止めたほか、そのようなスポットが発する痛みの分布は、実際は必ずしも末梢神経の走行に沿っているわけではないことにも気づいたからである。彼はまた、そのようなスポットに局所的な麻酔注入をすると、関連痛を感じなくなることも示した。

Kellgren（1939）は次のように論じている：

> （背部の）浅筋膜と棘上靭帯は、刺激されると局所痛を引き起こす一方で、棘間靭帯の浅層と表在筋は、刺激されると拡散痛を引き起こす。深層筋、靭帯、骨端の骨膜、関節そのものは、刺激（食塩水や機械刺激）されると、分節の神経分布に応じて関連痛を引き起こすことがある。

当時（1940年代）、さらに行われた研究では、そのような実験をしても痛みの分布は必ずしも予想通りのパターンにはならないことが示されている（Feinstein et al 1954）（図3.1を参照）。

1940年代以降、現在にいたるまで数多くの研究が行われており、神経の走行に沿っていないように見える関連痛パターンや、既知の内臓性疼痛パターンにあてはまらないパターン――ある意味、中医学で経絡と呼ばれる線――について、さらに詳しい調査が進んでいる。すなわち、筋筋膜の

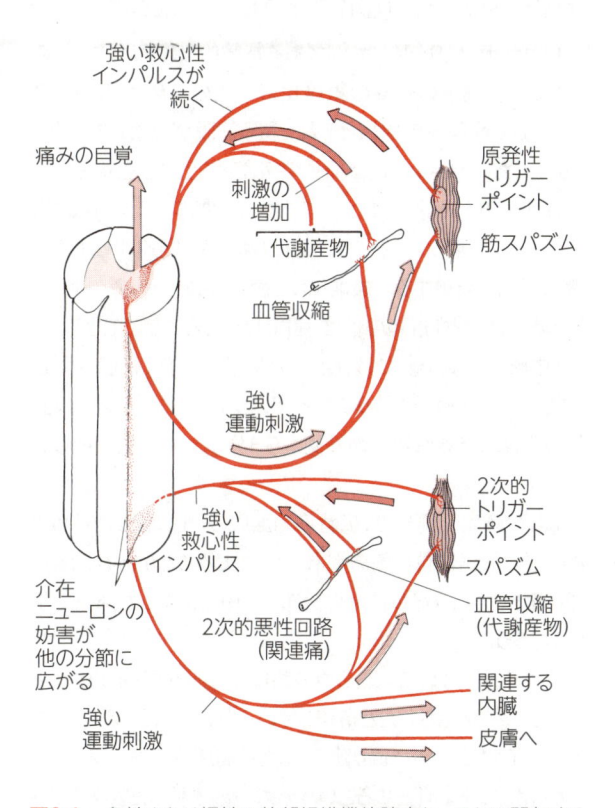

図3.1　急性または慢性の軟部組織機能障害と、それに関与するトリガーポイント活動および／またはスパズムが原因で神経に影響が生じ、2次的に広まるようすを示した。

トリガーポイントである。

エヴァンズ（Evans）

エヴァンズは、反射痛を論じるにあたり、そのメカニズムについて次のように述べた：

> 長時間にわたって激しい疼痛インパルスが続くと、反射の悪性回路が設定され、さまざまなニューロン結合のプールを通じて上方向や下方向に伝わるほか、脊髄を通り、視床にまで届く。プール（介在ニューロンのプール）の範囲にもよるが、疼痛現象や交感神経の妨害は、損傷した（トリガーポイント）領域から遠く離れたところで検知されることもあれば、反対側にまで広がることもある。

ディットリッヒ（Dittrich）

Dittrich（1954）は、よくある特徴的な疼痛パターンの多くで、筋膜下の組織の線維化に一定のパターンがあること、そして筋膜下の組織とそれを覆う筋膜が癒着していることを示した。たとえば、彼は仙骨の病変から生じる症状を「中仙骨症候群」と名づけた。このとき、関連痛はほぼつねに殿部に生じ、ときには大腿や脚、足にもおよぶ。関連する圧痛は殿部下部に発現する。線維化した癒着部位（トリガーポイント領域）は、脊椎近辺の仙椎3番で見つけることができる。

「中腰部症候群」では、腰の下部、仙骨上部、仙腸骨周辺に関連痛や圧痛が生じることを示した。トリガーポイントは、腸骨稜上縁にある仙棘筋の外側から3分の1の辺りに形成される。

「広背筋症候群」は、広背筋の腱膜の、上に記した仙骨または腰の損傷部位に刺激があると、生じることがある。関連痛は第6、第7、第8頚神経の分布の硬化、緊張した部位で生じるだろう。

ディットリッヒは、これら2つの部位での病理学的変化は手術によって発見されたと指摘している。そして、これらのトリガーポイントを手術で取り除く、または局所麻酔を注入してトリガーポイントを消去するというテクニックを使った。（トリガーポイント生成の原因だった可能性がある機械的原因や姿勢などについては、何も言及していない。また、正常化するために、より保守的な徒手療法を使うことについても言及していない。)

「線維化した筋膜下組織」の存在は、スタンリー・リーフとボリス・チャイトーの理論、そしてこれらの症状の治療にNMTを利用することの正当性を支持する（第2章を参照）。これらが骨性停止付近に局在することも、NMTの合理性を支持している。

軟部組織の病変には、筋膜下の組織（脂肪など）が線維化し、この組織とそれを覆う筋膜に線維性の結合ができるという特徴がある。病変があると、感覚刺激が生じ、関連痛や圧痛を生み出す。さらに、自律神経が関与して活性化し、血管運動神経、栄養、内臓、代謝に変化をもたらすかもしれない。どのような手段をとってもかまわないので、攻撃的な病変を正常化すれば、症状は消えるだろう。しかし、攻撃的なトリガーポイントの修正と、再発防止を目指す体系があれば、臨床的にはさらに大きなメリットがあるだろう。本書で扱うその他の反射パターンを調査する前に、筋肉痛の病因論についての現在の考え方を簡単にまとめておく。Box3.1にMense & Simons（2001）の理論を紹介する。

その他の反射発生モデル

ガットステイン（Gutstein）

Gutstein（1956）は、非正視などの症状は、頭頚部の神経筋の構成要素の変化や、骨盤や上肢帯などの離れた部位での症状の発現などの結果として生じる可能性があることを示し、次のように述べている：

> 毛様体筋でスパズムが生じ、その結果、眼球が長くなると、眼を調節するために収束の努力をするが、そのときに外眼筋の圧が高まった状態が長期的に続くと、近視になる。このような状態と頚部の筋スパズムの間には、連続的な関係が見られる。

このような筋をマニピュレーションによって正常化させると、眼の症状のほか、筋膜や腰背部、腹部の圧痛を緩和することができる。ガットステインは、このような反射を「筋神経障害」と名づけ、このようなスポットやトリガーポイントがある

Box3.1　Mense & Simonsの筋肉痛に対する見方

第1章で、Mense & Simons（2001）をもとに、筋肉痛がどう進行するかについて簡単に概観した（「現代における痛みの概念」を参照）。ここでは、同じ著者の議論をもとに、筋肉痛の主な原因をいくつか紹介する。

局所的な筋肉痛

局所的な筋肉痛は、神経やニューロンを経由するのではなく、局所の筋にある侵害受容器が引き起こすと定義されている。神経の自由終末（侵害受容器）は、機械的影響（打撲、反復的、または1度限りの緊張を生む損傷、線維の断裂など）や化学的影響（ブラジキニンなど）を受けると感作されることがある。これらの影響が侵害受容器を刺激したり、感度を高めたりし、圧痛やうずきをもたらすからである（慣れない運動をしたあとに生じる）。

非ステロイド系抗炎症薬は、そのような感作の程度を低減する。感作をもたらす状況としては、外傷、炎症、虚血による血液循環の不足（間欠跛行や継続的な随意収縮、特にすでに虚血状態にある筋が関与するとき）などがある。

炎症を伴う局所的な筋肉痛があると、弱くなった感覚や知覚異常が生じることがある。局所的な筋肉痛はまた、痛みのある筋内にできたトリガーポイントや、離れた筋からの関連痛の影響で生じることもある。

局所的な筋肉痛を引き起こす代謝要因としては、酵素不足や甲状腺機能低下があり、これを受けて「筋のミトコンドリアの酸化代謝が危うくなる」（Mense & Simons 2001）。炎症プロセスは、損傷や感染（黄色ブドウ球菌など）、あるいは寄生（豚肉などの加熱不足により生じる旋毛虫症）の結果として生じるだろう。

隔壁腔症候群が原因で生じる局所的な筋肉痛は、血腫の発生、浮腫、筋膜鞘に包まれた筋（たとえば足の深部後区画における長指屈筋）の感染の結果として生じるかもしれない。組織が損傷して取り返しがつかなくなる前に、手術で介入し、圧を緩和する必要があるだろう。ギプス包帯をきつくはめすぎたときにも、似たような状況になる。まれに、不純物が混入したトリプトファンを使用したために、毒性由来の筋痛症が生じることがある。トリプトファンは催眠効果と鎮痛効果があるアミノ酸で、線維筋痛症の治療に役立つ。かつて生産工程で使う細菌に日本の企業が遺伝操作をした結果、不純物が混入した事件があったため、純粋なトリプトファンはもはや入手できなくなった※。現在では、不純物が混入しない、工場生産された5-ヒドロキシトリプトファンが入手できる（Chaitow 2000）。

神経の病変または機能障害

脳（脊髄）神経または脊髄後根に神経の病変や機能障害があると、神経障害性筋肉痛が生じる。機械的なもの（外傷）か、絞扼（第1章のMaitland, Butler, Giffordに関する注を参照）、あるいは幻視痛を引き起こす神経腫の発生が原因といわれている。椎間板ヘルニアによる痛みは、神経根痛症の一例である。糖尿病などの症状があると、末梢神経障害が起きることがある。複合性局所疼痛症候群（以前は反射性交感神経性ジストロフィと呼ばれていた）などの自律神経症状を含む広範な痛みの原因に、交感神経系が関わっているのではないかと考えられているが、どう関わるのかはまだ明らかではない。

関連痛

筋から発する関連痛や筋におよぶ関連痛は、まぎらわしい。Mense & Simons（2001）は、「痛みの局在化の失敗」という用語を使い、「痛みを感じる筋は、本当に治療をすべき痛みのもとを探すための起点にすぎない」と述べている。この現象は、離れた部位のトリガーポイント活動に由来することが多く、痛みの中心的存在であるにもかかわらず、メカニズムがはっきり分かっていない。Mense & Simonsは、トリガーポイントが反射的に他の構造に影響を与えると、まぎらわしい影響が出ることを示している。「トリガーポイントは、反射性スパズムを引き起こす場合と、反射抑制を引き起こす場合があるが、その理由はまったく分かっていない。1つの可能性としては、緊張する傾向がある筋（姿勢筋。第1章を参照）と弱化する傾向がある筋（相動筋。第1章を参照）の違いが、生理学的に重要なのかもしれない」。分かっているのは、特定の皮膚節と筋節の感覚分布が、活性トリガーポイントに由来する症状とは必ずしも一致しないということである。本章では、局所の促通や脊髄分節の促通、内臓体性反射活動について論じる際に、このような形で現れる反射痛や関連痛についても触れる。

※　かつてトリプトファンの大量摂取により死者が出るような事件が起きている。

現在のFDAの見解は「現時点で利用可能な科学的証拠に基づくならば、L-トリプトファンのサプリメントを摂取した人々に発生した大規模健康被害（EMS）が、L-トリプトファンの内容物に由来するのか、不純物に由来するのか、あるいは互いに関係するこれら2つの組み合わせに由来するのか、それとも未知の外的要因に由来するのかについて、我々は確信を持って特定することができない。」である。

続く

Box3.1　Mense & Simonsの筋肉痛に対する見方（続き）

筋緊張

　筋緊張に由来する痛みは、神経への影響より生体力学的影響のほうが大きいだろう。粘弾性緊張、チキソトロピー（揺変性）など軟部組織のコロイドの性質、そして非神経学的に放散した拘縮などの要因が存在するだろう（第1章の筋膜に関する項を参照）。

　この問題は複雑なので、詳細についてはMense & Simons (2001, 第5章) を参照すること。

　内臓の機能障害、アンバランスな姿勢、活性トリガーポイントの存在、そして線維筋痛症などの症状に由来する筋肉痛の影響については、本章と後の章で論じる。

と、次の症状が現れると示唆した。横紋筋では痛み、痛みの変化、かゆみ、生理刺激に対する過敏な反応、スパズム、単攣縮、弱化、ふるえ。血管や内臓の平滑筋では緊張亢進や緊張低下。内臓の腺や皮脂腺、汗腺では分泌亢進や分泌低下が起きる。対応する脊髄レベルの内臓刺激に反応して、体性症状も現れるだろう（Gutstein 1944）。

　このようなトリガーポイント領域の多くは、潜在性で無症候である。ガットステインは、治療ではトリガーポイント領域に麻酔を注入した。しかし、アクセスできるのであれば（頚部の筋の停止など）、その領域を冷やしながら圧をかけると、よい結果が得られることを示した。これは、メンネルのワーク（1975）と同じ系統上にあり、NMTとのなじみもよい。

　Gutstein（1944a）が言及している血管運動神経による皮脂腺、汗腺、胃腸の機能障害パターンのなかには、次のものがある。どれも反射性トリガーポイント、すなわち「筋神経障害」（結合組織炎や線維筋痛症）に関連がある：

1. 血管運動の異常には、寒気、蒼白、発赤、チアノーゼなどさまざまなパターンがある。刺激に対する反応をみると、ほとんどの器官は、弱い刺激を受けると活動を増やし、極めて強い刺激に対しては活動を抑制する反応を示すという事実が分かる。更年期の顔面潮紅はその一例で、筋骨格系の痛みにリンクしていることも多いようである。ガットステインは、後頭部や頚部、肩甲骨の間、胸部、上腹部にある活性トリガーポイントと潜在性トリガーポイントを消去すると、更年期や閉経前後の症状が何年もの間、緩和されることを発見した。NMTの提唱者たちは、まさにこの構造を正常化させることが重要だと、ずっと以前から主張している

2. ガットステインは、頚部と肩甲骨の間にできた活動性トリガーポイント領域を消去すると、皮膚の分泌、ひいては髪や皮膚の質感や外観が改善するだろうと述べている

3. 多汗症や減汗症、無汗症の症状は、血管運動や皮脂の機能障害を伴うだろう。ガットステインは、適切な治療をすれば過剰な分泌は止まり、無汗症も治ると述べている

4. ガットステインは、トリガーポイント領域を治療することで、胃腸の機能障害の治療に成功した何人もの施術者の例を引用している。プロカイン注射で治療した人もいれば、圧迫テクニックやマッサージで治療した人もいる。リーフのNMTと大きな違いがないCornelius（1909）のワークが証明しているように、腹壁では圧迫テクニックなどが使える

　このような治療に反応する症状としては、幽門痙攣症、口臭、胸やけ、逆流、悪心、腹部膨満、便秘症、神経性下痢がある。Gutstein（1944a）は、筋骨格系の組織（筋、筋膜、腱、骨、関節からなる）に局在的に感覚機能や運動の異常が現れる症状を「筋神経障害」（以前は「結合組織炎」や「筋リウマチ」と呼ばれ、今は線維筋痛症という）と名づけた。

　彼は、このような変化の原因は複数あると考えた。以下にその一部を紹介する：

1. 急性あるいは慢性の感染症。毒素を通じて交感神経活動が刺激されると仮定している
2. 過剰な暑さや寒さ、大気圧の変化、風
3. 機械的損傷、大きな顕微外傷、繰り返し生じる小さな顕微外傷。姿勢によるひずみがあったり、慣れない運動をしたりすると、その後に受ける刺激の閾値が低下するため（促通）、将来的に変化が起きる前提条件が整う

4. アレルギー、内分泌要因。自律神経系のバランスが崩れることがある
5. 環境要因への適応を難しくするような遺伝要因
6. 関節炎。筋は筋骨格系の活動的な構成要素なので、筋における循環は骨や関節に影響することが予想される。筋スパズムは、変形性関節炎の発症の一因になり、発症するとさらに神経筋が変化し、今度はそれ自体が新しい症状を生み出していく
7. 内臓疾患があると、脊髄や隣接する分節の分布で体性症状が強まったり、症状の発生が早まったりする

上記の概念を見ると、オステオパシー医療の促通仮説が強く反映されていることに気づく。また、過剰に活発な反応につながる一連の同じ状況について論じているようにも見える。痛みや機能障害という点に関しては、これらすべてがつながっているのである。

筋神経障害の診断は、以下の基準のいずれかに従って行われる：

- 程度はさまざまだが、筋緊張や収縮がつねに存在する。ときには隣接する、明らかに影響を受けていない組織のほうが痛むときもある
- 患部の筋やその周辺が圧迫や触診に対して過敏になる
- 特徴的な緊張亢進があり、圧痛を再現するためには深く圧をかけなければいけない

トラベル（Travell）とビゲロー（Bigelow）

Travell & Bigelow（1947）は、ガットステインが報告した内容を多くの点で支持する証拠を見つけ出した。活動性トリガーポイント領域に強い刺激を与えると、反射によって血管が長期的に収縮するほか、脳や脊髄、末梢神経構造に部分的な虚血が生じることを示したのである（図3.2を参照）。そうなるとさまざまな機能障害パターンが生じ、体のどの器官が影響を受けてもおかしくはない。骨格筋のトリガーポイント領域からの救心性神経インパルスに仲介され、視力や呼吸、運動力、皮膚感覚の不調などの幅広い症状を伴うヒステリー現象が生じることもある。これらのトリガーポイントは、局在が同じであれば、同じ臨床効果パターンを生み出す。ある

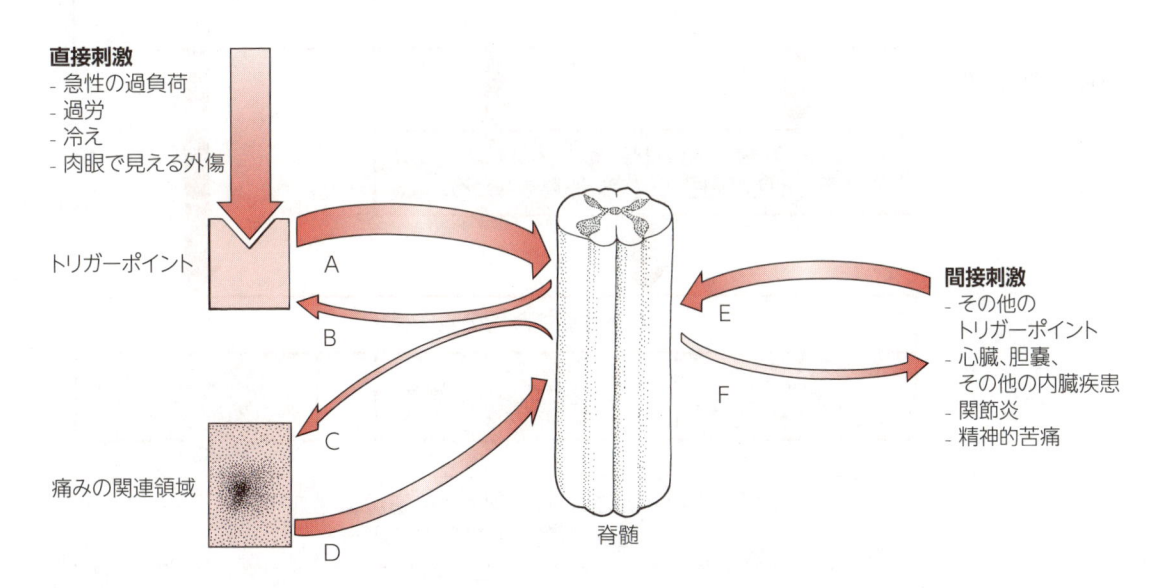

図3.2 直接的ストレスは、筋筋膜のトリガーポイントにある活動亢進した神経構造に影響を与えて活動を増加させたり（A-B）、関連領域に関連感覚（痛み、感覚異常、交感神経活動の増加）をもたらしたりする（C-D）。すると、これが脊髄にフィードバックされ、バックグラウンドのストレス負荷が増加する。そのほか、離れた部位のトリガーポイントや追加的に機能障害を起こした領域（E-F）からの刺激も、脊髄に到達する。

患者の症状が心因性の要因によって活性化しても、別の患者の場合は別の要因（機械的、あるいは外傷性の要因）で活性化することもある。

トリガーポイントを有する筋は、トリガーポイントの影響を受けると、萎縮するのではなく、収縮が弱くなる。このとき、関連する関節の可動域も減少することが多い。Travell（1981）がこの事実を示したことは、特筆に値する。

ダウリング（Dowling）

Dowling（2000）は、抑制圧迫（Box 3.5を参照）の使い方のバリエーションについて論じた。これは、圧迫効果を生理的に役立つように利用したNMTやその他の軟部組織アプローチとかなり近い。2カ所の接点で漸進的な圧をかけ続け、痛みを抑制し、機能の回復を試みる手法である。ダウリングのワークは、その他のアプローチ（指圧、ストレイン／カウンターストレイン、神経リンパ反射の利用など）ともうまく適合した。これらの手法の根底では、徒手によるインプットで神経筋の機能と痛みを修正するというメカニズムが働いているのである。PINS（神経筋骨格構造の漸進的抑制）の詳しい説明は、第11章を参照すること。

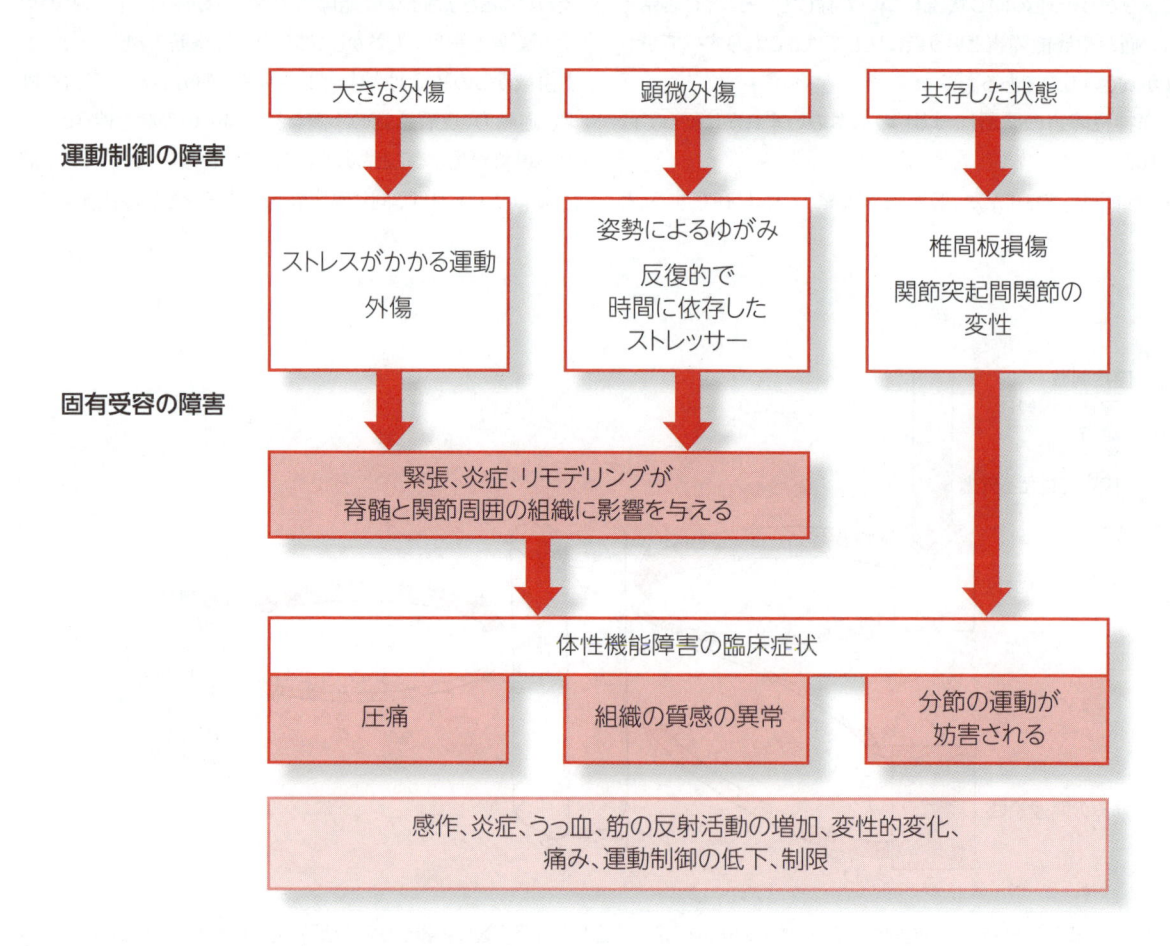

図3.3 体性機能障害と感作にいたる病因学的な経路の図。Fryer G, Fossum C. Possible etiology of somatic dysfunction. In: Physical Therapy for tension type and cerviocogenic headache. Fernández de las Peñas C., Arendt-Nielsen L, Gerwin R. (Eds): Jones & Bartlett, Boston, 2009. を修正。

中枢感作 （図3.3を参照）

　ここまで見てきた歴史的な考え方のなかで論じられてきた内容は、現在では末梢感作と中枢感作として知られている。オステオパシー医療では、神経構造の感覚や反応性が時間をかけて亢進することを、促通という。これについては本章で後述する（Korr 1970）。

　簡単にまとめると、感作とは、単純な刺激を繰り返し受けるうちに過敏になり、最終的に痛みを感じるプロセスである。

　このプロセスの具体例は、繰り返し押されたり、こすられたり、叩かれたりした部位で見ることができる。このような刺激を受けると、最初は熱く、不快に感じるだろうが、最終的にはそれが疼痛に変わる。末梢神経が次第にシナプス反応を増幅させ、反復刺激は有害である可能性があるという警告メッセージを発するため、結果として痛みが生じるからである。末梢や脊髄の神経構造や脳は、このプロセスにさまざまな形で関与している。

　生体では、適応の学習プロセスと不適応の学習プロセスの両方の根底に、感作があるのかもしれない。このプロセスは長期的相互作用と呼ばれ、関与する組織で複雑な生化学的変化が生じる（Ji et al 2003, McEachern et al 1999）。

　このプロセスを徒手療法でどう修正するかは別の問題であり、これについては別の章で論じる。

2. 促通を理解する

　筋筋膜のトリガーポイントという現象を理解したいなら、特定の神経構造の感覚や反応性を亢進させたりするプロセス、すなわち促通（感作ともいう）を理解する必要がある。トリガーポイントとは、軟部組織の機能障害が局在する領域であり、離れた部位にある関連領域に悪影響を与える。脊椎分節がなんらかの刺激を受けたために促通されるときと似たような方法で進行する。

　トリガーポイントを理解するためには、まず脊髄の促通を理解しておかなければいけない。促通は脊髄組織でも末梢組織（分節の促通）でも生じるし、筋の離れた部位でも生じる。主には筋の起始と停止だが、筋腹付近や、外的な影響や力を受けて筋膜にストレスがかかる部位でも生じる（筋筋膜のトリガーポイント）。分類体系はいろいろあるが、どれも関連痛という同じ現象のバリエーションについて述べたものである――Dvorak & Dvorak（1984）のリストにもあり、本章でもすでに扱った。促通について理解できれば、これらの分類が病因論的には同じであることが分かるだろう。

　Patterson（1976）は、脊髄の分節の促通について次のように解説している：

　　促通された分節という概念は、脊髄の特定の領域に異常な救心性インプット（感覚インプット）が入ったために、その領域の興奮性が高まった状態が続くことを表す。促通されると、通常は効果のない閾値下の刺激が有効になり、促通された分節が遠心性アウトプットを生み出すようになる。そして、影響を受けた分節が支配している骨格と内臓の両方で、活動過剰の状態が続くのである。促通された分節が関連する「オステオパシー的病変」、すなわち体性機能障害は、異常な分節活動の直接的な結果であると同時に、促通の一因にもなっている可能性がある。

　つまり、分節は長い時間をかけて促通されるのである。その間に単一の刺激源（あるいは2つ以上でもよい）からの異常なインプットが脊髄に触れ、その分節に含まれる介在ニューロンや運動ニューロンを恒常的な興奮状態にし、通常であれば効果のないインプットがあっただけでも、興奮した領域が支配するすべての器官に対してアウトプットをするようになる。この概念では、脊髄はみずからが受ける影響に対してはわりに受動的なメディエーターであり、神経経路が活動のコミュニケーターであることを示唆している（Denslow et al 1949）。

　しかし、脊髄機能を研究してみると、脊髄はあらかじめ決められた経路に従って異常な活動の伝達先を決定するばかりではないことが分かった。異常なインプットや普通以上に強いインプットを制御し、状況によってはそれを増幅し、保持することに積極的に関わっているのかもしれない（Korr 1986）。

　初期は、一定レベル以上の強さの救心性インプットだけが神経経路の感受性を高める。強度の低いインプットは何も変化を生まないか、あるいはホメオスタシスのプロセスにおける過度の変化に対する防護メカニズムとして、実際には感受性

を低くする。救心性インプットの種類によって、感作されやすさが大きく異なることは明らかである。疼痛を伝える救心性線維と介在ニューロンをつなぐ最初のシナプスの性質上、疼痛受容器からのインプットは低レベルでも経路を感作させるだろう。この場合、最初は防御反応が増えるが、最終的には分節が促通され、害をおよぼす。一方、関節受容器からのインプットは、同程度のインプットでもそれほど劇的な効果はないようである（Dowling 1991）。

今では、感情の高ぶりも経路の感作されやすさに影響することが分かっている（Baldry 1993）。感情的に高ぶった人で下行性の影響が増加すると、経路で有害な興奮が増え、追加されたインプットのすべてが低強度でも感作を生み出せるようになる。このように極めて感情的な人や、感情が高ぶった状態にいる人は、脊髄経路で促通が生じる率が高いといえる。

高次の脳中枢は脊髄経路の緊張レベルに影響を与えるので、運動や精神状態が緊張性興奮を変化させ、毎日のストレスに対する感作されやすさを低減するのではないかと期待できる。つまり、アスリートは高レベルの救心性インプットに耐えた後に、感作という自己永続的な結果を経験するのではないかと予想される。

この仮説からは、さらに別の結論も引き出せる。状態が徐々に進行したり、インプットが徐々に増えたりする場合は、突然インプットがあるときに比べ、高レベルになっても感作が少ないということである。このプロセスは「ワインドアップ」と言われ、感作の一部になっている。刺激の頻度や大きさに応じて、プロセスの進行速度が決まるからである。急に有害な刺激を受けた場合は、症状（主に痛み）が現れるまでに必要な刺激のレベルは下がる（Codere et al 1993, Li 1999）。

ワインドアップは、線維筋痛症で働いていると想定されるメカニズムと同じで、比較的小さな刺激でもかなり激しい症状を生み出す（Staud 2006）。

感覚インプットを増大させる原因である慢性症状がゆっくり進行すると、まずはその状態が習慣化し、感作に対する抵抗性ができ、ついにはインプットレベルが異常にまで高くなる。一方、突然、機械的ストレスがかかった場合など、急にインプットが増えると、神経経路はすぐに感作されるだろう。

コール（Korr）

過去半世紀の間、促通研究の第一人者はアーウィン・コール（Irwin Korr）（Korr 1970, 1976）だった。たとえば初期の研究では、脊椎周辺の皮膚の電気抵抗を測定すると、部位により、明らかに値が異なる場合があることを示した。片側では正常な抵抗があるのに、もう一方では抵抗が少ない（促通された領域）のである。

体のどこかに「ストレス」をかけ、脊椎の2つの領域を監視すると、電気活動（神経など）が劇的に増えたのは、もともと電気抵抗が減少し、促通していた領域である。ある実験では、ボランティアの腓骨筋にピンを挿入し、脊椎領域の電気活動を監視することで脊椎周辺領域に現れる影響を測定した。正常な領域では活動はほとんど増えなかったが、促通された領域では、60秒後に神経活動が激しく高まった（Korr 1977）（図3.4を参照）。

この結果と、何百もの似たような研究から、気候であれ、化学であれ、感情であれ、物理であれ、個人にかかるストレスの形はどうであれ、ストレスが存在すると、促通された領域からの神経アウトプットが増えることが読み取れる。

脊髄分節が促通された多くの例で、内臓の機能障害に起因する神経への攻撃が慢性的に行われている。たとえば、T2、T3、T4領域で、2つ以上の脊髄分節が緊張して硬くなり、触診すると「板のような」触感がある場合、心臓血管系の疾患がある（あるいはじきに現れる）ことは、ほぼつねに予測できる。特に、緊張亢進を低減しようと普通に努力してもこれらの組織が反応しない場合が該当する（Beal 1983）。

促通の例：緊張型頭痛

オランダの研究（Bendtsen 2000）は、以下のように示唆している：

…頭蓋骨膜の筋筋膜組織から侵害受容のインプットが続くと、脊髄後角／三叉神経の核レベルで中枢感作（促通）が生じる。これを原因とする緊張型頭痛には、病態生理学的モデルが存在する。棘上構造に侵害受容のインプットが増えると、今度はそれが感作されることがある。中枢の神経可塑性が変化すると、末梢のメカ

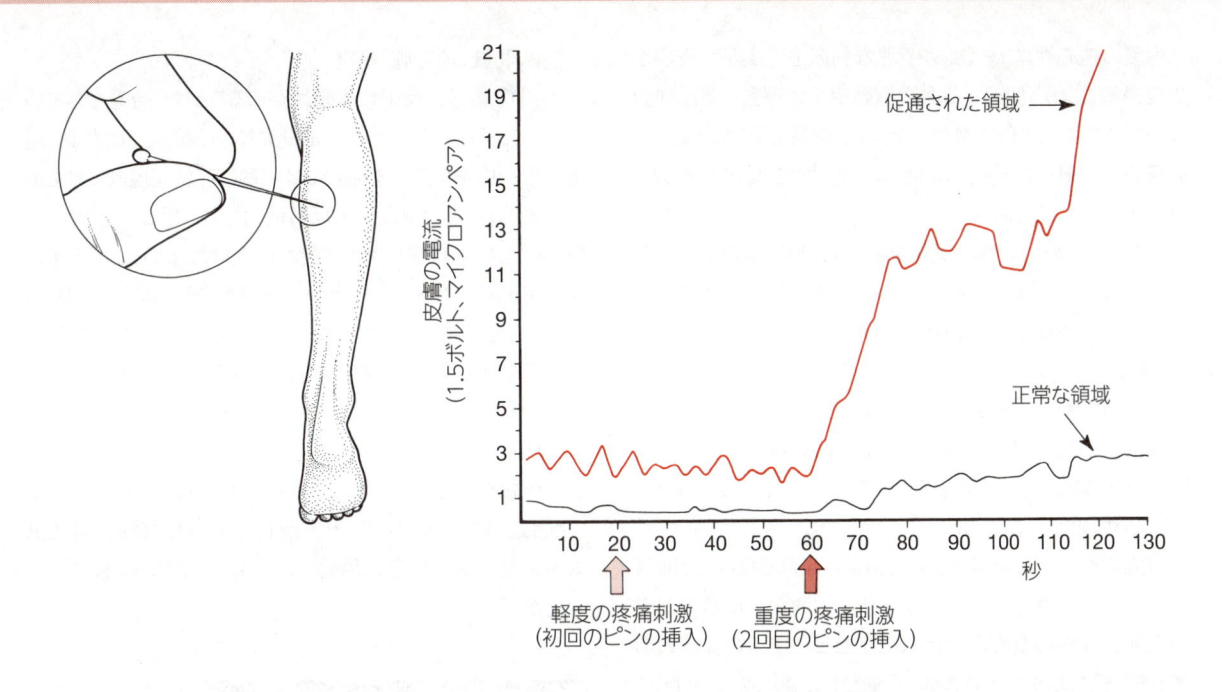

図3.4 疼痛刺激があると、促通された領域（赤線）では顕著な反応が見られ、正常な領域（黒線）ではほとんど反応がなかった。

ニズムの調節に影響が生じ、ひいては、頭蓋骨膜の筋活動が高まったり、初期の誘発要因が正常化した後も感作が続いたりする。そして、単発的な頭痛から慢性的な緊張型頭痛に変化するのである。

この研究は、可逆性があった不調が、時間の経過とともにどのように固定化し、慢性化するかを理解する必要があることを示している。また、人全体に影響を与える複数のストレス要因（気候、感情、姿勢、栄養など）は、感作された構造に直接的な影響はないように見えるものの、実際にはその構造に関与し、症状を悪化させる。その過程を説明するには、促通や感作の知識が必要である。

内臓体性反射

本章と次章では、反射性活動ポイントを扱ったさまざまなシステムを論じる。たとえば結合組織ゾーン、チャップマン反射、ベネット反射、トリガーポイントは、いずれも内臓体性反射活動を伴っている。

ビール（Beal）

Myron Beal（1985）は、この現象は内臓の機能障害から生じる求心性刺激が原因で生じると論じた。内臓の受容器から届いた求心性インパルスを受けて反射が起き、それが脊髄後角に伝わり、介在ニューロンとシナプス結合する。次に、その刺激が遠心性の交感神経と運動神経に伝わり、最終的に骨格筋、皮膚、血管などの体性組織が変化するのである。

内臓の遠心性ニューロンが異常な刺激を受けると、皮膚が知覚過敏になり、関連する血管運動や毛髪運動、発汗刺激性が変化する。前角細胞が似たような刺激を受けると、体性筋構造が反射的に硬くなるだろう。そのような変化があると、痛みが生じることもある。

どのようなケースでも、変化を起こすために必要な刺激の程度は異なる。特定の分節がそれ以前から促通されていたかどうかという点や、高次中枢の反応は、人によって異なるからである。

多くの場合、内臓の変化が症状として現れる前から内臓体性反射活動が見られる、とコールらは主張している。つまり、この現象をもとに診断できる可能性もあり、予後兆候という点でも価値があるといえる。

内臓体性反射の影響を受けて最初に現れる症状は、血管運動反応（皮膚の温度の上昇）、発汗刺激性（皮膚の湿度の上昇）、皮膚の質感の変化（肥厚など）、皮下の体液の増加、筋収縮の増加などである。促通された領域を見つけるにあたり、軽く皮膚に触れる方法はとても有効である。このことは、ぜひ強調しておきたい（Lewit 1992）。

内臓における原因が改善されると、これらの症状は消失する。しかし、そのような変化が慢性化すると、刺激に変化が見られ、皮膚と皮下組織の肥厚や、局所の筋収縮が増加する。深層筋は硬くなり、緊張し、過敏になるだろう。すると、深部で副木固定したような収縮が生じ、脊髄の分節が2つ以上関与し、それに伴って脊髄運動が制限されるかもしれない。肋横突起の関節が深く関与することもある。

体性反応パターンは人によって異なり、局在、関与する分節の数、またパターンが片側にのみ現れるか両側に現れるかといった点も個々に違う。強度もさまざまで、内臓の症状の急性度に関連する（Hix 1976）。局所の神経遮断を利用した動物実験や人間の観察研究は、さまざまな内臓の機能障害が生じたときに反応が出る場所を特定する際に役立ってきた。分節の関与と内臓の機能障害に関する膨大な研究をとりまとめると、内臓に関与する群が主として3群あることが分かる、とBeal（1985）は述べている：

1. T1-T5：心臓と肺
2. T5-T10：食道、胃、小腸、肝臓、胆嚢、脾臓、膵臓、副腎皮質
3. T10-L2：大腸、虫垂、腎臓、尿管、副腎髄質、精巣、卵巣、膀胱、前立腺、子宮

不対性臓器の反射に片側性があることは、合意できているようである。つまり、小腸や心臓に関わる症状では左側、胆嚢疾患や虫垂に関わる症状では右側に症状が現れるのである。胃は、片側にも両側にも反射活動を引き起こすだろう。内臓体性反射の特定に関心を持つ研究は数多い。ある5年がかりの研究では、5千人以上の入院患者を対象にした（Beal 1985）。その結果、内臓疾患の大半は1つ以上の脊椎分節に影響を与えること、関与する脊椎分節の数は疾患の持続期間に関連するようだということが分かった。ケルソ（Kelso）はこの研究のなかで、副鼻腔炎、扁桃炎、食道や肝臓に不調がある患者の場合は、触知できる変化の数が頚椎で増えていると述べている。胃炎、十二指腸潰瘍、腎盂腎炎、慢性虫垂炎、胆嚢炎の患者の場合では、T5-T12で軟部組織の変化が見られた。

促通された脊椎組織の触診

体性機能障害は普通、触診検査で評価する。Beal（1983）は、検査をするときはさまざまな軟部組織層に注意を払うべきだと主張している：

> 皮膚では質感や温度、湿度の変化。皮下組織では一貫性と体液の変化。表在筋と深層筋では張力、過敏性、一貫性、粘弾性、体液の内容物。深筋膜層では、質感の変化。

さらに彼は、「肋横突起がある領域では、自律神経の影響の優位性を感じることができるので、この領域の検査は特に注意を要する」と助言している。また、関節の質や可動域を検査しても、内臓反射と体性の変化の違いは分からないので、このような情報を引き出すためには軟部組織の評価が重要であることが確認できた、とも述べている。

Beal（1983）は、傍脊柱組織を評価するときには、患者を背臥位にするのが理想的だと述べている。そして、評価したい領域に手をやさしく差し込み、圧迫やスプリングのテクニックを使うのである（図3.5を参照）。腹臥位については調査していない。急性痛を抱えた患者の場合、腹臥位は最初から除外されるからである。

促通を理解する 55

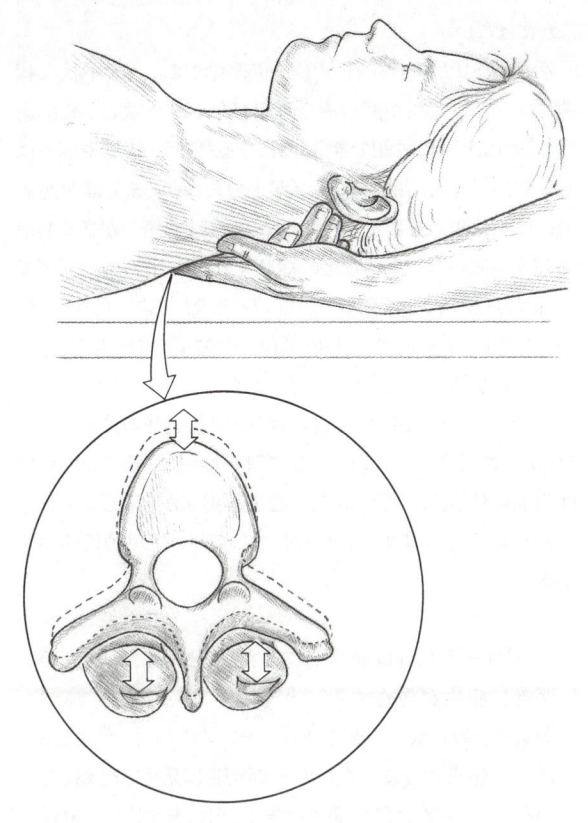

図3.5 ビールの「スプリングテスト」。分節の促通に伴い、硬くなった脊柱周辺の促通を評価する。

にするべきである、とビールは主張する。また、深部で融合した脊柱筋のスプリンティングや、分節の関節運動で抵抗があるはずである。皮膚や皮下組織は、反射の急性度や慢性度に応じて変化するので、注意すべきである。

反射の源を個別に特定するのは難しいと、ビールは述べている。

このような反射を理解しておくことはもちろん役立つものの、たとえば局所的な軟部組織の機能障害が治療に反応しないと、臨床的には失望することも多い。こうなると、内臓活動のせいで筋や関節の機能障害が持続しているのではないかという疑念が生じる。

急性段階での治療では、主として反射弓を断ち切ることを狙うべきだとビールズはいう。深刻な病気の場合、短時間だけ、指を使ってやさしく圧迫する治療法を使い、浅層組織に局所的な変化を引き起こすことになるだろう。皮下や浅層で傍脊柱筋を弛緩させることができたら、深層筋の収縮を対象にすることができる。施術時間は、患者の状態や知覚されたエネルギーレベルによって異なる。ビールは、命の危険がない程度の急性症状であれば、より積極的な手法を使ってもよいと主張する（例として喘息をあげている）。

このような反射活動が発現した軟部組織を治療する際には、NMTは理想的な手法であるとも主張している。NMTには診断と治療の機会があり、浅層組織にも深層組織にも施術できるからである。NMTを使って全身を評価すると、変化した組織が見つかるが、内臓体性反射による変化は数ある原因の1つにすぎない。気づいた変化が反射性のものである可能性を意識すると、正確に診断できる可能性が高まる。第4章では、その他の反射システムについて評価する。

それでも、中下部胸椎を評価するときに患者が背臥位だと、診断用の手法を使いにくい、とビールは述べている。その場合は、不可能でない限り、患者に腹臥位になってもらうことを勧めている。頭部が分かれている寝椅子を使うと、やりやすいだろう。後述するが、結合組織マッサージの施術者が利用する手法では、患者は座位になる。皮膚や浅層の組織の状態を評価するためには役立つが、深層まで評価したいときには望ましい体位ではない。

傍脊柱組織の内臓体性反射を診断するときは、2つ以上の隣接する脊椎分節に体性機能障害の証拠が見られること、そしてそれが特定の自律反射領域に局在することを根拠

局所の促通の原因

Melzack & Wall（1989）は、痛みについて精力的に調査した。そして、すべての慢性痛で、少なくとも病因の一部として筋筋膜のトリガーポイント活動が生じていて、多くの場合、トリガーポイントが痛みの主因になっていることを明確に論じた。

トリガーポイントは軟部組織に生じ、局在的で、触知できる。圧をかけると痛み、通常は痛みなどの症状を遠位の、あらかじめ予測可能な関連領域に発生させる。また、局所的に促

通された領域であり、脊椎分節に促通領域ができる際の病因の経路ととてもよく似た形で進行する。

脊柱周辺や全身の筋組織で生じる促通は、小さな外傷やストレスを繰り返し受けたり、単一の大きな外傷やストレスを受けたりした結果として生じる（第1章を参照）。本章で中心的に扱う促通の形態は、過敏になった局在領域——すなわちトリガーポイントである。

トラベル(Travell)とサイモンズ(Simons)

この分野では、数多くの研究や臨床ワークが行われてきた。たとえばジャネット・トラベル（Travell 1957, Travell & Simons 1983, 1992, Travell, Simons & Travell 1999）は、痛みが強く、患者が専門家の助言を求める場合は（器質性疾患がない場合）、関連痛が原因になっていることが多いと述べたという。つまり、トリガーポイント領域が含まれていると思われる。関連痛パターンはだれにでも同じように分布する。関連症状や関連痛の強度のみが人によって異なるのだ、とトラベルは述べている。

活動性トリガーポイントの痛み以外の影響として、麻痺、刺痛、弱化、正常な可動域の消失などがある。特定の疼痛パターンを引き起こす病理学的な筋筋膜のトリガーポイントは、つねに特定の筋の特定の部位に局在する（Webber 1973）。適切な手段でトリガーポイントを消失させれば、すべての症状をなくすことができる一方、関連領域を治療しても意味はない。

3. トリガーポイント（図3.6）

トリガーポイントは、深部に圧痛があり、抵抗が増えた局在領域であり、指で押すと、短攣宿（たんれんしゅく）や筋線維束攣縮が生じるだろう（図3.6を参照）。そのようなポイントに持続圧をかけると、あらかじめ予測された領域で関連痛が生じる。活動性トリガーポイントが複数存在する場合、関連領域が重なることもある。

活動性トリガーポイント（筋筋膜のトリガーポイント）の特徴は、活動時に遠位の関連領域に感覚や症状を引き起こすことである。人は違っても、同じ部位にトリガーポイントが局在する場合は、関連領域に同じ症状を再現することができる。軟部組織の機能障害のなかで、このような属性を持つものはほかにはない。

活動性トリガーポイントが生成する前には、この不快な状態に向かって症状が進行する時期がある。たとえば、軟部組織に変化が生じ、触知できるようになるだろう。感覚や痛みはあるとしても、局所的なストレスが十分にかかるまでは関連領域に症状は現れない。言いかえれば、感覚や痛みがある筋が局在する領域は、痛みなどの症状をほかに引き起こさなくても、トリガーポイントに発展する部位とみなしてよいだろう。単一のトリガーポイントが複数の部位に関連痛を引き起こし、それらの関連領域で初期のトリガーポイントを生み出すこともある。たとえばTravell（1981）は、胸鎖乳突筋の遠位にあるトリガーポイントが、どのようにして胸骨筋や胸筋、あるいは前鋸筋に新しいトリガーポイントを生み出すかを論じている。

トラベルは、トリガーポイントについて以下のように述べている：

> トリガーポイントは骨格筋に存在し、触知できる筋束の深部に圧痛が局在することから特定できる。また、痛覚が最も過敏になった点では「ジャンプサイン」が生じるほか、筋束が含まれる筋の一部が目に見えて短縮している。ジャンプサインを最も効率よく引き出すには、弛緩した筋を中程度に他動的に緊張させ、指で触診しながら筋束をさっとはじくとよい。

トリガーポイントは、患者にはなじみがある症状や感覚を関連領域に引き起こす。そうならない場合、そのトリガーポイントは活動性ではなく潜在性で、そのトリガーポイントがある組織にストレスやひずみが生じると、活性化するだろう（Box3.2を参照）。軟部組織の機能障害を触知できる、孤立した領域の大半と、活動性トリガーポイントの違いは、このような関連症状の有無である。その他のポイントはすべて、トリガーポイント予備軍である可能性はあるものの、活動性にはなっていない（図3.7を参照）。

トリガーポイント　57

胸鎖乳突筋　頭板状筋　側頭筋　咬筋　僧帽筋下部

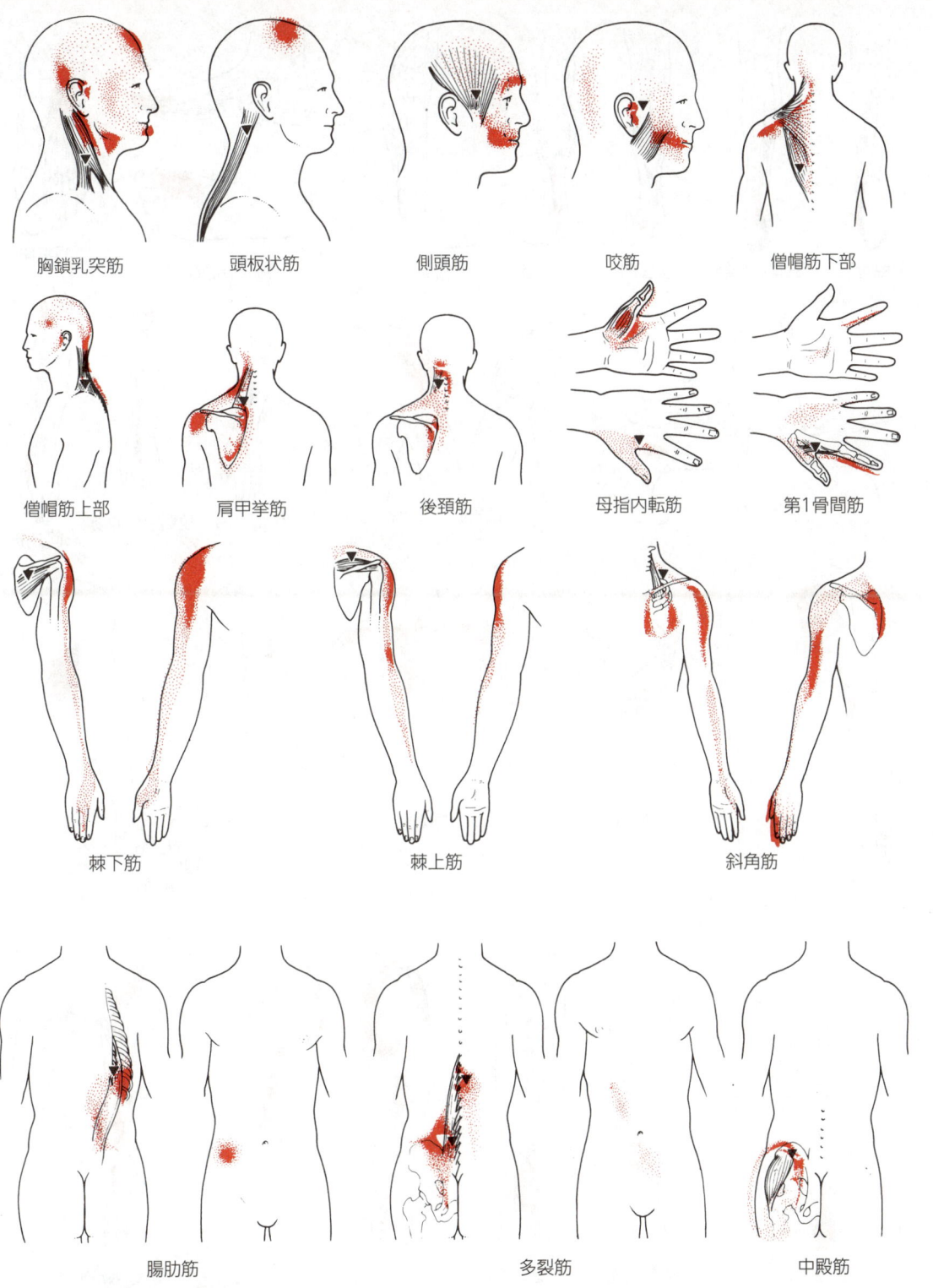

僧帽筋上部　肩甲挙筋　後頚筋　母指内転筋　第1骨間筋

棘下筋　棘上筋　斜角筋

腸肋筋　多裂筋　中殿筋

図3.6　主なトリガーポイントと関連領域。

続く

58　第3章　筋筋膜のトリガーポイントとその他の反射現象

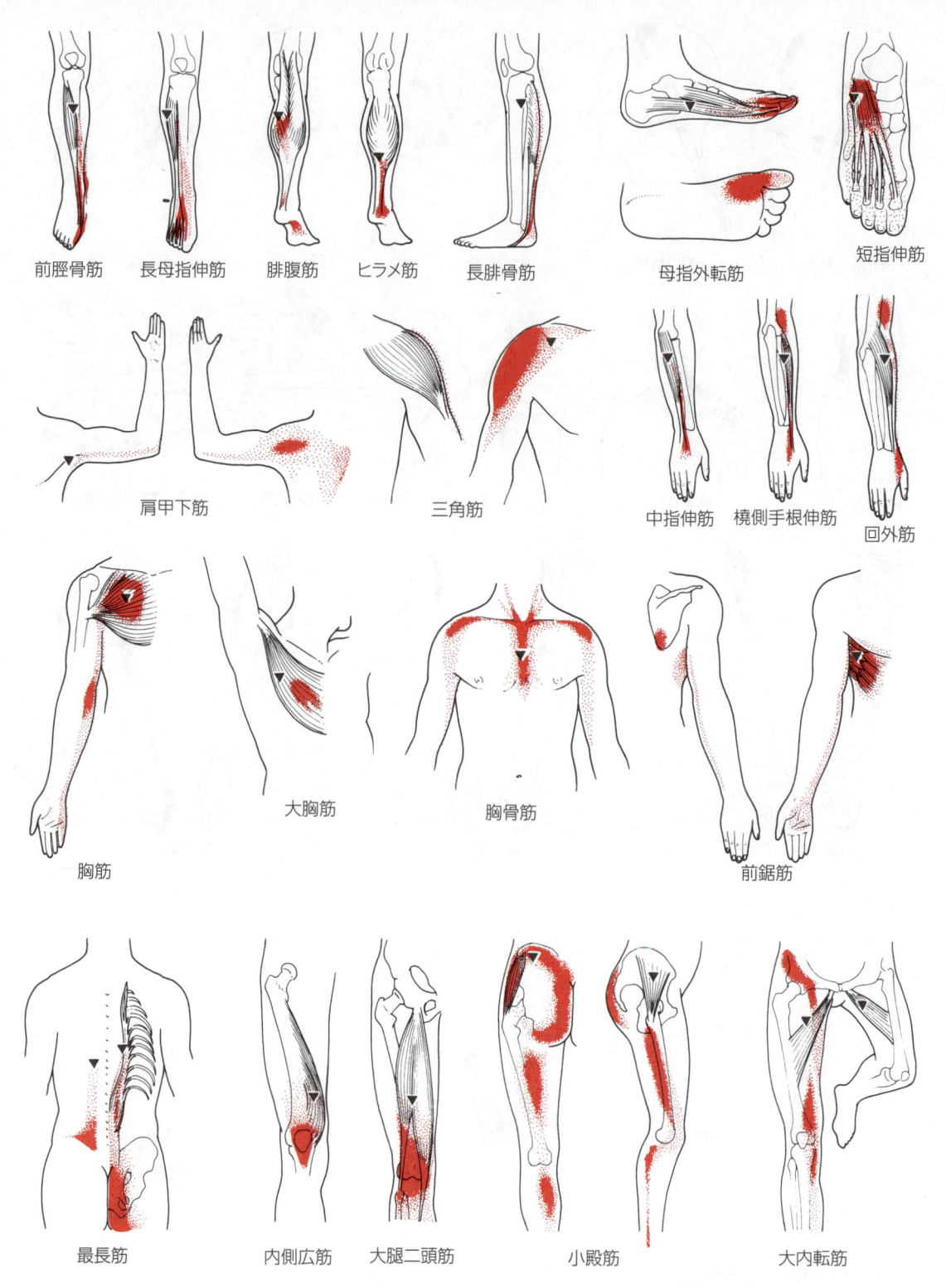

前脛骨筋　長母指伸筋　腓腹筋　ヒラメ筋　長腓骨筋　母指外転筋　短指伸筋

肩甲下筋　三角筋　中指伸筋　橈側手根伸筋　回外筋

胸筋　大胸筋　胸骨筋　前鋸筋

最長筋　内側広筋　大腿二頭筋　小殿筋　大内転筋

図3.6（続き）

Box3.2　活動性トリガーポイントと潜在性トリガーポイントの定義（図3.6を参照）

- 活動性トリガーポイントを圧迫、穿刺、ストレッチなどの手段で機械的に刺激すると、関連ゾーンに痛み（関連パターン。通常は痛み）を引き起こしたり、痛みを強化したりする。本人はこれを、現在の症状の一部として認識している
- 潜在性トリガーポイントを刺激すると、本人にはなじみのないパターンや、以前はあったけれどしばらく経験していない古いパターンを引き出す（以前は活動性だったものが、潜在性になっている）

　活動性トリガーポイントの特徴はすべて、潜在性トリガーポイントにも備わっていると言えるだろう。本人が活動的な疼痛パターンとは認識していないだけである。このような局在した領域では、多汗、皮膚が「引っ張られる」感覚、弾性の消失など、分節の促通であげた兆候と同じものを観察し、触知することができる。

　Travell & Simons (1983, 1992) は、「必須疼痛ゾーン」という用語を使い、特定のトリガーポイントが活性化しているときにほぼだれもが経験する関連パターンを表現した。トリガーポイントのなかには、必須疼痛ゾーンや、それを超えた部位に「過剰疼痛ゾーン」を生み出すものもあるが、関連パターンは通常、それほど強くない。これらの関連ゾーンでは、組織の「密度」、温度、湿度の変化など、サテライト・トリガーポイントの形成に関連する特徴がないかを調べるべきである。理想的には、触診をするのがよい。適切な徒手療法や運動療法、運動プログラムを行って正常な循環機能を促せば、これらの悪影響を調整し、トリガーポイント活動を低減することができるだろう。

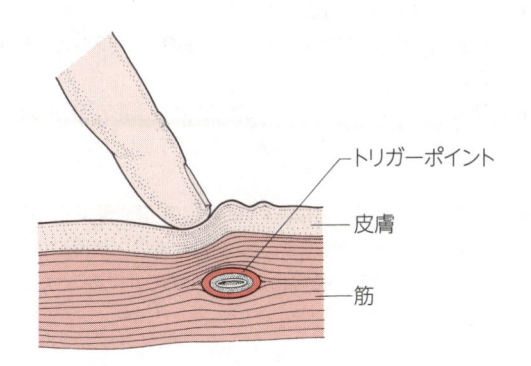

図3.7　トリガーポイントとは、局所的に促通された領域であり、どの軟部組織構造にも生じうるが、通常は筋や筋膜にできる。局在を特定するには、皮膚や深部を触診する必要がある。

STARまたはTART

　オステオパシー医療では、体性機能障害の特徴を覚えるために「STAR」という略語を使う。以下の通り、筋筋膜のトリガーポイントに関係する特徴も含まれる：

- 過敏性 Sensitivity（「圧痛 Tenderness」ともいう）
- 組織の質感の変化 Tissue texture change
- 非対称性 Asymmetry
- 可動域の低下 Range of Motion reduced

この略語を「TART」（圧痛 Tenderness、非対称性 Asymmetry、可動域の変化 Range of movement modified、組織の質感の変化 Tissue texture change）に変更している教科書もある。

　STARの略語に入っている「圧痛」と可動域という特徴は、トリガーポイントに関しては正しいものの、Simons et al (1999) では、以下の修正点も詳しく論じている：

- トリガーポイントがある軟部組織は、可動域を伸展すると、制限があり、痛みを伴うだろう
- 激しい圧痛をもたらし、触知できる索状硬結が特定できるだろう
- 圧痛点を圧迫すると、患者になじみのある痛みが生じ、疼痛反応が生じることもある（「ジャンプサイン」）

　Baldry（1993）は、トリガーポイントが最もよくできるのは次の部位の近くだという：

- 筋の起始と停止
- 筋の自由縁
- 筋腹
- 運動終末点
- 筋以外の体内組織。皮膚、筋膜、靱帯、関節包、骨膜、そして瘢痕組織など

　Simons et al (1999) は、最新の研究のなかで、「アタッチメント・トリガーポイント」と「セントラル・トリガーポイント」では、治療手順が明らかに異なることを強く主張している（Box3.3を参照）。

Box3.3　セントラル・トリガーポイントとアタッチメント・トリガーポイントの理解と治療
(Chaitow & Delany 2000, Simons et al 1999)

Simons, Travell and Simons (1999) のモデルにおけるセントラル・トリガーポイント

- セントラル・トリガーポイントは、筋線維の中央、運動終板（神経筋接合部）付近にほぼ直接、形成される
- 終板の活動で機能障害が生じているために形成されると思われる
- エネルギー代謝危機（metabolic crisis）が起き、シナプスでアセチルコリン（ACh）が過剰に放出される。通常は酷使や外傷を伴い、カルシウムが放出される
- その結果、その領域が虚血状態になり、酸素／栄養が欠乏し、局所的にエネルギー危機が生じる
- アデノシン三リン酸（ATP）が入手できないため、カルシウムイオンを取り除くことができなくなる。カルシウムイオンは、アセチルコリンが流れつづけられるようゲートを開けておく役割を果たす
- 化学的に拘縮が維持される。拘縮とは、運動ポテンシャルが関わらない、不随意のものである。随意的で運動ポテンシャルが関与する収縮や、不随意的で運動ポテンシャルが関与するスパズムとは、区別しなければいけない
- 終板がアセチルコリンの流れを作りつづけるため、運動終板のすぐ近く（線維の中央部）で、アクチンおよびミオシンフィラメントが短縮し、束になる
- 拘縮によってできた「結節」が、トリガーポイントに特徴的な結節を形成する
- その線維の残った筋節が伸張し、やはり特徴的な索状硬結を生み出す。これは通常、触知できる
- マッサージやストレッチ、注射などの使用様式を用いると、数秒で、ときには永久に筋節が妨害され、化学的な変化や終板の損傷によってサイクルが妨害され、組織が弛緩する

Simons, Travell and Simonsのモデルにおけるアタッチメント・トリガーポイント

- アタッチメント・トリガーポイントは、筋筋膜と、腱または骨膜組織の接合部で形成される
- 索状硬結から骨膜や結合組織に張力がかかると、腱付着部症や骨付着部炎が生じる。筋ストレスが繰り返し集中するため、炎症が起き、それに続いて線維症やカルシウムの沈着が起きる傾向が高い

プロセス

- セントラル・トリガーポイントとアタッチメント・トリガーポイントは、どちらも関連痛や放散痛をもたらす。しかし、局所でのプロセスは異なり、それぞれ異なる治療アプローチに反応するようである
- 徹底的に検査して、組織の反応が分かるまでは、アタッチメント・トリガーポイントに施術するべきである。このとき、炎症を起こす傾向があることは念頭に置くこと
- セントラル・トリガーポイントに施術するときは、中央部の筋節が収縮し、局所が虚血していることを念頭におく
- 索状硬結の端では腱付着部症が生じやすいので、セントラル・トリガーポイントをリリースする前に筋を伸張すると、付着部の炎症が悪化するだろう
- まず、張った組織を弛緩させるテクニックを行ってから、徒手で伸張（滑るようなストロークや、筋筋膜リリースなど）をすること
- 組織をさらに傷つけないようにするため、反応が分かるまでは、伸張、特に自動可動域運動を含むテクニックはやさしく行う
- 他動的伸張をする場合は、よく注意して、腱や骨膜で炎症が起きていないかを評価すること。結合組織の付着部にすでにストレスがかかっていた場合、さらに張力をかけることがないようにするためである

セントラル・トリガーポイントの治療の選択肢

- Simons et al（1999）によると、トリガーポイントを維持しているメカニズムを解除するためには、組織を最大長まで伸ばすことが重要である
- これは手技を使って実現することができる。筋線維の中央から付着部、すなわち外側にに向かって滑るようなストロークをしたり、組織の可動域で他動的伸張をしたり、治療時でも自宅でも、患者に自動可動域運動をしてもらったりする
- 固有受容性神経筋促通法（PNF）テクニックを使えば、原因となるメカニズムを解除することができる
- 相反抑制（RI）と等尺性収縮後弛緩法（PIR）を可動域運動や伸張の前や最中に行うと、効果が高まる（第8章のMETの注を参照）

続く

> **Box3.3 セントラル・トリガーポイントとアタッチメント・トリガーポイントの理解と治療 (Chaitow & DeLany 2000, Simons et al 1999)（続き）**
>
> - セントラル・トリガーポイントは熱によく反応するようである
> - 圧迫テクニックを使うと虚血状態になり、次に圧迫をリリースするときに組織が潮紅する結果、局所の化学が変化する（Box3.5を参照）
> - 熱やその他の施術（カプサイシン、灸、トリガーポイント鍼やトリガーポイント注射などの皮膚刺激）を加えると、拘縮がリリースするだろう
> - 氷と熱を交互に使う温冷交代浴水療法は、循環や神経（反射）への影響を通じて効果を上げるだろう
>
> **アタッチメント・トリガーポイントの治療の選択肢**
>
> - アタッチメント・トリガーポイントは、加温より冷却に反応する
> - 滑らせるテクニックは、禁忌がない限り、線維の中心から付着部、すなわち外側に向かって行う（手足の組織には禁忌がある場合もある）
> - 組織を付着部に向かって長くすると、線維の中央で短縮している筋節は長くなり、付着部付近で過伸張した筋節は、緊張がリリースされる

トリガーポイント：痛み以外の症状

　トリガーポイント活動によって最もよく生じる症状は痛みだが、リンパのうっ滞や関節の可動性低下など、ほかの症状にもここで言及する。

リンパのうっ滞

　Travell & Simons（1983, 1992）は、リンパ液の機能を妨げるトリガーポイントを突き止めた。

　斜角筋（特に前部）は、胸郭上口を通る構造を絞扼することがある。斜角筋前部と中部にトリガーポイントがあると、第1肋骨（と鎖骨）が制限されるが、こうなると絞扼は悪化する。斜角筋のトリガーポイントは手足に影響し、リンパ管の蠕動による収縮を反射的に抑圧することが知られている。一方、後腋窩ひだ（肩甲下筋、大円筋、広背筋）にできたトリガーポイントは腕や胸部からのリンパの排出に影響を与える。同様に、前腋窩ひだ（小胸筋）にできたトリガーポイントは、リンパに機能障害をもたらし、胸部に影響を与える（Kuchera 1997）。

自律神経系への影響

(Travell & Simons 1983, 1992)

- 血管収縮（蒼白現象）
- 寒気
- 発汗
- 立毛反応
- 下垂
- 分泌過多

痛み以外の臨床症状

(Kuchera & McPartland 1997)

- 下痢、月経困難
- 胃の自動運動の低下
- 血管収縮と頭痛
- 皮膚描記症
- 固有受容性の妨害、めまい
- 上顎洞からの分泌過多
- 局所的な発汗
- 不整脈（特に大胸筋にトリガーポイントがある場合）
- 鳥肌
- 下垂、涙液分泌過多
- 結膜が赤くなる
- 間質性膀胱炎（Weiss 2001）

特定のトリガーポイントに結びついた症状

(Simons 2002)

- 緊張型頭痛。胸鎖乳突筋、僧帽筋上部、後頚筋、側頭筋に活動性トリガーポイントができると生じるだろう
- 五十肩。肩甲下筋、棘上筋、大胸筋、小胸筋、三角筋のトリガーポイントが関連しているだろう
- 上顆炎。指や手の伸筋、回外筋、上腕三頭筋にトリガー

第3章 筋筋膜のトリガーポイントとその他の反射現象

ポイントができると生じるだろう
- 手根管症候群。斜角筋や指の伸筋のトリガーポイントが関連しているだろう
- 異型狭心症。左側の大胸筋や肋間筋の活動性トリガーポイントが関連しているだろう
- 腰痛。腰方形筋、腸腰筋、胸腰の傍脊椎筋、腹直筋、梨状筋、大殿筋および／または中殿筋にトリガーポイントがあるだろう

可動性の低下

関節の制限は、トリガーポイント活動が原因で生じると言われてきた。たとえば、Kuchera（1997）は、表3.1のように肩関節の制限に関連するトリガーポイントを列挙している。

トリガーポイントの生成

トリガーポイントは、物理的あるいは心理的ストレス要因の組み合わせが原因で発生するといえる。これにより筋や筋膜、その他の軟部組織の正常時の緊張度が変化し、今度はそれが原因で関節のあそび、呼吸、姿勢などに影響が現れるからである（図3.8を参照）。たとえば姿勢の悪さが原因で筋緊張が亢進し、老廃物が貯留し、相対的虚血に進行する過程については、すでに論じた（第1章を参照）。虚血と長期的なストレスという特徴が、トリガーポイントや関連痛、機能障害が生成される素因になっているようである。トラベルの研究は、関連領域では一連の未発達のトリガーポイントが生じ

表3.1 肩関節の制限に関連するトリガーポイント（Kuchera 1997）

制限された運動	トリガーポイントを有する筋
屈曲	上腕三頭筋
外転	肩甲下筋
	棘下筋
	棘上筋
	大円筋
	肩甲挙筋
内旋	大円筋
	棘下筋
外旋	肩甲下筋
	小胸筋

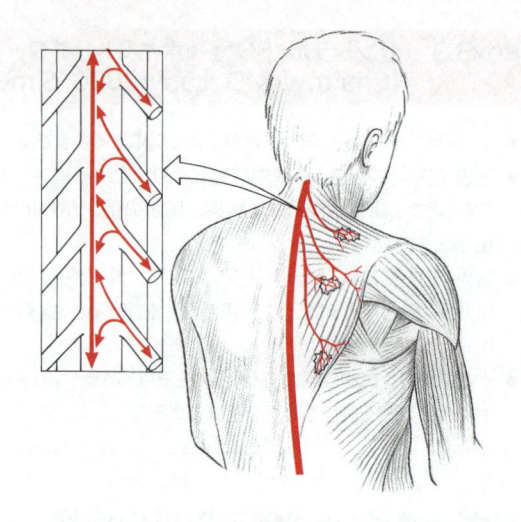

図3.8 ストレスを受けた筋筋膜組織の特定の部位にトリガーポイントができる。これらの組織は少しずつ代償し、さらに機能障害が進み、線維化していく。そのため、関連トリガーポイント活動が増えるのである。

るので、いずれトリガーポイントの連鎖反応が生じることを示している。

トリガーポイントを特定する

Kuchera & McPartland（1997）は、トラベルとサイモンズの研究をもとに、トリガーポイントの主な臨床的特徴について論じた。そのなかで、循環の損失や神経の活動亢進（促通）などのエネルギー代謝危機（metabolic crisis）が見られるために、手で触れて分かる兆候がいくつか現れることを報告している：

- 皮膚の温度の変化（高くなることも、低くなることもある）（Box3.4を参照）
- 皮膚の湿度の変化（通常は高くなる）
- 小さな結節や紡錘型に肥大した部位があり、トリガーポイントの場所を表す
- 触れると激しい痛みが生じるために、「ジャンプサイン」（あるいは悲鳴）が現れることがある
- トリガーポイントを有する索状硬結の長軸をまたぐようにストロークをすると、局所的に短攣縮反応が生じるだろう
- 局所の栄養の変化や「鳥肌」は、その下にトリガーポイ

Box3.4　温度記録法とトリガーポイント
　　　　　（Baldry 1993）

　トリガーポイント活動を特定するためには、赤外線電気式や液晶式などさまざまな温度記録法が使われてきた。
　Swerdlow & Dieter（1992）は、上背部に臨床的に証明できるトリガーポイントがある患者365人を調査し、「温度が高い『ホットスポット』は大多数の人にあるが、その部位は必ずしもトリガーポイントと一致していない」ことを発見した。
　それでは、虚血した組織にある「古い」トリガーポイントが『コールドスポット』につながると言えるだろうか？
　関連領域の温度を調べると、皮膚温度は通常高くなっているが、つねに高いとは限らない。Simons（1987）は、トリガーポイントが自律神経系におよぼす別の影響が、このような変則性の原因であると述べている。
　Barrall（1996）は、手で温度を測っても、「熱さ」に関しては70％の精度しかないことを示した。確かに、体に触れずに温度を調べたときに熱がある部分を見つけたとしても、真に温かい領域の次に冷たい領域に手を移動させた場合、2つの領域の温度差を「熱い」と感じる。調べた領域が、周囲の組織より明らかに冷たい場合でも、同じことが起きる。それでも、この手法は貴重なツールである。熱くても冷たくても「違い」があれば、次の段階でその部位に直接触れる方法が役立つことが分かるからである。

ントがあることの証拠になる

触診では以下のことを行う（皮膚の特徴を主眼にするときの評価方法については、第5章で詳しく紹介する）：

1. 体に触れずに調査する（手で温度を診断する）。局所の血液循環に変動があるかどうかの証拠になる。トリガーポイント活動は、最も「違い」がある領域で生じやすい（Box3.4を参照）
2. 筋膜上の皮膚を動かす。抵抗がある場合は、反射発生活動が起きているおよその場所、すなわちトリガーポイントなど「皮膚の痛覚過敏帯」を示している（Lewit 1992）
3. 皮膚の弾性が局所的に消失している部位を見つける。場所の特定の精度が上がる（Lewit 1992）
4. 軽いストロークを行い、「引き」の感覚（湿度の増加）がある場所を探す。場所をピンポイントで特定できる（Lewit 1992）
5. 組織を指で圧迫する（垂直ではなく、角度をつける）。活動性トリガーポイント（関連症状を認識できる）や、活動していない潜在性トリガーポイント（局所痛や、なじみのない関連痛）があるかどうかを確認する
6. 評価用のNMTを利用する（第5章、第6章、第11章を参照）

筋筋膜のトリガーポイントに直接触れる際の妨げになるもの

　皮膚の特徴（第5章を参照）や温度評価（Box3.4を参照）を利用すると、普通は軟部組織で体性機能障害が起きている場所を特定することができる。機能障害が筋筋膜のトリガーポイントという形で現れているかどうかを確かめるためには、組織に触れながら圧をかける必要がある（評価用のNMT。第5章と第6章を参照）。筋筋膜のトリガーポイントに直接触れることができないのは、触診技能の未熟さ以外にも、次のようなさまざまな理由が考えられる、とSimons（2002）では述べている：

- 脂肪層がついている
- 筋肉が妨害している。筋緊張が亢進していたり、硬くなっていたり、線維化していたりする場合のほか、単純に筋に厚みがある場合も、触診で圧をかけてもトリガーポイントに触れることはできない
- 腱膜が妨害している
- 緊張し、厚みがある皮下組織
- スパズム

トリガーポイントの特徴

　トリガーポイントが対象領域に症状を引き起こすときにたどる経路は、これまで知られている神経パターンとは異なる。伝統的な中医学の経絡を正確にたどっているわけでもない（重なる部分はある）。Wall & Melzack（1989）は、主なトリガーポイント部位のおよそ80％は、すでに確立されている経穴にあることを示した。
　Travell & Simons（1983）は、トリガーポイントについて次のように述べている：

トリガーポイントでは、なんらかの理由で問題を起こした筋紡錘が核になっている。筋紡錘は、セーターの毛糸のようなものだと考えてほしい。……エネルギー代謝危機（metabolic crisis）が起きると、トリガーポイント内で局所的に温度が高まり、筋のごく小さなパーツ（筋節）を短縮させる。これはちょうどセーターのかぎ裂きのようなもので、トリガーポイントへの酸素と栄養の供給を減らす。このような妨害が起きている間にカルシウムが流入するが、筋紡錘にはこのカルシウムを本来あるべき細胞外にポンプで押し出すだけのエネルギーがない。こうして悪循環が維持され、筋紡錘はゆるむことができず、影響を受けた筋が弛緩できなくなるのである。

Simons（1994）は、この概念をテストした研究を調査し、トリガーポイントの中心は、周囲の筋に比べて本当に酸素が欠乏していることに気づいた。Shah & Gilliams（2008）は、精度の高い微量透析法を使い、トリガーポイントを有する局所の組織には極端な虚血、低酸素症、酸性といった特徴があることを特定した。活動性トリガーポイントと潜在性トリガーポイント、そして普通の筋の間には、これらの状態に関して明らかな違いがあったのである。

Travell & Simons（1983, 1992）は、次の要因があるとトリガーポイント活動が持続し、活発化することを確認した：

- 栄養不足。特にビタミンC、ビタミンB複合体、鉄
- ホルモンのアンバランス（甲状腺ホルモンの生産低下、更年期や月経前）
- 感染（細菌、ウイルス、酵母）
- アレルギー（特に小麦と乳製品）
- 組織への酸素の供給量が低い（緊張、ストレス、不活動、悪い呼吸法により悪化する）

トリガーポイントの不活性化

トリガーポイントを不活性化する方法は、ノボカイン、キシロカインなどの薬物を使う方法から、冷却スプレーや鍼療法まで幅広く存在する。患部を指で直接圧迫するテクニックにも、トリガーポイントを不活性化する効果がある（多くの例で、一時的ではあるとしても）。臨床経験からいうと、トリガーポイントを不活性化する際に（原因を取り除く以外に）絶対に必要な条件は、トリガーポイントを有する筋の安静時の正常な長さを回復させることである。

トリガーポイントは、以下の方法で不活性化することができる（Chaitow & DeLany 2000, Kuchera 1997, Travell & Simons 1992）：

- オステオパシーの軟部組織マニピュレーションや神経筋療法、マッサージで使う抑制圧迫（Box3.5とBox3.6を参照）
- 冷却テクニック（冷却スプレーや氷で冷やすときにストレッチングを組み合わせる「冷却スプレー・ストレッチ」）
- 鍼療法や注射など（Baldry 1993）
- ストレイン／カウンターストレインなどのポジショナルリリース（Chaitow & Delany 2000, Jones 1981, Ibanez-Garcia 2009）
- 筋エネルギー（伸張）テクニック（Simons et al 1999）
- 筋筋膜リリース法（Barnes 1997）
- 統合神経筋抑制テクニック（INIT）など、組み合わせを用いたシーケンス（Chaitow 1994）
- 高速スラスト（HVT）アジャストメント、オステオパシーやカイロプラクティックのモビライゼーションなどを使い、関連する体性機能障害を修正する（Liebenson 1996）
- 原因や永続する要因（姿勢、食生活、ストレス、呼吸の習慣など）について患者を教育し、修正させる（Bradley 1999）
- セルフヘルプの戦略（ストレッチングなど）（Simons et al 1999）
- 微弱電流（McMakin 1998）
- 超音波（Lowe & Honeyman-Lowe 1999）

ストレッチ

臨床経験からいうと、トリガーポイントを有する筋を安静時の正常な長さにまで回復できないと、治療をしても短期間の緩和効果しか得ることができない。

トリガーポイントは、正しく、十分に処置しない限り、自己永続する。このことはよく覚えておいてほしい。つまり、ひとたび症状が緩和されたら、トリガーポイントを有する筋を、安静時の長さとしては一番長いところまでやさしくストレッチするべ

Box3.5　圧迫：手法と効果（図3.9を参照）

手法1
1. 局所的な不快感や痛みのほか、関連領域に症状を作り出す程度に、トリガーポイントに指で十分な圧をかける
2. 圧迫した状態を5秒保つ
3. 2-3秒リリースする
4. もう一度圧をかけ（同じレベル）、「5秒圧迫、2-3秒リリース」を繰り返す。患者が局所の痛みや関連痛が減ったことを報告するか、痛みが強まるか（まれである）、あるいは痛みのレベルになんの変化もないまま2分が経過するまで続ける
5. INITのシーケンスを利用する場合（第9章を参照）、次の段階としてポジショナルリリースを行う

手法2
1. 局所的な不快感や痛みのほか、関連領域に症状を作り出す程度に、トリガーポイントに指で十分な圧をかける
2. 圧迫した状態を約10秒保つ
3. 圧を少し強め、さらに10秒維持する
4. もう一度圧を強め、さらに約10秒維持する
5. ゆっくりと圧をゆるめ、INITのシーケンスを利用する場合は、ポジショナルリリースの手順に入る（第9章を参照）

トリガーポイントを触知する

　セントラル・トリガーポイントを探すときは、腱は無視してよい。線維の実質的な長さのみを考慮するからである。たとえば上腕二頭筋の筋頭には長い腱があるが、この筋のセントラル・トリガーポイントを評価するときは考慮せず、筋腹の長さだけを勘定に入れる。

　セントラル・トリガーポイントは普通、触知できる。手を平らにして触れたり（下にある構造に対して）、平らに圧をかけたり（第1指とほかの指で洗濯ばさみのようにはさむ）、つまむように圧をかけるとよい（第1指とほかの指でしゃこ万力のようにはさむ）（第10章の僧帽筋上部の治療を参照）。

　筋腹の中央の肥厚した部位は、通常、平らに圧をかけ、広い範囲をやさしく圧迫すると柔らかくなる。神経血管束を圧迫することなく組織を引き上げられる部位であれば、どこでも圧をかけてよい。

　さらに特殊な形でつまむように触れたり、平らに触れたりすると、個々の線維を正確に圧迫することができる。どちらの手法でも、特定の組織の束をとらえられるからである。

　摩擦や圧迫が生じている神経筋など、筋の下にある構造や、溝（foraminal gutter）など鋭い表面の状況次第で、つまむか平らにするかのいずれがよいかが決まる。

　指を使った圧迫テクニックは、検査者の指を2本以上使うため、同時に複数の情報を提供できる利点がある。一方、筋の下にある組織に対して平らに触れると、安定したバックグラウンド情報を得て、組織を評価することができる。

効果

組織を指で継続的に、あるいは断続的に圧迫すると、次の効果を得ることができるだろう：

- 圧をリリースしたときに虚血が元に戻る（Simons et al 1999）
- 遠心性の遮断により、「神経抑制」が生じる（Ward 1997）。局所痛の処置に抑制圧迫を連続して使う方法は、第12章で詳しく論じる
- 結合組織の「クリープ」が始まると、ある程度の機械的伸張が生じる（Cantu & Grodin 1992）
- ピエゾ電気効果により、「ゲル」状の組織がより溶質（「ゾル」）になる（Barnes 1997）
- 機械受容器の速いインパルスが、遅い疼痛情報と干渉する（「ゲート理論」）（Wall & Melzack 1989）
- 痛みを緩和するエンドルフィンとエンケファリンが放出される（Baldry 2001）。鎮痛性のカンナビノイドもアップレギュレーションする（Klein 2005, McPartland & Simons 2007）
- トリガーポイントに関連する索状硬結が自発的にリリースする（Simons et al 1999）
- 伝統的な中医学では、加圧後、組織内のエネルギーの流れが修正されるといわれている（Zhao-pu 1991）

指を使って45度の角度で圧をかけると
虚血性の抑制圧迫になる。
　さまざまなモデルが存在する：

- ☑ 血液循環を一時的に遮断するので、リリースしたときに組織が「潮紅」する
- ☑ 神経活動の抑制
- ☑ 局所の機械受容器が刺激され、疼痛メッセージがゲーティングされる
- ☑ 局所でエンドルフィン、脳内でエンケファリンが放出される
- ☑ 組織を機械的に伸張する
- ☑ ゲル状の組織を柔らかい「ゾル」状に変える
- ☑ トリガーポイントに伴ってできた索状硬結がリリースされる
- ☑ 中医学によると、エネルギーの流れが高まる

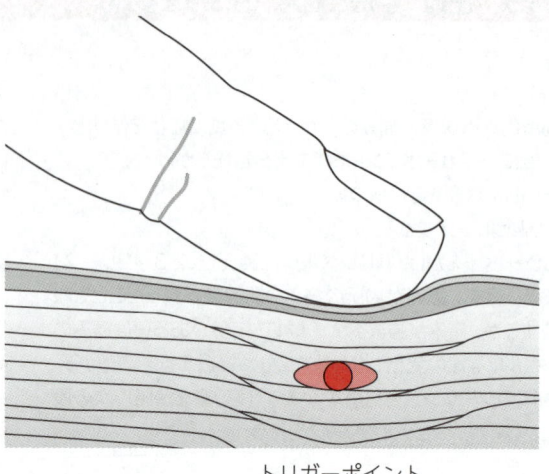

トリガーポイント

図3.9　筋筋膜トリガーポイントの概要

Box3.6　圧痛計：適度な圧をかける

　圧痛点に指で圧を加えて状態を確認したり（「痛いか？」、「関連痛があるか？」など）、トリガーポイントを処置したりするとき、かけている圧が等しいかどうかを知る手段があることはとても重要である。

　単純なテクノロジー（体重計）を使えば、要求した圧を正確にかけるよう理学療法を学ぶ学生に教えることができる。学生たちは、背中から腹に向かって腰部に圧をかけるテストを受けた。体重計を使って圧レベルを評価する訓練をしたところ、訓練直後も1カ月後も、明らかにミスが減少したのである（Keating et al 1993）。

　痛みや関連症状があることを報告するために必要な最小限の圧を「疼痛閾値」という。Hong et al 1996）。痛みや関連症状を生み出すためにはどれだけの圧が必要か、施術前後やその後の受診でこの圧に変化があるかどうかを知っておくと、とても役立つ。圧痛計などの測定機器を利用する以外、圧を標準化する手段はないだろう。

　毎日の臨床ワークで圧痛計を使うのは現実的ではないが、圧痛計は研究面では重要なツールになっている。症状を生み出すために必要な圧が変化したかどうかを、客観的に測定できるからである。施術者の練習用に使うこともできる。これにより、施術時に標準化した圧をかけ、自分たちがどれくらいの圧をかけているかを「知る」ことができる。

　圧痛計とは、バネが内蔵され、先端にはゴムがついていて、圧を計測できる携帯型の装置である。これを利用すると、圧を標準化してかけることができる。圧痛計を使う場合、それぞれのポイントに、痛みを生み出すのに十分な圧を皮膚とちょうど90度の角度でかける。そして、患者が痛みを報告したときの値を読む。

　ボルドリー（Baldry）（フィッシャー〈Fischer〉の研究を参照した）は、圧痛計の使い方（彼は「圧閾値計」と呼んだ）を論じ、「トリガーポイントの不活性化の前後で」この装置を使い、症状を生み出すのに必要な圧を測定するべきだと述べている。「治療に成功すると、トリガーポイント部位での圧閾値が約4kg増加したからである」（Baldry 1993, Fischer 1988）。

きである。それを怠ると、どのようなテクニックを使っても（冷却、圧迫、注射、鍼療法など）症状は再発するだろう。

ストレッチをするときは、徐々にやさしく行うべきである。Lewit（1992）やTravell & Simons（1992）は、ストレッチの手法として筋エネルギーテクニック（MET）を推奨している。ストレッチ後におだやかな等尺性収縮が起きるからである（第8章）。Lewit（1992）は、多くの例でストレッチそのものがトリガーポイント活動の不活性化に十分役立っているという。

トリガーポイントに対するその他の観点

トリガーポイントという発症頻度が高い有害な症状の重要性を理解するためには、促通のプロセスや、セリエの汎適応症候群（臨床におけるNMTの活用法については第1章と第9章を参照）を意識しておくことが欠かせない。また、表面組織での反射活動パターンを特定するシステムはいくつもあるが、それらの解明を試みた人々の考え方についても、知っておくべきである（第4章を参照）。

メンネル（Mennell）

Mennell（1975）は、正常時の長さを維持できる筋には痛みがないことは合意している。正常時の長さを維持できない（スパズムのある）筋は、スパズムの原因がその筋内にあるかどうかにかかわらず、普通は痛みの源になっている。トリガーポイント活動を「遮断」するためにどのような手段を使うにしても、どのような神経病理学的なルートが関与するにしても、痛みのない正常な状態の回復に欠かせない要因がある。それは、スパズムや収縮が起きている状態をリリースする間に、影響を受けた筋がストレッチによって安静時の正常な長さを取り戻させるべきだという点である。メンネルは、トリガーポイントは局所的に過敏になっているスポットで、触知でき、そこから中枢神経系に向かって有害なインパルスが次々と発され、関連痛をもたらすと定義している。メンネルは、局所冷却スプレーや氷をあてたマッサージを使ってトリガーポイント領域を冷やす方法を好んだ。これはトラベルとサイモンズが提唱したアプローチだが、2人は今ではMETも推奨している。彼らが推奨している方法については、第8章で詳しく論じる。

チャイトー（Chaitow）

Chaitow（1994）は、トリガーポイントを不活性化するための治療シーケンスをした後には、トリガーポイントを有する組織を伸張するべきだと提案している。治療ではまず、NMTを活用して触診とトリガーポイントの特定をする。次に虚血を引き起こすよう圧迫し（NMTを利用）、そして、ポジショナルリリースの姿勢をとる（オステオパシーのファンクショナルテクニックやストレイン／カウンターストレインで使う手法。第8章を参照）。続いてトリガーポイントを有する組織を伸張する。伸張は、等尺性収縮（関与する線維を活性化するために焦点をしぼる）の後に行っても、収縮と同時に行ってもよい。これにより、等張性筋エネルギーテクニックを導入することになる（第8章を参照）。

このシーケンスは、「統合神経筋抑制テクニック（INIT）」という。治療について論じる章で詳しく説明する。

チャイトー（Chaitow）とディレーニー（DeLany）

Chaitow & DeLany（2001）は、トリガーポイント活動は生理学的に重要な役割を果たしている時期もあるのではないかという仮説を立てた。そのようなときにトリガーポイントを不活性化すると、逆効果になる。つまり、トリガーポイント形成の原因になった適応メカニズムを修正するまでは、トリガーポイントには手をつけないでおくのが最良の手段ということである。一例をあげると、歩行サイクルにおける仙腸関節の感作がある。右脚が前に出るとき、右腸骨が仙骨に対して後方回転する（Greenman 1996）。同時に仙結節靭帯と骨間の靭帯の張力が高まり、踵接地に備えて仙腸関節を支える。踵接地の直前に、反対側のハムストリングが活性化し、それによって仙結節靭帯（ハムストリングが融合する）がさらに仙腸関節を固定する。仙腸関節が不安定だったり、機能障害を持っていたりする場合、持続してきた支持メカニズムが、関節の安定性を保つために潜在的に役立っているのかもしれない。そして、緊張亢進した大腿二頭筋には、トリガーポイント活動が含まれているかもしれない。そのような状態のときに、トリガーポイントを不活性化したり、緊張したハムストリングをリリースしたりすると、安定性が減り、望ましくない結果をもたらすこともある（van Wingerden et al 1997）。

ブラッドリー（Bradley）

ニュージーランドの理学療法士ディナ・ブラドリー（Dina Bradley）は、トリガーポイントを治療するのではなく、モニターとして活用する施術者の代表格である。呼吸リハビリテーションの専門家ブラドリーは、患者の呼吸リハビリテーションを始めるときに、一般に肋間筋と僧帽筋上部に主要なトリガーポイントがあることを触診で特定する。そして、エクササイズや治療プログラム（トリガーポイントそのものは直接治療しない）を始める前、ときにはリハビリテーションコースの途中や退院時に、トリガーポイントに指で圧をかけ、痛みを10段階で表したときにどれくらいの痛みを感じるか、患者に表現させた。

Bradley（1999）は次のように述べている：

> 私はトリガーポイント検査を客観的な測定値として活用している。これらの酷使された筋骨格系の痛みが低減することも、（患者の）回復の一部に含まれている。それを数量化するために、計測するのである。患者本人は、緊張や痛み（時間がかかる）が減ったことを感じる。これは主観的なマーカーとして役立つし、動機づけとしても優れている。

このように、トリガーポイントを直接不活性化するのではなく、呼吸機能の改善を確認するためのモニターとして使うと、いくつかの重要な点が明らかになる（図3.10を参照）。

このようなアプローチからは、さまざまな結論を導き出すことができる：

- 機能と酸素の供給が改善すると、トリガーポイントの反応性は減り、痛みも減少する
- 呼吸機能が改善するため、全体的なストレスが減る。これは促通に関係する概念を強化している。つまり、ストレス（どんな種類でもよい）が減ると、トリガーポイントの反応は弱まるのである
- トリガーポイント活動を低減する方法は、直接、不活性化することだけではない
- トリガーポイントは「警告」シグナルとして働いているとみなすこともできる。個人や特定の組織にどれだけの適応要求がかかっているのか、その時点でのレベルを数値化できるからである

ストレス負荷とトリガーポイント

セリエ（Selye）は重要な発見をいくつもしたが、生体に

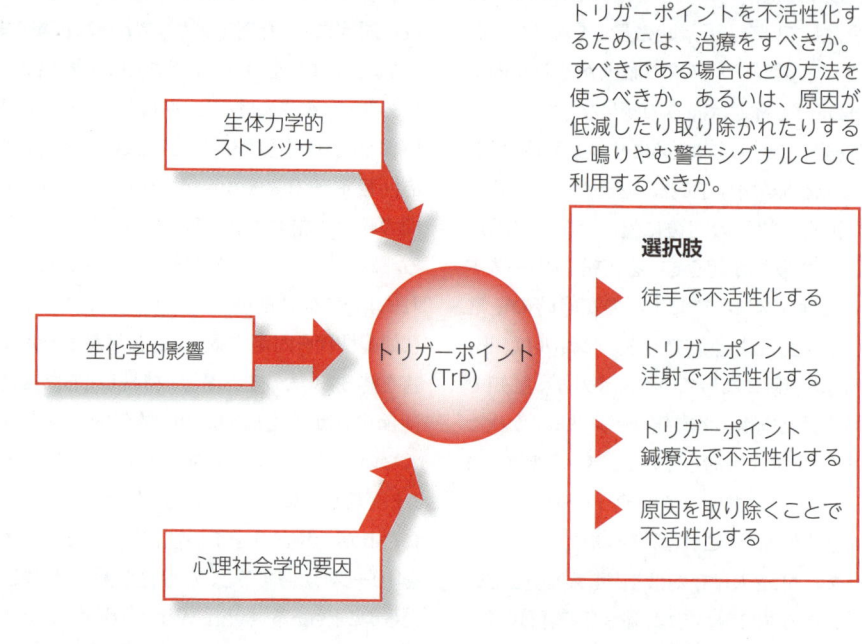

図3.10　トリガーポイントを不活性化する際の選択肢。

複数のストレッサーが同時にかかるときの衝撃を考慮するといつも見落とされる発見が1つある（Selye 1974）。Shealy (1984)はそれについて、次のようにまとめている：

> なんであれ全身性ストレスがかかると、そのストレッサーが引き起こす特異的な損傷に加えて、本質的に全身性の反応が引き出され、アドレナリンや糖質コルチコイドが放出されると、セリエは強調する。抵抗期（適応）には、加えられたストレッサーはそれほど警告反応を引き出さないだろう。ところが、セリエは、1つの物質に適応するためには、対価として別の物質に抵抗する力を手放す必要があると主張している。つまり、あるストレッサーに適応すると、他のストレッサーで警告反応を引き出すための閾値が低くなるということである。なかでも重要な点は、複数のストレッサーに同時にさらされると、それぞれのストレスレベルは閾値以下であっても、警告反応が引き出されるという、セリエの観察結果である。つまり、ヒスタミン3分の1、風邪3分の1、ホルムアルデヒド3分の1というストレスがかかると、いずれか1つの物質を全量受けた場合と同じ警告反応が生じるのである。

つまり、簡単に言うと、生物がストレスやストレッサーに適応しつづけると、疼痛閾値が下がり、少ないストレス負荷でも傍脊椎や筋筋膜などの促通された組織で反応（痛みなど）が引き出されるのである。

4. 過呼吸：複合ストレスの影響

上部胸式呼吸や過呼吸が習慣化すると、呼吸パターンが変化する。この変化によって機能にかかる複合的なストレスほど影響が大きいものはめったにない。Chaitow et al (2002) は、この状態を次のように表現している：

> 習慣的に上部胸式呼吸をしている人（姿勢や習慣、情緒その他の理由で）がいると仮定しよう。このような呼吸をするとストレスがかかるため、呼吸補助筋に適応要求が出される。すると、その結果、呼吸補助筋で緊張亢進や短縮、相反抑制、不調和、硬さ、痛みが生じる。トリガーポイント活動や関節の機能障害も含まれることはほぼ間違いないだろう。
>
> - 機能が混乱するため、生体力学的変化が生じ、呼吸器の構造が変化する。そして呼吸機能を正常に果たすことが困難、あるいは不可能になる
> - さらに、呼吸性アルカローシスの直接的な結果として、不安を感じている証拠が見られるようになる。……これは、呼吸パターンの異常が原因で二酸化炭素のバランスが崩れるために生じる。あるいは、最初から不安があったために、そのような呼吸パターンになることもある（Timmons 1994）
> - このような呼吸パターンになり、不安が引き出されると、上部胸式呼吸の悪循環にフィードバックがかかり、パターンが強化される
> - 情動状態として始まったかもしれないことが、慢性的な生化学的アンバランスに進行し、相対的に生体力学的な硬さをもたらす

不安に焦点をしぼった（治療）介入も、生体力学／構造的アンバランスに焦点をしぼった介入と同じように役立つことはすぐに見てとれる。不安を低減するための介入は、関連する症状すべてに有効である。このような介入には、生化学的修正（薬物療法など）、ストレス対処法、心理療法なども含まれる。

軟部組織の苦痛の緩和（トリガーポイントの不活性化など）や関節の制限など、呼吸機能の改善につながる介入をすると、正常な呼吸パターンができるため、症状の低減にも役立つはずである。

最も適切なアプローチは、結果ではなく原因に対処し、再発傾向が低下するよう長期的な変化をもたらす手法である。この例では、生化学、生体力学、そして心理学のすべてが密接に結びついていることが分かる。

以上から、次のようなことを学ぶことができる。上部胸式呼吸をしているために、症状の主な特徴としてトリガーポイントがある人の場合は、頚部、肩、胸部の痛みや機能障害を治療する際に、徒手療法やリラクゼーション／呼吸法、これらの手法を組み合わせたりすると、効果があるだろう。

5. 線維筋痛症、結合組織炎、筋神経障害(myodysneuria)の病理生理学

ガットステイン（本章の前の項を参照）によると、筋神経障害／線維筋痛症の発症に関与する組織の変化は、局所的に交感神経が優位になり、組織液での水素イオン濃度と、カルシウムとナトリウムのバランスが変化することから始まると考えられてきた（Petersen 1934）。これには、血管収縮や低酸素症／虚血も伴う。これらの変化が疼痛受容器や固有受容器に影響する結果として、痛みが生じると考えられてきた。筋スパズムと、筋束の局所的な強直である硬結（Bayer 1950）に、血管運動刺激や筋運動刺激が加わると、互いに強度を増し、自己永続的なインパルスという悪循環を生み出してしまう。種類が多く、パターンも複雑な関連症状は、「トリガーポイント」領域はもちろん、局所痛やささいな不調の結果としても生じるだろう。

ずきずきする痛み、うずき、圧痛、重い感じ、疲労感のすべてが現れるほか、収縮のために筋活動が修正され、硬さやこわばり、腫れなどが生じるだろう。

最近の研究を受けて、アメリカリウマチ学会（American College of Rheumatology）は線維筋痛症の診断用に厳しい基準をもうけた（Wolfe et al 1990）：

1. 広範囲の痛みの履歴

次のすべてが発症しているときに、広範囲の痛みであることが認められる。体の左側の痛み、体の右側の痛み、腰から上と腰から下の痛み。さらに、脊椎または頸部、前胸部、胸椎、腰にも痛みがあること

2. 触れると圧痛を感じる18の部位のうち、11カ所で痛みを感じること

以下の部位を圧迫したとき（最大圧で約4kg）に、11カ所以上で痛みが生じること（図3.11を参照）：

- 頭蓋底にある左右の後頭下筋の停止
- 頸椎5番から7番の頸部の両側。「横突間の空間の前面」ともいう
- 首から肩にかけて走行する筋（僧帽筋上部）の両側の中央部
- 肩甲骨の上縁に沿って走行する、左右の棘上筋の起始
- 胸筋で第2肋骨が胸骨とぶつかるところの、左右肋骨の上面

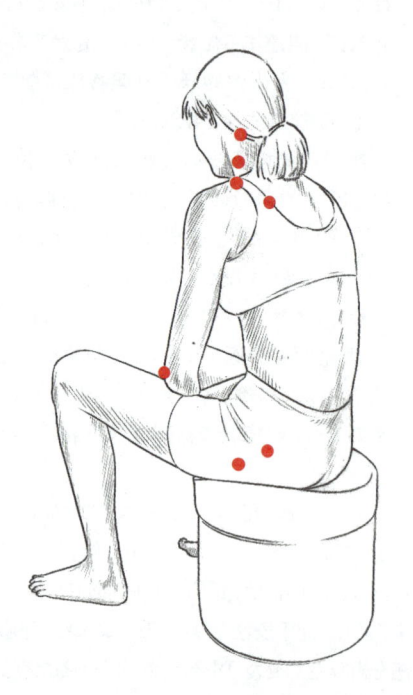

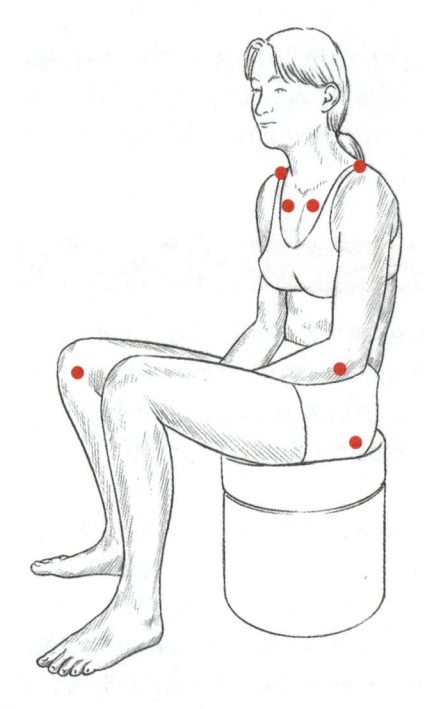

図3.11 アメリカリウマチ学会が定義した線維筋痛症の圧痛点18カ所。

- 左右の肘の隆起（上顆）の下外側面
- 左右の殿筋の、前面にあるひだの上外側面（中殿筋）
- 左右の股関節の大きな隆起のすぐ後ろにある、梨状筋の停止
- 左右の膝の、関節内側面のすぐ上にある脂肪パッド

疑問点

次のような質問がよくあがってくる：

- 線維筋痛症は、筋筋膜性疼痛症候群（トリガーポイントが明らかに関与している痛み）と同じか
- 本当にトリガーポイントが線維筋痛症を引き起こすのか

筋筋膜性疼痛症候群（MPS）の場合、ずきずきするしつこい痛みが、離れた部位にあるトリガーポイントから複数の対象領域へ飛ぶ。これは長い間、重度の慢性痛の原因であると考えられてきた。線維筋痛症を診断する際に触知できる「圧痛」点は、真剣に診察するなら（トリガーポイントとして定義するなら）、別の部位に関連痛を生じさせていなければならないと、多くの専門家が主張している。つまり、筋筋膜性疼痛症候群は、線維筋痛症（FMS）とは同じではないのか、と問うべきであろう。

答えは、まったく同じではない。

1986年、北ヨーロッパの研究者たちは、線維筋痛症患者の約65％は、同じ部位にトリガーポイントがあったと発表した。つまり、FMSとMPSには重なる部分があるということである。

イギリスで指導的な立場にある医師兼鍼療法士のD.P.ボルドリー（D.P.Baldry）は、これら2つの症状の共通点と違いを、次のようにとりまとめた（Baldry 1993）。

線維筋痛症と筋筋膜性疼痛症候群は、次のような類似点がある：

- 寒さに影響を受ける
- 交感神経活動が増し、レイノー現象（訳注：手指の白色化、しびれ、疼痛を生じる指動脈の攣縮）などが現れることもある
- 主な関連症状として、緊張型頭痛と感覚異常がある
- コルチゾンタイプでも、標準的な処方でも、抗炎症鎮痛薬が効かない

線維筋痛症と筋筋膜性疼痛症候群は、次のような相違点がある：

- 筋筋膜性疼痛症候群（MPS）の発症には男女差がないが、線維筋痛症は主として女性がかかる
- MPSは通常、頚部や肩、腰、脚などの局所に発症するが、同時に複数の部位に影響を与えることもある。一方、線維筋痛症は全身症状で、体の「四隅」が同時に関与することがある
- MPS患者の約30％に「硬い輪ゴム」のような領域を含む筋があるが、線維筋痛症患者の場合は60％以上にそれが存在する
- 筋持久力を比較すると、線維筋痛症患者のほうがMPS患者より弱い
- MPSの場合、睡眠障害が起きるほどの痛みをもたらすことがある。一方、線維筋痛症の場合、睡眠障害は原因であることも多く、この症状の特徴と言われている
- MPSの場合、朝に体がこわばることはないが、線維筋痛症ではこわばる
- MPSでは必ずしも疲労感が伴うわけではないが、線維筋痛症の場合はよく伴う
- MPSを発症すると、うつ（反応）や不安になることがある。一方、線維筋痛症の場合、うつ／不安が発症の引き金になるケースも多少はある
- 線維筋痛症の場合、過敏性腸症候群、月経困難症、関節が腫れた感じを伴うことがあるが、MPSではめったにない
- 線維筋痛症の場合、睡眠障害やその他の症状を処置するにあたり、三環系抗うつ薬を少量処方すると効果があるが、MPSでは効果はない
- 専門家によると、線維筋痛症患者のなかには、運動プログラム（心臓血管系のフィットネス）で効果が出る人もいるが、MPS患者にこのアプローチをとっても効果は見込めない
- トリガーポイントは、普通はマッサージや徒手療法、鍼療法によく反応するため、MPS患者の治療の見通しはよい。一方、線維筋痛症患者の治療の見通しはそれほどよくない。治療期間も回復期も長引くのが普通である

Schneider（1995）は次のように報告している：

　線維筋痛症と筋筋膜性疼痛症候群には、いくつかの重大な相違点があることがはっきりしている。……（線

表3.2 筋筋膜性疼痛症候群と線維筋痛症の相違点（Simons 2002）

筋筋膜性疼痛症候群	線維筋痛症
筋で発症	全身または中枢神経系で発症
女性：男性＝1：1	女性：男性＝4-9：1
局所痛または領域痛	全身が広範囲で痛む
焦点がしぼられた圧痛	体の大部分で広範囲に圧痛がある
筋が張った感じがする（索状硬結）	筋は柔らかく、パン生地のような触感
伸展域の制限	通常は可動性亢進
全部位のトリガーポイントを検査する	事前に定められた圧痛点を検査する
トリガーポイント注射にすぐ反応する	トリガーポイント注射に対する反応は遅い
線維筋痛症を併発していることもある	ほぼすべてのケースで筋筋膜トリガーポイントもある
筋筋膜トリガーポイントはすべて圧痛を感じる	すべての圧痛が筋筋膜トリガーポイントというわけではない

維筋痛症の場合）圧痛点を局所的に治療しても効果はないが、（筋筋膜性疼痛症候群の場合）トリガーポイントを特異的に治療すると、劇的な効果が現れる。

Simons（2002）は、筋筋膜性疼痛症候群と線維筋痛症の主な相違点をとりまとめた（表3.2を参照）。

6. 結論および仮説

本章では、反復的なストレスを受けたり、ストレスが続いたりした結果、局所（トリガーポイント）や脊椎領域でどのように活動亢進が生じ、持続あるいは悪化するかを論じた。

線維筋痛症では、脳のある領域で促通されたようなふるまいが見られる。反応性が亢進した脳の活動は、促通の別バージョンと言ってもよいだろう。そうであれば、トリガーポイントなど局所における促通プロセスを処置した経験から、線維筋痛症についてもっと学ぶことができる。

前に論じたコールの研究は、促通された領域は「神経学的なレンズ」の役割を果たすことを示した。これらの感作された組織を通じて、その人全体にかかっているストレスに焦点があたるからである。

その「組織」がたまたま脳（の一部）だった場合、あらゆる種類のストレス（気候、情動、構造／姿勢、栄養、毒素、感染、アレルギーなど）を最小限に抑えることが肝心である。そのためには、治療介入ができるだけ非侵襲的になるよう、患者にあわせていく必要がある（線維筋痛症の場合、深部マッサージをすると筋肉痛が強まるが、軽いマッサージであればそのようなことはない）。

深いリラクゼーション、ストレスをかけない水治療法、健康増進のためのマッサージやそれに似た手法のほうが、すでに代償を払っている患者にさらに適応要求をする手法よりも役立つだろう。

まとめ

トリガーポイントが、線維筋痛症患者が経験する痛みの一部（場合によっては大きな部分を占める）になっていることは確かである。トリガーポイントがある場合（「圧痛点」を圧迫すると体のどこかに痛みが生じる場合は、確実に存在する）、トリガーポイントとは何か、どうすれば治療に成功するかをもっとよく知っておく必要がある。

次の章では、その他の反射システムについて概観する。これらを意識できるようになれば、筋筋膜のトリガーポイントに対する包括的な理解が深まるだろう。

参考文献

P. Baldry, 1993 *Acupuncture trigger points and musculoskeletal pain* Churchill Livingstone: Edinburgh

P. Baldry, 2001 *Myofascial pain and fibromyalgia syndromes* Churchill Livingstone: Edinburgh

M. Barnes, 1997 The basic science of myofascial release. *Journal of Bodywork and Movement Therapies* **1** (4), 231–238.

J.P. Barrall, 1996 *Manual–thermal diagnosis* Eastland Press: Seattle

H. Bayer, 1950 Pathophysiology of muscular rheumatism. *Zeitschrift für Raeumaforschung* **9** 210

M. Beal, 1983 Palpatory testing of somatic dysfunction in

patients with cardiovascular disease. *J Am Osteopath Assoc* **82** (11), 73–82.

M.C. Beal, 1985 Viscerosomatic reflexes: a review. *J Am Osteopath Assoc* **85** (12), 786–801.

L. Benatsen, 2000 Central sensitization in tension-type headache – possible pathophysiological mechanisms. *Cephalalgia* **20** (6), 603–610.

D. Bradley, 1999 Breathing retraining advice from three therapists. *Journal of Bodywork and Movement Therapies* **3** (3), 159–167.

A. Brugger, 1962 Pseudoradikulare syndrome. *Acta Rheumatol* **19** 1

R. Cantu, A. Grodin, 1992 *Myofascial manipulation* Aspen Publications: Gaithersburg, Maryland

L. Chaitow, 1994 Integrated neuro-muscular inhibition technique in treatment of pain and trigger points. *British Osteopathic Journal* **XIII** 17–21.

L. Chaitow, 2000 *Fibromyalgia syndrome – a practitioner's guide to treatment* Churchill Livingstone: Edinburgh

L. Chaitow, J. DeLany, 2000 *Clinical applications of neuromuscular technique* **vol. 2** Churchill Livingstone: Edinburgh *Lower body*

L. Chaitow, D. Bradley, C. Gilbert, 2002 *Multidisciplinary approaches to breathing pattern disorders* Churchill Livingstone: Edinburgh

T. Codere, J. Katz, A. Vaccarino, et al. 1993 Contributions of central neuroplasticity to pathological pain: review of clinical and experimental evidence. *Pain* **52** 259

A. Cornelius, 1909 *Die neurepunkt lehre* **vol. 2** George Thins: Leipzig

J. Denslow, I. Korr, et al. 1949 Quantitative studies of chronic facilitation. *Am J Physiol* **150** 229–238.

R.J. Dittrich, 1954 Somatic pain and autonomic concomitants. *Am J Surg*

D. Dowling, 1991 In: E. DiGiovanna, Ed. *An osteopathic approach to diagnosis and treatment* Lippincott: Philadelphia

D. Dowling, 2000 Progressive neuromuscular inhibition technique (PINS). *J Am Osteopath Assoc* **100** (5), 285–298.

J. Dvorak, V. Dvorak, 1984 *Manual medicine diagnostics* Georg Thieme: Stuttgart

J. Fairbank, 2008 Prolapsed intervertebral disc. *BMJ* **336** (7657), 1317–1318.

B. Feinstein, J. Longton, R. Jameson, et al. 1954 Experiments on pain referred from deep somatic tissues. *J Bone Joint Surg* **36A** 981

A. Fischer, 1988 Documentation of muscle pain and soft tissue pathology. In: H. Kraus, Ed. *Diagnosis and treatment of muscle pain* Quintessence: Chicago

P.E. Greenman, 1996 *Principles of manual medicine* ed 2 Williams & Wilkins: Baltimore

R. Gutstein, 1944 A review of myodysneuria (fibrositis). *Am Pract Dig Treat* **6** (4), 114–124.

R. Gutstein, 1944 The role of abdominal fibrositis in functional indigestion. *Miss Valley Med J* **66** 114–124.

R. Gutstein, 1956 The role of craniocervical myodysneuria in functional ocular disorders. *Am Pract Dig Treat November*

E. Hix, 1976 Reflex viscerosomatic reference phenomena. *Osteopathic Annals* **4** (12), 496–503.

M. Hockaday, C.W. Whitty, 1967 Patterns of referred pain in the normal subject. *Brain* **90** 481–496.

C.Z. Hong, Y.N. Chen, D. Twehouse, et al. 1996 Pressure threshold for referred pain by compression on trigger point and adjacent area. *Journal of Musculoskeletal Pain* **4** (3), 61–79.

J. Ibáñez-García, et al. 2009 Changes in masseter muscle trigger points following strain-counterstrain or neuromuscular technique. *Journal of Bodywork and Movement Therapies* **13** (1), 2–10.

R.R. Ji, T. Kohno, K.A. Moore, et al. 2003 Central sensitization and LTP: Do pain and memory share similar mechanisms?. *Trends Neurosci* **26** (12), 696–705.

L. Jones, 1981 *Strain and counterstrain* Academy of Applied Osteopathy: Colorado Springs

J. Keating, T. Matuyas, T. Bach, 1993 The effect of training on physical therapists' ability to apply specified forces of palpation. *Phys Ther* **73** (1), 38–46.

J. Kellgren, 1938 Observations on referred pain coming from muscle. *Clin Sci* **3** 175–190.

J. Kellgren, 1939 On the distribution of pain arising from deep somatic structures. *Clin Sci* **4** 35–46.

T. Klein, 2005 Cannabinoid-based drugs as anti-inflammatory therapeutics. *Nat Rev Immunol* **5** , 400–411.

I. Korr, 1970 *Physiological basis of osteopathic medicine* Postgraduate Institute of Osteopathic Medicine and Surgery: New York

I. Korr, 1975 Proprioceptors and somatic dysfunction. *J Am Osteopath Assoc* **74** 638

I. Korr, 1976 Spinal cord as organiser of disease process. *Academy of Applied Osteopathy Yearbook*

Korr, 1977 In: I. Korr, Ed. *Neurobiological mechanisms in manipulation* 1977 Plenum Press: New York

I. Korr, 1986 Somatic dysfunction. *J Am Osteopath Assoc* **86** (2), 109–114.

M. Kuchera, 1997 Travell & Simons myofascial trigger points. In: R. Ward, Ed. *Foundations of Osteopathic Medicine* Williams & Wilkins: Philadelphia

M. Kuchera, J. McPartland, 1997 Myofascial trigger points. In: R. Ward, Ed. *Foundations of Osteopathic Medicine* Williams & Wilkins: Philadelphia

W. Lavelle, E. Lavelle, H. Smith, 2008 Interventional Techniques for Back Pain. *Clin Geriatr Med* **24** (2), 345–368.

T. Lewis, 1938 Suggestions relating to the study of somatic pain. *Br Med J* **1** 321–325.

K. Lewit, 1992 *Manipulative therapy in rehabilitation of the locomotor system* Butterworths: London

J. Li, D. Simone, A. Larson, 1999 Windup leads to characteristics of central sensitization. *Pain* **79** 75–82.

C. Liebenson, 1996 *Rehabilitation of the spine* Williams & Wilkins: Baltimore

J.C. Lowe, G. Honeyman-Lowe, 1999 Ultrasound treatment of trigger points. *Medecine du Sud-est* **2** 12–15.April–May–June

J.C. McEachern, C.A. Shaw, 1999 The plasticity-pathology continuum: Defining a role for the LTP phenomenon. *J Neurosci Res* **58** (1), 42–61.

C. McMakin, 1998 Microcurrent treatment of myofascial pain in head, neck and face. *Topics in Clinical Chiropractic* **5** (1), 29–35.

J. McPartland, D. Simons, 2007 Myofascial trigger points: translating molecular theory into manual therapy. *Journal Manual and Manipulative Therapies* **14** 232–239.

R. Melzack, P. Wall, 1989 *Textbook of pain ed 2* Churchill Livingstone: London

J. Mennell, 1975 The therapeutic use of cold. *J Am Osteopath Assoc* **74** 1146–1158.

S. Mense, D. Simons, 2001 *Muscle pain* Williams & Wilkins: Philadelphia

M. Patterson, 1976 *Model mechanism for spinal segmental facilitation* Academy of Applied Osteopathy Yearbook,

W. Petersen, 1934 *The patient and the weather: autonomic disintegration* Edward Bros: Ann Arbor

M. Schneider, 1995 Tender points – fibromyalgia vs. trigger points – myofascial pain syndrome. *J Manipulative Physiol Ther* **18** (6), 398–406.

H. Selye, 1974 *Stress without distress* Lippincott: Philadelphia

J. Shah, E. Gilliams, 2008 Uncovering the biochemical milieu of myofascial trigger points using in vivo microdialysis: An application of muscle pain concepts to myofascial pain syndrome. *Journal of Bodywork and Movement Therapies* **12** (4), 371–384.

C.N. Shealy, 1984 Total life stress and symptomatology. *Journal of Holistic Medicine* **6** (2), 112–129.

D. Simons, 1987 Myofascial pain due to trigger points. *International Rehabilitation Medicine Association* Monograph 1,

D. Simons, 1994 Myofascial pain syndromes. *Journal of Musculoskeletal Pain* **2** (2), 113–121.

D. Simons, 2002 Understanding effective treatments of myofascial trigger points. *Journal of Bodywork and Movement Therapies* **6** (2), 81–88.

D. Simons, J. Travell, L. Simons, 1999 ed 2 *Myofascial pain and dysfunction: the trigger point manual* **vol. 1** Williams & Wilkins: Baltimore Upper half of body

A. Speransky, 1943 *A basis for the theory of medicine* International Publishers: New York

R. Staud, 2006 Biology and therapy of fibromyalgia: pain in fibromyalgia syndrome. *Arthritis Res Ther* **8** 208

M. Sutter, 1975 Versuch einer Wesensbestimmung pseudoadikularer Syndrome. *Schweiz Rundsch Med Prax* **63** 42

B. Swerdlow, N. Dieter, 1992 Evaluation of thermography. *Pain* **48** 205–213.

B. Timmons, 1994 *Behavioral and psychological approaches to breathing disorders* Plenum Press: New York

J. Travell, 1957 *Symposium on mechanism and management of pain syndromes* Proceedings of the Rudolph Virchow Medical Society

J. Travell, 1981 Identification of myofascial trigger point syndromes. *Arch Phys Med* **62** 100

J. Travell, N. Bigelow, 1947 Role of somatic trigger areas in the patterns of hysteria. *Psychosom Med* **9** (6), 353–363.

J. Travell, D. Simons, 1983 ed 1 *Myofascial pain and dysfunction: the trigger point manual* **vol. 1** Williams & Wilkins: Baltimore Upper half of body

J. Travell, D. Simons, 1992 *Myofascial pain and dysfunction: the trigger point manual* **vol. 2** Williams & Wilkins: Baltimore The lower extremities

J. Travell, D. Simons, L. Travell, 1999 ed 2 *Myofascial pain and dysfunction: the trigger point manual* **vol. 1** Williams & Wilkins: Baltimore The upper extremities

J-P. Van Wingerden, A. Vleeming, G. Kleinvensink, R. Stoekart, 1997 The role of the hamstrings in pelvic and spinal function. In: A. Vleeming, V. Mooney, T. Dorman, Ed.

P. Wall, R. Melzack, 1989 *Textbook of pain* Churchill Livingstone: Edinburgh

R. Ward, 1997 *Foundations of osteopathic medicine* Williams & Wilkins: Philadelphia

T.D. Webber, 1973 Diagnosis and modification of headache and shoulder-arm-hand syndrome. *J Am Osteopath Assoc* **72** 697–710.

J. Weiss, 2001 Pelvic floor myofascial trigger points: manual therapy for interstitial cystitis and the urgency-frequency syndrome. *J Urol* **166** (6), 2226–2231.

F. Wolfe, H.A. Smythe, M.B. Yunus, et al. 1990 The American College of Rheumatology 1990 Criteria for the Classification of Fibromyalgia. *Arthritis Rheum* **33** 160–172.

W. Zhao-Pu, 1991 *Acupressure therapy* Churchill Livingstone: Edinburgh

第4章

反射点の多様性

目次

1. **反射パターンと反射領域** 75
   - 圧痛点はすべてトリガーポイントか？ 76
   - 筋筋膜のトリガーポイントの特徴 76
   - 機械的変換、筋膜の経路、内在性カンナビノイドの影響
     （最近の研究の成果） 77
   - 機械的変換 77
   - 筋膜コミュニケーション 77
   - 内在性カンナビノイド 78
   - まとめ 78
2. **経穴** 78
   - 経穴とその形態 79
   - 鍼療法とアプライド・キネシオロジー 79
   - 阿是穴 82
   - 募穴、兪穴、井穴 82
   - ベネットの神経血管反射点 84
3. **チャップマン反射** 86
4. **結合組織マッサージ／マニピュレーション** 89
   - 結合組織マッサージ：手法とメカニズム 90
   - ジョーンズの圧痛点 90
   - 骨膜の疼痛点 93
5. **混乱が生じているか** 93

1. 反射パターンと反射領域

　本章では、体表面の反射領域を特定し、分類するための主な体系について論じる。評価で使うにしろ、治療で使うにしろ、NMTを使う際にはこれらの体系で定められた「反射点」にアクセスする必要があるからである。

　オステオパシー医のアイリーン・ディジョヴァンナ（Eileen DiGiovanna 1991）は、次のように述べている。「今日では多くの医者が、トリガーポイントと経穴とチャップマン反射の間に関係があることを認めている。ただ、正確にどのような関係があるかについては、だれも知らない」。そしてオステオパシーの先駆者ジョージ・ノーサップ（George Northup 1941）が1941年に述べた次の内容を引用している：

　　一見すると（反射パターンについて）さまざまな意見が出ているが、どれも同じ氷山の一角を見ているに過ぎないのではないかという感覚に襲われる。氷山の大きさや、深さという重要な要素は理解できないままに、その先端だけが見えはじめたところなのである。

　体表面の反射に秘められた能力を意識するようになれば、NMTで治療できる範囲が広がるが、いくつもの反射活動のなかからどれを選んで診断や治療に使うかは、難しい問題である。本書では、これらの反射システムやその分類について論じるが、いずれかの分類を使うよう推奨しているとは思わないでほしい。単にこれらのシステムが広く使われているという事実を伝え、これらのシステムにアクセスし、その力を活用するための新しい手法としてNMTを紹介しているだけであ

る。
　西洋における鍼療法の先駆者の1人、フェリックス・マン（Felix Mann 1983）は、経絡（実際には経穴）の存在について議論を戦わせた。伝統的な鍼療法は定められた図で示された点にこだわるが、その姿勢を変えさせようと試み、次のように述べた：

　　虫垂炎におけるマクバーニー点は、明確に定義されている。だが実際には、10cm上か下にあるかもしれないし、左右にずれているかもしれない。直径1cmかもしれないし、腹部全体を占めるかもしれないし、あるいはまったく点が現れないかもしれない。経穴にも同じようなことが往々にしてある。だからこそ、古典的、伝統的なやり方で経穴について語ることには意味がないのである。注意深く電気抵抗を測定すると、古典的な経穴と同じ位置で皮膚の電気抵抗が変化するわけではない。また、現代の書籍では、あまりに数多くの経穴を定めているので、皮膚の上で経穴ではない部位がもう残っていないほどである。心臓疾患の場合、腕に痛みや圧痛が生じるだろうが、心経に沿った部位のほうが腕の適当に選んだ部位より発生頻度が高いということはない。

　つまり、経絡は存在しない、あるいはさらに分かりにくい表現ではあるが、体全体が経穴である、とマンは結論づけているのである。
　マンの発言が正しいかどうかは別としても、新旧の鍼療法で使われている経穴と、トラベルらやチャップマン、ジョーンズ、ベネットが発見した反射点を1つの体表面マップに落とし込むと、体表面全体が「経穴の可能性がある反射点」であることが、すぐに分かるはずである。
　第3章で論じたように、これは1930年代にスペランスキーが発見した事実によっても支持されている。

圧痛点はすべてトリガーポイントか？

　触診の結果、敏感であることが分かった軟部組織の領域で、なおかつほかの部位に症状を引き起こさないものについては、著名な研究者や臨床家でもトリガーポイントだと取り違える人は多い。

　たしかにトリガーポイントはつねに触知できるし、つねに圧に対して敏感である。しかし、これは、チャップマン反射にしろ、ガットステインの筋神経障害にしろ、ジョーンズの圧痛点にしろ、鍼療法の募穴にしろ、ほかのほとんどの「点」にも当てはまる。とはいえ、トリガーポイントの場合は明らかに離れた部位に疼痛症状をもたらすものの、その他の反射点では必ずしもこれと同じ症状が現れるわけではない。
　「圧痛」を感じる部位や過敏な点がトリガーポイントになることはないと言っているわけではない。トリガーポイントが活動を開始する前には、まず初期の段階がある。その頃は痛みがあり、過敏で、圧痛を感じるものの、触れても痛みなどの症状を関連領域に飛ばすほどには感覚や反応性が亢進していないかもしれないからである。これから論じるさまざまな分類に「属する」反射点が、トリガーポイントと同じように関連症状を生み出す場合、それはトリガーポイントとみなし、治療をすることができる。

筋筋膜のトリガーポイントの特徴

（*Simons 2002*を修正）

- 筋筋膜の活動性トリガーポイントは、全身に痛みや圧痛をもたらすのではなく、局所で痛みをもたらす
- すべての圧痛点が筋筋膜のトリガーポイントというわけではないが、すべての筋筋膜のトリガーポイントには圧痛がある
- 関連領域に圧痛や関連痛が生じることは、筋筋膜のトリガーポイントの特徴である
- すべての筋筋膜のトリガーポイントには索状硬結が関与している
- すべての索状硬結を触知できるわけではない（十分な触診技能があった上で、アクセスできる位置に索状硬結がなければならない）
- すべての筋筋膜の活動性トリガーポイントは、患者になじみのある臨床痛（感覚障害）をもたらす
- 圧迫したときに、患者になじみのある臨床的な感覚症状を再現するのは、筋筋膜の活動性トリガーポイントのみである
- 筋筋膜の潜在性トリガーポイントは、患者になじみのある

臨床感覚（痛みや麻痺）は生み出さない

本章は、反射活動が含まれていて、診断に使える可能性がある主な「反射点」の分類を検討する。（重要度が高い順に掲載しているわけではない）

機械的変換、筋膜の経路、内在性カンナビノイドの影響（最近の研究の成果）

反射活動を含む点の分類について解説する前に、機械的変換のプロセスに関連する最近の研究の成果と、内在性カンナビノイドの影響について、軽く紹介しておきたい。

本章の最初で、末梢感作や中枢感作の結果として、痛みなどの症状（離れた部位で現れることが多い）を生み出す領域が多くの人に局在することを述べた。

そこで、これらの領域に対して何ができるか、証拠を示すことには重要な意味があると考えた：
1. 触診によって特定することができる
2. たとえばストレッチングや圧迫、あるいは器具（たとえば鍼療法）を使って、徒手でマニピュレーションや治療をすることができる

評価と触診については第5章で詳しく取り上げる。治療アプローチについては、第6章から第11章で論じる。

離れた部位で症状が生じ、その組織が影響を受ける際には、どのようなメカニズムが働いているのだろうか。

これまで見てきた通り、反射の影響を説明する際には、神経学的な説明がまっさきに行われてきた。しかし、徒手療法が離れたところにある組織にどのように影響を与えるかについては、最近ではそれ以外のとらえ方があることも分かっている。たとえば、機械的変換という言葉には、生化学的プロセスなどが含まれており、内在性カンナビノイドの放出だという説もある。

機械的変換

Burkholder（2006）は、次のように述べている：

> 筋線維の変形は、さまざまな方法で生化学的信号に変換される。力がかかって筋が変形すると、細胞や分子構造の変化が機械的な力と生化学的信号の橋渡しをし、機械的信号と電気信号、代謝信号、ホルモン信号が密接に統合される。すると機械的な力特有の反応は分からなくなるだろう。構造が機械的な力を受けて変化すると、下流にある信号を直接活性化させるほか、信号を活性化させるメッセンジャーシステムの間接的な引き金になるだろう。

組織の機械的変形の結果として生じる一連の生化学的変化には、カルシウムやインスリンのほか、「下流」にある組織に信号を伝える複雑な物質も関与する。

適切な徒手療法を使って治療を行えば、このような信号を調整し、統制し、前向きな変化に変えることも可能と思われる（Levin 2000）。

筋膜コミュニケーション

これらの考え方と密接な関わりを持つのが、近年、関心が高まっている筋膜の結合であり、これは体の離れた領域と局所の両方をつなげる役割を果たしている（Myers 2008, Huijing & Baan 2001）。

Langevin et al（2005）は、筋膜／結合組織をコミュニケーション体系としてとらえている：

> 結合組織は、全身をつなぐシステムとして機能すると考えられるが、これまではそのようには認識されてこなかった。結合組織はその他のすべての組織（肺や腸など）と密接に関わっているので、結合組織が発する信号は、正常なものでも病的なものでも、様々な器官の機能に一貫して影響を与えるだろう（また、そこからの影響も受ける）。……結合組織は、全身の機械感覚信号のネットワークとして機能し、電気信号、細胞信号、組織のリモデリングという3種類の信号に分類することができる。それぞれ異なるタイムスケールのなかで、機械的な力に反応する力を持つのである。

Khalsa et al（2005）は次のように報告している。「ランジュヴァン（Langevin）の研究は、徒手療法に共通する特徴、すなわち結合組織に機械的な力をかけることについて述べている。これらの力を受けた結合組織ですぐに（粘弾性や

機械的変換）、あるいは遅れて（リモデリング）効果が現れるのは、徒手療法のメカニズムによるものだと言える」。

内在性カンナビノイド

1990年代に、体内で自己生成する鎮痛物質が発見された。内在性カンナビノイドである。これらの物質は、大麻を使用したときに得られる鎮痛効果や陶酔感によく似た効果を発揮するため、慢性的な痛みを抱える多くの人が大麻を違法に使用する理由の解明につながった（Degenhardt 2007）。

McPartland & Simons（2007）は、次のように解説している：

> 内在性カンナビノイド（eCB）システムは、よく知られているエンドルフィンシステムと同じように侵害受容や疼痛を減少させ、筋筋膜組織の炎症を抑え、筋膜の再構築にも一役買っている。eCBシステム全体の役割は「アロスタティック負荷に対する耐性」であり、すなわち健康を保つことと同じ意味を持つ。施術者たちは筋筋膜マニピュレーション、食事療法、生活様式の変更（特に運動）などさまざまなツールを駆使して、eCB活動のアップレギュレーションをはかっているのである。

まとめ

NMT（および体性機能障害の治療に使うその他の軟部組織アプローチ）は、短時間であれ、明らかに組織を「変形」させ（圧迫、ねじり、ストレッチなど）、組織に局所的な影響を与える。それに続いて生じる信号が持つ力については、さらなる研究が必要である。同時に、内在性カンナビノイドの影響を考慮すれば、少なくとも、NMTなどの徒手療法が局所や離れた領域におよぼす効果を説明することができるかもしれない。

臨床で経験的に得られる証拠からは、NMTを使うと、離れた部位に影響を与えられることが分かる。研究は現在も進められており、そのメカニズムの一部が解明されてきたようである。

2. 経穴

軟部組織が変化すると、二次的な問題を生み出す要因が、離れた領域に生じることがある。伝統的な経穴はトリガーポイントと同じなのか、という問いは繰り返し提起されてきた（図4.1を参照）。

経穴の位置は人体図のなかで定められているが、電気抵抗を検知する方法を使って確証することができる。電気抵抗が低い、狭い領域があれば、それが経穴であると確定できるからである。

おそらく反射が起きているために「活動性」になっている

図4.1A、B 頭部と頸部の重要な経穴の位置。研究によると、定義されている経穴の75%以上は、トリガーポイントと同じ部位にあった。

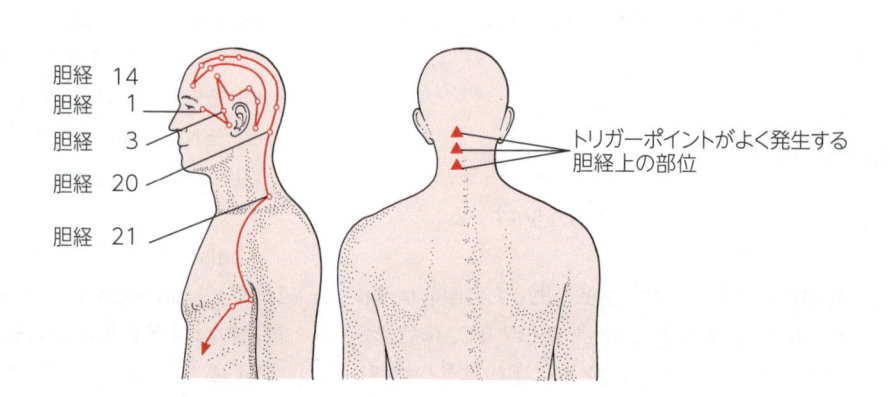

胆経　14
胆経　1
胆経　3
胆経　20
胆経　21

トリガーポイントがよく発生する胆経上の部位

と、これらの反射点の電気抵抗がさらに低下するため、より検知しやすくなる。反射点を覆う皮膚も変化して痛覚過敏になるので、触診してみると周囲の皮膚とは明らかに異なることが簡単に分かる。活動性の経穴は、圧に対しても敏感である。触診や治療の際に過敏な領域を特定することは、診断をする上でとても重要なので、療法士にとってはとてもありがたい。皮膚の変化を検知できなくても、過敏で痛みを伴う領域は、「活動性」の経穴、すなわちツボかもしれない（Serizawa 1976）。

　これらの反射点は、検知でき、過敏になっているだけではなく、直接圧迫する手法を使えば、治療効果も出やすい。そのため、ほとんどの場合、トリガーポイントと似たような特徴を示すのである。

経穴とその形態

　Wall & Melzack（1989）やその他（Travell & Simons 1992, Melzack et al 1977）の疼痛研究では、経穴とトリガーポイントの多くは、ほとんど違いがないと考えられている。

　Dorsher（2004）は、トラベルとサイモンズが特定した255カ所のトリガーポイントの位置と、上海伝統医学大学が特定した747カ所の経穴の位置を注意深く比較した（Chen 1995）：

　　トリガーポイントの92％は、解剖学的に経穴と一致していた。また、83％は、経穴と同じ局所痛を示した。筋筋膜のトリガーポイントの87％には、対応する経穴の経絡分布と同じ、もしくはほぼ同じ関連痛パターンがあった。

　トリガーポイントは基本的に、2000年におよぶ鍼療法の伝統（経穴という部分集合）を「再発見」したものだと結論づけることができる。以下に示す通り、すべての研究者や臨床家がこれらの知見に賛成しているわけではない（Birch 2008）。

　経穴の形態についてはこれまでに研究が行われており、Bosey（1984）が有名である。

　彼が導き出した結論の一部をまとめると、次の通りになる：

- 反射点は、触れるとくぼんでいる部位にある
- 反射点を覆う皮膚（表皮）は、くぼみ部分でやや薄くなり、その下に線維質の錐体がある。そこには神経血管構造、または単純に皮膚の神経血管束があることが多い
- 自由神経終末がある。また、反射点の下にはゴルジ終末やパチニ小体がある
- 反射点の下には、さまざまな深さで結合組織がある
- 筋膜と腱膜がある。また筋膜にある血管や神経の通り道が、経穴の下にあることがとても多い

　鍼療法における鍼の施術は、下にある（筋）組織をある程度けん引し、やはり下にある受容器官に刺激を与えることになる。経穴の形態では、脂肪もまた共通要因である。脂肪と結合組織は、治療が成功したときに得られる「鍼療法の感覚」を達成する際の重要な要素だと考えられている。結論として言えるとすれば、いくつもの組織が同時に鍼の影響を受けるのである。この現象はLangevin（2006）で確認されており、先に論じた機械的変換メカニズムを支持している。

　詳細に吟味すると、経穴のすぐ下に神経血管構造がある場合もある。そのために、このような反射点を施術すると特殊な効果が得られるのだろう。ベネット反射を利用する者は、この事実に関心を寄せている。このような部位を刺激し、鎮静する際に鍼を利用せず、指圧テクニックのみに頼る施術者も、正確に圧迫すれば、特に疼痛の制御という面に関しては、（刺鍼と）同じ効果を上げることができると考えられるだろう。

鍼療法とアプライド・キネシオロジー

　アメリカ合衆国のカイロプラクター、ジョージ・グッドハート（George Goodheart）は、さまざまな反射システムや手法を関連づけようと試みた。彼が開発したアプライド・キネシオロジーでは、筋群をテストして弱化しているかどうかを調べ、結果に応じてさまざまなマッサージや圧迫テクニックを特定の部位（反射点）に施術し、機能を正常化させる。これらの反射点は、チャップマン反射や経穴、その他のあまり知られていない反射システムと一致している。グッドハートが開発したテクニックや理論、手法は、NMTと同じ系統の手法を支持し、活用している。

指圧と疼痛閾値

特定の反射点に圧迫テクニックを施すと、疼痛閾値を劇的に高めることができる。北京医科大学の研究者たちは複合的な実験を行い、ウサギに指圧をすると疼痛閾値が133%上昇したことを示した（疼痛刺激としては放射熱を利用）。この実験の後、1匹のウサギの髄液を別のウサギへ灌流したところ、灌流を受けたウサギの疼痛閾値が80%近く上昇した。このことから、最初の指圧による刺激に反応して、脳でホルモン様物質が生産されたことが読み取れる。これらの物質は、今ではエンケファリンとエンドルフィンとして知られ、NMTの疼痛制御でも役割を果たしている。これらのテストで使われた反射点は膀胱経60と呼ばれる経穴で、足首の外果頂点とアキレス腱の間の陥凹部にある。

経穴とトリガーポイント：すべての人が同じ現象であると認めたわけではない

すでに軽く触れたが、トリガーポイントと経穴は、最低でも75%は同じ部位にあるのだから（Wall & Melzack 1989, Dorsher 2004, Dorsher & Fleckenstein 2008）、トリガーポイントは活動性の経穴と等しいと言ってもよいはずである。Wall & Melzack (1989) は、次のように結論づけている。「トリガーポイントと経穴は、それぞれ別々に発見され、名称も異なるが、疼痛の制御に使う場合は同じ現象を表している」。

Baldry (1993) はこの意見に同意せず、両者には構造的な違いがあると主張し、次のように述べた：

> これら2つは別種のものと考えたほうがよいだろう。両者が空間的に一致しているのは、Aδ救心性神経線維（高速で伝達する受容器で、閾値が高く、また鋭い刺激や熱による刺激に敏感に反応する）が支配する経穴が皮膚にあり、筋内のすぐ上にある皮下組織には、C救心性神経線維（伝達は遅く、閾値は低い。広く分布し、損傷した細胞が放出する化学物質や、機械刺激、熱刺激に敏感に反応する）が支配するトリガーポイントがあるためである。

器具や指の接点の下に経穴とトリガーポイントの両方がある部位を刺激すれば、両タイプの神経伝達や両方の「反射点」に影響を与えることは、明らかである。どちらの反射刺激ルートが治療効果をもたらしたのか、あるいは、エンドルフィンや内在性カンナビノイドの放出など他のメカニズムも機能していたのかどうかといった問題は、議論の余地がある。本章で後述するが、他のシステムや研究者たちが特定した反射はいくらでもあるので、それらも議論に含めるとさらに検討の余地が広がる。

東洋の伝統的な考え方では、経穴に反応して生じる「エネルギー」のバランスの悪さに焦点を当てるのに対し、西洋ではさまざまな別の解釈が生まれている。

Melzack et al (1977) は、経穴は生理学的に異常な活動が生じている領域を表すもので、中枢神経系に低レベルのインプットを送り続けていると考えた。そして、最終的にこのインプットが、他の分節が支配する他の構造からの有害な刺激と組み合わさったときに、人は疼痛や苦痛に気づくのだと指摘している。西洋の人体図に示されたトリガーポイントの位置と、痛みがある場合に使われる経穴の位置の75%が一致していることを発見した彼らは、トリガーポイントと経穴は同じ現象を表していると考えるのが妥当であると気づいた。

痛みの源である圧痛点と、トリガーポイントがあるときに痛みが生じる関連領域は、多くの場合、伝統的な経絡に沿って走行するが、もちろんつねにそうなるわけではない。このような関係は興味深いといえる。これらの反射点に自発痛がある場合、鍼療法では伝統的にすぐに治療をすべきだとしている。本書では、鍼の施術法を教えたり、伝統的な鍼療法で論じられている経絡と器官などの関係といった見方を擁護したりするつもりはない。しかし、何千人もの熟練した治療家たちがこれらの反射点に特定の役割があることを主張しているのだから、このような先人の知恵を無視するのは短絡的といえるだろう。募穴、兪穴、井穴については、本章で解説する。

徒手療法に関する限り、特定の経穴が持つ役割を意識し、それを診断や治療現場に取り入れることには価値があるように思う。

基礎的な神経筋テクニックを使って軟部組織を触診してみると、これらの反射点に関連して過敏になった部位が見つかる。これらの反射点は、神経リンパ反射点や神経血管反射点と重なることもあるが、これについては別の項目で解説する。

たとえば、チャップマン反射の反射点19は尿道に関係して

いるが、これは膀胱の神経血管反射点や膀胱経の募穴とも一致する。注意深く比べてみると、このような重なりはほかにもたくさんある。

過敏になった経穴の扱い方の一般的なガイドラインでは、その反射点を刺激したいのか、鎮めたいのかについて言及している。体は、治療するために与えた刺激を最大限に有効活用するようである。

セリエは、ホメオスタシスのメカニズムが働くため、適正な範囲で、過剰でない限り、どのような刺激でも有益な効果をもたらすことを示した（第1章を参照）。神経リンパ反射点や神経血管反射点（本章で後述する）を治療する際に使う手法と同じように、施術者はある程度、組織の「感触」を指針にしてもよいだろう。変化（緊張がリリースしたり、柔らかくなったり、組織に軽いパルスを感じたりする）があるときは、治療が十分行われたことを示している場合が多い。活動亢進した反射点を鎮めるためには、最大5分間、圧を持続したり断続的にかけたり、あるいは回転させるように接触したりする必要があるだろう。

反射点を刺激したい場合、治療時間は20秒から2分までにする。それまでには何らかの変化を感じ取ることができるはずである。一定レベル以上の圧をかけ続けると逆の効果が生まれることは、はっきりと述べておく。生活する上ではさまざまな要因が関わってくるが、最初は刺激であったものに対する反応として、これは普通に起きる自然現象である。これらの刺激は、長く続きすぎると、体力を弱めたり、消耗させたりする。麻酔をかけたいのでない限り、このような状況は治療をする上では望ましくない。

たとえば、冷たい水を短時間使う分には刺激になるが、長時間使うと鎮静効果を発揮し、長すぎる場合は効果がなくなる。スペランスキーやセリエの言葉を思い出し、最低限の努力で、一定の反応を引き出すべきである。

これまでにも指摘したが、さまざまな反射システムの反射点には互換性があり、反射点の多くは伝統的な経穴と一致している。昭和大学医学部教授　武重千冬（Takeshige 1985）は、局所痛に関して次のように述べている。「筋肉痛で治療すべき経穴は、痛みを生み出す筋そのものである」

優秀な鍼療法士ジョージ・ウーレット（George Ulett）などは、「経穴は、昔に発見された筋の運動点に等しい」と述べている。しかし、C・チャン・グン（C. Chan Gunn）教授は、この説明は単純化しすぎているとし、次のように論じた。「経穴を『運動点』、あるいは『筋筋膜のトリガーポイント』と断じるのは単純すぎる。これらはゴルジ腱器官である」ニューヨーク医科大学臨床精神医学部准教授ステファン・ボーテック（Stephan Botek）は、これらの発言以外にも、他の研究者の発言を引用している（Ernst 1983）。

Botek（1985）は、「筋筋膜への刺鍼」という用語は、鍼療法の効果に関する伝統的な説明を用いずに鍼療法を定義する際の1つの選択肢である、と考えている。ある研究では、第1指と第2指の間のみずかきにある大腸経4（合谷）と、膝下にある胃経36（足三里）を利用した。この研究では、顔、両手、両足の皮膚温度を記録した。安静時と比較すると、徒手による刺激でも電気刺激でも、どちらの反射点を刺激しても全身が暖まる効果が現れた。顔面では直後に（Lewith & Kenyon 1984）、両手両足では10-15分後に効果が現れたという。また、電気刺激よりも徒手による指圧後のほうが明らかに温度の上昇が高かった。このことから、これらの反射点は、徒手で刺激するほうがその他の方法より効果的であることが分かる。

Lewith & Kenyon（1984）は、鍼療法や指圧が鎮痛効果をもたらす際のメカニズムに関してさまざまな考え方を示した。これには「ゲートコントロール理論」などの神経学的な説明も含まれている。この理論や、このテーマに関する他の理論は、中枢神経系や脳のさまざまな構造に注目し、鍼療法が鎮痛効果を発揮する際に働くメカニズムを正確に特定しようとしている。

しかしこれだけでは、説明としては不完全と思われる。ホルモン（エンドルフィン、内在性カンナビノイドの放出など）や心理的要因も、患者の疼痛知覚の修正に関与していることが分かっているからである。

指圧は、反射と直接的な神経学的要因を組み合わせ、さらにエンケファリンやエンドルフィンなどの分泌物を関与させて、効果をあげていると考えられる。この考え方は、本項で論じる反射活動（神経リンパ反射など）のすべてにあてはまると言えるだろう。

西洋医学の診断において利用する関連痛や圧痛を引き起こす点の多くは、経穴でもある。次に例をあげる：

- 頭部には経穴の大半、特に募穴と兪穴がある（以下を参照）

- マクバーニー(McBurney)点、クラド（Clado）点、コープ（Cope）点、キュンメル（Kummel）点、ラヴァイタス（Lavitas）点など、虫垂炎を発症した際に「圧痛」を感じる点は、伝統的な鍼療法の胃経、脾経、腎経上にあり、鍼療法士は虫垂炎の治療をする際にこれらの点を利用する
- 胃潰瘍患者は、ボアス（Boas）点と呼ばれる部位に圧痛を感じる。これは、胃経の兪穴である膀胱経21と一致する
- 腎臓の感染症では、西洋医学のブリューワー(Brewer)点が現れる。これは脾経の兪穴である膀胱経20に対応する（伝統的な鍼療法では、腎臓の要素である水を制御する役割を果たすと言われている）

これらのよく知られた点の重なりは、その他の点の分類体系を比較した場合にも見つけることができる。

阿是穴

鍼療法では、阿是穴として知られている、経絡図に掲載されていない反射点も治療する。阿是穴には、通常は特定の関節の不調や疾患に関連して自発的に生じる疼痛点がすべて含まれる。過敏になっている時間の長さに応じて、鍼か圧迫のどちらがよいかを見極める。これらの反射点は、ローレンス・ジョーンズがストレイン／カウンターストレインのなかで論じた「圧痛」点と同じと考えてよいだろう。この手法については本章で後述する。

募穴、兪穴、井穴

伝統的な鍼療法の主要な点には、特定の内臓機能障害があると痛むものが多い。これらの点を、募穴という。募穴については以下に場所を示す。また、次の解説文を読むと、利用しやすくなるだろう：

- 募穴は、体の前面にしかない。各経穴は、12の経絡とその機能にそれぞれ対応している。募穴の6つは中線上にあり、他の6つは両側にある。募穴を触診したときに圧痛がある場合は、その経穴に関連する内臓に機能障害があることを示していると思われる。伝統的な鍼療法では、軽い圧をかけたときに感受性があった場合、関連するエネルギーが欠乏しているととらえる。重い圧をかける必要がある場合は、過剰なエネルギーに関連した状態といえる
- 兪穴は、体の背面にある。兪穴はどれも、脊柱に平行して体の両側を走行する膀胱経上にある。それぞれ、経絡のいずれかとその機能に対応している。エネルギーの欠乏や過剰に関しては、募穴と同じような関係性がある（軽い圧で感受性がある場合は欠乏、重い圧が必要な場合は過剰）。図に示すように、兪穴はほかにもいくつかある（図4.3を参照）。以下のリストにあげた経穴のどこかに自発痛がある場合は、その経絡と、対応する器官や機能に機能障害があることを示している
- 井穴は、経絡の最後の点なので、指やつま先にある。これらの経穴のどこかが敏感になっている場合は、その経絡の機能障害やエネルギー不足に関係していると言われている。これらの点の電気抵抗の測定は（Melzack et al 1977）、フォル式電気経絡検査など現代の電気鍼システムで何度も行われてきた。徒手による検査がよく行われているが、もちろん電気を使った手法が登場するまではこの方法しかなかった。これらの経穴はすべて両側にある

募穴の位置

募穴（表4.1、図4.2を参照）は、体の前表面にある。どこかの募穴に自発痛がある場合は、関連する経絡に機能障害があることを示していると考えられてきた。軽い圧をかけたときに圧痛がある場合は、その経絡のエネルギーが欠乏している疑いがあり、重い圧をかけたときに圧痛が生じる場合は、その経絡のエネルギーが過剰になっていることを示す。

これらは経絡の機能に対応する反射点である。体内のエネルギー経済のなかで、さまざまな経絡が果たす役割について意識することは、募穴の圧痛が生み出す反応の重要性を評価するうえで重要である。

兪穴の位置

兪穴は、体の背部にある（図4.3を参照）。自発痛がある場合は、関連する経絡に機能障害があることを示していると考えられる。軽い圧をかけたときに圧痛が生じる場合は、その経絡のエネルギーが欠乏し、重い圧をかけたときに圧痛が生

表4.1 募穴

		経穴
1	肺経	LU1
2	肝経	LV14
3	胆経	GB24
4	腎経	GB25
5	脾経	LV13
6	大腸経	ST25
7	心包経	VC17
8	心経	VC14
9	胃経	VC12
10	三焦経	VC5
11	小腸経	VC4
12	膀胱経	VC3

じる場合は、関連する経絡のエネルギーが過剰であることを示している。兪穴はすべて膀胱経上にある。関係性については表4.2に示した。兪穴は左右の経絡のやや外側にあり、関連する経絡の反射点でもある。

井穴の位置

井穴（表4.3、図4.4を参照）は、経絡の最終点を示している。この経穴が敏感になっているときは、経絡のエネルギーのバランスが崩れていると考えられる。相対的に敏感な場合は、器官（エネルギー）のバランスが相対的に崩れていることを意味する。徒手または電気で検査することができる。

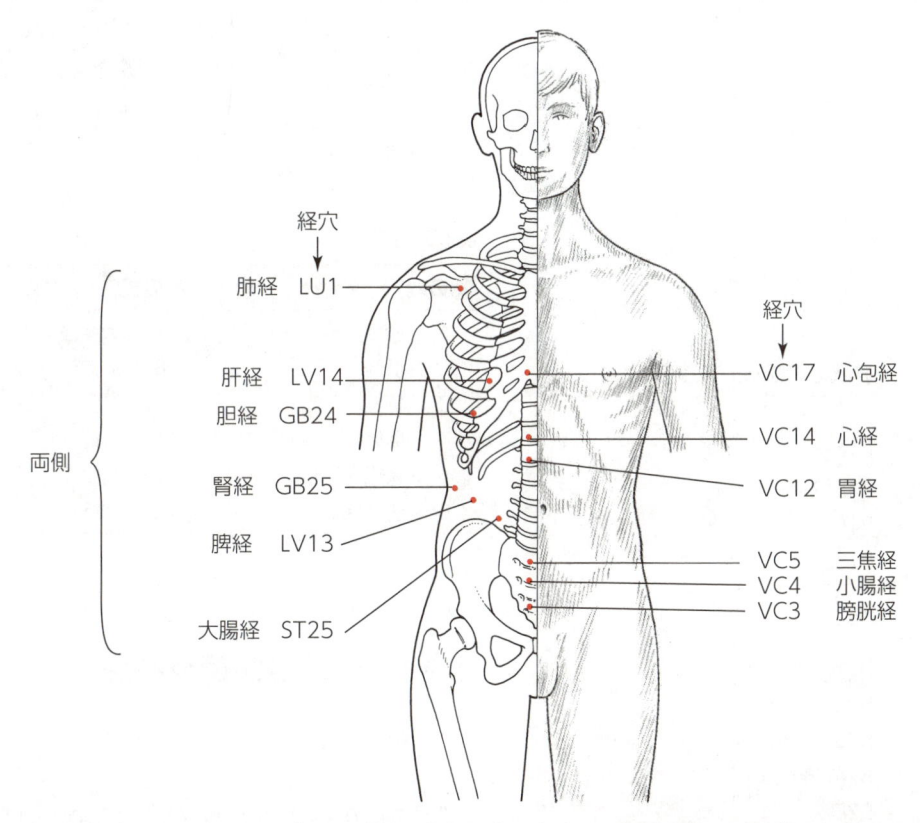

図4.2 体の前表面にある募穴の位置。いずれかの募穴に自発痛がある場合、関連する経絡に問題があると考えられる。軽い圧をかけたときに圧痛が生じる場合、「エネルギー欠乏」が生じていると考えられる。重い圧をかけたときに圧痛が生じる場合、「エネルギー過剰」と思われる。これらの経穴を治療や診断に使うためには、それぞれの経絡に関連する器官や機能を理解しておく必要がある。

図4.3 体の背部表面にある兪穴の位置。左右の経絡のやや外側にある。いずれかの兪穴に自発痛がある場合、関連する経絡に問題があると考えられる。軽い圧をかけたときに圧痛が生じる場合、「エネルギー欠乏」が生じていると考えられる。重い圧をかけたときに圧痛が生じる場合は、「エネルギー過剰」と考えられる。これらの経穴を治療や診断に使うためには、それぞれの経絡に関連する器官や機能を理解しておく必要がある。

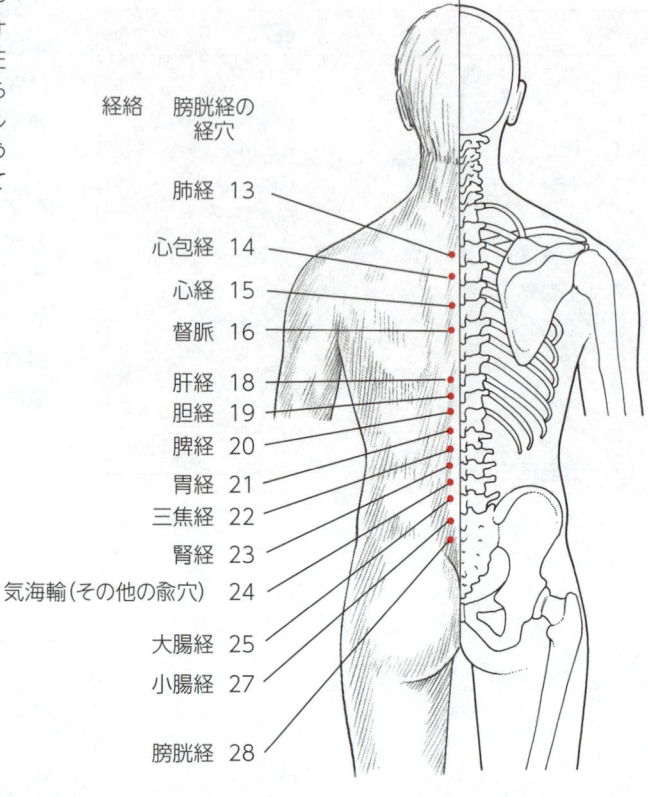

経絡	膀胱経の経穴
肺経	13
心包経	14
心経	15
督脈	16
肝経	18
胆経	19
脾経	20
胃経	21
三焦経	22
腎経	23
気海輸(その他の兪穴)	24
大腸経	25
小腸経	27
膀胱経	28

表4.2 兪穴

	経絡	膀胱経の経穴
1	肺経	B13
2	心包経	B14
3	心経	B15
4	督脈	B16
5	肝経	B18
6	胆経	B19
7	脾経	B20
8	胃経	B21
9	三焦経	B22
10	腎経	B23
11	気海輸	B24（その他の兪穴）
12	大腸経	B25
13	小腸経	B27
14	膀胱経	B28

表4.3 井穴

	足の経穴		手の経穴
1	脾経	7	大腸経
2	肝経	8	心包経
3	胃経	9	三焦経
4	胆経	10	心経
5	腎経	11	小腸経
6	膀胱経	12	肺経

ベネットの神経血管反射点

(Martin 1977)

　豊富な臨床経験を持つアメリカ合衆国のカイロプラクター、テレンス・ベネット（Terrence Benett）は、これまでに知られていない反射が存在し、診断と治療にそれを役立

経穴　85

図4.4　12の経絡の最終点を示す井穴の位置。これらの経穴に感受性がある場合、関連する器官（エネルギー）のアンバランスに関係していると考えられている。これらの経穴は、徒手でも電気でも検査することができる。

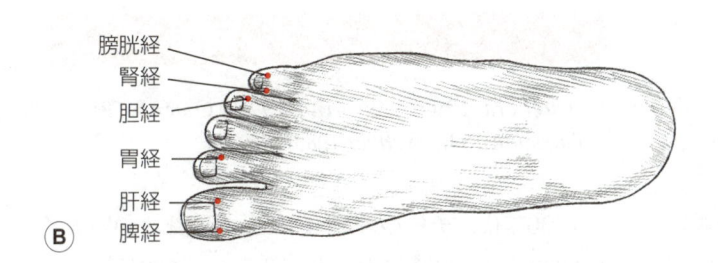

A
- 小腸経
- 心経
- 三焦経
- 心包経
- 大腸経
- 肺経

B
- 膀胱経
- 腎経
- 胆経
- 胃経
- 肝経
- 脾経

てることができるという結論に達し、神経血管反射と名づけた。彼が開発したワークを講義ノートに記したものが、彼の死後、ラルフ・マーティン（Ralph Martin）によって編集され、『Dynamics of Correction of Abnormal Function (Martin 1977)（異常な機能の修正に関するダイナミクス）』として出版された。主な反射点については、診断手順を論じる第5章で紹介する。

チャップマン反射（後述する）とよく似ているが、ベネットは、触診したときに質感に変化があり、収縮したり、硬化したりしている組織について論じた。ベネットは軽い圧をかける治療法を提唱した。「最低限でよい。組織が半虚血状態になれば、刺激として十分である」と述べている。

経験により、軽い圧をかけた後は、軽く皮膚をストレッチしたほうがよいことが分かった。Karel Lewit (1992)の見解と同じだが、皮膚の痛覚過敏帯（感作された部位）を治療する場合、皮膚をやさしく伸張すると反射活動が引き起こされる（第5章を参照）。痛覚過敏になると皮膚の弾力性が減少し、下にある筋膜に癒着しやすくなり、電気抵抗も小さくなるからである。

ベネットのシステムでは、皮膚のゆるみを取り除くために指先を軽く引き離して最低限の力でストレッチする。大半のケースでは、軟部組織の機能障害がいくらかでもその領域に現れているときにこうしてけん引をすると、想定された通り、弾力性が失われていることが分かるだろう。皮膚に軽いストレッチをかけ続けていると（「軽い」筋筋膜リリース効果がある）、皮膚が伸びやすくなり、その後に通常は律動感を得ることができる。John Thie (1973)は、律動感について次のように述べている：

接触して数秒後、軽い律動を感じることができる。1分間に70-74回という一定のレートである。この律動は心拍数とは関係しないが、皮膚にある毛細血管床の初期の律動だと思われる。

ベネットは、組織の変化や弛緩という形で反応が起きるまで、また最も重要な点として、施術者が律動を感じるまで、接触を続けるべきだと主張している。患者やその状態に応じて、律動が数秒で現れることもあれば数分かかることもある。ベネットはこの律動を「細動脈律動」と名づけた。理由については以下のように述べている：

　代謝を制御しているのは、動脈と細動脈の接合点にあるシステムの起点である。律動の感覚は非常に大切である。……それがないと、何もできないのである。

この律動とともに、組織が変化した感触も重要である：

　指の下にある組織は、数秒ほどワークをすると弛緩しはじめる。すると施術者は、緊張がゆるむ程度を感じることができる。弛緩してしまえば、施術者にできることはそれで終わりである。

反射点のなかには、診断のみのために利用する点も、治療のために利用する点も、両方に使える点もある。

たとえば、左側の第二肋間隙にある冠状動脈反射は、組織の変化に触れることができ、患者にも感覚がある領域で生じるが、これは診断のみに利用する（図にはない）。ベネット反射が起きる領域を意識しておけば、治療や診断の知識の幅が広がり、役立つだろう。NMTの診断モードを利用すると、評価した組織には感受性がある反射点が何カ所も現れるだろう。そのうちの一部はベネットが発見した反射点と一致するので、患者に影響を与えている機能障害の性質全体を評価する際に、利用することができる。もちろん、ベネットが意図したように、それ自体をシステムとして、内臓や機能の生理的変化や病理の評価と治療に利用することもできる。ベネット反射点は、アプライド・キネシオロジーの手法に取り入れられている。頭蓋にある有名な反射点は、情動障害の治療に利用されている。

ベネットが発した警告の一部を次にあげる：
- 頭蓋の反射点は治療しすぎないこと（最大2-3分にとどめる）
- 甲状腺機能亢進症の患者の場合は、甲状腺と下垂体の反射を一度の診察で治療しないこと（まずどちらかを治療し、もう一方の部位は次の診察時に治療する）
- 心臓が肥大している場合は、鎖骨中線にある第3肋骨は治療しない
- 大動脈洞反射は、脳反射に触れる前に治療する
- 卵巣を治療する場合は、その前に甲状腺に注意しておく

ベネット反射点のリストは、NMTの診断について考察する第5章で紹介する。

3. チャップマン反射

(Kuchera 1997, Mannino 1979, Owens 1980, Patriquin 1997, Walther 1988)

1930年代、チャップマン（Chapman）とオーウェンズ（Owens）は「神経リンパ」反射パターンについて論じた。現在、オステオパシーとカイロプラクティックで広く使われているパターンである。Chaitow (1965)は、これらの反射について以下のように述べている：

　これから論じるチャップマン反射は、全体像をつかんだものではなく、氷山の一角にすぎないが、それでもその価値は極めて大きい。チャップマン博士とオーウェンズ博士がチャップマン独自の発見を初めて報告したのは、1930年代のことである。彼らのワークの修正版は、アプライド・オステオパシー学会から出版された。チャップマン反射では、表面の変化に触れることができる。これは特定の解剖学的領域における収縮と表現するのが最もふさわしく、つねに同一の内臓に対応している。各器官の反射について述べるにあたり、チャップマンは通常体の前後に現れる組織の反射領域を示した。これらの反射は深筋膜で生じ、「神経節の」収縮と表現される。収縮はペレット大のものから豆粒大のものまでさまざまで、体の前面では肋間の胸骨付近に位置する。似たような組織の変化は、骨盤で生じる反射にも見られる。下肢での反射に見られる組織の変化は「紐様の塊」、または「非晶質で、硬くて丸みがあるプラーク」と表現される。背側の脊柱での反射は棘突起と横突起の先端の間で生じ、より浮腫状である。

特徴

Patriquin（1997）は、チャップマン反射の特徴について以下のように述べている：

- 小さい
- なめらか
- 硬い
- 孤立して触知できる
- 直径約2-3mm

深部の腱膜や筋膜にあり、一部が固定されたタピオカ粒のような感じ、と表現されることもある。

臨床における反射の価値

触知できる組織の変化は、特定の内臓との位置関係が比較的一定であるため、病気の性質は分からなくても、どこに病気があるかを見極めることはできる。これらの反射には3通りの価値がある：

1. 診断の補助。虫垂炎（右側の第12肋骨の先端。図5.8Bの38を参照）の反射など一部の反射は、右下腹部の痛みなどがあるときに別の診断法の補助として非常に役立つと、Partiquin（1997）は述べている。「今日、チャップマン反射は、特定の治療介入としてよりも、オステオパシーの身体検査の一部として使われることが多い」
2. 体液、主としてリンパ液の動きに影響を与えるために利用できる
3. 神経系を通じて内臓の機能に影響を与える。「特定の器官や内臓に対する交感神経の悪影響を低減するために、臨床で反射をマニピュレーションすることができる。……過敏性腸症候群のために腸が頻繁に動く患者は、腸脛靱帯や腰仙の傍脊柱組織や、チャップマン反射で関連する軟部組織を治療すると、数日から数カ月の間は機能が正常、あるいはほぼ正常になると報告している（Patriquin 1997）（図5.8Aと5.8Cの、人体の前面および背面の24を参照）

反射のメカニズム

これらの反射が機能するメカニズムについて、肋間反射を例にとって説明する。前面の肋間筋膜の前後の層にある受容器官が刺激を受けると、外肋間筋と内肋間筋を支配する肋間神経を通じて反射が起きる。すると、交感神経線維を通じて肋間動脈、肋間静脈、リンパ節などに影響がおよぶ。このような刺激を受けると、組織に排出する救心性および遠心性の管が増減し、リンパ液の流れも増減し、それによって領域のリンパ系全体の排出に影響がおよぶ。これらの組織に関連する交感神経線維を通じ、重要な器官のリンパ節もまた影響を受けるのである。

神経筋テクニックの結果を解説する

神経筋テクニックを使うと、ときに驚くような結果が出ることがあるが、これらの反射を用いれば、その秘密を説明できるようである。スタンリー・リーフは、肋間隙と傍脊柱領域の組織を正常化することの重要性を特に強調した。これらの部位には、主要な神経リンパ反射の多くが集まっているからである。また、治療をしすぎないことの重要性も強く指摘している。このような配慮は、どれだけ注意深く行っても足りないくらいである。

チャップマン反射の有効性を支持する研究エビデンス

- Caso（2004）は、慢性的な便秘と腰痛がある患者のケーススタディを報告した。チャップマンの神経リンパ反射は、診断でも治療でも役立ったようである。「これは比較的単純でありながら有益な診断および治療法であり、示唆に富んでいる。これを機に、今後の研究や臨床での活用がうながされるだろう」
- Lines et al（1990）は、無症候の人を30人、4つの異なる状況で治療し、横隔膜に関連すると言われている神経リンパ反射を刺激した。そして、治療の前後で呼吸機能を肺活量計で測定した。努力肺活量（FVC）と一秒量（FEV1）を全サンプルで測定したところ、治療後に有意な改善は見られなかった。しかし、30人の被験者のうち8人は、初期の努力肺活量と一秒量が予想より少なかった。**8人の結果を個別に分析し、治療前の努力肺活量と治療後の努力肺活量を比較すると、有意な改善が見られた**
- ある試行では、血圧に対するマニピュレーションの有効性を評価するためにチャップマン反射の刺激を利用した（Mannino 1979）。すると、この治療による効果があったことを特定できる結果が得られた。治療には、副腎機

能に関連する反射点を選んだ。この反射点またはシャム反射点に対して、円運動を使った治療を合計2分間行った。チャップマン反射点は胸椎11番と胸椎12番の横突間の両側にあり、ちょうど棘突起と横突起の先端の中間に位置する（図5.8Fの37を参照）。シャム治療では、胸椎8番と胸椎9番の間に治療をした。ここは小腸の不調に対応するものの、試行で評価する症状には影響を与えない。試行の結果、すぐには血圧への効果は現れなかったが、アルドステロン値は驚くほど変化し、その後、血圧も降下した。緊張亢進が見られた被験者では、治療前にアルドステロン値の異常が見られた。副腎に対応するチャップマン反射点を治療した場合、36時間以内にはアルドステロン値が一定の速さで下がりつづけたが、シャム反射点を治療した場合には、まったく値に変化は見られなかった。副腎に対応する反射点を治療した36時間後に測定したところ、収縮期圧が15mmHg、拡張期圧が8mmHg低下していた。反応の遅れは、治療は交感神経系による副腎髄質へのフィードバックを妨害、あるいは弱める傾向があることを示唆している（Patriquin 1997）

ニモはチャップマン反射を使わなかった

チャップマンの神経リンパ反射に反対する情報もある。Vannerson & Nimmo（1971）は、ニモのレセプター・トーヌステクニック（第2章を参照）を教えるために（1960年代に）使われた組織の会報誌、『The Receptor（レセプター）』に次のように記している：

（チャップマンが）想定した神経リンパ反射を実証する研究は行われていない。管を収縮させる機能は筋線維にしかないが、筋線維は胸管や少数の本幹にいくつかあるほかは、リンパ管壁には存在しない。しかも、筋線維はまばらに位置しているため、リンパ液の推進にはほとんど効果がない。

2人の著者は、特定の部位で反射が起きるというチャップマンの意見は「夢想的」であるとして、取り合わなかった。
Vannerson & Nimmoの指摘の1点目は、リンパはさまざまな方法で移動すると述べた『グレイ解剖学』（Gray 1973）の内容と矛盾する。毛細血管から体液が浸透するため、リンパ管でも浸透は生じる。また、周囲の筋が収縮し、リンパ管を圧迫することからも、ある程度の運動は生じるが、その運動は弁があることで引き起こされる。このような筋の収縮は、通常の活動や筋の収縮・弛緩シーケンスに依存している。グレイによると、そのような領域では、マッサージで動かすことによってリンパ液をさらに動かすこともできるという。近接する動脈の拍動や呼吸運動も、リンパ液の動きを助ける。Vannerson & Nimmoの意見とは異なるが、グレイは次のようにも述べている。「リンパ本幹壁の平滑筋は、弁のすぐ近くにある。リンパ管は、本幹に付随する交感神経の刺激を受けて収縮する。つまり、リンパ管の内在筋は、おそらくリンパ液の流れを補助しているのだろう」

1979年、5人の健康な男性に直立姿勢で動かずにいてもらったところ、1分間当たり8-10回のリズミカルなパルスがリンパ管で記録された。これは、呼吸や足の運動とは同期していない（Oszeweski & Engeset 1979）。Degenhardt & Kuchera（1996）は、このプロセスを次のように述べている。「リンパ系に内在する収縮は、リンパ壁の経壁の拡張や、神経やホルモンのメディエーターにもとづいて行われる」。

さらに、次のように述べている：

リンパ系の生理学は極めて複雑である。リンパ液の流れに影響を与える数々の要因に関する研究は、始まったばかりである。多くのマニピュレーションテクニックでは、筋筋膜から外的にリンパ管を圧迫することに焦点を当ててきた。……現在は、リンパ管に収縮性があることが研究で示されている。内在性のポンプ機能は自律神経が制御しており、軟部組織の化学物質や、全身で生成されるホルモンによって、局所的に調整される。現在では、内在性の収縮のほうが外的な力よりもリンパの流れに影響を与えると考えられている。

このような証拠があることから、チャップマンが提唱した「神経リンパ反射」という用語は、この現象を正確に表していることが分かる。

Vannerson & Nimmoが指摘した2番目の問題（反射部位の特定）のほうが、特に個人の解剖学的な違いを考慮すれば、妥当といえるだろう。体表にある反射点は、解剖学的な位置として正確に定めることは決してできないと思われる。

しかし、およその位置なら特定することはできる。たとえば、虫垂炎を発症してマクバーニー点が現れる場合は、一般に言われている部位から、普通は数度しか離れていない点に現れる。もちろん例外はあるが、東洋の神秘と言おうか、中国ではこの点を考慮して経穴の位置を説明する。「身体尺」という、人それぞれの解剖学的な比率を考慮に入れた尺度を考案し、個別化できるようにしたのである。本書に掲載した図や人体図についても同じ点に留意してほしい。人による体格の差を考慮し、およその位置を示している。

しかし、軟部組織の機能障害であれば触れることができるので、人体図に頼る必要はない。そのため、図に表されている一般的な指針は役立つものの、触診技能に利用することはできない。

チャップマン反射点の図は、NMTを利用した診断と治療について論じる第5章で掲載した。

神経リンパ反射点の触診と治療

Kuchera（1997）は次のように提案している。「チャップマンの（神経リンパ）筋筋膜圧痛点をテストする場合は、検査の最初のほうで触診をすること。圧痛点がある領域の筋筋膜組織を動かすと感受性が低下するが、そうなると診断の手がかりである、触れると圧痛を感じる点がどこにあるのか分からなくなるだろう」

前胸部と腹部でNMTの評価モードを行ったとき（第7章を参照）、へその辺りに異常な圧痛があった場合は、膀胱、腎臓、副腎の機能障害に関連があるだろう（図5.8Aと5.8Bの15、16、37を参照）。同様に、左側前部の第5肋骨と第6肋骨の肋間隙に圧痛のある領域がある場合は（図5.8Aの13、14を参照）、たとえば胃や消化系の症状がないか、患者に尋ねてみるとよい。

機能障害がある器官や機能（他の臨床的な証拠でも存在が確認されたもの）をリンパ面から治療する場合は、第5章で解説するシーケンスのうち、背部の反射点を、円を描くようにやさしく圧迫する方法を使うとよいだろう。

Arbuckle（1977）は、チャップマン反射について次のように言及している：

これらの反射点は、診断に際して計り知れない価値を持つ。たとえば、腹部右下に強烈な痛みを抱える女性の場合、原因は複数考えられるが、反射点を利用すれば痛みの原因になっている器官を特定することができる。陽性の反射点を見れば、虫垂、盲腸、卵管、卵巣のどこに問題があるかが分かる。内分泌腺の相互関係や、リンパ管や自律神経の妨害に関してある程度の知識があれば、治療の際にこれらの問題を考慮し、それを反映することができる。これらの反射を扱う際は、正しいシーケンスに従って行わないと、望み通りの結果を得ることはできない。これを守らないと、その他の治療法の適用を間違えたときと同じように、体のメカニズムに一層の混乱をもたらす結果にもつながる。

4. 結合組織マッサージ／マニピュレーション

反射効果を診断と治療の両方で利用するシステムとしては、結合組織マッサージ（CTM）もある。結合組織マッサージは組織を「ローリング」（ずらす力や引きあげる力を利用した伸張）し、反射と局所的な効果を生み出している。

Citak-Karakaya（2006）は、線維筋痛症の女性患者20人を対象に結合組織マッサージを行い、結果を評価し、次のように報告している：

統計的に解析したところ、痛みの強度、線維筋痛症が機能的な活動に与える影響、眠っても疲労が回復しないという不満は、治療プログラム後に改善したことが分かった。

結合組織マッサージを利用したその他の研究でも、次のようなケースで効果があったことが示されている：

- 偏頭痛（Akbayrak et al 2001）
- 緊張型頭痛（Akbayrak et al 2002, Demiturk et al 2001）
- 線維筋痛症（Chitak et al 2001）
- レイノー病（Demiturk et al 2000）
- 自律神経失調症（Reed 1988）
- 不安（McKechnie A et al 1983）

結合組織マッサージ：
手法とメカニズム

Ebner（1962）によると、結合組織マッサージを使った診断と治療では、触診で得られる反射を利用して、組織の変化を特定することができるという。その際、以下のいずれかの形態をとる：

- 組織の束が引き込まれている
- 組織が平坦になった領域がある
- 局所的に腫れている印象を与える、盛り上がった領域がある
- 筋の萎縮または肥大がある
- 脊柱に骨性の変形がある

以上のような変化が現れる共通「ゾーン」については、第5章で詳しく図示し、論じる（図5.3を参照）。結合組織マッサージでは、指を使ったストロークで組織を引っ張り、伸張する。この手法は内臓皮膚反射にもとづいて効果を上げているという。

Bischof & Elmiger（1960）は、次のように解説する：

結合組織に張力という特定の力学的な力を加えるだけで、神経反射を引き出すのに十分な刺激になるようである。結合組織マッサージ／マニピュレーションはまず、皮膚にある交感神経終末細網に働きかける。交感神経の幹や脊髄を引っ張るストロークをすると、インパルスが活性化し、自律神経系の最も小さい枝がこのインパルスに触れるのである。インパルスは体性感覚脊髄神経を通じ、後根神経節経由で灰白質に達するか、あるいは血管叢から同じ分節の交感神経節または隣接する分節の神経節に向かい、白交通枝を通って脊髄の後根や灰白質に達する。これらのインパルスは、遠心性の自律神経根細胞に直接終末するか、あるいは介在ニューロンによって終末する。

遠心性経路では、インパルスは自律神経の側角または中間外側柱から前根、白交通枝を通り、分節の交感神経節または隣接する分節の神経節に向かい、最後には疾患がある器官に達する。結合組織反射ゾーンの起点と結合組織マッサージの影響は、内臓、血管、神経はもちろん、同じ体節から下行する運動装置の関係による。

結合組織マッサージに対する反応には、心地よい疲労や腸の運動、利尿など正常な自律神経反応も含まれる。浮腫は顕著に減少し、ホルモンのバランスはある程度回復する。結合組織マッサージは、ある面ではNMTに似ており、「スキンローリング」の手法は実質的に同じともいえる。そのため、両者を比較してみると、これらの手法によって得られる結果には興味深いものがある。

ジョーンズの圧痛点（図4.5）

(Jones 1980)

ローレンス・ジョーンズ（Lawrence Jones）は、「ストレイン／カウンターストレイン」（SCS）というファンクショナル・マニピュレーション・アプローチを発展させるにあたり、一連の「反射点」を発見したと述べた。ジョーンズは、筋骨格系にかかる特定の緊張やストレスにこれらの敏感な領域が関連していることを発見し、その領域をゆるみのポジションに導くときのモニターとして利用した。治療のプロセスでは、触知できた圧痛点の敏感さが減り、それを受けてストレスがあった組織が弛緩（ゆるみが増えた）した。ジョーンズが報告した圧痛点とそれらを治療するための手法は、「ポジショナルリリーステクニック」という枠組みの中に入れられている（Chaitow 2001, D'Ambrogio &Roth 1997, Deig 2001）。ストレイン／カウンターストレインの手法は第8章で解説する。また、第9章で述べるように、トリガーポイントの不活性化に用いる統合シーケンス（INIT）にも組み込まれている。

これらの「圧痛点」は、触れると敏感になっているにも関わらず、通常、患者はその部位に痛みを感じていないことが多い。その意味では、伝統的な中医学の阿是穴（自発的な圧痛がある）に似ている（Chaitow 1991）。

大切なのは、圧痛点から圧痛を取り除くために対象領域で「ゆるみ」のポジションを取ることで、おそらくある程度の虚血圧迫／抑制圧迫／指圧が行われているのだろう。鎮痛や、収縮やスパズムを低下させる効果があると言われているが、この点については、組織を「ゆるみ」のポジションに置いた結果として、抑制／エンドルフィンの放出、循環の改善、そしておそらくは神経への影響が現れたことが関係しているのだろう。

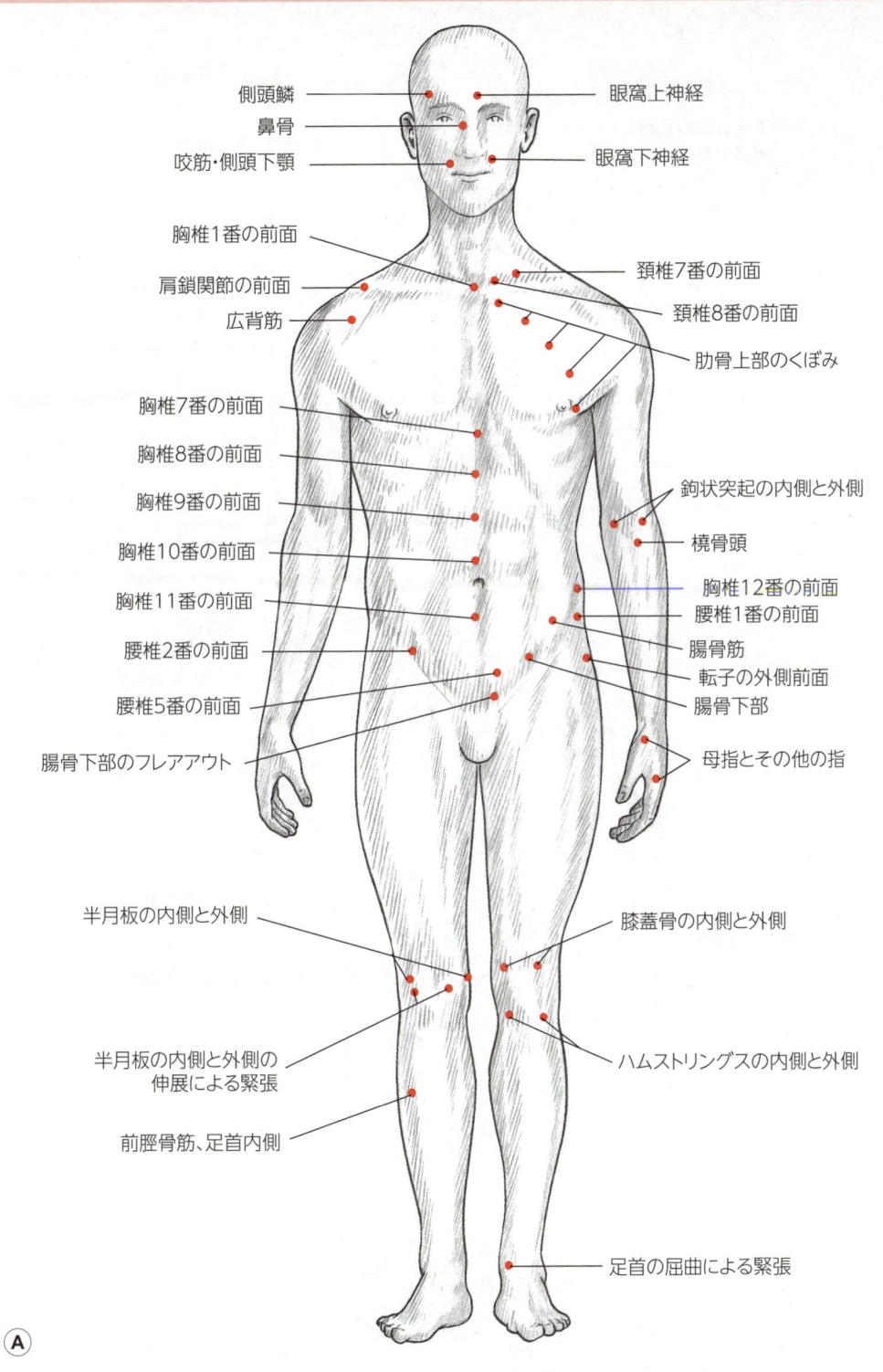

結合組織マッサージ／マニピュレーション 91

図4.5A　体表前面にあるジョーンズの圧痛点。一般に屈曲による緊張に関係する。

図4.5　ジョーンズの圧痛点の位置。特定の緊張（急性または慢性）があると両側で反応が生じるが、図では片側のみ記してある。圧痛点の位置はおよその位置であり、特定の外傷や緊張に関連するメカニズムや組織に応じて、図示した領域の範囲内で多少のずれはある。

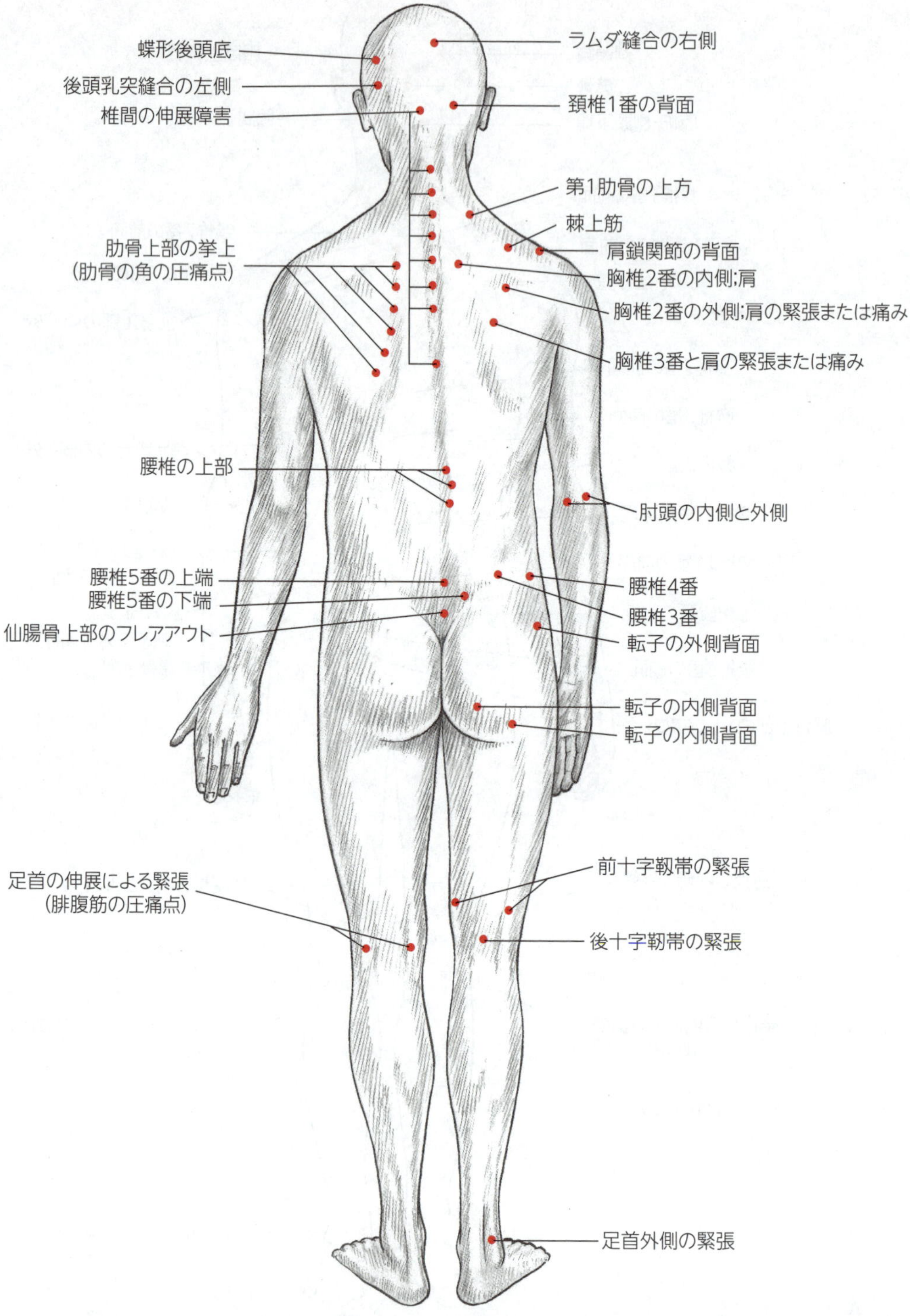

図4.5B 体表背面にあるジョーンズの圧痛点。一般に伸展による緊張に関係する。

骨膜の疼痛点

（*Lewit 1992* より引用）

痛みのある領域（表4.4）は普通、対応する筋や腱の急性または慢性の収縮に関連している。

鍼療法研究の先駆者であり作家のフェリックス・マン（Felix Mann）は、多くの場合、骨膜に刺鍼をすると、通常の鍼療法より高い効果が得られると述べている（Mann 1963）。そしてこのアプローチで利用する部位のなかから特に表4.5を取り上げた。臨床経験からいえば、NMTの虚血圧迫テクニックや筋エネルギー法をこれらの反射点に施術すると、伝統的な刺鍼と同じような効果を上げることができた。

5. 混乱が生じているか

軟部組織は、体の経済性、構造の統合性、そして人の幸福にとってとても重要な組織である。また、痛みや機能障害、そして今ではもう明らかなように、反射障害の主な発生源でもある。

「反射点」に関してはさまざまな体系や分類があり、それぞれに理論や手法、用語がある。NMTはこれらの反射にアクセスし、反射を利用するため、これらは重要だといえる。同じ現象でも、さまざまな見方や解釈があることを認めれば、たとえば経穴やトリガーポイントやチャップマン反射点がまったく同じ点でありながら、それぞれ反射がもたらす力の別の側面を取り上げていることが理解しやすくなるだろう。

NMTは（他の手法と組み合わせて）、有害なトリガーポイントとトリガーポイント領域を検知し、取り除くための有効な手段として使うことができる。これらのトリガーポイントは、機能障害を引き起こしたり、維持したり、反射活動に影響を与えたりする。機能障害は、たとえば筋の弱化、筋収縮、疼痛、血管拡張、血管縮小、組織の変性、胃腸障害、交感神経系の解除（解放）反応、呼吸障害、不安などの情動障害や「心理的」障害といった形で現れる。

組織にさまざまな形でストレスがかかった結果として生じる有害な（痛みを起こす）反射点は、緊張亢進した筋や低緊張の筋、靱帯や筋膜、あるいは見たところ正常な組織に生じているだろう。これらの反射点が活動性のときは、適正な圧を

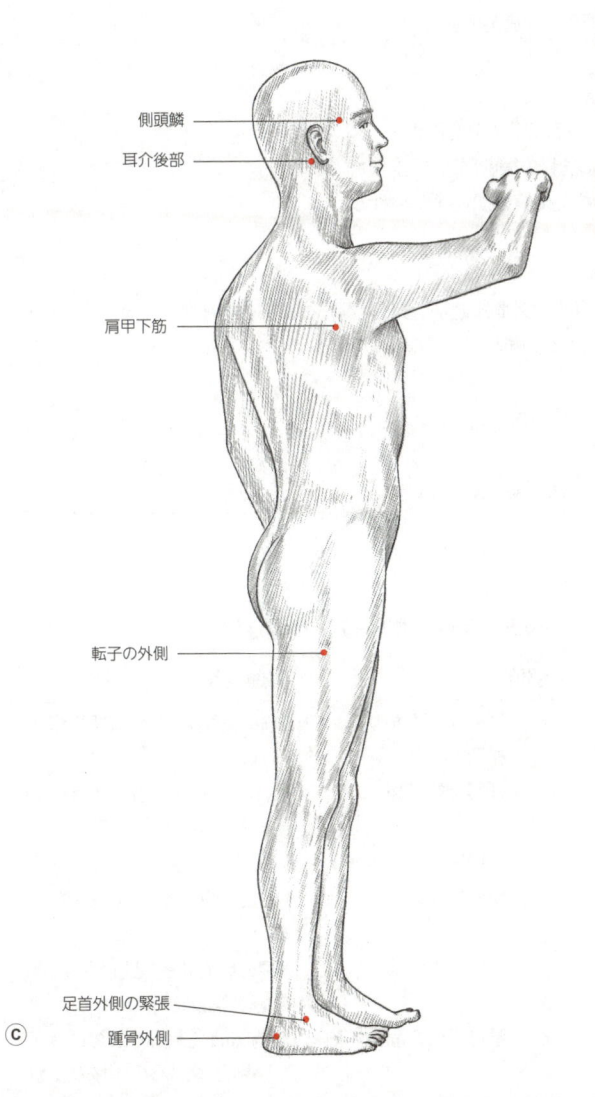

図4.5C 体表側面にあるジョーンズの圧痛点。一般に側屈や回転による緊張に関係する。

（側頭鱗、耳介後部、肩甲下筋、転子の外側、足首外側の緊張、踵骨外側）

表4.4　骨膜の疼痛点（Lewit 1992を修正）

部位	筋／関節
中足骨頭の痛み	アーチが落ちている、扁平足
踵骨の突起（圧迫すると痛む）	足底腱膜の緊張
脛骨隆起の痛み	長内転筋の緊張／股関節の機能障害の可能性
腓骨頭の痛み	大腿二頭筋の緊張
上後腸骨棘の圧痛	腰部、殿部、仙腸骨領域などさまざまな可能性がある
恥骨結合の外側面	内転筋の緊張。股関節部または仙腸部の機能障害
尾骨の痛み	大殿筋の緊張。梨状筋または肛門挙筋が関与している可能性がある
腸骨稜の痛み	腰方形筋の緊張／中殿筋および／または腰背部の機能障害
大転子の痛み	外転筋の緊張／股関節部の機能障害
腰椎の棘突起の痛み（特にL5）	傍脊椎筋の緊張
中背部の棘突起の痛み	頸椎下部の機能障害
C2の棘突起の痛み	肩甲挙筋の緊張。C1-2、2-3の機能障害
剣状突起の痛み	腹直筋の緊張。第6-8肋骨の機能障害
乳頭間線または前腋窩線上の肋骨の痛み	胸筋の緊張。内臓の機能障害の関連痛が現れる
上部肋骨の胸肋接合部の痛み	斜角筋の緊張
鎖骨の内側面の痛み	胸鎖乳突筋の緊張
環椎の横突起の痛み	胸鎖乳突筋および／または外側頭直筋の緊張。環椎後頭部の機能障害
後頭部の痛み	頸椎上部または環椎の機能障害
橈骨茎状突起の痛み	肘の機能障害
上腕骨顆の痛み	局所の筋または肘の機能障害
三角筋付着部の痛み	肩甲上腕の機能障害
関節突起の痛み	顎関節の機能障害。そしゃく筋の緊張

かけるとつねに敏感に反応する。徒手による圧迫でも、冷却と徒手による圧迫とストレッチを組み合わせた方法でも、正常な状態に戻すことができる。

　治療について扱う項目では、このような反射点の位置を特定し、治療するための手法について論じる。しかし、反射性の活動点をマニピュレーションすることでそれぞれの療法士が達成できる効果は、専門家としての訓練や信条にもよる。

表4.5　骨膜にある経穴と関連症状

	部位	関連症状
1	関連する頸椎の横突起	頭痛、偏頭痛、肩甲骨間の痛み、頸椎症
2	仙腸関節領域	腰痛、神経学的欠損を伴わない坐骨神経痛、精巣の痛み
3	烏口突起	肩関節の痛み
4	脛骨内側顆	進行した病気を伴わない膝の痛み
5	大腿骨の頸部	X線撮影では主な変化が見られない、股関節部の痛み
6	腰椎下部背面の外側	仙腸関節（上記の2）の助けがない場合、これらの領域が使われているだろう

参考文献

T. Akbayrak, I. Citak, F. Demirturk, et al. 2001 Manual therapy and pain changes in patients with migraine—an open pilot study. *Adv Physiother* **3** 49–54.

T. Akbayrak, V.I. Akarcal, R. Karabudak, et al. 2002 The results of connective tissue manipulation in the treatment of tension type headache. *Pain Clin* **13** 343–347.

B. Arbuckle, 1977 The selected writings of Beryl Arbuckle. *National Osteopathic Institute and Cerebral Palsy Foundation*

P. Baldry, 1993 *Acupuncture, trigger points and musculoskeletal pain* Churchill Livingstone: Edinburgh

S. Birch, 2008 On the impossibility of trigger point-acupoint equivalence: a commentary on Peter Dorsher's analysis. *J Altern Complement Med* **14** (4), 353–359.

I. Bischof, G. Elmiger, 1960 Connective tissue massage. In: E. Licht, Ed. *Massage, manipulation and traction* Connecticut: New Haven

J. Bosey, 1984 *Acupunct Electrother Res* **9** (2), 79–106.

S. Botek, 1985 *Acupunct Electrother Res* **10** (3), 241

T. Burkholder, 2006 Mechanotransduction in skeletal muscle. *Front. Biosci* **12** 174–191.

M. Caso, 2004 Evaluation of Chapman's neurolymphatic reflexes via applied kinesiology: a case report of low back pain and congenital intestinal abnormality. *J Manipulative Physiol Ther* **27** (1), 66–72.

L. Chaitow, 1965 An introduction to Chapman's reflexes. *British Journal of Naturopathy* (Spring)

L. Chaitow, 1991 *Acupuncture treatment of pain* Healing Arts Press: Vermont

Chaitow, 2001 *Positional release techniques* ed 2 Churchill Livingstone: Edinburgh

E. Chen, 1995 *Cross-sectional anatomy of acupoints* Churchill Livingstone: Edinburgh

I. Citak, T. Akbayrak, I. Akarcali, F. Demirturk, 2001 Connective tissue manipulation in treatment of fibromyalgia syndrome: a pilot study. *Turk J Physiother Rehabil* **12** 110–114.

I. Citak-Karakaya, et al. 2006 Short and long-term results of connective tissue manipulation and combined ultrasound therapy in patients with fibromyalgia. *J Manipulative Physiol Ther* **29** 524–528.

K. D'Ambrogio, G. Roth, 1997 *Positional release therapy* St Louis, Missouri: Mosby

B. Degenhardt, M. Kuchera, 1996 Update on osteopathic medical concepts and the lymphatic system. *J Am Osteopath Assoc* **96** (2), 97–100.

B. Degenhardt, et al. 2007 Role of osteopathic manipulative treatment in altering pain biomarkers: a pilot study. *Journal American Osteopathic Association* **107** 387–394.

D. Deig, 2001 *Positional release technique* Butterworth-Heinemann: Boston

E. DiGiovanna, 1991 *An osteopathic approach to diagnosis and treatment* Lippincott: Philadelphia

F. Demirturk, T. Akbayrak, Citak, et al. 2000 Acute effects of connective tissue manipulation on skin temperature and blood flow rate in a patient with Raynaud's disease. *Turkish J Physiother Rehabil* **11** 159–160.

F. Demirturk, I. Akarcali, T. Akbayrak, et al. 2001 Results of two different manual therapy techniques in chronic tension type headache. *Pain Clin* **14** 121–128.

P. Dorsher, 2004 (Poster 196) Myofascial pain: rediscovery of a 2000-year-old tradition?. *Arch Phys Med Rehabil* **85** (9), e42

P. Dorsher, J. Fleckenstein, 2008 Trigger Points and Classical Acupuncture Points. *Deutsche Zeitschrift fuer Akupunktur* **51** (4), 6–11.

M. Ebner, 1962 *Connective tissue massage* Churchill Livingstone: Edinburgh

M. Ernst, 1983 *Acupunct Electrother Res* **8** (3/4), 343

H. Gray, 1973 *Gray's anatomy* ed 35 Longman: London

P. Huijing, G. Baan, 2001 Myofascial force transmission causes interaction between adjacent muscles and connective tissue: effects of blunt dissection and compartmental fasciotomy on length force characteristics of rat extensor digitorum longus muscle. *Arch Physiol Biochem* **109** 97–109.

L. Jones, 1980 Strain and counterstrain. *Academy of Applied Osteopathy* Boulder, Colorado

P. Khalsa, et al. 2005 The 2005 Conference on the Biology of Manual Therapies. *J Manipulative Physiol Ther* **29** 341–346.

W. Kuchera, 1997 Lumbar and abdominal region. In: R. Ward, Ed. *Foundations for osteopathic medicine* Williams & Wilkins: Baltimore

H.M. Langevin, N.A. Bouffard, G.J. Badger, et al. 2005 Dynamic fibroblast cytoskeletal response to subcutaneous tissue stretch ex vivo and in vivo. *Am J Physiol Cell Physiol* **288** (3), C747C756.

H. Langevin, 2006 Connective tissue: A body-wide signaling network. *Med Hypotheses* **66** (6), 1074–1077.

S.M. Levin, 2000 Put the shoulder to the wheel: a new biomechanical model for the shoulder girdle. In: C. Ribreau, Ed. *MechanoTransduction* Societe Biomechanique: Paris 131–136.

K. Lewit, 1992 *Manipulative therapy in rehabilitation of the locomotor system* Butterworths: London

G. Lewith, J. Kenyon, 1984 *Soc Sci Med* **19** (12), 1367–1376.

D. Lines, A. McMillan, G. Spehr, 1990 Effects of soft tissue technique and Chapman's neurolymphatic reflex stimulation on respiratory function. *J Aust Chiropr Assoc* **20** 17–22.

A. McKechnie, et al. 1983 Anxiety states: A preliminary report on the value of connective tissue massage. *J Psychosom Res* **27** (2), 125–129.

J.M. McPartland, D.G. Simons, 2007 Myofascial trigger points: translating molecular theory into manual therapy. *Journal Manual and Manipulative Therapies* **2007** (14), 232–239.

F. Mann, 1963 *The treatment of disease by acupuncture* William Heinemann Medical: London

F. Mann, 1983 International Conference of Acupuncture and Chronic Pain. September 1983

J. Mannino, 1979 The application of neurological reflexes to the treatment of hypertension. *J Am Osteopath Assoc* **79** (4), 225–230.

Martin, 1977 In: R. Martin, Ed. *Dynamics of correction of abnormal function* 1977 Ralph Martin: Sierra Madre

R. Melzack, D. Stillwell, E. Fox, 1977 Trigger points and acupuncture points of pain. *Pain* **3** 3–23.

T. Myers, 2008 *Anatomy Trains* ed 2 Churchill Livingstone: Edinburgh

G. Northup, 1941 The role of the reflexes in manipulative therapy. *J Am Osteopath Assoc* **40** 521–524.

W. Oszeweski, A. Engeset, 1979 Intrinsic contractility of leg lymphatics in man. *Lymphology* **21** 81–84.

C. Owens, 1980 *An endocrine interpretation of Chapman's reflexes* American Academy of Osteopathy: Newark, Ohio

D. Patriquin, 1997 Chapman's reflexes. In: R. Ward, Ed. *Foundations for osteopathic medicine* Williams & Wilkins: Baltimore

B. Reed, J. Held, 1988 Effects of sequential connective tissue massage on autonomic nervous system of middle aged and elderly adults. *Phys Ther* **68** 1231–1234.

K. Serizawe, 1976 *Tsubo: vital points for oriental therapy* Japan Publications: San Francisco

D. Simons, 2002 Understanding effective treatments of myofascial trigger points. *Journal of Bodywork and Movement Therapies* **6** (2), 81–88.

C. Takeshige, 1985 *Acupunct Electrother Res* **10** (3), 195–203.

J. Thie, 1973 *Touch for health* DeVorss: California

J. Travell, D. Simons, 1992 *Myofascial pain and dysfunction* **vol 2** Williams & Wilkins: Baltimore

J. Vannerson, R. Nimmo, 1971 Specificity and the law of facilitation in the nervous system. *The Receptor* **2** (1),

P. Wall, R. Melzack, 1989 *Textbook of pain* Churchill Livingstone: Edinburgh

D. Walther, 1988 *Applied kinesiology* SDC Systems: Pueblo

第5章

診断法

目次

1. 神経筋テクニック：評価と診断 97
2. 触診 98
   - 触診による診断 99
   - マッケンジーの腹部反射領域（マッケンジー帯） 104
3. 皮膚：反射効果と皮膚の痛覚過敏帯 105
   - 皮膚のひだを引きあげる（評価） 106
   - 浅層の組織の伸張（評価） 106
   - 皮膚の伸延（診断と治療） 109
4. 診断と治療におけるチャップマン反射 110
   - チャップマンの神経リンパ反射 116
5. ベネットの神経血管反射 117
6. 結論 121
   - NMTを活用して「反射点」を見つける 121

第4章までで、人体の神経筋の構成要素に関してこれまでに発見された数多くの情報を簡単に紹介してきた。

神経筋の構成要素という組織のネットワークがうまく機能しない場合に、実際に何が起きているのかを発見するためには、非常に多くの診断の補助がある。なかでもリーフによって考案された神経筋テクニックは極めてあざやかな手法であり、診断と治療のプロセスをうまく組み合わせている。傍脊柱筋の脊柱との付着部の近くに第1指を滑らせると、組織の緊張度、密度、温度などを評価することができる。それと同時に、機能障害の証拠を示している組織を治療することができる（第3章で論じたSTARの特徴──過敏性、組織の質感の変化、非対称性、可動域の減少──の項目を参照）。第1指やその他の指で症状を探っていると、組織からどんな情報を得てもすぐに反応できる。圧を強めたり弱めたり、方向や継続時間を変化させたりすると、施術者は診断と治療を同時に、それもかなり正確に行うことができるからである（図5.1、5.2）。

筋骨格系の機能障害の治療が焦点であり、意味があるのなら、診断または評価の計画が必要とされる。治療が進むと局所の筋の変化がより顕著に現れてくるため、全体的な診断の構図を把握して首尾一貫した計画を立て、予後や進行を判断する必要があるからである。

1. 神経筋テクニック：評価と診断

治療介入を計画し、組織化し、まぐれあたり以上の結果を出したいなら、体の機械的構成要素が現状にどう適応しているか、どの程度正常の範囲を超えた変化があるのか、そして

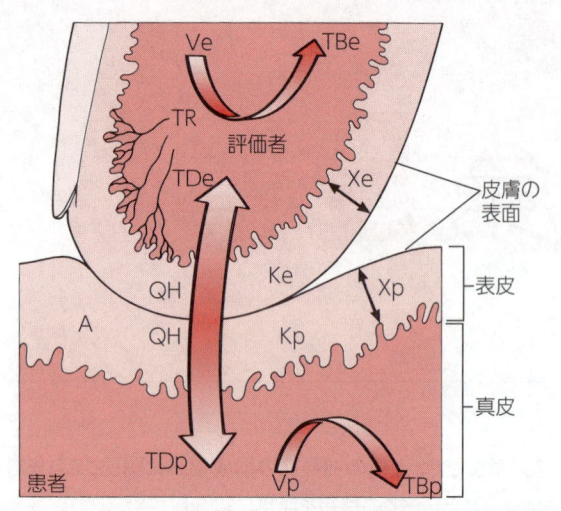

図5.1 さまざまな物理的・生理的要因が温度受容器（TR）の放電率に影響し、評価者が患者の皮膚に触れたときに感じる温度に影響を与える。この図はそれらの要因を表したものである。組織の接触時間、接触領域（A）、温度（TBeとTBp）、評価者と患者の皮膚を灌流する血流量率（VeとVp）、表皮の厚み（XeとXp）、両者の熱伝導率（KeとKp）、両者の真皮の温度（TDeとTDp）、2つの組織間の正味の熱交換率（QH）が、最終的に温度や評価者の温度受容器の変化率に影響する。QHは空気、水、油、グリース、ハンドローション、ほこり、組織の残屑、繊維など、2つの皮膚の間に挟まっている物質の熱輸送特性に強く影響される（Adams, Steinmetz, Heisey, Holmes & Greenman 1982）。

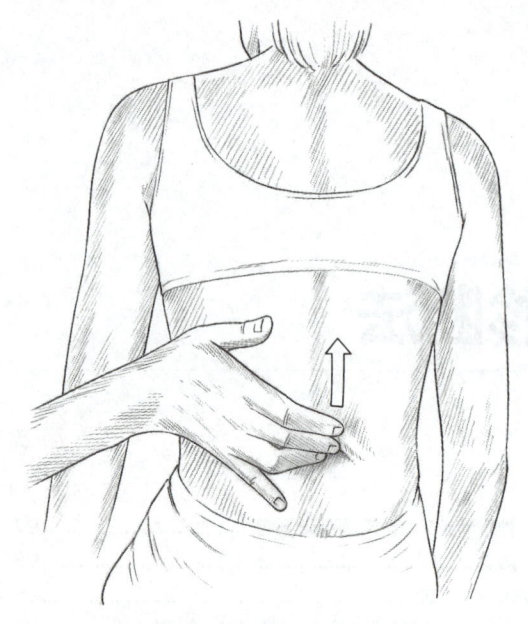

図5.2 深部の機能障害は、交感神経系や循環器系の活動が変化したことが原因で生じる。「皮膚で皮膚に触れる」ように軽く触診すると、手がかりを得ることができる。

痛みや不調和や制限のパターンがどう相互作用しているかを、根本的に評価する必要がある。このような変化としては、筋筋膜のトリガーポイントのように反射的に活性化している構造、局所的に外傷がある領域、線維化した組織、短縮および／または弱化した筋、関節の制限および／または全身要因（関節炎で生じる）などがある。

神経筋テクニック（NMT）は診断・評価ツールとして活用できるほか、評価モードから積極的な治療モードに変えると、力の焦点をしぼり、強度を正確に調整することで、制限のある組織に影響を与えることもできる。筋筋膜リリーステクニックでも虚血圧迫（オステオパシーにおける抑制テクニック）でも、NMTを使って指で体に触れると、標的を正確に施術することができる。NMTが評価に使いやすいと言われる一番の理由は、穏やかで非侵襲的なやり方で局所の軟部組織の機能障害を特定する機会になるからだろう。アメリカ合衆国でもイギリスでも、NMTを活用する治療家が近年、焦点を当てているのは、筋筋膜のトリガーポイントを特定し、それを治療することなのである（トリガーポイントを生み出す筋骨格系のさまざまな機能障害や、トリガーポイントの関連症状にも注目している）。

2. 触診

比較的小さな構造の変化（原発性でも、反射性でも）でありながら、体の経済に大きな影響をおよぼす症状を確認する際には、熟練した施術者が触診をして下す診断に代わるものはない。

触診に使う部位としては、指の腹が最も敏感であることは一般に合意されている。実際、第1指と第2指、第3指を組み合わせると最も精度の高いメカニズムになり、さまざまな部位の触診にうまく活用することができる。

触診による診断

(Baldry 1993, Beal 1983, DiGiovanna 1991, Travell & Simons 1983, 1992)

オイル類を塗る前の皮膚の評価

触診による診断で最も成功する方法の1つに、評価する領域（オイル類を塗っていない）を指の腹でごく軽く触れる方法がある。皮膚の質感に変化を感じるときは、その下にある組織が変化している可能性がある。このような方法で変化の局在を突き止めたら、より大きな圧をかけ、深部にある軸の周辺構造を評価することができる。急性の機能障害でも慢性の機能障害でも、軽く触診をする際に探しておくべき変化はいくつもある。

皮膚の変化（Lewit 1992）。急性または慢性の機能障害がある領域上では、皮膚に緊張が感じられ、下にある構造の上を滑らせるのが比較的難しくなる。そのため、反射により活性化している構造の上にある皮膚は、下にある筋膜に癒着しがちである。正常な部位を覆う皮膚と比較すると、滑らせたり、ローリングをしたりするときによく分かる。左右の筋膜上の皮膚を何度も「押す」と、動きが非対称的かどうかを評価することができる。

トリガーポイント（や活動性の経穴）など反射的に活性化している部位の上にある皮膚は湿度が高いため、軽くストロークをすると「引く」感覚が生じる。また、ごくわずかではあるが、軽くストロークをすると確かに隆起と陥没があり、うねるような感覚を得ることができる。これは視覚的に「丘と谷」と表現される。

反射発生的に機能障害が起きている領域の上にある皮膚は、正常な弾性が失われているため、検査で軽く伸張（ストレッチングをしたときに軽い抵抗があるバリアまでその領域を持っていく）しただけでも、隣接する皮膚より弾性が少ないことが分かる。

このような皮膚の変化を評価する方法については、本章でさらに詳しく論じる。

オイル類を塗った後の評価

機能障害のパターンは、皮膚の変化を評価すると明らかになる。第6章と第7章で紹介する神経筋の触診・評価を行うためのストロークをすると、このことがはっきり分かる。

硬化：診断の際に加える圧をやや高めると、浅層の筋構造の硬さが増しているかどうかが分かる（「密度が高い」、「硬い」、弾性が少ない）。慢性の機能障害があると、浅層の筋構造は緊張が高まって可動性がなくなるので、その構造とその下にある構造で線維化が生じていることが分かる。このような変化については、脊椎と腹部の基本的なNMTについて論じる項で詳しく述べる（第6章、第7章）。

温度変化：急性の機能障害の場合、局所的に温度が上昇していることが分かる。慢性の機能障害の場合は、相対的虚血が生じているために、組織の温度は低くなるだろう。通常これは、線維化が起きていることを示している。

圧痛：圧痛を評価する際には、組織が炎症を起こしているか、その領域は反射的に活性化しているか、圧痛の性質と原因は何かについて調べる必要がある。

浮腫：急性の機能障害の場合、上にある組織に触れると腫れや膨満感、うっ血した印象を受ける。慢性の機能障害の場合は線維化が起きているので、このような印象はない。

局所の拘縮：局所といってもごく狭い範囲のこともあるが、局所にトリガーポイント活動の証拠が現れることがある。索状硬結、すなわち小さな拘縮した「結び目」があり、圧迫するとかなりの痛みを伴うほか、離れた領域に関連痛をもたらすこともあるだろう。

主な疑問点

触診をしたときに、前項で簡単に紹介した変化が生じた場合は、次の疑問を抱くべきである。

- 自分はどの組織を触知しているのか？
- 自分が触知した状態は、患者の状態や症状に関してどのような重要性を持つのか？
- ほかにも機能障害を起こした部位があることに気づいたとき、この感覚はそれとどのような関連を持つのか？
- 自分が感じているものは急性か、慢性か？

- これは局所の問題か、あるいはより大きな機能障害の一部か？
- このように触知できる変化は何を意味しているのか？

深部の触診：ピーター・リーフの見方

　NMTで深部を触診する場合は、触診する指の圧を十分に高め、防御反応が起きないようにしながら、傍脊柱筋などの構造に触れなければならない。触診をすると、可動性の欠如／硬直、圧痛、浮腫、深筋の緊張、線維化、そして骨間の変化に気づくだろう。慢性機能障害の特徴である線維化とは別に、このような変化はどれも、急性症状でも慢性症状でも見つかることがある。

　NMTの考案者の息子ピーター・リーフ（Peter Lief 1963）は、次のように説明している：

　　症状を検知するための主たる手段は触診である。著しい病変であれば簡単に触診できるが、病変の程度があまりに小さいと、検知するのは特に初心者には難しい。触知できる神経筋の病変はわずかな組織の変化の積み重ねであり、これを見分けるためには、安定感と軽さを兼ね備えたタッチの感覚を培わなければならない。そのためには、何カ月も訓練を積まなければならないだろう。

　　圧に対して過敏に反応する領域や、「痛みを伴うスポット」と表現すべき領域があるので、病変の有無は明らかになる。これらの領域を検知できたら、その後の治療をする際にそれらの領域に特に注意すればよい。

Note：リーフやヤングズ（以下を参照）は「病変」という言葉を使っているが、これは現在使われている「体性機能障害」と同じ意味である。

ヤングズによるNMTの解説：組織の変化とNMTの目的

　ヤングズ（Youngs 1964）は、指で触診するときに何を探し、見つけるべきかについて論じた。また、NMTで診断と治療を同時に行うことで何が達成できるかについても述べている：

　　反射効果に関連して生じる筋や軟部組織の変化は触れることができ、これについてはスタンリー・リーフがすでにリストアップしている。変化はどれも基本的には「うっ滞」だという。曖昧な用語ではあるが、過去に肥大性の線維症があったと解釈することができる。反射が起きて筋が収縮すると、筋組織の血流が減る。そのような領域はpH値やホルモン濃度が低い、相対的虚血状態になっており、線維芽細胞が増殖したり、線維性の組織が増えたりする。その結果、筋外膜、筋周膜など既存の結合組織の仕切りが厚みを増すほか、このような状態が筋線維の間を通って深部に達し、正常な筋内膜に影響するのだろう。筋膜や皮下の結合組織は、血流が低下したために同じような影響を受けた場合にも、厚みが増す。脂肪は、特に内胚葉型の体型の人に多いだろうが、線維症は中胚葉型の強い構造がある人に顕著に表れる。これは、予測と予防のための指標として有効に使うことができる。

　　線維症は、血流が減少した領域で自動的に生じるようである。たとえば足首をねんざすると、目立つ腫れが長時間続く。下肢では何が原因であっても、浮腫が発生すると一定時間継続する。殿部の場合は、長時間座っていることが姿勢による要因となり、頸部と上体では構造的な背景次第で、精神や身体の緊張がかなり頻繁に生じる。緊張が原因の場合は、線維症は目的にかなった現象と見ることもできる。

　　永続的に収縮する傾向がある筋の緊張をゆるめるためには、さまざまな装置が開発されてきた。たとえば、膝関節を固定したり、肩にのる頭部のバランスを正確にとったりする装置などである。バランスがとれれば、姿勢の統一性を維持するためには筋を軽く収縮するだけでよくなる。何らかの原因で姿勢の統一性が失われた場合は、構造を変化させ、線維性の筋を増やして頭部の正常な位置を維持すれば、筋にかかる緊張をゆるめることができる。つまり、線維性の組織が筋組織に代わって緊張するのである。緊張のために筋が過度に収縮している場合は、どのようなケースでも、恒常性を保つためにこのような反射が長期的に働いている。

　　このように考えると、スタンリー・リーフが説いた神経筋

を用いた治療の効果について、次のように展開することができる：

1. 筋のバランスや適正な緊張を回復する
2. 病的な組織構造から、正常な血管・ホルモン反応を示す生理学的組織構造に組織のパターンを変えることで、筋と結合組織の正常な栄養機能を回復する
3. 関連する器官や内臓に反射性の影響を与え、自然に調子を整える
4. 重力や姿勢固定の影響を受ける領域の血流やリンパ液の排出を改善する。たとえば腹部の管は、必ずしも内臓に関連するわけではない
5. 脂肪の沈着を減らす

このように、(NMT) 治療を行った結果として組織が充血すると、もともとの病的な組織構造の図が自動的に逆転し、正常な状態に近づく。

トリガーポイント

臨床用語としては、軟部組織が数週間以上、一定のストレスを受けた場合は慢性機能障害が現れる、と定義しておくとよい。この程度の期間でも適応が生じるため、線維化している場合は、触知できるようになるからである。

トリガーポイントには一定の配置があるので、関連する機能障害や痛みのパターンを研究すると、局在を予測することができる。同様に、トリガーポイントの局在を突き止めることができれば、関連痛のパターンも予測できる（Travell 1957, Travell & Simons 1992）。

言葉で表せない痛みや、検査をしても局所的な原因が分からない症状を抱えた患者にはトリガーポイントがあり、それが疼痛情報を対象領域に送っている可能性がある。このように、患者が痛みを感じるポイントと実際に痛みを生み出すポイントが実際には同一ではないことも多い。だからこそ、第3章（図3.6を参照）で示した関連パターンに関する知識はとても重要である。

トリガーポイントを治療する際に麻酔注射、鍼療法、寒冷療法、圧迫と伸張のテクニック（NMT）、あるいはINITなどの組み合わせ（第9章を参照）のいずれを使うにしても、診断方法は同じである。痛みに関連性があることを「証明」するためには、局在するポイントの深部を触診し、圧迫したときに対象領域の症状が再現されることを示さなければならない。

機能障害がある反射帯：結合組織の変化

軟部組織が変化した部位のなかには、トリガーポイントと同じように触れることができ、ときに目で見ても分かる反射帯がある（Box5.1を参照）。おそらく内臓体性活動の関係で、疾患がある器官やストレスを受けた器官が脊椎周辺やその他の軟部組織に悪影響をもたらしていると思われる（Bischof & Elmiger 1960）。内臓体性反射と促通（感作）のプロセスについては第3章で論じた通りである。このような反射帯の一部は「トリガーポイント」と重なるので、NMTで実現できることをより正確に理解するためには、このような反射帯が存在することを意識し、知識を蓄えておくとよい（図5.3を参照）。

器官は主に同側の自律神経の支配を受けるので、反射による変化は通常、体表の同側に現れる：

- 右側には肝臓、胆嚢、十二指腸、虫垂、上行結腸、回腸に由来する結合組織反射帯がある
- 左側には心臓、胃、膵臓、脾臓、空腸、横行結腸、下行結腸、直腸に由来する反射帯がある
- 中央の反射帯は、膀胱、子宮、頭部の機能障害の結果として発生する
- 肺、副腎、卵巣、腎臓、血管、神経に機能障害がある場合は、体の同側に変化が現れる

Teiriche-Leube & Ebner（Teiriche-Leube 1960に引用されている）によると、結合組織や筋で生じるこのような変化は、次の形態をとることがある：

- 組織の束が引き込まれている
- 組織が平坦になった領域がある
- 局所的に腫れている印象を与える、盛り上がった領域がある
- 筋の萎縮または肥大がある
- 脊柱に骨性の変形がある

Teiriche-Leube & Ebnerは、これらの反射帯についてBox5.2のように定義しているので、参照してほしい。

第6章と第7章で論じるように、NMTを評価モードで利用したり、個別の皮膚の診断（Box5.2を参照）に利用したりするときは、関連する症状や病気が現れていなくても、軟部

Box5.1　利き目の評価

　目視で診断するとき、施術者／療法士は自分が得ている情報に確信がなくてはいけない。アメリカ合衆国のオステオパシー医エドワード・スタイルズ（Edward Stiles 1984）は、一見して明らかな状態を生徒や施術者が見落とすのは、構造を観察するときの位置に問題があることが多いと指摘し、この分野に多大な貢献をした：

　利き目ではない目を使うポジションを取ると、このような事態が起きる可能性が高まる。視野のなかにある対象の位置は利き目のポジションで決まるので、左右のどちらの目が利き目かを最初に確認しておかなければならない。

　両手を目の前に伸ばし、手のひらを合わせる。両手の間に3-5cmの隙間を作る。この隙間ごしに見て、部屋の反対側にある対象に焦点を合わせる。まず、片方の目をつぶり、次にもう片方をつぶる。利き目ではないほうの目を閉じているとき、自分が見ている映像に変化はない。しかし利き目を閉じると、映像は視野からはずれる。

　利き目と利き手は、必ずしも同側にあるとは限らない。利き手と利き目の左右が逆になっている場合は、触診による所見を正確に評価することが難しい。そのため、このようなケースでは、できれば目を閉じて触診をするよう助言している。

　目視で評価するときは、観察する領域や対象と利き目が一直線上に並ぶようにすること。スタイルズは例として胸部の評価を紹介している。正確な視覚情報の大半は利き目が中線上にあるときに得られるので、背臥位の患者を観察する際には、テーブルの頭部に立ち、利き目の近くにある側からアプローチするべきだと提案している。

⑤ 胃
⑥ 肺動脈の障害

① 膀胱
② 便秘
③ 肝臓と胆嚢
④ 心臓

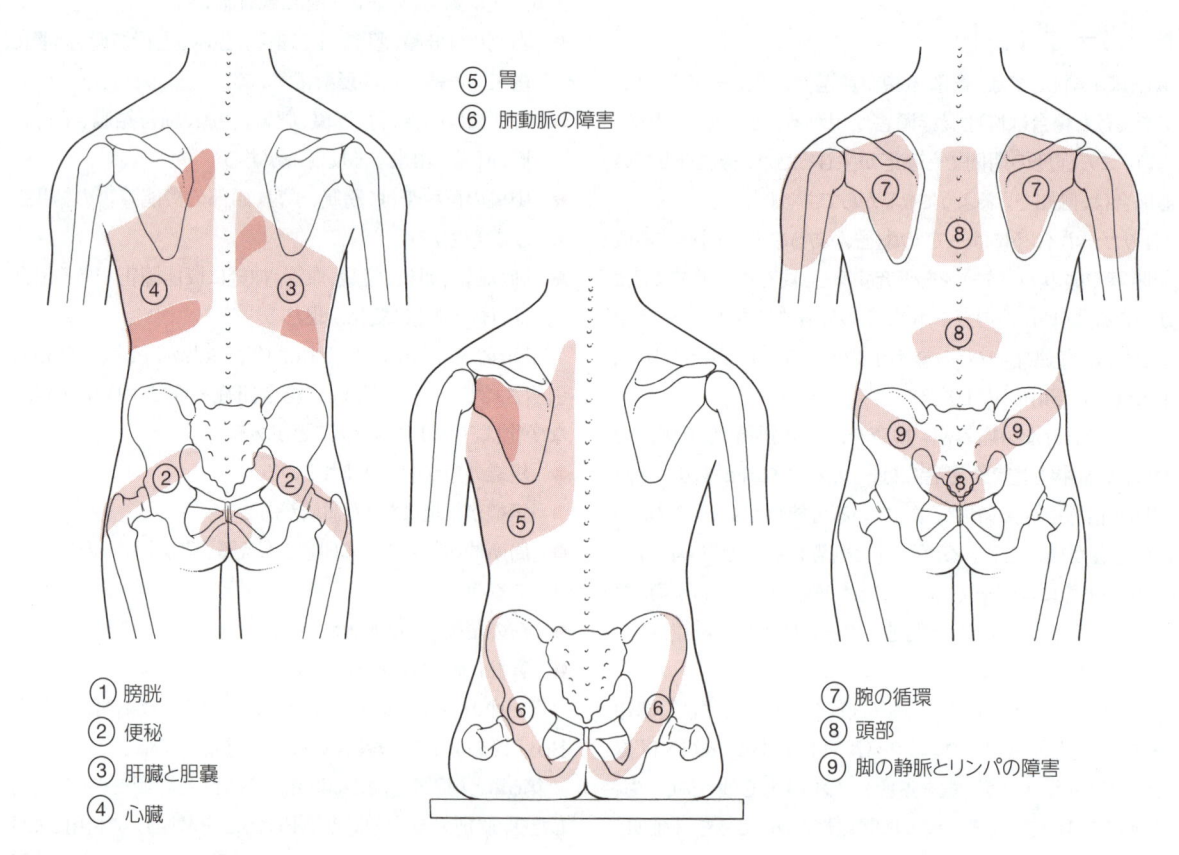

⑦ 腕の循環
⑧ 頭部
⑨ 脚の静脈とリンパの障害

図5.3　結合組織反射帯（Ebnerより引用）

組織の機能障害がある領域は局在を明らかにし、特定し、治療することができる。軟部組織は、その下にある病変の症状が現れる前に変化することがよくある。その点に関してだけでも、これらの反射帯を診断する価値は明らかである。

ドイツの結合組織マッサージ／マニピュレーション（CTM）を活用する施術者たちは、うっ滞している線維性の反射帯を治療すれば機能障害のある器官（肝臓や胃など）によい影響を与え、機能を改善できることも多いと主張する。とはいえ、それ自体を目的とするべきではない。その組織の下にあり、原因となっている要因や病因（栄養や感染など）にも対処すべきだからである。それでも、このような神経筋の価値を過小評価すべきではない。

Box5.2　器官や機能の障害を受けて変化する結合組織反射帯

1. 膀胱
　殿裂上部に小さな「引き込まれた」部位がある。腸脛靱帯も引き込まれているかもしれない。足首外側が腫れている。
　症状：膀胱の機能障害。足や膝下が冷たい。リウマチの診断。

2. 便秘
　仙骨の下から3分の2の辺りから下方外側に向かって、「引き込まれた」束が5-8cm幅で続く。
　症状：便秘がち、もしくは便秘。

3. 肝臓と胆嚢
　右胸部に「引き込まれた」広い反射帯が存在し、右側の肋骨外側縁には帯状の反射帯がある。肩甲骨内側縁と胸椎5番、6番の背側の間に、「引き込まれた」狭い反射帯がある。
　症状：肝臓と胆嚢の機能障害。肝炎。

4. 心臓
　肋骨下部縁を含む左胸部に緊張がある。肝循環も関与している場合は、右肋骨縁にも影響が出る。左肩甲骨と、胸椎2番、3番の背側の間の領域が硬化している。脇の下の後面が厚みを増す。
　症状：環状動脈疾患や心臓弁膜症。

5. 胃
　(a) 心臓の反射帯と重なる（上記）
　　　症状：胃の機能障害。
　(b) 左肩甲棘の外側面の下方に緊張した領域が局在する
　　　症状：胃潰瘍や胃炎。

6. 脚の動脈疾患
　通常の円形の領域とは異なり、座ったときに殿部にV字型の構造が現れる。
　症状：血管痙攣を伴う循環器の障害。

7. 腕
　肩甲骨から三角筋後部にかけて「引き込まれた」領域がある。
　症状：腕や手の循環の問題。神経炎や感覚異常。

8. 頭部
　(a) 胸部の肩甲骨の間
　　　症状：不眠症や頭痛全般。
　(b) 膀胱の反射帯のすぐ上の、仙骨の下部3分の1
　　　症状：消化器系の機能障害に関連する頭痛
　(c) 僧帽筋の起始のすぐ下
　　　症状：緊張によって生じる頭痛

9. 脚の静脈とリンパ管の障害
　仙骨の下から3分の2から腸骨稜に平行して外側に向けて、中殿筋の前面を通って硬い束がある。
　症状：痙攣。夏に脚が腫れる。静脈瘤や感覚異常。

マッケンジーの腹部反射領域（マッケンジー帯）

　Youngs（1964）は、腹壁と腹部の内臓の間に明確な関係性があることはジェームズ・マッケンジー卿が確立した（Mackenzie 1909）と、指摘している。マッケンジーは、疼痛刺激に直接反応できない器官（大多数がそうである）が、関連する筋壁（ミオトーム）にスパズムや感覚異常を生み出すことで反射的に反応していることを示したのである。表面を覆う皮膚（デルマトーム）が知覚過敏になっているため、この反射は増幅されることも多い（図5.4A、B、Cを参照）。

　反射は自律神経系を経由して起きる。内臓体性反射の場合もあれば、リーフなど数多くの研究者が示したように、原因そのものが体性のため、体性内臓反射の場合もあるかもしれない。

　図5.4Cは、マッケンジーの腹部反射領域を示している。ある程度の個人差はあるものの、腹部の筋や結合組織が収縮したり、敏感になったりしている領域があるということは（直近の外傷やひずみがない場合）、その下の部位が機能障害を起こしていて、それが軟部組織の病変の原因または結果であることを示している（第7章の体性の腹部組織のさまざまな痛みに関する議論も参照すること）。

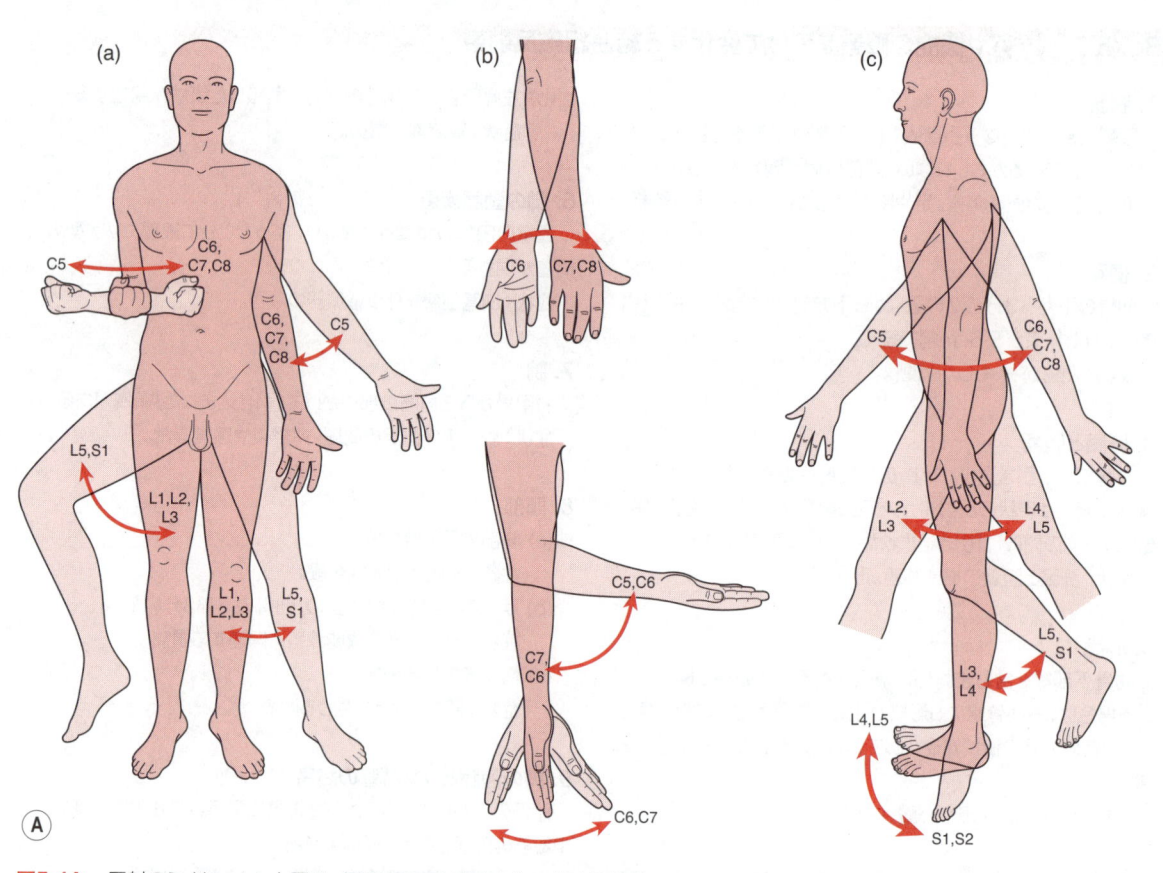

図5.4A　反射のミオトーム：上図は、矢印で表した動きを生み出す骨格筋を支配する脊髄神経を示している。【A：腕と股関節の回旋と外転・内転　【B：手と手首の屈曲と伸展。手の回内と回外　【C：腕、股関節、膝の屈曲・伸展・過伸展。足の背屈と底屈。Cは頚神経、Lは腰神経、Sは仙骨神経、Tは胸神経を表す（出典：Thibodeau GA, Patton KT: Anatomy and Physiology, ed 5, St Louis, 2003, Mosby.）

皮膚：反射効果と皮膚の痛覚過敏帯　**105**

小泉（1978）は、腹部の皮膚を刺激すると、腸の蠕動が大きく抑制されることを発見した。皮膚の刺激によって腸に関連する交感神経の活動が増大し、それを受けて蠕動が抑制されるのである。これには強力な効果があり、腸が完全に静止することもあると、小泉は言及している。

その他の皮膚領域、特に頚部、胸部、前肢、後肢を刺激すると、交感神経の活動が抑制され、それを受けて腸の運動性が高まる。迷走神経を切断しても同じ反応が得られるため、迷走神経はこの変化にあまり関与しないと考えられる。一方、腸を支配する交感神経（内臓神経）を切断すると、反射も消失した。皮膚に与えた刺激を経由して、これらのメカニズムが腸の機能に影響することを考慮すると、チャップマン（Owens 1980）やベネット（Arbuckle 1977）らが研究のなかで複数の反射領域を発見したことは、高く評価すべきだろう。彼らが苦労して図示した反射については、本章で詳しく論じる。

結合組織マッサージをすると、ときに劇的な効果が現れる（第4章を参照）。これもまた、反射に関する知識をもとに治療や診断を行うときのパターンに関連している。たとえば、反射効果を調べるために皮膚構造の診断や治療を行う際に、利用できるテクニックは数多い。スキンローリングや、ルウィット（Lewit 1992, 1999）が提唱した微妙に「皮膚を分離」する伸張法なども利用できる。ルウィットは、反射活動が起きている領域では、ほとんどの場合、上を覆う皮膚に痛覚過敏帯が存在する傾向が高いと論じている。また、皮膚の痛覚過敏帯（HSZ）の存在を意識することで得られるメリットも指摘している。すなわち、患者の主観的な報告に頼って反射領域や反射点や反射帯を聞き出してマッピングするのとは違い、これらの領域は施術者が触診して特定できるのである。

皮膚が相対的に緊張している部位を特定するためによく使われる方法は「ローリング」である。

これは、皮膚のひだを作り、指でローリングする（転がす）手法である（図8.17を参照）。この手法を使うと、不快感や一時的な痛み（鋭く「切れた」ような感覚と報告されることが多い）が生じるが、緊張が高まっている部位や、見るからに皮膚の厚みが増している部位（周囲の組織と比較して）があることが分かり、HSZであると診断できるので便利である。

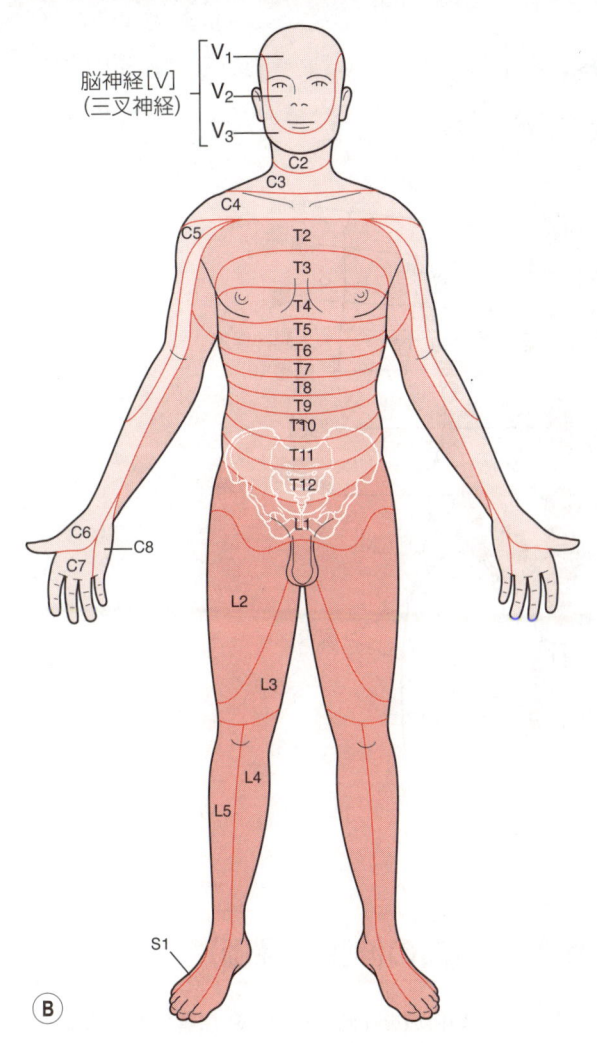

図5.4B　前面のデルマトーム。脊髄神経と皮膚の関係を表している。

3. 皮膚：反射効果と皮膚の痛覚過敏帯

20世紀初頭に行われたマッケンジーの研究や、ドイツの結合組織マッサージから派生した結合組織反射帯の研究により、内部に機能障害が起きていると体の表面にその証拠が現れること（図5.4Cを参照）や、表面に反射性の強力な刺激を与えると内部に影響することが示された。

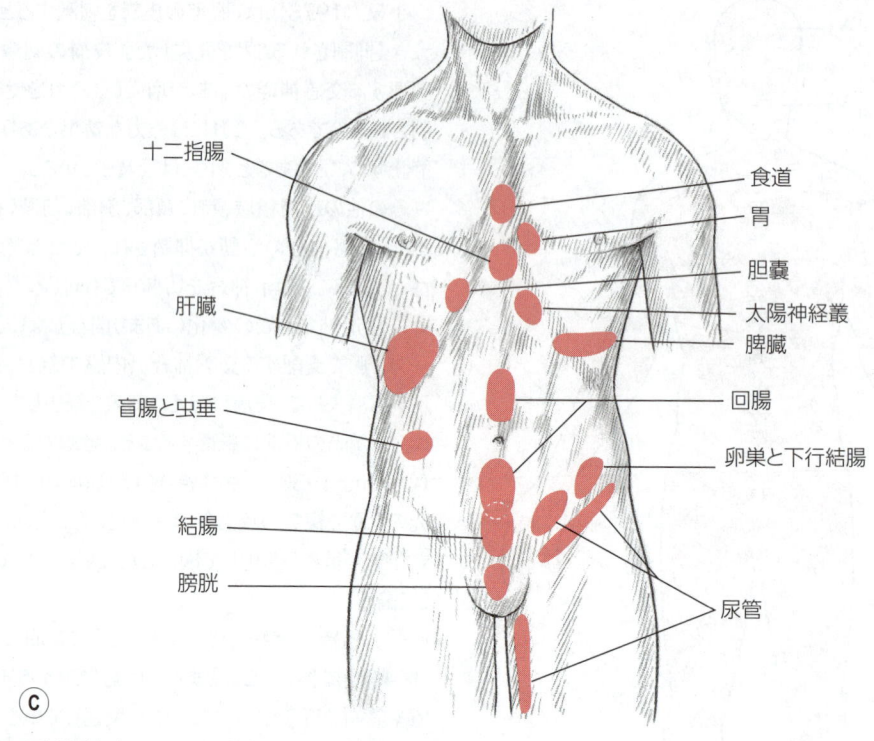

図5.4C　腹部の反射領域（マッケンジー帯）（Mackenzieより引用）

皮膚のひだを引きあげる（評価）

　結合組織マッサージで利用する評価方法は、結合組織のさまざまな層の可動性や、可動性に一貫性があるかどうかを図示できるようデザインされている。一例を紹介すると、患者を座らせた状態で皮膚のひだを引きあげる方法がある。皮膚をつねらないよう注意しながら、皮膚のひだを第1指とその他の指でつかむのである（図5.5を参照）。ひだには、筋膜層から引きあげられる程度に組織を含めるようにする。この手法は通常、肋骨縁下部からはじめ、肩の辺りまで続ける。肝臓、胆嚢、胃、心臓に関連する機能障害がある場合は、特定の領域、特に中背部の辺りの組織の弾力性に制限があることが分かる。左右2カ所のひだを同時に引きあげると、これらの組織の自由度を相対的に比較することができる。

浅層の組織の伸張（評価）

　比較的狭い領域を評価するときは、患者に腹臥位または座位になってもらい、次の手法を使うことになるだろう。

- 指を軽く曲げて、指先が患者の皮膚に密着する程度の圧をかける。両手で同時に短く押し、組織を弾性バリアまで伸張する（図5.6を参照）
- 通常、検査パターンは下部から上部に向けて行う。脊柱に向かって斜め方向に行うこともある
- 患者が座位で、施術者が背後から評価をする場合、殿部から肩にかけての組織を検査することになるだろう。弾性バリアまでの可動域の対称性をつねに両側で比較する

　このとき、2つのまったく異なる評価を同時に行うことができる：

1. 両側を比較したとき、片側の皮膚が下にある組織の上を楽に滑らない場合は、非対称性であることや、さらに詳し

皮膚：反射効果と皮膚の痛覚過敏帯　　**107**

く評価するべき領域があることが分かる
2. 療法士が反射に関心を持っている場合は、1.に加え、あるいは1.の代わりに、器官やシステムの反射が起きている可能性を読み取ることもできる（Box5.1を参照）

組織を伸張する方向と、弾性の減少の原因として成り立つ解釈を領域別にまとめると、次の通りである：

1. 殿部：坐骨から仙骨の外側縁にかけて組織を伸張する（動脈や便秘の反射帯）
2. 転子の後面から腸骨稜にかけて（脚の静脈、リンパ、動脈の障害の反射帯）
3. 転子から仙腸関節にかけて（静脈とリンパの反射帯）

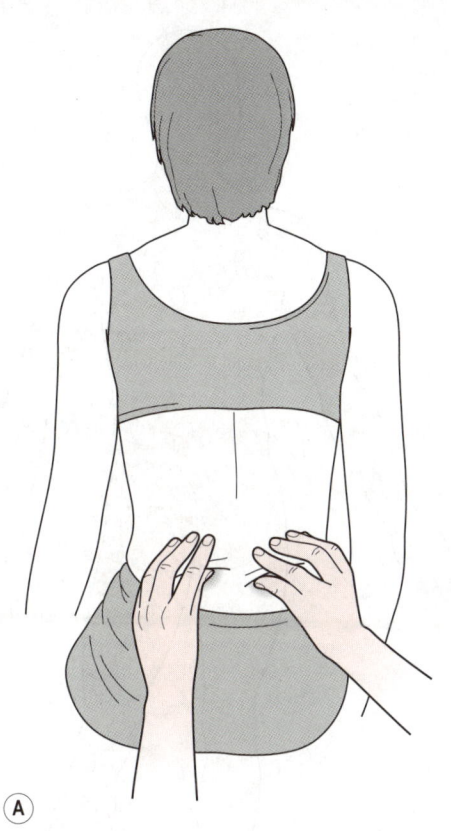

図5.5A　制限を検査するときは、皮膚のひだを下にある筋膜層から引きあげる。制限があるときは、局所の機能障害や反射性の機能障害があることを示している。

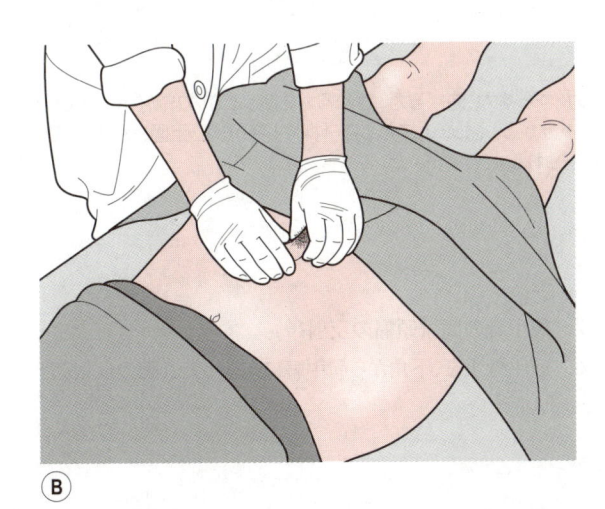

図5.5B　結合組織マッサージの評価の一環として、腹部の皮膚のひだを引きあげる。

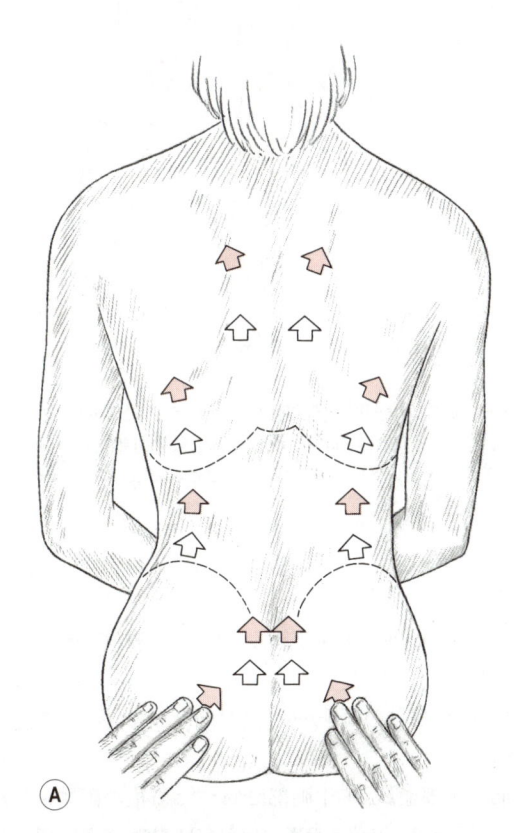

図5.6A　両側の皮膚を弾性バリアまで「押す」ことで皮膚と筋膜の可動性を検査し、両側で比較する。

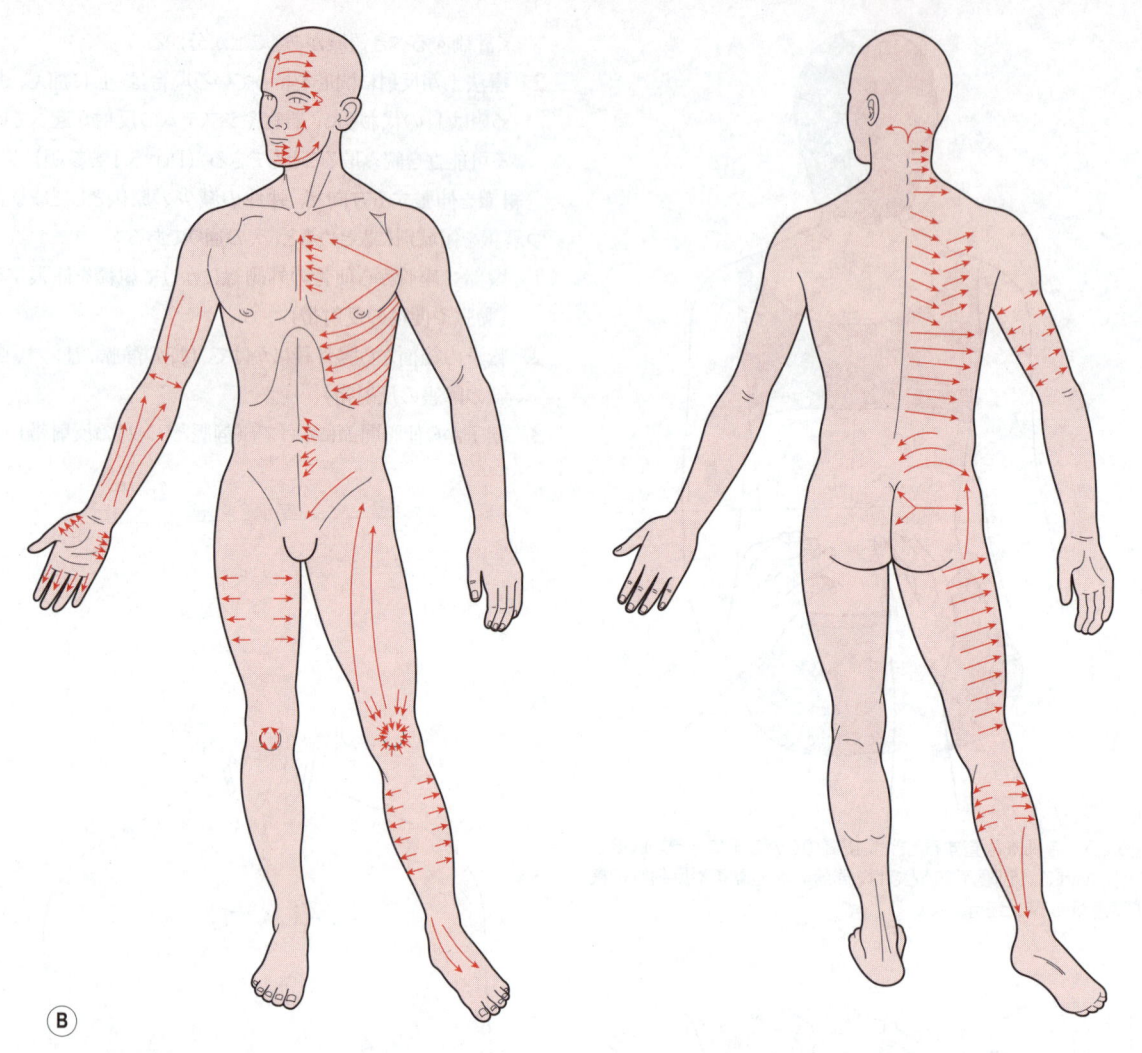

図5.6B 図中の矢印は、結合組織マッサージの評価や治療で伸張する力、ずらす力、曲げる力、ひねる力を使うときの方向を示している。機能障害があるときは、筋膜を覆う浅層組織の可動性に制限があることが分かる。図5.6Aで示した「押す」手法や、上図と図8.17で示したスキンローリングの手法を使ったときと、似たようなフィードバックが得られる。

4. 仙骨上を、仙骨尖から上部仙椎まで（膀胱と頭痛の反射帯）
5. 腰部を、脊柱の両側から上方に向かって（腎臓の反射帯）
6. 肋骨下部領域から中胸部にかけて、脊椎の両側を上方に向かって（肝臓と胆嚢の反射帯は右側、心臓と胃は左側、肺は両側にある）
7. 肩甲骨の間（頭痛の反射帯）
8. 肩甲骨上を、下角から肩甲棘に向かって（腕の反射帯）

反射活動とは無関係に、さまざまなバリエーションが存在するし、脂肪組織が多い人はやせた人に比べて、一般に緊張や癒着の度合いが大きい。

また、高齢者の皮膚は若者の皮膚に比べるとたるんだ感じがする。腰部の皮膚は、もともと他の領域の皮膚より可動性が低い。

ここで評価しているのは粘着性（「組織同士の密着度」）であり、過敏さは伴うことも伴わないこともある。結合組織マッサージではこの種の評価を定期的に行う。これは診断としても予後の確認としても利用できるほか、治癒の進捗状況や欠如や、内臓や機能の状態についてどのような見方ができるかを示している。

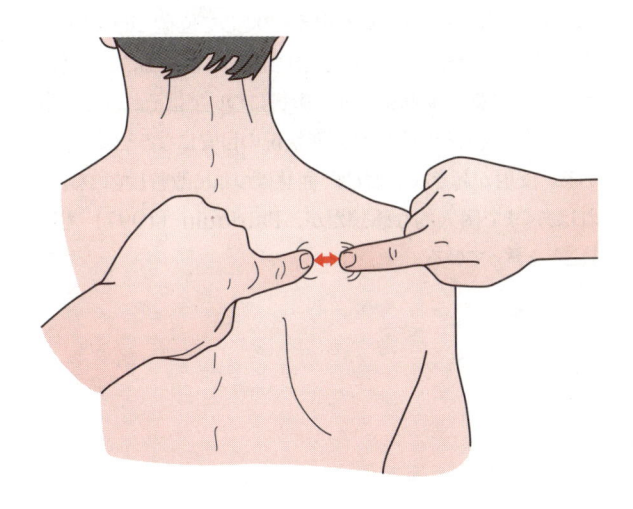

図5.7 反射性機能障害がある部位（トリガーポイントなど）の上にある皮膚の痛覚過敏帯は、皮膚の局所を弾性バリアまで繰り返し伸張すると、特定できる。連続的に伸張すると、周囲の組織に比べて弾性が低下している部位が正確に分かる。次に、その部位を虚血圧迫（抑制）し、過敏性や、関連痛を引き起こす可能性があるかどうかを検査する。

皮膚の伸延（診断と治療）

Lewit（1992）は、信頼性があり、痛みがなく、治療面でとても便利な手法を発見したと述べた。この手法を使えば、範囲の広さや狭さに関係なく、指先や手で触れることで、どのような皮膚の領域でも評価できるという。

狭い領域の場合は、両手の第2指、または両手の第2指と第3指の指先をそろえて、検査する組織上に置く。指を離して皮膚を引き離し、楽な弾性バリアまで皮膚を伸張する（図5.7を参照）。

最低限の力だけをかけて、皮膚のたるみを取り除くだけにとどめる。すると「楽な」エンドポジションと、その組織の「スプリング（跳ね返り）」の程度が分かる。これを、評価する領域上の複数の方向で比較するほか、反対側にある健康そうな組織とも比較する。

皮膚の痛覚過敏帯（HSZ）がある場合は、たるみを取り除いた後に大きな抵抗を感じるだろう。そのような抵抗がある部位では、伸張したエンドポジションを10-20秒保持すると抵抗がゆるみ、正常な範囲でのスプリングを感じるようになるだろう。このような抵抗の減少は測定することができる。スキンマーカーで最初に伸張したポジションの印をつけておき、「組織がリリース」した後に伸張したポジションと比較すると、通常は伸張の度合いがかなり増しているはずである。

このテクニックは狭い領域にも使うことができる（足指の間など）。その際は、指先で（軽く）圧をかけながら引き離して、組織を伸張させる。背中など広い領域の場合は、手の尺側縁で触れ、引き離すように伸張する。両手は交差して、検査または治療をする組織の上にのせる。両手を離して組織を伸張させ、たるみを取り除く（図8.20を参照）。

最初の伸張を行うと、組織の抵抗（エンドフィール）が分かる。組織が伸張に抵抗し、なおかつスプリング（跳ね返り）がない場合は、伸張した状態（痛みは伴わない）を維持すると、通常であれば30秒以内に組織がリリースする。

トリガーポイント、圧痛点、結合組織反射帯、マッケンジーの腹部領域（マッケンジー帯）などはすべて、上にある組織に痛覚過敏帯があるという特徴を持つ。これはとても便利なツールで、反射活動を簡単に特定できるほか、敏感になった患者の反射の治療としては、それ自体が理想的な形態といえる。さらには、その後の状況を正確に証明することもできる。

皮膚や浅層組織の治療に用いるテクニックについては、第8章で詳しく論じる。

　瘢痕組織では、瘢痕の周囲に痛覚過敏帯が生じやすく、ここが反射活動の焦点になることも多い。第8章で紹介する個別のリリース法を使えば、瘢痕組織の影響を受けた組織の状態を変えることができるだろう（Lewit & Olšanskà 2004）。瘢痕本体という極めて敏感な部位を治療する際には、鍼療法も効果的な手法になり得る（Baldrey 1993）。

4. 診断と治療における チャップマン反射

　チャップマンが論じた反射は、現在では「神経リンパ」反射と呼ばれることが多い。これらの反射は診断にも治療にも使うことができ、治療効果の目安としても利用できる。第4章でこれらの反射について論じているので、参照してほしい。

　1965年、これらの反射を利用するテクニックについて、筆者は次のように論じた（Chaitow 1965）：

　　チャップマンやオーウェンズが提唱するこれらの反射を利用した治療では、第2指と第3指を使ってしっかりと、やさしく円を描くように圧をかける。指を滑らせてはいけない。これらの領域はかなり敏感になっているので、治療しすぎないよう細心の注意を払うこと。さもないと反射活動が疲弊し、なんの効果も生み出せなくなるからである。

　筆者は現在も上記と同じ見解を持っているが、現在では一般的な神経筋テクニックにも活用できる、第1指でさまざまな圧をかける手法を取り入れている。反射が起きている部位を正確に知ることが何よりも重要である。

方法

- 施術者／療法士はやさしく触診し、関連する反射があるかどうかをまず確認する（表5.1と図5.8A-Fを参照）
- 最初に前面の反射を検査する
- 反射が見つかったときは、前面の反射を先に治療し、次に前面の反射と対をなす後面の反射を治療する
- つまり、前面の反射には二重の役割がある。1つは評価であり、もうひとつは反射の治療の第1歩としてである
- 前面の反射は、後に治療効果を確かめるときにも役立つ（前面と後面の反射を治療した後）
- 反射について再度触診したとき、触感や圧痛に変化がない場合は、治療を繰り返す
- その後、もう一度触診しても変化がない場合は、病状が重すぎてすぐには変化をしないか、その病状は無関係だったことを示している
- なんらかの筋骨格系要因が機能障害を維持していることも示している
- その場合は、反射ではなく、その要因を主に治療するべきである
- どの程度治療するかは、触診で確認すること

　チャップマンとオーウェンズは治療すべき時間を秒数で示したが、実際の治療経験からいうと、神経筋治療に熟練した者は、十分な治療が行われたことを「感じ取る」だけの感覚を培っていると思う。

　チャップマン反射は鑑別診断の際に役立つほか、痙攣性の便秘から偏頭痛までさまざまな症状の治療に役立つことも強く主張したい。しかし、筆者はつねに、患者全体に対する幅広いアプローチの一端を担うものとして位置づけている。チャップマン反射がリンパの排出を劇的に高めることに疑念はない。内臓の症状に対する影響についてはそれほど確信はないが、反射そのものが進捗状況の目安になるとは思っている。反射が起きなくなれば、症状はつねに改善している。これはあくまで個人的な感想だが、Patriquin（1997）も同じことを言っている。

表5.1　チャップマンの神経リンパ反射の位置

番号	症状と領域	前面	図	後面	図
1	結膜炎と網膜炎	上腕上部	5.8A	後頭部	5.8C
2	鼻の不調	第1肋骨前面の胸骨に近い部位	5.8A	頚椎1番の横突起先端の顎状になった角の後面	5.8C
3	腕（循環）	小胸筋の第3、第4、第5肋骨との付着部	5.8A	肩甲骨上角と、肩甲骨内側縁の上部1/3	5.8C
4	扁桃炎	第1肋骨と第2肋骨の間、胸骨に近い部位	5.8A	頚椎1番の棘突起と横突起の先端の間	5.8E
5	甲状腺	第2肋間隙の胸骨に近い部位	5.8A	胸椎2番の棘突起と横突起の先端の間	5.8C
6	気管支炎	同上	5.8A	胸椎2番の棘突起と横突起の先端の間	5.8E
7	食道	同上	5.8A	同上	5.8E
8	心筋炎	同上	5.8A	胸椎2番と3番の横突起の間。棘突起と横突起の先端の間	5.8D
9	肺の上部	第3肋間隙の胸骨に近い部位	5.8A	同上	5.8D
10	上肢の神経炎	同上	5.8A	胸椎3番と4番の横突起の間。棘突起と横突起の先端の間	5.8D
11	肺の下部	第4肋間隙の胸骨に近い部位	5.8A	胸椎4番と5番の横突起の間。棘突起と横突起の先端の間	5.8D
12	小腸	第8、第9、第10肋間隙の軟骨に近い部位	5.8A	胸椎8番、9番、10番の横突間	5.8C
13	胃の過度なうっ血	胸骨左側の第6肋間隙	5.8A	胸椎6番の左側の横突間	5.8C
14	胃酸過多	胸骨左側の第5肋間隙	5.8A	胸椎5番の左側の横突間	5.8F
15	膀胱炎	へその周囲、恥骨結合上の中線に近い部位	5.8A	腰椎2番の横突起の上縁	5.8F
16	腎臓	へそのやや上方外側	5.8A	胸椎12番と腰椎1番の横突間	5.8F
17	弛緩性便秘	上前腸骨棘と転子の間	5.8A	第11肋骨と椎骨の接合部	5.8C
18	腹部の緊張	恥骨の上縁	5.8A	腰椎2番の横突起の先端	5.8D
19	尿道	恥骨結合上面付近の恥骨枝の内側	5.8A	腰椎2番の横突起の上面	5.8F

続く

表5.1 チャップマンの神経リンパ反射の位置（続き）

番号	症状と領域	前面	図	後面	図
20	デュピュイトラン拘縮と、腕と肩の痛み	なし		肩甲骨外側縁の前面、上腕骨頭下部	5.8F
21	大脳のうっ血（麻痺や不全麻痺に関連）	（体の後面にある）。頚椎3番、4番、5番の棘突起の外側	5.8A	頚椎1番、2番の横突起の間	5.8E
22	陰核の過敏と膣痙	大腿内側上部	5.8A	仙骨と尾骨の接合部の外側	5.8D
23	前立腺	転子から膝上にかけての大腿外側。子宮の症状同様、恥骨結合の外側（43番を参照）	5.8A	上後腸骨棘と腰椎5番の棘突起の間	5.8D
24	痙性便秘または大腸炎	転子から2.5-5cm以内の範囲から、膝蓋骨の2.5cm以内の範囲にかけて	5.8A	腰椎2番、3番、4番の横突起から腸骨稜にかけて	5.8C
25	帯下	大腿内側下部、やや後方（体の後面にある）	5.8Aと5.8C	上後腸骨棘と腰椎5番の棘突起の間	5.8D
26	坐骨神経炎	脛骨腓骨接合部の前後	5.8A	1. 仙腸関節の軟骨結合　2. 座骨結節と寛骨臼の間　3. 大腿の外側後面	5.8C
27	不活発な肝臓（悪心、膨満感、倦怠感）	第5肋間隙、乳頭線の間から胸骨にかけて	5.8B	胸椎5番の横突間の右側	5.8C
28	小脳のうっ血（記憶や集中力の喪失）	肩甲骨の烏口突起の先端	5.8B	頚椎1番の、頭蓋底のすぐ下	5.8E
29	中耳炎	鎖骨上縁の、第1肋骨と交わる部位	5.8B	頚椎1番の横突起（先端）の上面	5.8C
30	咽頭炎	第1肋骨前面の、胸骨に近い部位	5.8B	頚椎2番の棘突起と横突起の先端の間	5.8E
31	喉頭炎	第2肋骨上面の、胸骨から5-8cm離れた部位	5.8B	頚椎2番の棘突起と横突起の先端の間	5.8E
32	副鼻腔炎	第1肋間隙の第2肋骨上縁で、胸骨の外側	5.8B	同上	5.8E
33	幽門狭窄	胸骨上	5.8B	右側の第10肋骨と椎骨の接合部	5.8F

表5.1 チャップマンの神経リンパ反射の位置（続き）

番号	症状と領域	前面	図	後面	図
34	神経衰弱（慢性疲労）	大胸筋が上腕骨、鎖骨、胸骨、肋骨に付着する部位すべて（特に第4肋骨）	5.8B	肩甲骨の上内側縁の下、第4肋骨に面する部位	5.8D
35	斜頚	上腕骨上縁の内側	5.8B	頚椎3番、4番、6番、7番の横突起	5.8E
36	脾炎	左側の第7肋間隙の、軟骨との接合部付近	5.8B	左側の第7肋間隙	5.8C
37	副腎（アレルギー、極度疲労）	へその上外側	5.8B	胸椎11番と12番の横突間	5.8F
38	虫垂間膜	右側の第12肋骨の上面の、先端付近	5.8B	右側の第11肋間隙の外側面	5.8C
39	膵臓	右側の第7肋間隙の、軟骨付近	5.8B	右側の胸椎7番の横突間	5.8F
40	肝臓と胆嚢のうっ血	第6肋間隙の乳頭線中央から胸骨にかけて（右側）	5.8A	右側の胸椎6番の横突間	5.8F
41	卵管炎または精嚢炎	寛骨臼と座骨切痕の間（体の後面にある）	5.8F	上後腸骨棘と腰椎5番の棘突起の間	5.8D
42	卵巣	円索の恥骨結合の上辺から下方へ	5.8B	胸椎9番と10番、10番と11番の横突間	5.8D
43	子宮	恥骨枝と座骨の接合部の前面	5.8B	上後腸骨棘と腰椎5番棘突起の間	5.8D
44	子宮線維腫	恥骨結合の外側から、対角線上に下方へ	5.8B	腰椎5番の横突起の先端と腸骨稜の間	5.8C
45	直腸	小転子のすぐ下	5.8B	仙骨の、腸骨に近い部位。仙骨と腸骨の軟骨結合の下端	5.8F
46	子宮広間膜（通常は子宮も関与する）	大腿の外側面、転子から膝のすぐ上まで	5.8B	上後腸骨棘と腰椎5番の棘突起の間	5.8D
47	鼡径部の腺（脚と骨盤の器官の循環と排出）	縫工筋の下部1/4と、脛骨への付着部	5.8B	仙骨の、腸骨に近い部位。仙骨と腸骨の軟骨結合の下端	5.8F
48	痔	座骨結節のすぐ上（これらの領域は、体の後面にある）	5.8D	仙骨の、腸骨に近い部位。仙骨と腸骨の軟骨結合の下端	5.8D
49	舌	第2肋骨前面の、胸骨との軟骨結合	5.8A	頚椎2番の棘突起と横突起の先端の間	5.8E

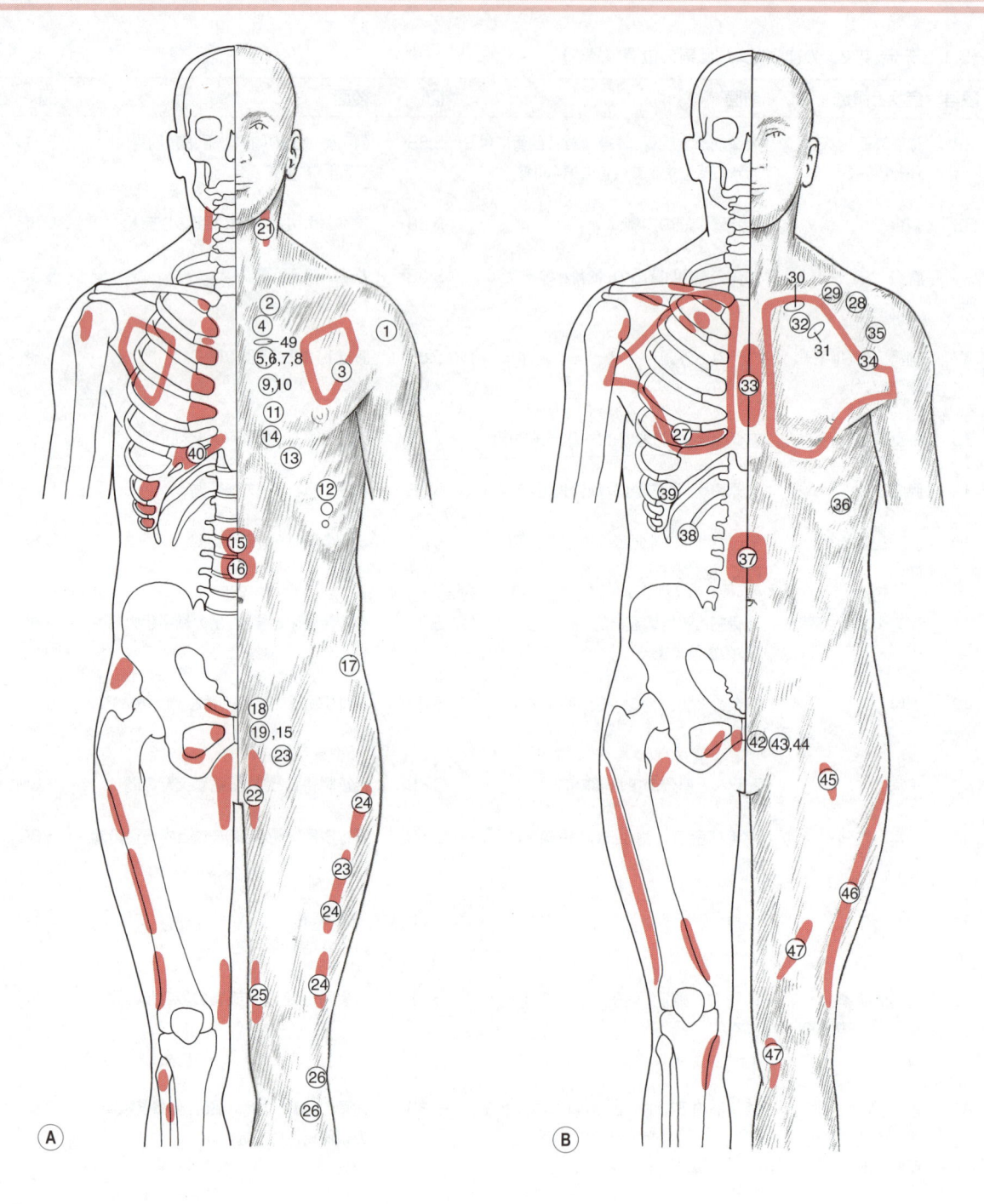

図5.8 チャップマンの神経リンパ反射。症状および領域と番号は表5.1を参照すること。

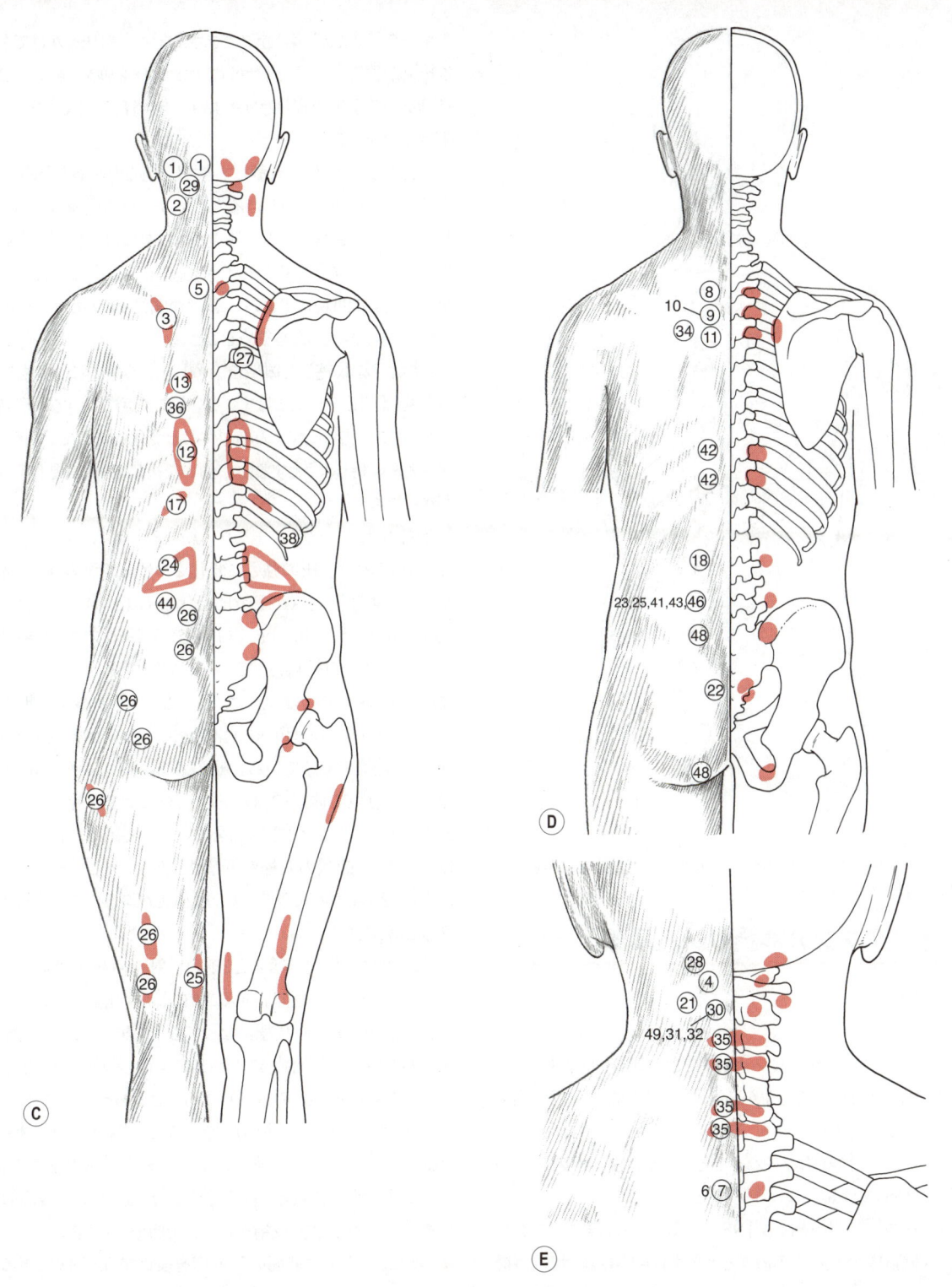

診断と治療におけるチャップマン反射　115

図5.8　チャップマンの神経リンパ反射。症状および領域と番号は表5.1を参照すること。

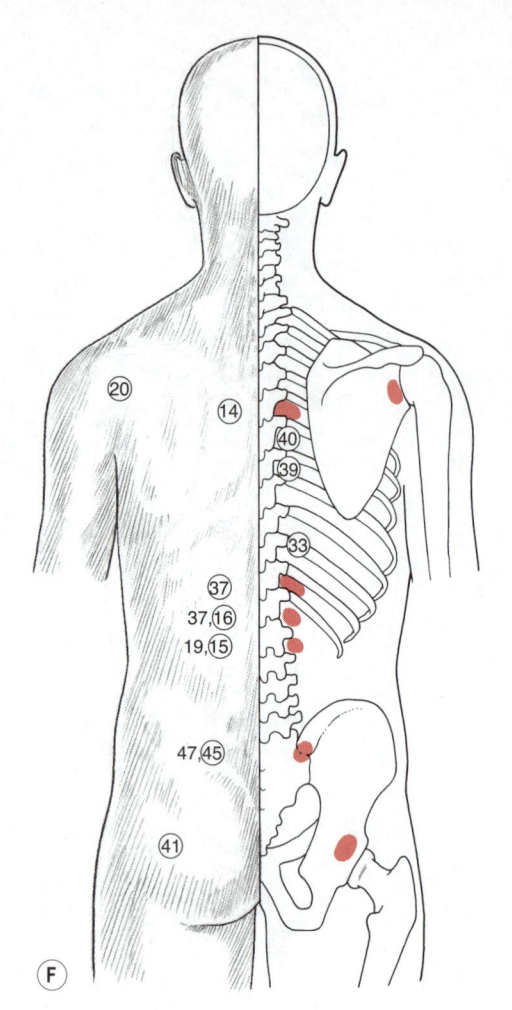

図5.8F チャップマンの神経リンパ反射。症状および領域と番号は表5.1を参照すること。

チャップマンの神経リンパ反射

（図5.8A-F）

　チャップマンの神経リンパ反射に関する研究の結果や、この反射に関係する可能性があるメカニズムについては、第4章を参照してほしい。

　本章では、神経リンパ反射で使われる手法やその位置づけについて論じる。

　チャップマン（Owens 1980）は、治療の際に振動を与えて神経リンパ反射を刺激するときは10-15秒続けるよう提案している。彼は第1指以外の指先で圧をかけて必要なエネルギーを伝えたが、第1指でさまざまな強度の圧をかけても同じ効果が得られる。5-8秒かけて徐々に圧を強め、続いて2-3秒ゆるめる手順を繰り返すとよい。全部合わせても30秒以上はかけないこと。

　これらの反射点は治療しすぎてしまうことがあるため、さまざまな圧（あるいはしぼる力）をかける最適の時間は15-30秒だとされている。圧をかけたために生じる関連痛を患者が報告できるなら、圧／治療は圧の程度を変化させながら最大1分間続けてよい。患者が関連痛の減少を報告するか、1分が経過したらやめること。

　このような収縮した領域を治療している最中に、客観的に変化を「感じる」ことはまずない。この点については理解しておくべきである。治療の結果生じる変化はすべて、ホメオスタシスを維持しようとする力が働いた後になって現れるものだからである。

　治療中は、一定の圧をかけ続けると症状を悪化させることもあるので、圧の強さに変化をつけたほうがよい。オーウェンズは著書『An Endocrine Interpretation of Chapman's Reflexes（1980）（チャップマン反射についての内分泌的解釈）』で、みずからとチャップマンの研究に触れている。その序文では、著名なオステオパシー研究者フレッド・ミッチェル（Fred Mitchell）が、圧は第3指の腹でかけるべきだと勧めている。軽く、直接圧迫し、触れることができる反射点で体液の滞留を取り除くことを目的にするのである。ミッチェルは、治療時間を決定する要因は、浮腫が減少したか、神経節状の収縮が解消されたか、そしてそれと同時に20-120秒の間に反射点の敏感さが減少したかどうかであると信じていた。

　このような刺激を与えると、その反射点の刺激閾値が上がり、侵害インパルスを抑制することになる。圧迫による治療をしすぎて局所が虚血状態になっても、得るものはない。痛みを伴わない反射は治療すべきではない。活動性の（すなわち敏感な）反射点にのみ注目するべきである。

　反射は全身の神経筋治療の一部として利用することもできるし、チャップマンやオーウェンズ、ミッチェルが勧めるように、前面の反射点を指で軽く圧迫してから対をなす後面の反射を治療することで、反射そのものを治療してもよい。

● 次に、もう一度前面の反射点を検査する。触知できる変化がある、あるいは敏感さが減っている場合は、それ以

上の治療は不要である
- そのような変化が見つからない場合は、前面と後面と治療をもう一度行う。それでも変化がない場合は、病状が重すぎてすぐには変化しないか、その病状は無関係だったと考えられる。あるいは、なんらかの筋骨格系要因が機能障害を維持しているのかもしれない

このアプローチを使うときは、反射を体系的に分類すると便利である。あるグループが活動性であることが分かった場合、そのグループの反射をすべて調べ、活動していれば治療する。次に例をあげる：

- 内分泌グループ：前立腺、性腺、子宮広間膜、子宮、甲状腺、副腎
- 胃腸グループ：結腸、甲状腺、膵臓、十二指腸、小腸、肝臓
- 感染グループ：肝臓、脾臓、副腎

つまり、反射をうまく活用し、触知できる、敏感になっている反射だけを治療するとよい。前面の反射の一部（理論的には最初に治療すべき反射）は体の後面にある。

以下に例をあげる：
- 痔（48番）
- 小脳のうっ帯（21番）
- 帯下（25番）
- 卵管炎（41番）

さらに詳しい研究についてはOwens（1980）を参照するとよい。表5.1は、反射の番号、症状、部位の説明、その部位の掲載図を示している（すべての部位を1つの図に表すと、重なる部分が多くて混乱が生じるため、図を分けている）。組織が敏感になるという変化は、これらの反射が表に現れた結果である。施術者は、この変化のタイプに応じて適切な領域を見つけ出す方法を身につけるとよい。そして図5.8A-Fや表5.1を活用し、治癒の重要なサポートになるパターンやグループを使いこなせるようになるとよい。

図を活用し、反射の位置を見つけ出し、診断や治療に役立ててほしい。

5. ベネットの神経血管反射

（これらの反射点は、活動しているときは軽い圧にも敏感である）（図5.9A-CとBox5.3を参照）

ベネットの神経血管反射点は、治療の目的に応じて幅広い使い方ができる。診断のインジケーターにする、特定の筋機能に影響を与える、症状、特に情動的な原因に由来する症状をやわらげるなど、さまざまである。

チャップマンの神経リンパ反射点同様、神経血管反射点も、関連がありそうな器官、構造、機能の追加情報源として有効活用できるだろう。反射点のある領域が敏感になっている場合、反射が示している機能障害についてさらに確認しなければならない。

アプライド・キネシオロジーでは、反射性の、関連がありそうな筋を修正する手段として、これらの神経血管反射点を使う傾向がある。

Walther（1988）は次のように説明している：

ある特定の筋は1つの（神経血管）反射にしか反応しないが、反射の多くは1つ以上の筋に影響を与える。ベネット反射は、主に体幹の前表面と頭部にある。例外はあるものの、アプライド・キネシオロジーでは頭部の反射を利用する。

これらの反射を治療する方法は次の通りである：

1. 反射点の位置を特定したら、指の腹や先端で触れる
2. 反射点上にある皮膚を軽く「引っ張り」、拍動を感じるまで指の接触を維持する
3. 拍動が現れなかった場合、拍動が現れるまで「引っ張る」方向を変えてみる
4. 拍動を感じたら、さらに15-20秒、指で触れつづける

情動的な原因に関連する症状を治療する際に神経血管反射点をどう使えるかについて、Walther（1988）は次のように述べている：

このテクニックで扱う情動的な問題の多くは、再発する（不調の）原因を特定するための一般的な検査をすれば見つかる。正確な情動要因を知る必要はない……目を閉じて、困っている問題について考えるよう患者に指示し、情動経験に関連する（と思われる）急速眼球運動（REM）を観察する……神経血管反射は前頭骨結節にある（図5.9Cの28番[前頭-情動]と、Box5.3の解説を参照）。最大の拍動を感じるまで……軽く引っ張るように触れ、治療する（上記を参照）。接点を数分保持する必要がある場合もある。

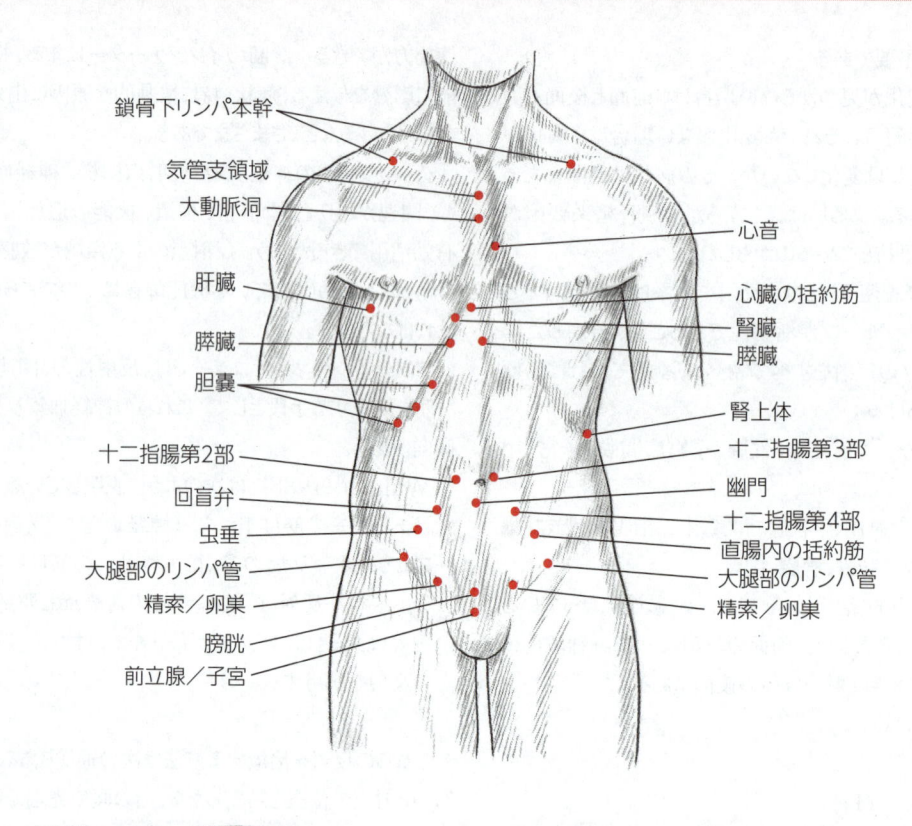

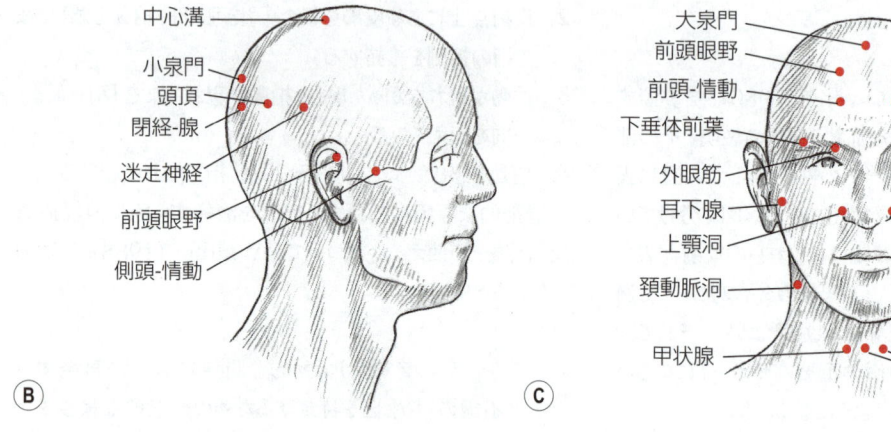

図5.9　ベネットの神経血管反射点

Box5.3　ベネットの神経血管反射

	反射名	部位
1	耳下腺	歯を食いしばったときに咬筋が盛り上がる部位 **診断と治療用の反射点**。関連症状：前立腺の不調、耳下腺炎、月経前の不調、乳腺炎、リンパ液のうっ滞
2	心臓の括約筋	剣状突起の先端 **診断と治療用の反射点**。感受性が高い場合は、括約筋の無力さと胸やけに関連
3	肝臓	鎖骨中線。右第5肋間 **診断と治療用の反射点**。
4	胆嚢	右側の第9、第10、第11肋骨の肋軟骨の下方 **診断と治療用の反射点**。記載されている反射点はすべて治療に使う。第11肋骨のみ診断に使う。腋窩線の中間という離れた部位に痛みを感じるだろう
5	膵臓	第6、第7肋骨頭の内側。剣状突起の2.5cm下方 **診断用の反射点**。左右の第5、第6肋軟骨
6	幽門	へその下縁 **診断と治療用の反射点**。
7	十二指腸第2部	へその右側の2.5cm、45度斜め上方 **診断と治療用の反射点**。 **Note：**この領域を治療するときは、幽門、十二指腸、膵臓、肝臓、胆嚢の順に行うこと
8	十二指腸第3部	へその左側の2.5cm、45度斜め上方 **診断と治療用の反射点**。
9	十二指腸第4部	へその左側の2.5cm、45度斜め下方 **診断と治療用の反射点**。
10	腎臓	第8肋骨の先端の両側 **診断と治療用の反射点**。
11	回盲弁	右側の上前腸骨棘とへその中間 **診断と治療用の反射点**。
12	内肛門括約筋	左側の上前腸骨棘とへその中間 **診断と治療用の反射点**。
13	虫垂	虫垂上 **診断と治療用の反射点**。
14	膀胱	恥骨弓の中線上 **診断と治療用の反射点**。
15	前立腺／子宮	恥骨結合 **診断と治療用の反射点**。
16	精索／卵巣	膀胱反射の左右2.5cm-4cm外側（**Note：**卵巣に注意が行くときは、甲状腺を治療する） **診断と治療用の反射点**。
17	腎上体	第12肋骨の先端から指1本分下。診断用の反射点は、第12肋骨の先端 **診断と治療用の反射点**。
18	下垂体前葉	眉の右外側 **診断と治療用の反射点**。
19	下垂体後葉	眉の左外側 **診断と治療用の反射点**。

続く

Box5.3　ベネットの神経血管反射（続き）

反射名		部位
20	甲状腺	甲状腺上 **診断と治療用の反射点。**
21	頚動脈洞	頚動脈上、下顎角の下 **診断と治療用の反射点。**
22	大動脈洞	胸骨角の縁、またはすぐ下 **診断と治療用の反射点。**
23	心音	第3肋骨の胸骨端。軟骨に接する（左側） **診断と治療用の反射点。**
24	鎖骨下リンパ本幹	鎖骨中点のすぐ下、やや内側 **診断と治療用の反射点。**
25	大腿部のリンパ管	鼠径靭帯上。恥骨結合と上前腸骨棘の間 **診断と治療用の反射点。**
26	上顎洞	両側の外鼻孔の外側 **診断と治療用の反射点。**
27	気管支領域	胸骨柄と胸骨上切痕の間 **診断と治療用の反射点。**
28	前頭-情動	前頭結節 **診断と治療用の反射点。**
29	迷走神経	外耳道の5cm上後方 **診断と治療用の反射点。**
30	頭頂	外耳道の5cm上方、7cm後方 **診断と治療用の反射点。**
31	側頭-情動	目の外面と外耳道の間。頬骨のすぐ上方 **診断と治療用の反射点。**
32	大泉門	解剖学の大泉門上 **診断と治療用の反射点。**
33	外側溝の中央	外耳道前面の2.5cm上方 **診断と治療用の反射点。**
34	中心溝	大泉門前面の約4cm上方 **診断と治療用の反射点。**
35	前頭眼野	前頭結節の4cm上方 **診断と治療用の反射点。**
36	外眼筋	閉じたまぶたの上方 **診断と治療用の反射点。**
37	小泉門	解剖学の小泉門上 **診断と治療用の反射点。**
38	閉経-腺	小泉門の1cm下方外側 **診断と治療用の反射点。**

　頭蓋にある反射点はすべて、情動やストレス状態の治療に役立つ。「情動」と記載されている反射が最も強い。軽い圧をかけるだけにとどめるほうがよい。これらの反射については治療テクニックに関する章で解説する（第6章）。

6. 結論

　Speransky（1943）は、「神経系にはその生体の歴史が刻まれている」と述べた。施術者にとって、筋骨格系に現れる症状とは過去と現在の機能障害を記した地図なのである。これを見れば、機能障害を治療し、軽減し、さらなる機能障害を予防することもできる。

　診断をする際には、組織の変化や反射性のトリガーポイント領域を触診するだけではなく、ストレスパターンや姿勢要因もすべて評価すべきである。患者はそれぞれ別の問題を抱えているうえ、その問題も診察のたびに変化する。つまり、治療メカニズムは同じでも、強調すべき点は診察のたびに異なるかもしれない。患者がこのことや問題の性質、そして目指すべき目標を理解することが重要である。協力的な患者であれば、目標を達成するために必要な時間や労力を惜しまないだろう。

- 動的な姿勢、すなわち運動中の体を観察すると、バランス、姿勢、重力によるストレス、全体的な構造の異常などが理解できる
- 体の特定の領域のそれぞれの動きを観察すると、ストレスパターンや制限などを理解する際の助けになる

　体内のさまざまな構造のあり方や相互関係を尊重できるようになれば、筋筋膜の緊張を視覚化することができる。自動モードでも他動モードでも、総合的な姿勢パターンや局所的な姿勢パターンを観察すれば、浅部でも深部でも触診で得られた印象に全体としての印象を加えることができる。患者が直立姿勢でも、背臥位でも腹臥位でも、両手を使って評価することができる。

- さまざまな構造の上に軽く手を当てると、組織の密度や構成の変化を感じることができる
- 次に、機能障害の局在を確かめるために、深部を触診する。あるいは、神経筋治療に移り、診断と治療を行う

　観察や触診、可動性の検査をする前には、問診をしておく。その際には外傷、習慣、職業上の地位や仕事中の姿勢、情動状態とこれまでの経緯、先天性の奇形の有無や手術歴、病歴全般や現在の症状の詳細について包括的な記録をとる。

　軟部組織の評価では、可動性の検査は診断の一部に含まれている。徒手療法士はみな関節の可動性に関心を持っているので、この検査は全身の評価の一部にもなる。体のある部位を別の部位から意識的に動かす自動運動や、運動を生み出すために外的な力を体にかける他動運動は、どちらも診断する上で重要な要素である。最終的には、健康的な組織と、機能障害を抱えた組織を見分けることができるようになる。これを習得するには、経験を積むしかない。

　静的および動的な観察、浅層と深層の触診、包括的な病歴と詳細な病歴、必要に応じて行う可動性の検査、トリガーポイント領域の局在の特定、治療中の再評価、患者が抱える問題に対しては、思慮深く、協力的な態度で理解を示すこと。これらはすべて診断を下すためのツールであり、これらを活用して与えられた仕事に取り組むべきである。

NMTを活用して「反射点」を見つける

　チャップマンの神経リンパ反射、ベネット反射、マッケンジー反射領域（マッケンジー帯）、結合組織反射帯、トリガーポイント。これらをすべて暗記するのは大変な作業のように思えるだろう。事実、大変である。

　しかし、個々の反射をすべて正確に覚えていなくても、それらの反射点が存在することを大まかにでも知っていれば、効率よく治療することができる。本章のねらいは、分かりやすい診断用インジケーターを分類し、施術者のために、診断や治療の可能性がある範囲を広げることなのである。

　頭蓋にある反射点はすべて、情動やストレス状態の治療に役立つ。「情動」と記載されている反射が最も強い。軽い圧をかけるだけにとどめるほうがよい。これらの反射については治療テクニックに関する章で解説する（第6章）。

参考文献

B. Arbuckle, 1977 *Selected writings* National Osteopathic Institute:

P. Baldry, 1993 *Acupuncture, trigger points and musculoskeletal pain* Churchill Livingstone: London

M. Beal, 1983 Palpatory testing for somatic dysfunction in patients with cardiovascular disease. *J Am Osteopath Assoc* **82** 822–831.

I. Bischof, G. Elmiger, 1960 Connective tissue massage. In: E. Licht, Ed. *Massage, manipulation and traction* New Haven: Connecticut

L. Chaitow, 1965 An introduction to Chapman's reflexes. *British Naturopathic Journal* **6** (4), 111–113.

DiGiovanna, 1991 In: E. DiGiovanna, Ed. *An osteopathic approach to diagnosis and treatment* 1991 Lippincott: Philadelphia

K. Koizumi, 1978 Autonomic system reactions, caused by excitation of somatic afferents: study of cutaneo-intestinal reflex. In: I. Korr, Ed. *The neurobiological mechanisms in manipulative therapy* Plenum Press: New York

K. Lewit, 1992 *Manipulative therapy in rehabilitation of the locomotor system* ed 2 Butterworths: London

K. Lewit, 1999 *Manipulative therapy in rehabilitation of the locomotor system* ed 3 Butterworths: London

K. Lewit, S. Olšanská, 2004 Clinical importance of active scars: abnormal scars as a result of myofascial pain. *J Manipulative Physiol Ther* **27** 399–402.

P. Lief, 1963 *British Naturopathic Journal* **5** (10), 304–324.

J. Mackenzie, 1909 *Symptoms and their interpretations* London

C. Owen, 1980 *An endocrine interpretation of Chapman's reflexes* American Academy of Osteopathy: Newark, Ohio

D. Patriquin, 1997 Chapman's reflexes. In: R. Ward, Ed. *Foundations for osteopathic medicine* Williams & Wilkins: Baltimore

A. Speransky, 1943 A *basis for the theory of medicine* International Publishers: New York

E. Stiles, 1984 *Patient Care* 117–164.15 May:16–87; 15 August

H. Teiriche-Leube, 1960 *Grundriss der Bindegewebsmassage* Fisher: Stuttgart

J. Travell, 1957 Symposium on mechanisms and management of pain syndromes. *Proceedings of the Rudolph Virchow Medical Society*

J. Travell, D. Simons, 1983 *Myofascial pain and dysfunction* **vol 1** Williams & Wilkins: Baltimore

J. Travell, D. Simons, 1992 *Myofascial pain and dysfunction* **vol 2** Williams & Wilkins: Baltimore

D. Walther, 1988 *Applied kinesiology* SDC Systems: Pueblo, Colorado

B. Youngs, 1964 NMT of lower thorax and low back. *British Naturopathic Journal* **5** (11), 176–190.340–358

第 6 章

基本的な脊柱 NMT

目次

1. NMTの定義 123
2. NMTの特徴 124
3. 最もよく使われるNMTアプローチと、
   「さまざまな圧」 125
4. 第1指に関する考察 125
   NMTの第1指テクニック 125
   NMTの指テクニック 127
   オイル類の使用 128
5. リーフの基本的な脊柱治療 129
   施術者の姿勢 129
   NMTのメカニクス：力を効率よく使う 130
   圧の種類：痛みを伴わない圧迫のコツ 131
   後面の反射点 132
   起始と停止 133
   治療時間 133
   新しいポジションに移る 133
   僧帽筋と胸鎖乳突筋 134
   体幹左側の治療 135
   体幹右側の治療 135
   左股関節の治療 137
   大腿外側と殿部の治療 139
   治療を終える 139

1. NMTの定義

　本書で使うNMT（神経筋テクニック）という用語の定義はBox6.1にとりまとめた。

　本書では2種類のNMTについて扱うが、その1つは「ヨーロッパ式」NMTである。これは、伝統的なアーユルヴェーダマッサージを取り入れながら、スタンリー・リーフが開発した手法である。

　もう1つのアメリカ式NMTは、ニモ、サイモンズ、トラベルらのワークをもとに、セント・ジョン、ウォーカーらが手を加えて開発した手法である（第10章と第13章を参照）。

　NMTという用語の使い方には混乱が生じているが、これはDvorak et al（1988）での使い方も一因になっている。実際には過緊張の低減を促す等尺性収縮という手法の変形について説明するときに、この用語が使われていたのである。これらの手法はすべて、オステオパシー医療では筋エネルギーテクニック（MET）、理学療法では固有受容性神経筋促通法（PNF）として知られている手法の一部であり、本書では第8章で簡単に紹介する。また、本書が属するシリーズでは、別の書籍でテーマとして扱っている（Chaitow 2001, 2006）。

　Dvorak et al（1988）は、筋エネルギーテクニックで使うさまざまな手法を（NMTとして）次のように列挙した：

1. 抵抗バリアを超えたところまで組織を動かせるようにすることを目的とした、患者による自動運動を含む手法は「NMT1」
2. 等尺性収縮後弛緩など、等尺性収縮に続いて動筋を他動的に伸張する手法は「NMT2」

> **Box6.1　NMTや関連するアプローチの目的**
>
> - 本書で扱う神経筋テクニックは、第1指やその他の指で特殊な圧やストロークを行う徒手療法を指す。診断（評価モード）または治療（治療モード）を目的とする
> - 治療では、NMTは機能障害を起こしている組織を修正し、正常な状態の回復を促すことを目的とする。そして、筋筋膜のトリガーポイントなど反射発生的に活動している反射点を不活性化することに主眼を置く
> - NMTでは、緊張亢進および／または線維化した組織のバランスの回復にも焦点を当てている。それ自体が目的の場合もあれば、関節モビライゼーション／リハビリテーションに先立って行う場合もある
> - NMTは神経系の機械受容器、ゴルジ腱器官、筋紡錘、その他の受容器などの生理的反応を活用して、望ましい反応を実現する
> - ポジショナルリリース（ストレイン／カウンターストレイン）や筋エネルギー法（相反抑制や等尺性収縮後弛緩法）など感覚受容器に影響を与える手法も、NMTと調和する限りは、関連するアプローチのなかに当然含まれる
> - 老廃物の滞留を低減し、機能障害のある組織の循環を高める伝統的なマッサージ法も、関連するアプローチに含まれる

3. 相反抑制など、拮抗筋を等尺性収縮させた後に伸張する手法は「NMT3」

　Dvorak et al（1988）で上記の手法を説明する際にNMT1、2、3という用語を使ったために、かえって混乱が生じた。このような誤った表現がいつまでも使われることがないよう願っている。

2. NMTの特徴

　本書で論じてきたように、NMTは軟部組織に特化して治療を行う点が特徴的である。これは反射による効果をもたらすだけでもなく、エクササイズやマニピュレーションなど他の治療法の準備になるだけでもなく、緊張し、線維化した筋組織をゆるめて正常な状態に戻すだけでもなく、リンパ系などの循環と排出を促すだけでもない。これらすべてを行うと同時に、触診や治療用の道具（通常は第1指を使う）を通じて、施術者に診断情報を提供する。

　NMTは姿勢の再統合、緊張のリリース、疼痛緩和、関節の可動性の改善、反射の刺激／調整や鎮静などを目的とした治療に組み入れると、便利である。スタンリー・リーフが開発したテクニックをはじめ、基礎的なテクニックには複数のバリエーションがある。そのなかのどれを選択するかは、特に目立つ要因や、個人の好みに応じて決めてよい。NMTのテクニックは他の治療体系のよいところを取り入れながら開発されたので、他の徒手療法（第8章を参照）と似ている点もあるだろう。たとえば第11章では、デニス・ダウリングがPINSを活用することの臨床的な価値について述べている。これは、NMTの効果を疼痛の制御に取り入れたユニークな活用法である。疼痛制御にPINSを活用することは、NMTがもたらした基礎的な手法を発展させて、新しい使い方をした好例である（Dowling 2000）。

　NMTの原則を含む流派が現在も発展し続けているように、同じ背景から生まれたさまざまな手法も、平行して発展を続けている。第12章では、ハワード・エヴァンズ（Howard Evans）がタイ・マッサージについて解説する。これは、タイで発展した徒手による治療モデルと、リーフのNMTでも使われたアーユルヴェーダマッサージに由来するアプローチを融合した手法である。エヴァンズのアプローチは、リーフの手法からさらに強い影響を受けており、西洋と東洋の優れたアプローチをうまく融合して論じている（Evans 2009）。
NMTは全身にも局所にも、さまざまなポジション（患者が座位でも、背臥位でも、腹臥位でも、側臥位でも）で使うことができる。どの部位から治療するかは、全身を治療する場合はそれほど重視されていないが、姿勢の再統合を目的とする場合はかなり重要なようである（Rolf 1977）。

　第13章では、レイモンド・ニモの歴史的な業績と、そこから発展した手法についてコーヘン（Cohen）が論じる。第10章でディレーニーが述べているように、こちらのほうがアメリカ式NMTの主流となっている。

3. 最もよく使われるNMTアプローチと、「さまざまな圧」

基本的な脊柱NMT治療と基本的な腹部（および関連領域）NMT治療（第7章を参照）は最も一般的な手法であり、これについては本章と次章で詳しく解説する。本書では、本質的にはスタンリー・リーフとボリス・チャイトーが開発した手法を取り上げていく。両者はNMTを活用するための技能を最高峰にまで高めたことで知られている。反射領域やその効果に関するデータを含めたことや、基本的なNMT手法を開発したことによって、NMTは便利なツールになり、施術者が治療で活用するようになった。このツールの限界は、使う側の知性と理解の度合いに大きく依存している。

ボリス・チャイトーは次のように記している（個人的な書簡、1983）

ぜひ覚えておいてほしい重要な点は、このユニークな手技は体のどの部位のどのような物理的・生理的機能障害に対しても使うことができ、関節の病変にも軟部組織の病変にも用いることができる点である。

NMTをうまく活用するためには、触診の技術を身につけ、指の感覚をとぎすませておかなければいけない。それには、つねに適切な領域に触れ、組織の構造に緊張、収縮、癒着、スパズムなどの異常がないか、評価するべきである。

訓練を重ね、正常な組織の「感じ」をつかんでおくことが大切である。そうすれば、異常な組織を識別しやすくなるからである。指を使って診断する際に必要な敏感さを一度習得してしまえば、その後は以前より楽にこの手法を活用し、発展させることができる。組織の構造に触れたときに「異常な」感じを認識できるようになることが、秘訣である。「正常な」組織の質感や特徴が分かるようになったら、第1指（一般に）で加える圧、特に脊柱構造に加える圧を、つねに安定させる。しかし、決して痛みを与え、打撲傷を作るほど強くしてはいけない。そのためには「さまざまな」圧を加えるとよい。たとえば組織構造の質感や特徴を考慮し、敏感になった指で感じ取った情報に従うのである。組織の特徴や質感はつねに変化するので、加える圧のレベルも一定ではいけない。このような質感の変化は、施術者が「感覚」を鍛えれば検知することができる。つまり、第1指を一定の方向に動かしていくときに、組織から受ける感触に圧を合わせるのである。

指で加える圧を変化させることは、NMTの施術者が身につける技の中でもおそらく最も重要な要素である。これを習得すれば、圧をより効果的に制御し、診断する際の感覚を鍛えられるので、組織に打撲傷を与えることもはるかに少なくなるだろう。

指で加える圧のバリエーションは、NMTの施術で最も重要な特徴といえるだろう。このことは、これらの手法を学び、利用する人たちにどれだけ強調しても足りないくらいである。このようなNMTの特徴については、本章で再度取り上げる。

4. 第1指に関する考察

NMTの第1指テクニック（図6.1）

NMTに取り入れられている第1指テクニックを使うと、評価モードにおいても治療モードにおいても、幅広い治療効果を生み出すことができる。

第1指の先端の4つの面を利用すれば、さまざまな強度の圧を加えることができる。また、第1指の先端、あるいは先端の内側または外側を使えば、角度がついた表面にも触れることができる。

診断や治療をするために広い範囲（局在性や特殊性が低い）に触れる場合は、第1指の末節骨の広い面を使うことが多い。たいていは粘度が低いオイル類を使い、触診する指が組織を引っ張ることなく、楽に滑るようにする。

- バランスを取り、力を制御するために、手を広げて指の先端を支持台、すなわち「橋」のようにして、手のひらでアーチを作る。施術者の体から離れる方に第1指を動かすとき、第1指が他の指の先端のいずれかに向かって自由に通り抜けられるようにするためである
- 1回のストロークは5-8cmとし、第1指以外の指の先端はバランスを取るための点として使う。まっすぐに伸ばした

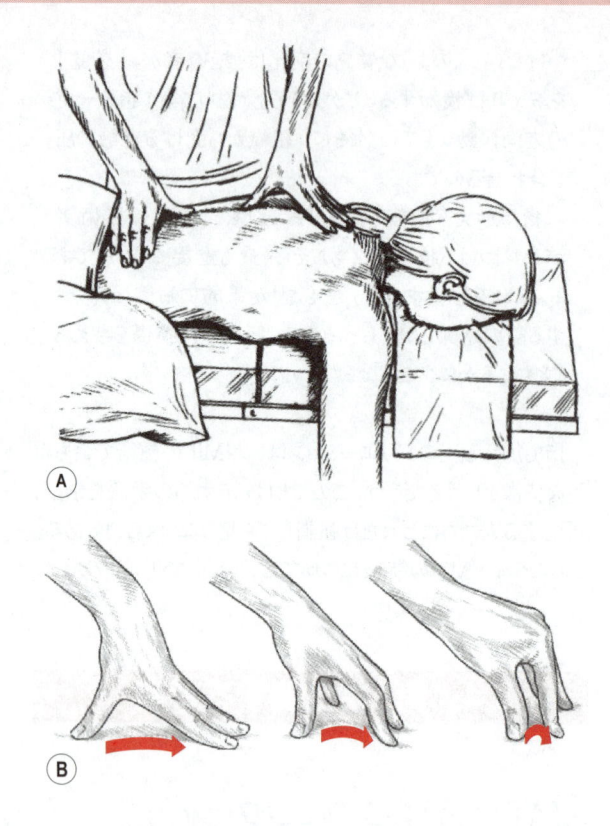

図6.1　NMTの 第1指テクニック。

腕を長軸として、その軸を通る体重を調節し、必要な力を第1指にかけていく
- つまり、第1指が手より前に出ることは絶対になく、つねに固定した指のあとをついて行くのである。指の先端は、ストロークの終点のすぐ先に置くことになる
- 他のボディワークやマッサージのストロークと違い、さまざまな圧をかけながら第1指が組織を通る間、手や腕は動かさない
- 第1指は使い勝手がよいので、検査または治療中の組織から読み取ることができた内容に沿って、伝わった力の方向を修正できる
- これらの組織の上を滑るとき、第1指は施術者の脳の延長のような働きをする。事実、触診している組織を明確に評価するためには、施術者は眼を閉じ、組織のどんなにさいな変化も感じ取り、反応できるようにしておくべきである
- 第1指と手は、局所の小さな構造や線維化した「小結節」を扱うとき以外は、ほとんどそれ自体の筋力を使わない
- 圧／力をターゲットに直接伝えるために、体重はできるだけ一直線上に移動させる。そのためには、肘や手首で腕を数度以上曲げないようにする。効率よく、快適に力を伝えるためには、施術者の体のポジションと治療する部位の関係も極めて重要である
- マッサージ台の高さや、施術する体の部位にアプローチするときの最も効率のよい角度についてはよく検討するべきである。解説や図を活用すると理解しやすいだろう
- どの程度の圧を伝えるかは治療する組織の性質にもよるが、組織を広く深くストロークするときは圧をさまざまに変化させてよい。治療するときは、患者が強い痛みを感じないように配慮すべきである。第1指をほとんど止めることなく、機能障害を起こした組織にさまざまな圧を浸透させるとき、ある程度までの不快感は、普通は患者に受け入れてもらえる
- 5-8cmのストロークをするのに、通常は4-5秒かける。特に閉塞し、硬化した領域を治療するとき以外は、まずこの範囲を超えないようにする。反射圧迫テクニックを利用するときは反射点上でもっと長時間手を止める必要があるが、通常の診断や治療を行う限りは、組織を調べ、うっ滞を取り除き、一般的な治療をするためには、第1指を動かしつづけること
- NMTでは、目的の性質上、必要な圧を正確に述べることができない。たとえば評価をするときは、組織の抵抗に正確に圧を合わせるようにし、施術者が感じた反応に合わせてつねに圧を変化させるからである
- 評価で明らかになった症状を評価後あるいは評価と同時に治療するときは、かける圧を強める。このときも、抑制したいのか、局所を伸張したいのか、うっ滞を取り除きたいのかなど、目的に応じて強さを変えていく。もちろん、比較

的薄い筋に覆われた領域では、殿部など張りや厚みがあり、十分に筋で覆われた領域よりも圧を軽くする
- 領域ごと、あるいは患者ごとに相対的な敏感さは異なるので、注意が必要である。第1指で機械的に組織をストロークすればよいのではなく、第1指は施術者の診断能力の延長上にある、知性を持つものとしてとらえるべきである。患者から見たときに、軟部組織を隅から隅まで順番に評価しているような印象を受けるくらいがよい。上記のアドバイスに従えば、痛みはあっても一時的で、打撲傷を残すことはないはずである
- 治療に使う腕や第1指は、かなりまっすぐに伸ばしておく。そうしないと、第1指を「鉤状」に曲げて末節骨ですべてのワークをするときに第1指が疲労するうえ、第1指を固定したときほどには組織を貫いて圧をかけることができなくなるからである

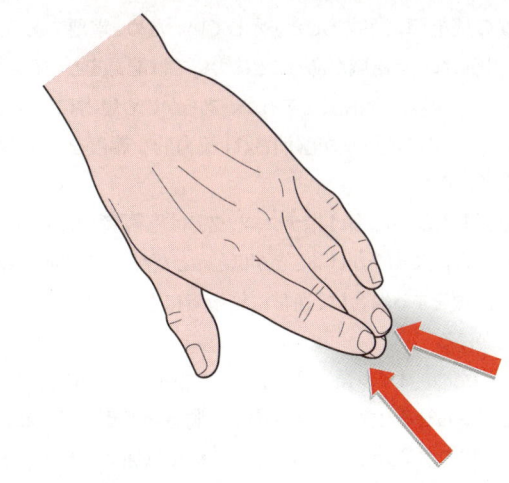

図6.2　NMTの指テクニック。

第1指の過剰運動性

施術者のなかには関節が過剰運動をする人もいて、そのような人は持続圧をかけようとしても第1指が圧に負けて反り返ってしまう。この問題を克服するには、手の筋を鍛えるか、上で紹介したテクニックを変更して使うしかない。たとえば、張りが強い筋に対しては、こぶしや肘を使って深い圧をかけることができる。逆に、次に説明する指のストロークで、過剰運動性がある第1指を代用することもできる。

あるいはT字型のバーなどの装置を使い、第1指関節にかかる機械的応力を緩和してもよい（第10章、図10.1B、Cを参照）。

NMTの指テクニック（図6.2）

部位によっては、第1指では太すぎて評価および／または治療を成功させるために必要な圧を組織に浸透させられないこともある。そのような部位では通常、第3指や第2指を使うとよい。組織に触れる際に第1指以外の指を使うことが多い領域は、肋間の筋構造や、肩甲骨縁の下にある、緊張し、線維化している部位などである。
- 第3指または第2指を軽く屈曲する。ストロークの方向（通常は施術者に向かう方向が多い）や組織の厚みにもよるが、隣接する指で支えるようにする
- 治療をする指でしっかりと組織に触れ、通常はオイル類の使用は最小限にとどめてストロークをする。すると指の先端と、その下にある組織の間に張力が生まれる
- 第1指のときと同様、指を滑らせて組織を伸張し、引きあげる。張りがあり、硬くなった組織があるせいで楽に進めなくなるまで続ける。治療中は、組織の変化の様子を見ながらこのようなストロークを1、2度繰り返してよい
- 皮膚の表面に対して40-50度の角度で圧をかける
- 指の先端でストロークをリードするのではなく、つねに手首の後に指の先端が続くようにする。手を施術者の側に向けて滑らすときに、手のひらでリードするのである。下にある組織にかなりの「引く」力をかけることができるので、どの程度の力をかけるかは患者の反応を見ながら決めること。一時的な痛みや軽い不快感は生じるだろうが、それ以上の痛みを与えてはいけない。敏感になった領域はすべて、局所的なものでも、反射によるものでも、なんら

- 前述したように、第1指テクニックでは施術者の体から離れる方向に力をかけることがほとんどだが、その他の指で治療をする場合は、通常は施術者に近づける方向に力をかける
- そのため、オイル類を薄く塗布した組織に指を引くようにして滑らせるときに、なめらかな動きを実現するためには、腕のポジションを変更し、ある程度は屈曲させる必要が生じる
- 第1指テクニックでは手のひらを通って指先まで力を一気に伝え、手のほかの部位を動かすことはあまりなかったが、第1指以外の指を使う場合は手全体を動かすことになる
- もちろんストロークをする際には、指先と皮膚の間の角度にある程度のバリエーションがあってかまわないし、指を軽く「ひっかける」動きも、ときには少し変形させる必要が出てくる
- しかし、中心となる力は、第3指や第2指を軽く屈曲し、施術者に向かって引っ張ることで加える。必要であれば、外側に力をかける場合もあるだろう。治療に使う指はつねに隣接する指で支える

オイル類の使用

　指が体の表面をなめらかに滑るようにするために、NMTではオイル類の使用が欠かせない。オイル類を使用するときは、指が滑りすぎないように注意するべきである。また、オイル類による潤滑性と、粘着性の最適なバランスをとるためには、グレープシードオイル（またはアーモンドオイル）2対ライムウォーター またはローズウォーター1の配合で混ぜるとよい。このようなオイルを体の表面に塗布してから触れると、指と皮膚の張力が増したときに刺激が強まることもある。クリームを使う場合は、薬局で簡単に購入できる標準的な水溶性軟膏を選ぶと、アレルギーが起きにくい。また、粘度が低い媒体なので使いやすいだろう。

　血管反応を急速に引き出すために刺激を与えたいときは（第4章と第5章の結合組織マッサージの項を参照）、オイル類は一切使わないようにする。
　臨床経験からいえば、（オイル類を塗って）筋間中隔に沿って、あるいは筋の起始と停止にNMTを施術すると、似たような反応を得ることができる。
　表面の下にあるどの組織を治療する際にも、その構造を視覚化できなければいけない。この点ははっきり理解しておいてほしい。ある部位から別の部位に手を動かすときには、現れている症状や関与する領域に応じて、以下の手順のどれを使ってもかまわない：
- リンパ液が流れる方向に浅層をストロークする
- 応力がかかっている線維の軸に沿って直接圧迫をする
- クロスファイバーストロークをする
- 深部を断続的に伸張し、圧を加える
- わずかに波立たせるような遠回りの動きをして組織に入り込み、情報を得たり、アクセスしやすくしたりする
- 筋膜組織をけん引する
- 束になった組織を、短縮している方向に移動させる

　さまざまな圧をかけるときは、触診する手を通じてさまざまな診断情報が入ってくる。この情報をもとに圧のバリエーションや圧をかける方向を決定するので、施術者はつねにこの情報を意識する必要がある。
　力や施術を突然ゆるめると、組織が刺激され、痛みや防御的収縮が生じるので、圧をかける方向や圧の強度を変えるときは、理想的には急に行わないほうがよい。
　リーフの基本的な脊柱治療は、次に紹介するパターンを踏襲している。治療するたびに同じパターンを繰り返すといっても、施術内容は必ずしも毎回同じではない。パターンがあると、治療のフレームワークや開始点、終了点が設定されるので便利ではあるが、機能障害が現れているさまざまな部位をどの程度強調して治療するかは、つねに触診する手が拾い上げる情報に基づいて変化する。だからこそ、診察するたびに治療内容は異なるのである。
　NMTの施術中に機能障害があることに気づいた領域については、筋筋膜組織の変化、トリガーポイントと関連痛帯、過敏になっている領域、運動の制限、線維化、非対称性など、関連する情報や評価や診断上の所見とともに、調査票に記入する。

5. リーフの基本的な脊柱治療

　リーフの基本的な脊柱NMT治療では、患者を腹臥位にし、中程度の厚みがある枕を胸の下に入れ、額を患者の両手で支えてもらう。理想的にはヘッドピースに額をのせるか、あるいは有孔マッサージベッドを使うとよい。全身をサポートできる変形クッションを使うことができればなおよい。

1. 後頭部から仙骨にかけて、殿部も含めた脊柱全体に軽くオイルやクリームを塗布する
2. 施術者は患者の左側に立ち、マッサージ台の頭側に半分顔を向けるようにする。このとき、施術者の腰と患者の中胸部が同じ高さになるようにする
3. 触診や治療をする第1指に、腕を経由して断続的に圧をかけ、体重を伝えられるよう、施術者は左足を右足より30-45cm前に出して立ち、両足に均等に体重をかけ、膝をやや曲げておく
4. まず、患者の頭部の左側に触れる。乳様突起から上項線に沿って外後頭隆起まで、右手の第1指の内側先端を使って軽く圧をかけながら指を滑らせる。このストロークの手法を、さらに深い圧をかけて繰り返す（図6.4A、Bを参照）

治療をしないほうの手の役割

- このとき、施術者の左手は上胸部または肩に置いておき、動きを固定する役割を果たす
- どちらの手を使って治療するにしても、もう一方の手で治療をサポートすることができる。組織をやさしく揺らしたり伸張したりし、治療中の手の動きを補完し、「筋膨隆」を起こしている組織から患者の気をそらせると、治療の助けになるからである
- 施術者がマッサージ台の反対側に移動するときも、どちらかの手はつねに患者に軽く触れておくべきである。実際、治療が始まったら、患者から手を離さないようにするほうがよい
- NMTで使うストローク、伸張、圧迫など一連のテクニックを行っているときに数秒でも接触がとぎれると、明らかに組織の張力が増してしまう場合がある。継続すること自体に患者を安心させ、患者の気を鎮めるという特徴があるので、治療価値があると考えられる

治療する第1指で感じ取ること

　右手の第1指を組織の上に滑らせるときはゆっくりと動かす。一貫してゆっくりした動きにするのではなく、「収縮」したり「うっ滞」したりしている部位を意図的に探し、感じ取るようにするという意味である（この2つの言葉は、徒手療法士にとっては重要な意味を持つ）。そのような局在を感じ取ったときは、圧を強めてよい。方法はいろいろあるが、制限された組織に第1指の先端を滑らせて圧をかけ、組織のうっ滞を取り除き、伸張し、ゆるめるようにする。

　患者がある程度の痛みを報告するときに、それを「気持ちよい」と表現することもあるだろう。言葉そのものは矛盾しているが、建設的な痛みは通常「よい痛み」として感じられるものである。

施術者の姿勢 （図6.3）

- 第1指でストロークをする際は、マッサージ台の頭側に顔を向けているにしても、足側に顔を向けているにしても、治療する腕を曲げてはいけない。施術者の肩から腕を通って第1指の先端に体重を伝えるときは、腕を伸ばしておいたほうが効率がよいからである
- そのためには、施術者の身長に合わせてマッサージ台の高さを調整しなくてはならない。患者を治療するために施術者がつま先立ちになるようではいけないし、不自然に体を丸める姿勢を取るようでもいけない
- 施術者は両足を開いて立ち、体重を均等に分散させる。この段階ではどちらの足もまっすぐ正面を向ける
- このような姿勢をとると、前の足から後ろ足、あるいは後ろ足から前の足に体重を移動し、体重の比率を変えることで、腕や手の力を最小限に抑えながら、圧の強度を制御し、正確に圧迫することができる

- 頚部の治療をするとき、この段階では、第1指以外の指は治療する側と反対側の頚部に置く
- 診断／治療のために第1指でストロークをする間、他の指はそのポジションから動かさない。図6.4AとBを参照すると、ここでの説明が理解しやすくなるだろう

しかし、第1指だけですべての努力を行っていると、第1指はすぐに疲労する。第1指のさまざまな面を使ってさまざまなストロークをするとき、施術者の腕や手のどの部分が関与しているかを検討してみるとよい（他の指の場合は、まったく異なるメカニズムが働く）：

1. 第1指を横方向に動かす場合は、手や前腕を使う
2. 第1指の末端の2分節を比較的まっすぐにし、固定するためには、局所の筋を使う
3. 第1指から伝わるエネルギーの大部分は、まっすぐに伸ばした腕から第1指に伝わった体重である
4. 後ろ足から前の足に体重を移動し、肩から第1指に向かって軽く「前傾」するだけで、すぐに圧を強めることができる
5. かけている圧を弱めたいときは、上記の体の動きを逆に行えばよい

治療を継続する

- 最初に2回、右手の第1指でストロークを行う。診断を主たる目的とした浅いストロークを1回と、治療のための、より深いストロークを1回である。それが終わったら、次は最初にストロークした部位から第1指半分ほど尾側に移動してストロークをする
- このように、少しずつ部位を重ねながら、胸鎖乳突筋の筋腹から始めて僧帽筋、頭板状筋、後頚筋に沿って第1指を滑らせる
- このような漸進的なストロークを頚胸接合部に達するまで続ける
- 下にある組織に深刻な機能障害が見つからない限り、頚部の各レベルでこのような2回のストロークを繰り返す必要はほとんどない

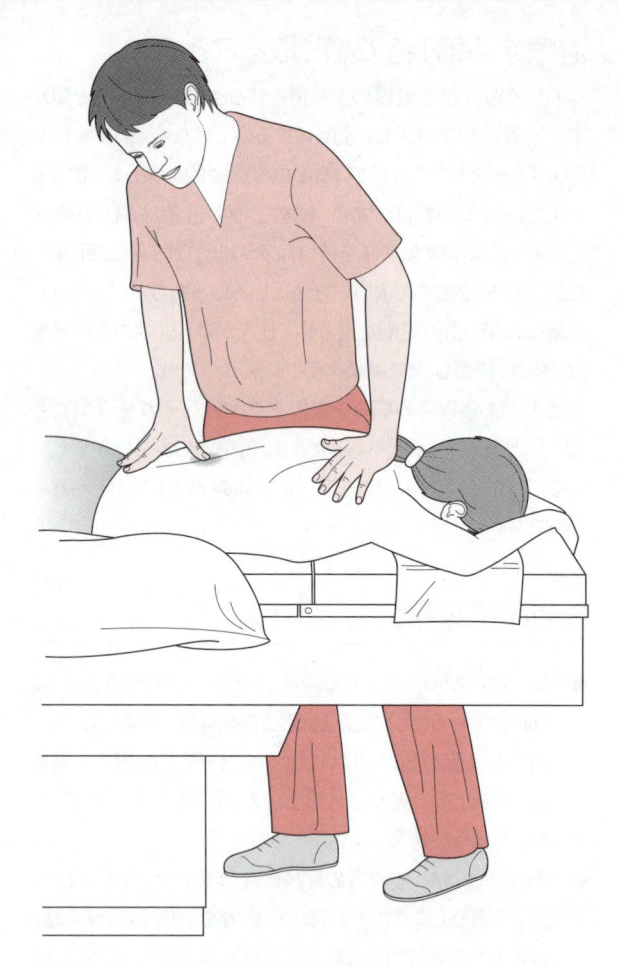

図6.3 NMTを行うときは、体重を楽に伝えられるよう、施術する腕をまっすぐに伸ばしておく。同様に足のポジションは、体重や重心が楽に移動できるようにする。このような姿勢をとると、エネルギーの消耗を抑え、脊柱にかかるストレスを減らすのに役立つ。

NMTのメカニクス：力を効率よく使う

- 手そのものは固くせず、弛緩した状態にし、頚部や背部の組織の輪郭に沿うようにする
- ある程度は指先で手を固定する
- このようにしてサポートすると、第1指のストロークを制御することができる。実際のストロークは、伸ばした第1指の先端が、手のひらを通って他の指先にゆっくりと向かうようにする

リーフの基本的な脊柱治療 **131**

図6.4 NMTを施術する際の手順で推奨される最初のポジション。このポジションをとれば、原発性トリガーポイントがある部位や、大半の筋の起始や停止に第1指やその他の指でうまく触れることができる。足のポジションに注目。

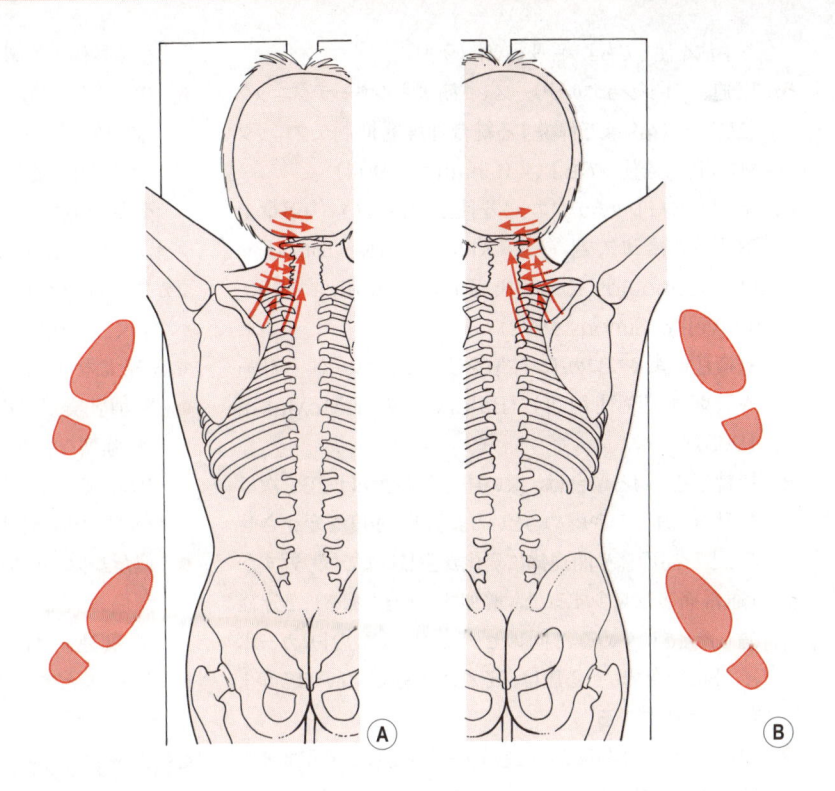

圧の種類：痛みを伴わない圧迫のコツ

- 下にある線維化した組織に変化が見られないようであれば、3回、4回とゆっくりとした深いストロークをする必要があるかもしれない
- 患者が感じる不快感の程度は、重要な情報である。その領域が明らかに敏感になっているときに、かける圧が深すぎたり、圧をかける時間を長くしすぎたりすると、防御的な抵抗が生じ、治療は逆効果になるだろう
- 変化に富んだ圧を長すぎない程度にかければ、過度の痛みや不快感をおよぼすことなく、深く、貫くような圧をかけることができる
- つまり、施術を成功させるためには、理性的、かつ直感的にワークをとらえることが前提条件になる

トリガーポイントを不活性化させる

NMTの評価／治療を行うためにストロークをしているときに、関連領域に既存のなじんだ疼痛パターンが再現されるなどしてトリガーポイントの局在が分かった場合は、次のいずれかの選択肢をとることができる：

1. 後で利用するときにトリガーポイントが分かるよう、記載しておく（チャートでもよいし、必要であればスキンマーカーで体に書いてもよい）。あるいはすぐに治療してもよい
2. 持続圧をかけても、「断続的に」圧をかけてもよい（詳しい手法や選択肢については第8章と第9章を参照）
3. 第8章で解説するように、ポジショナルリリース（ストレイン／カウンターストレイン）を使うと、反応亢進した組織の活動を低減することができる（Simons 2002）
4. 最初に等尺性収縮を行い、次に局所や筋全体を伸張す

る手法を使ってもよい（Lewit 1999）

5. 圧迫、ポジショナルリリース、筋エネルギーテクニック（MET）（第9章で解説する統合神経筋抑制テクニック〈INIT〉）を使ってもよい（Chaitow 1994）
6. 冷却・ストレッチテクニックを使ってもよい（第8章で解説する冷却スプレー・ストレッチ）（Kostopoulos D, Rizopoulos K 2008, Sola & Bonica 1990, Travell & Simons 1992）
7. 鍼療法の鍼やプロカイン注射を使ってもよい（レーザーや微弱電流も使用可）（Baldry 2001, McMakin 1998）
8. 持続圧をかける場合は、深い圧を5-7秒かけたら、次は数秒ほど圧をやや緩めるというように、強度を変化させること。局所痛や関連痛に変化が生じるまで繰り返すか（通常痛みは減少するが、増加するときもある）、2分経過したときにやめる。1回のセッションで1つのトリガーポイントに徒手でかける圧は、それ以上強くしないほうがよいと言われている
9. トリガーポイントの反応亢進パターンをさらに緩和するためには、患部に温かいタオルを当ててから軽擦法を行うとよい（Lowe & Honeyman-Lowe 1999）
10. どのようなアプローチを使うにしても、トリガーポイントを永続的に不活性化するためには、トリガーポイントを有する筋の安静時の正常な長さを回復するしかない。METは、そのためのサポートをすることができる（Travell & Simons 1992）

頚部の治療を続ける

- 頚部の筋の長軸に沿って、右手の第1指を使った横方向のストロークをすべて終えたら、患者の左肩に置いておいた左手を使う番である
- 左手の第1指を使い、左上胸部から頭蓋底に向かって上方向にストロークを繰り返す
- 左手の第1指以外の指は、肩の正面の、鎖骨内側面と同じ高さに置く（支点とする）
- 第1指の先端は鋭角に曲げ、第1指を頭方向に向かって滑らせるときに、上胸部の左外側面と下頚部の棘突起を直接圧迫できるようにする
- 第1指で続けてストロークをするが、方向は変えないまま、やや外側に位置を変える
- 次に第1指以外の指を患者の頭部の側頭後頭接合部付近に置く。中上頚部の軟部組織に対しても、左手の第1指で同様に施術する。後頭部にある筋の停止を横切るように、外側方向に1、2回ストロークをして終える

上項線から頚胸接合部まで移動し、また元の位置に戻るなかで、少しずつ重なりを持たせながら何度も指を滑らせ、調べていくと、トリガーポイントができやすい部位をいくつも評価することになるだろう

- 胸鎖乳突筋の中点の、下顎角後面と同じ線上の部位は、強烈な痛みを伴うトリガーポイントの源になっていることがある。この痛みは耳近辺の側頭より上から下顎角にかけての領域に関連痛をもたらす
- 似たようなトリガーポイントが頭板状筋、僧帽筋上部、後頚筋、そしてこの領域にあるその他の筋にも存在するが、関連領域はすべて異なる（トリガーポイントの分布パターンなどについては図3.6を参照）

後面の反射点

頚部には、後面の神経リンパ反射点もある（チャップマン反射）。これらの反射点は、結膜炎、小脳のうっ血、そのほか副鼻腔炎や扁桃炎といった炎症やうっ滞による耳や鼻やのどの不調と関連があることがよく知られている。

神経リンパ反射の位置を示した図をしっかり学んでおくよう読者に勧めておきたい（第5章を参照）。これらの反射点を治療するときは、第4章で述べたように軽く持続圧をかける。

上頚部でより重要な意味を持つツボ、すなわち経穴は、以下の通りである：

- 膀胱経20。外後頭隆起と、頭蓋底の左右の乳様突起の間のくぼみにある
- 胆経10。後頭部の太い筋束の停止の、すぐ外側の左右にある
- 三焦経17。左右の耳垂と乳様突起の間のくぼみにある

これらの反射点が敏感になっている場合は、他のトリガーポイント同様、持続圧をかけたり、圧を変化させたりする。これらの反射点の影響は、偏頭痛、神経痛、風邪の症状、緊張亢進、緊張低下など頭部に関連するさまざまな症状のほか、肝

臓の機能障害としても現れる。

　Goodheart（1987）は、肩甲挙筋の「弱化」は消化系の問題の現れであると述べ、頚胸部と肩甲骨内側縁に圧迫テクニックを施術し、正常化を助ける方法を提案した。

　最初に左頚部にNMT治療を行い、続いて同じ手順で右頚部を施術する。

　背の高い施術者は、患者の片側に立ったままで両側の治療をすることもできるだろう。しかし、マッサージ台の反対側に回れば、適切なストロークをよりきちんと制御した形で行うことができる。

起始と停止

　NMTの評価と治療を行う間は、評価中の筋の起始と停止に特に注意する。第1指の先端で骨性のランドマークに触れられる部位では、ゆっくりと、さまざまな圧をかけるようにするべきである。

　触診をするときに指で触れられる範囲にある骨の表面はすべて、付着部が過敏になっていたり、機能障害を起こしていたりしないかどうかを調べておくべきである。Lewit（1999）が「骨膜の疼痛点（PPP）」と名づけたこの点は、トリガーポイントの頻発部位に含まれると、Travell & Simons（1992）は言及している。主な骨膜の疼痛点については、第4章の表4.4を参照してほしい。

治療時間

　左頚部の治療は、2-3分以内に終わらせるべきである。機能障害が見つからない場合は、90秒以内に、患者に快感を与えることに成功しているうちに終えてもよい。実際、基本的な脊柱NMT治療をすべて行っても、評価モードそのものは通常15分で終えることができる。

新しいポジションに移る

　頚部の左右両側の治療を終えたら、施術者はマッサージ台の頭側に移動する（図6.5）。

- 両手の第1指以外の指の先端を患者の頚部の下部外側に置く。両手の第1指の先端は胸椎1番の棘突起のすぐ外側に置く
- 第1指を経由して、下方向（床方向）へある程度の圧をかける。次に、異常な部位や非対称性がないかを探しながら、頚椎の棘突起の外側縁に沿って頭方向に第1指を引く（第3章のTARTを参照）

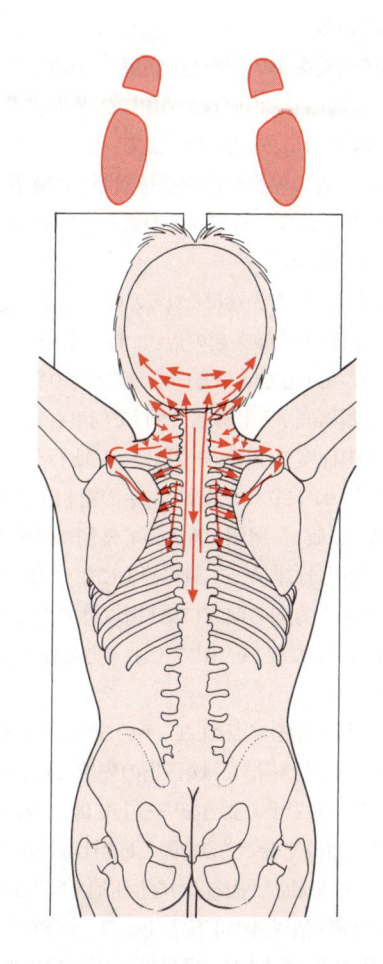

図6.5　NMTを施術する際の手順で推奨される3番目のポジション。

- 脊柱の両側を後頭部までストロークし、後頭部に達したら頭蓋底に停止する筋線維の束を横断して外側に向けて伸張、あるいはけん引をする
- 上方向へのストロークには、棘突起に向かって内側を圧迫する要素も含める。そのため、第1指の腹で下方向（床方向）に押しながら、第1指外側の先端は中心に向かい脊柱の骨の輪郭に触れようとする。つねにゆっくりと、後頭部の終点に向けて頭方向に引く
- このストロークの組み合わせを2、3回繰り返す
- ここで、胸鎖乳突筋上に置いておいた第1指以外の指の先端も使い、筋を外側後方に引きあげ、伸張する
- 両手の第1指を使って、外後頭隆起を横断して外側に向けて伸張する動きは、「スイカを割って開こうとする」動きに似ている
- 第1指の先端を徐々に傍後頭筋束の内側に深く入り込ませていく。腕のてこの原理を活用して、後頭部を「開こう」とするかのように、外側へ伸張していく
- 次に、頭蓋骨の停止の筋線維を横断して後頭頭頂接合部まで、外側に向かって両手の第1指を引くストロークを何度か繰り返す
- 第1指以外の指の先端はこれらの動きの支点として機能させ、側頭骨の乳様突起の辺りに置いておく
- どちらかの第1指で尾側方向に、棘突起の真上を走行するように頭蓋底から上胸部にかけて何度もストロークをする。圧は中程度で、ストロークはゆっくりと行う
- 同じポジションに立ったまま、左手の第1指を胸椎1番の右外側面に置く。尾側に向かって外側に何度かストロークをし、肩甲骨に向かって対角線上にもストロークをする
- 第1指が進む方向の前方に第1指以外の指を広げておくことで、伸ばした腕を経由して伝わる力の強さを制御できるようにする
- 第1指以外の指を支点として、手のひらを横切るように第1指の先端を第3指または第5指の先端に向かって引く
- 絶対に第1指で手の動きをリードしてはいけない。また、手や他の指の先端で動きを固定したり、制御したりしないまま、第1指単独で「掘るような」圧迫をしてはいけない。施術では第1指以外の部位も使っているのである
- 胸椎1番から4番または5番付近までと、肩甲骨に向かって外側に、さらに僧帽筋上部線維と菱形筋に沿うようにして、浅いストロークと深いストロークを行う
- 左手で右側を治療し、右手で左側を治療する。施術していないほうの手は頚部や頭部に置き、固定する
- 前に述べたように、前傾すると第1指に体重を移動することができる

僧帽筋と胸鎖乳突筋

マッサージ台の頭側に立ち、尾側に向き合うと、僧帽筋上部に上方からアクセスすることができる。膝をついたり、少なくとも重心をかなり低めにしたり、あるいは重心の片側に少し寄ったりして、手が筋に接するときの角度を小さくすると、胸郭下口にやさしく触れ、症状を探ることができる（図6.5を参照）

- ストロークは、胸郭下口という三角形の陥没した部位から開始し、僧帽筋の筋線維に向かい、僧帽筋を経由して肩甲骨上縁に向かう。この辺りはトリガーポイントの宝庫なので、指でしっかり探ること
- 僧帽筋や胸鎖乳突筋の下には骨性の構造があるため、圧迫するのが難しいときもある。そのような場合、トリガーポイントと疼痛がある関連領域を評価するためには、敏感さが増した機能障害がある部位をつまんだり、しぼったりする必要も出てくるだろう
- 棘突起上を尾側に向かって中胸部まで、何度か直接ストロークをする必要もある。トリガーポイントは、棘突起の付着部や棘突起の間に発生することもあるからである

トリガーポイントの位置を示した図（第3章、図3.6を参照）を見れば、この領域で頻繁に発生するトリガーポイントの位置を予測できるので、早期の発見にもつながる。

通常は、本章ですでに述べたように、圧の強度を変えながら直接圧迫する。しかし、これらの点に第1指で圧をかけられない場合は、関連する筋を指の腹でつまむようにして圧をかけると、たいていは関連痛の低減につながる。痛みが減ったら、圧は緩めること。このような手法を使っても治療が成功しないときは、第3章で説明した（Box3.5を参照）、別のトリガーポイント治療アプローチのなかからどれかを選んで使うべきだろう。

体幹左側の治療

- 次に、施術者は患者の左側に移動し、治療を始めたときと同じ姿勢で立つ。ただし、場所は患者の腰の高さにする（図6.6Aを参照）
- 右手は、今度は胸椎下部の高さに置き、左手の第1指で中胸部から頭側に向かってストロークを何度か繰り返す
- 1つ1つのストロークでは椎骨2、3個分ずつカバーし、棘突起のすぐ外側を走行するようにする。それにより、第1指の内側を経由して伝わる圧の角度が、反対側の乳頭に向かうようにする
- もう1度、軽く評価したら、次に治療のための深いストロークを行う。ストロークを続けるときは、少しずつ部位を重ねる
- このようにして、最初の2回のストロークはT8-T5にかけて行う。次の2回のストローク（1回目は軽く、2回目は深く）はT6-T3、最後の2回のストロークはT4-T1にかけて行う
- うっ滞している部位や、探るように第1指をストロークしたときに抵抗を感じる部位があった場合は、さらに深く持続圧をかけてもよい
- 胸部では、頭側に向かってもう1つ別のライン上にストロークを行うこともある。このときは肩甲骨内側縁を含めるようにする。また、肩甲棘下部沿いを外側に向かって1、2回調べ、さらに肩甲骨の下にある筋や、肩甲骨で停止する筋を調べる

体幹右側の治療

　中上胸部の右側を治療するときは、必ずしもポジションを変更する必要はなく、患者の体にかがむようにして治療してもよい。ただし、背の低い施術者は反対側に移動したほうがよい。そして、患者の頭部に半分顔を向けるような位置に立ち、これまで述べた手法を使い、右手の第1指でストロークができるようにする。

- 僧帽筋下部の線維にはトリガーポイントが複数見つかるだろう。それとは別に、肩甲挙筋、棘上筋、棘下筋、肩甲下筋（腋窩を経由してアクセスする）にもあるだろう
- 腕、胃、心臓、肝臓、膀胱に影響を与える結合組織反射帯は、この領域に現れる。腕、甲状腺、肺、のど、心臓に関連する神経リンパ反射は、肩甲骨を含む胸椎上部に現れる（第5章を参照）
- 肋間隙では、軟部組織の機能障害がよく発生する。第1指やその他の指の先端で、両側の肋骨縁の表面や、肋間隙のなかをなぞるようにする
- このような手法を使うと、関連のある小さな筋の線維を適切に治療することができる
- 肋骨が過剰に圧縮している場合は、その部位がある程度正常化するまでは、肋間隙に沿って単純なストロークをするしかないだろう
- 肋間隙は極めて感受性が高いので、患者に苦痛を与えないよう十分に注意するべきである
- たいていの場合、施術者が立っている側と反対側の肋間隙は、図で示しているように指でストロークをして治療する（図6.2、図6.6A、Dを参照）
- 指の先端を肋間隙に置いておく。そして体幹の曲線に沿って上方向に、やさしく、しかししっかりと触れながら移動させる。トリガーポイントを有する可能性がある、収縮した組織やうっ滞した組織に触れていく

ポジションの移動

- 施術者は体の向きを反対側に変え、患者の頭部ではなく足に向き合うようにする。今度のストロークは、施術者の右手で患者の左側に行う（図6.7A、Bを参照）
- 前に述べたように、T8-T11からストロークを数回始め、次にT11-L1、L1-L4へと移動する
- それぞれの高さの部位で、滑るようなストロークをさらに2回以上行う。このとき、第1指の内側面で棘突起の外側縁に触れられるよう、下方に圧をかけながらも、角度をつけるようにする
- 肋間隙下部は、前に述べた手法とほぼ同じ手順で治療する
- 次に、施術者はマッサージ台から少し離れる。腸骨稜上部に沿ってストロークでアクセスできるように、股関節の真上から仙腸関節にかけて第1指を滑らせる
- 腸骨稜上にある重い筋に、このようなストロークを数回行う
- 反対側を治療するときは、施術者はサイドを変える。今度

図6.6 NMTを施術する際の手順で推奨される4番目（A）と5番目（B）のポジション。

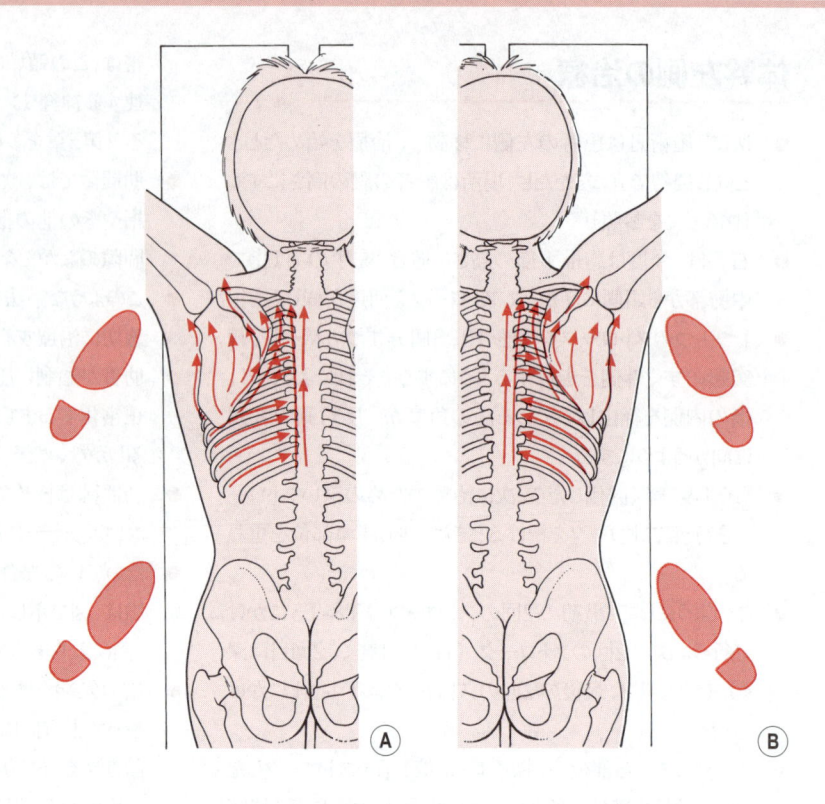

は患者の腰を正面にして立ち、足に半分顔を向けるようにするのである。前に述べた手法を使い、左手で下胸部や腰上部、腸骨稜を治療できるようにする

- 次に、棘突起の先端上を中胸部から仙骨に向かって尾側方向に1、2回ストロークし、アタッチメント・トリガーポイントを探す

これまで解説してきた領域には、反射領域や反射点がネットワーク上に存在する：

1. ツボ、すなわち経穴は、脊柱の両側に対称的に並ぶものと、中線に沿って並ぶものがあり、これらは反射に関する重要な点である。俞穴（図4.3を参照）は、脊柱に沿って並ぶ
2. これらの反射点は、実質的にタイ・マッサージのセンという点（あるいはライン）と同じである。Evans（2009, p.58を参照）は、これらの点へのアクセス方法について次のように述べている。「これらのラインの位置を特定するためには、両手の第1指で椎骨の棘突起を感じてから、脊柱の両側を通る2本の通路に第1指が落ちるようにする。これらの通路を骨盤から頚椎7番まで第1指でなぞることはできるが、施術する際は通常肩甲骨の下縁で終える。全体的には、脊柱起立筋の内側縁に沿って走行することになる
3. 「膀胱経」上に並ぶ経穴は、脊柱に平行して走行する2本のライン上にある。1本は肩甲骨内側縁に並ぶ位置を、もう1本は肩甲骨内側縁と棘突起の外側縁の間を走行する
4. グッドハートの研究（1987）は、菱形筋の弱化は肝臓の不調の現れであると述べており、頚椎7番の棘突起のほか、胸椎5番と6番の棘突起の間の右側にある反射点を圧迫すると、肝臓の正常化に役立つことが示されている。広背筋の弱化は、膵臓の機能障害を示しているようである。胸椎7番と8番の間の外側に後面の反射があり、そこを圧迫すると膵臓の機能が正常化するという。ここに紹介した反射やその他の反射は、チャップマンが提唱した反射理論に由来すると思われるため、さらなる研究が行われるべきだろう

リーフの基本的な脊柱治療 **137**

図6.7　NMTを施術する際の手順で推奨される6番目と7番目のポジション。

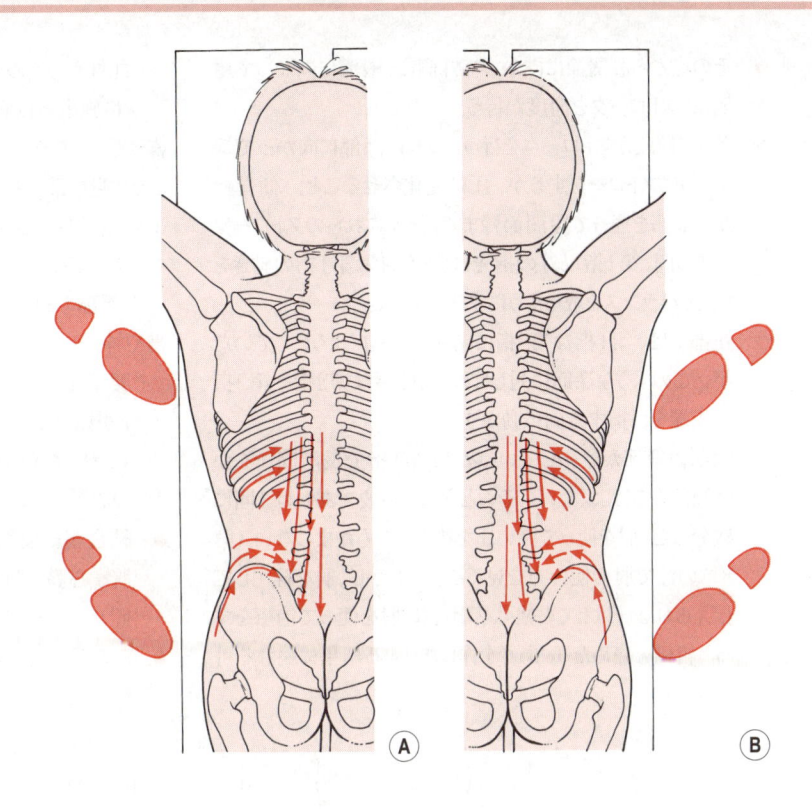

5. 一般的に、胸椎6番から12番にかけての脊柱起立筋群に機能障害があるときは、肝臓で不調が生じていると考えられる。同様に、胸椎4番、5番、6番にうっ滞や過敏な部位があるときは、通常は胃の反射や消化系の不調があることを表している。一方、胸椎12番と腰椎2番の場合は、腎臓の機能障害が起きている可能性を示す
6. 胃、頭、下肢の循環に関連する結合組織反射帯（第5章を参照）は、この領域にある
7. この領域にあるジョーンズの圧痛点（第4章の図4.5Bを特に参照）は、伸展による緊張に関連しているだろう

左股関節の治療

次に行う治療では、施術者は患者の左股関節と同じ高さのところで、マッサージ台の頭側に半分顔を向けるようなポジションをとる。

- 左の手と第1指で、仙骨尖から仙腸関節領域に向かって、頭側に何度かストロークをする。次に、腸骨稜の上縁と下縁に沿うように外側に向かい、大腿筋膜張筋が停止する上前腸骨棘までストロークする（図6.8A、Bを参照）
- 腰部で短いストロークを数回、上方外側に向かって第1指で行う。仙脊柱グループとも呼ばれる傍脊柱筋を、脊柱から引き離すように引っ張るためである
- 上記の手法で腰椎の左右両側を治療したら、施術者は両手を使って滑らせるようにストロークをする。このとき両手は上殿部の外側に広げ、第1指の先端は第2後仙骨孔の高さに置き、下向き（床方向）に圧をかける。両手を頭側に向かってゆっくり外側に滑らせ、仙腸関節の線維を通過する。このストロークを何度か繰り返す（**Note**：図で示している矢印の方向が絶対であるとは思わないでほしい。たとえば、図では第1指が頭側に動くように示しているが、第1指が尾側に向かうようにストロークしてもかまわない）
- 施術者は患者の左側に立ったまま、患者の大腿上部に手が届くよう前かがみになり、右手の第1指を座骨結節に置く

138　第6章　基本的な脊柱NMT

- その点から股関節に向かって外側に、殿溝に向かって尾側に、ストロークを何度か行う
- さらに何度かストロークを行う。つねに深部に向かって探るようにストロークするが、圧は変化させること。仙骨縁から殿部を通って股関節縁まで行う。これらのストロークをする間、第1指以外の指先は広げ、手と第1指の動きを導き、バランスを取るようにする
- 頸部では、第1指は第5指に向かって動くようにしていたが、このような深筋に対しては、第1指は第2指や第3指の先端を目指す方向に動かす
- 深部の殿筋が緊張しているとき、第1指で長時間圧をかけ続けるのはよくない。そのときは、必要であれば1回に数分ほど、肘を使って深い圧を維持してもかまわない（第8章の注で肘の使い方を見ること）。しかし、肘を経由して伝えられる圧はとても強く、不用意に肘を使って治療をすると組織を痛めたり、あざを作ったりする結果に終わる可能性もあるので、必ず注意する

次に施術者は右側に移り、これまでに説明したストロークを繰り返す。あるいは、サイドを変える代わりに施術者が患者のほうに身を乗り出し、指を鉤状にしてストロークをし、股関節上の組織や、腸骨稜の曲線部周辺にある組織に効率よくアクセスしてもかまわない。

下腰部や殿部に含まれるトリガーポイントや結合組織反射帯や神経リンパ反射についてはBox6.2を参照すること。

- 腰下部と殿部では、次の筋群に含まれるトリガーポイントが見つかる：腸肋筋、多裂筋、最長筋、中殿筋、小殿筋（これらの位置については、図3.6に大半が記載されている）
- 結合組織反射帯は、脚の動静脈の障害、便秘、肝臓、膀胱、心臓、胆嚢に関与するものが含まれる（図5.3を参照）
- この領域では、次の部位や症状に関わる神経リンパ反

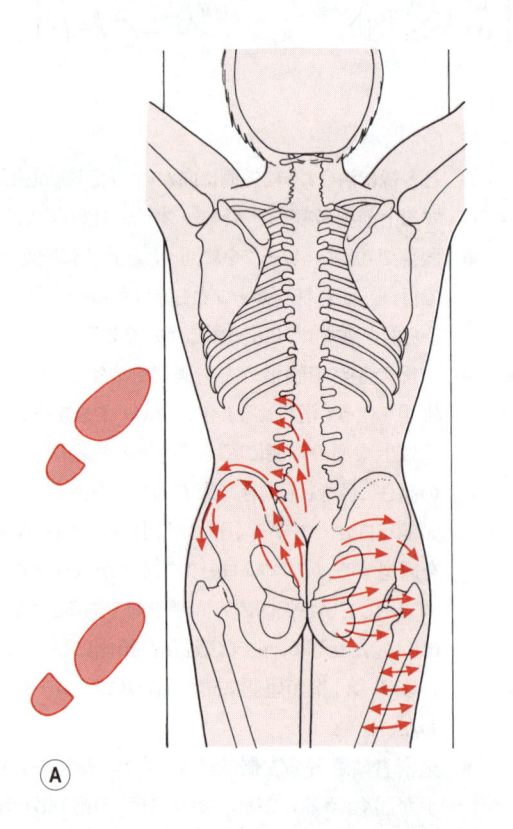

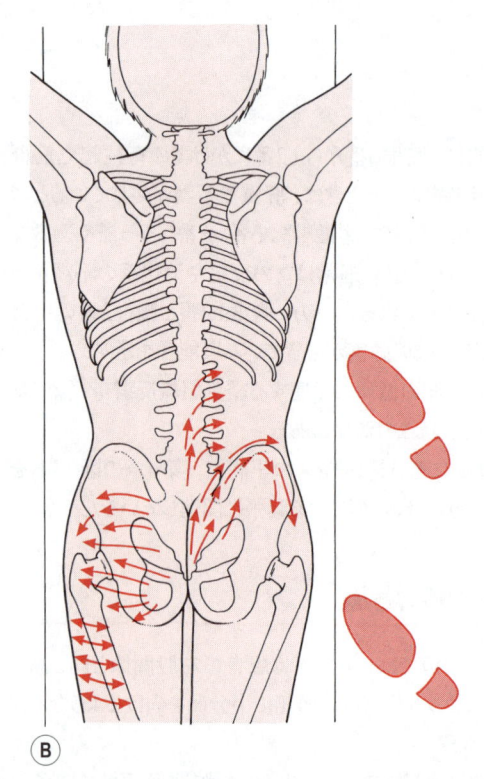

図6.7　NMTを施術する際の手順で推奨される6番目と7番目のポジション。

射が生じる。虫垂、痔、女性の生殖器官、脈管炎、座骨神経、腹部の緊張と便秘、前立腺、大腸炎、腎臓、副腎、消化器官、膵臓、肝臓、脾臓、胆嚢。大腿筋膜張筋では鼡径部の腺、子宮広間膜、痙攣性便秘、大腸炎、前立腺に関わる神経リンパ反射が生じる（第5章を参照）

大腿外側と殿部の治療

腰下部と殿部を治療した後は、股関節部から膝の外側にかけて大腿筋膜張筋の線維を横切る方向に何度かストロークをするのも役立つだろう。

大腿筋膜張筋では鼡径部の腺、子宮広間膜、痙攣性便秘、大腸炎、前立腺などに関わる神経リンパ反射が生じる。そして、大腿筋膜張筋そのものが、この領域のメカニクスに対する影響を通じて膝、骨盤、腰部の不調の主な要因になっている。この筋は圧に対して極めて敏感に反応するので、治療中に患者に苦痛を与えることがないよう、注意する（大腿筋膜張筋の治療については、第8章で紹介する別の手法も参照すること）

治療を終える

マニピュレーションやモビライゼーションや軟部組織テクニックを追加して行うとき、あるいは行うほうが望ましいときをのぞけば、基本的な脊柱NMT治療はこれで終える。

- ボリス・チャイトーはマッサージ台の頭側に立ち、患者の胸郭上口のあたりに身を乗り出し、腰上部に両手のひらを密着し、第1指球の隆起を傍脊柱筋上に置き、その他の指が外側を向くようにして、脊柱の治療を終える
- 主に手のかかと部分を使い、接触を外側に伝える
- 両手を交互に使い、リズミカルなストロークを何度か行う。下方の殿筋に向かう右手のストロークが終わるときには、左手は下胸部に戻っているようにする
- 右手が殿部に到達したら、スタート地点まで戻す
- このようにして深くリズミカルなストロークを10-20回行う。これは、局所の循環と排出を高める一方で、腰部と殿部のNMT治療中に緊張していたであろう患者をリラックスさせることが目的である
- 前に述べたように、基本的な「評価」を目的とした治療は15-20分以内で終わらせること。しかし、機能障害を起こしている部位を発見し、治療する場合は、それよりずっと長い時間が必要になることもある

患者は、数日間は緊張した状態から解きほぐされ、幸福感が持続するはずである。疲労感や、強烈な眠気を感じる患者も多いが、これは歓迎すべきことである。深部をしっかり圧迫した部位に痛みを感じることもあるかもしれないので、事前に患者に説明しておく必要がある。症状の変化に気づいたら記録しておき、次回の診察時、あるいは電話やEメールでそのことを報告するよう患者に伝えておいたほうがよい。

NMTを施術する頻度は症状に応じて異なる。慢性症状の場合は、週に1、2回治療を行えばよい。これは数週間続けるが、症状が改善したら間隔をあけてよい。急性症状の場合は、頻度ははるかに高くなる（しかし、ほぼつねに侵襲度は低い）。症状が緩和するまで、できれば毎日施術するとよい。もちろんこの頻度は必然的に、ほかにどのような治療法を取り入れているかによっても変わってくる。

Box6.2　腰下部、殿部、大腿外側のトリガーポイント、結合組織反射帯、神経リンパ反射

- 腰下部と殿部では、次の筋群に含まれるトリガーポイントが見つかる：腸肋筋、多裂筋、最長筋、中殿筋、小殿筋（これらの位置については、図3.6に大半が記載されている）
- 結合組織反射帯は、脚の動静脈の障害、便秘、肝臓、膀胱、心臓、胆嚢に関与するものが含まれる（図5.3を参照）
- この領域では、次の部位や症状に関わる神経リンパ反射が生じる。虫垂、痔、女性の生殖器官、脈管炎、座骨神経、腹部の緊張と便秘、前立腺、大腸炎、腎臓、副腎、消化器官、膵臓、肝臓、脾臓、胆嚢。大腿筋膜張筋では鼡径部の腺、子宮広間膜、痙攣性便秘、大腸炎、前立腺に関わる神経リンパ反射が生じる（第5章を参照）

参考文献

P. Baldry, 2001 *Myofascial pain and fibromyalgia syndromes* Churchill Livingstone: Edinburgh

L. Chaitow, 1994 Integrated neuromuscular inhibition technique. *British Journal of Osteopathy* **13** 17–20.

L. Chaitow, 2001 *Muscle energy techniques* ed 2 Churchill Livingstone: Edinburgh

L. Chaitow, 2006 *Muscle energy techniques* ed 3 Churchill Livingstone: Edinburgh

D. Dowling, 2000 Progressive neuromuscular inhibition technique (PINS). *J Am Osteopath Assoc* **100** (5), 285–298.

J. Dvorak, V. Dvorak, W. Schneider, 1988 *Manual medicine therapy* Georg Thieme: Stuttgart

H. Evans, 2009 *A Myofascial Approach to Thai Massage* Churchill Livingstone: Edinburgh

G. Goodheart, 1987 *Applied kinesiology workshop procedure manuals 1976–1987* Published privately: Detroit

D. Kostopoulos, K. Rizopoulos, 2008 Effect of topical aerosol skin refrigerant (Spray and Stretch technique) on passive and active stretching. *Journal of Bodywork and Movement Therapies* **12** (2), 96–104.

K. Lewit, 1999 *Manipulation in rehabilitation of the motor system* ed 3 Butterworths: London

J.-C. Lowe, G. Honeyman-Lowe, 1999 Ultrasound treatment of trigger points: differences in technique for myofascial pain syndrome and fibromyalgia patients. *Medecine du Sud-est* 12–15.April–May–June, no. 2

C. McMakin, 1998 Microcurrent treatment of myofascial pain in head, neck and face. *Topics in Clinical Chiropractic* **5** (1), 29–35.

I. Rolf, 1977 *Rolfing – integration of human structures* Harper & Row: New York

D. Simons, 2002 Understanding effective treatments of myofascial trigger points. *Journal of Bodywork and Movement Therapies* **6** (2), 81–88.

A. Sola, J. Bonica, 1990 Myofascial pain syndromes. In: J.J. Bonica, Ed. *The Management of Pain 1* ed 2 Lea and Febiger: Philadelphia 354

J. Travell, D. Simons, 1992 *Myofascial pain and dysfunction: the trigger point manual* **vol 2** Williams & Wilkins: Baltimore the lower extremities

第7章

基本的な腹部・骨盤NMT

目次

1. 目的 141
2. 内臓の症状 142
3. 接合部の組織 142
4. 器官の機能障害をサポートする 143
5. 腹部の反射領域の詳細 143
6. 腹部NMTの使用（適用） 148
   - 肋間 148
   - 腹直筋鞘 150
   - 恥骨結合 151
   - 腹部の圧痛点に対するポジショナルリリースの意味 ... 151
   - 腹直筋鞘の外側 151
   - へそ 151
   - 白線 152
   - 個別のリリース 152
   - NMTと慢性骨盤痛 153

1. 目的

腹部と骨盤の組織にNMTおよび関連する手法を行う目的はかなり多岐にわたるので、以下に一部の例をあげる

1. 姿勢または酷使による損傷（職業やレジャー活動、使用パターン、過負荷、同じ運動の繰り返し、持ち上げる動作など）、呼吸パターン障害、肥満、内臓下垂（内臓を支える構造を引っ張り、それに関連して浮腫を生じさせる）の結果、局所の軟部組織に機能障害や痛み（筋筋膜のトリガーポイントによって生み出される症状を含む）が生じていた場合に、これを正常化する

2. リラクゼーション効果を高め、情動やストレスの影響による症状、特に長期の心理的苦痛を軽減する

3. 外傷（事故、打撲、手術などによる）を受けた領域の機能を改善する

4. たとえば神経リンパ（チャップマン）反射や経穴を利用し、反射刺激を通じて体内器官の機能に影響を与える（第4章を参照）

5. 慢性骨盤痛（CPP）、間質性膀胱炎、尿意切迫感などに関連する痛みや苦痛を修正する（Weiss 2001）。このような影響に関する研究の詳細は、Box7.1を参照してほしい

6. 腹部と骨盤の循環と排出機能（リンパ系の機能も含む）に直接働きかけ、腹部と骨盤にある器官の機能改善を試みる（Wallace et al 1997）

7. 内臓体性反射によって局所に生じた悪影響を修正する（第3章を参照）

8. 横隔膜と呼吸器系の機能を高める

> **Box7.1　骨盤疾患の研究**
>
> 1995年9月から2000年11月にかけて、45人の女性と7人の男性を対象として、骨盤底に8-12週間、週に1、2度、徒手療法を行った。もともと被験者のうち10人に間質性膀胱炎、42人に過活動膀胱の症状があった。治療の目的は、骨盤底の過緊張を低減し、トリガーポイントを不活性化することである（Weiss 2001）。
>
> 過活動膀胱だった42人の患者のうち35人（83％）には、中程度から高度の改善が見られたり、完全に症状が消えたりした。間質性膀胱炎だった10人の患者のうち7人には、中程度から高度の改善が見られた。
>
> 10例では、治療の前後に筋電図を使って安静時の骨盤底の緊張を測定し、症状のスコアシートにより自覚症状を確認した。
>
> これらの手法については、本章で後述する。

- 下痢
- 膀胱と括約筋のスパズム
- 月経困難症
- 虫垂炎や胆石症に似た疼痛
- 焼けるような痛み、膨満感、鼓張、腫れ、ガスが貯まるなどの症状（Gutstein 1944）
- 裂孔ヘルニアによる胸やけその他の症状
- 頻尿
- 鼠径部の痛み
- 慢性的な下痢
- 咳をするときの痛み
- おくび（げっぷ）
- 心臓に由来しない胸の痛み
- 腹部の痙攣
- 幼児や大人の疝痛

2. 内臓の症状

第3章では、器官の機能障害が反射発生的に体に、特に脊柱の分節が促通（感作）された領域に反射をもたらす現象を論じた。これはすなわち、内臓体性反射である。本章では、内臓体性反射痛を引き起こすさまざまな原因について論じる。

Simons et al（1999）は、内臓器官や機能に影響を与える体性内臓反応、特に腹部の筋によって引き起こされる反応について詳細に論じるにあたり、発想を転換した。

ある器官に影響を与えているトリガーポイントに注射をすれば、症状は緩和されるだろう、と彼らは記している。これは必ずしも、筋など体の局所的な変化（トリガーポイントなど）が機能障害や疾患（以下のリストを参照）の原因であると論じているわけではない。しかし、どのようなケースにでも、症状／疾患のプロセスが筋筋膜のトリガーポイントに関連する反射発生的な活動のために悪化／維持されている可能性は高い：

- 噴出性嘔吐
- 食欲不振
- 悪心
- 腸仙痛

3. 接合部の組織

Simons et al（1999）は、トリガーポイントが生じる部位は大きく2つのカテゴリーに分類することができると論じた：

1. 付着部付近
2. 筋腹の近くにある運動終末点付近

これらの指針は、腹部および骨盤と関連領域を治療する際にもあてはまる。著者の臨床経験から述べると、これらの部位に加えて以下にあげる特定の接合組織には特に注意をしたほうがよいだろう：

- 中心腱
- 腹直筋鞘の外側面
- 腹直筋と外腹斜筋の、肋骨との付着部
- 肋剣靱帯と、内腹斜筋と外腹斜筋の下位付着部
- 第5肋骨から第12肋骨の肋間隙
- 以前に手術を行った部位にできた瘢痕に結合組織トリガーポイントが形成されていることもある（Simons et al 1999）。手術の傷が十分に癒えたら、これまでの章で解説してきたように、瘢痕組織を第1指と第2指でやさしくつまんだり圧迫したり、ローリングをしたりし、瘢痕組織にトリガーポイントができている証拠がないかどうかを調べるとよい（Chaitow & DeLany 2000）

4. 器官の機能障害をサポートする

　特定の器官や機能に影響を与える症状を治療する際、第4章で論じたさまざまな反射システムで示された証拠をもとに、全身の個別の領域についてもぜひ考慮してみるとよい。（第8章で紹介する脊椎治療などの打診法に関する記述も参照すること）（Baldry 1993, Chaitow & DeLany 2000, Fitzgerald et al 2009, Kuchera & Kuchera 1994, Wallace et al 1997）：

- 肝臓の機能障害と門脈の血液循環の機能障害がある場合は、右側の第5肋骨-第12肋骨の肋間筋に特に注意を払う必要がある。
- 胆嚢の機能障害も似たような領域が関与する。およそ剣状突起と肋骨縁外側の中間にある肋骨縁の領域に特に注意する
- 脾臓の機能障害は、左側の第7肋骨-第12肋骨の肋間隙に注意する
- 消化系の機能障害全般に対しては、中心腱、腹直筋の間、あるいは腹直筋鞘に直接NMTを行うと、効果が現れる
- 胃痛は、剣状突起の左側と、腱と腹直筋鞘にある反射領域を通して治療することができる
- 腸の不調や卵巣の機能障害がある場合は、腸骨窩と中線にある構造にNMTを行うと、反射効果が現れる
- 腎臓、尿管、膀胱の機能障害がある場合は、内腹斜筋と外腹斜筋の停止がある弓径部の縁、腹直筋の停止がある恥骨上部、これらの部位を覆う筋や筋鞘、大腿上部の内側に注意をする必要がある
- 婦人科の機能障害に関連して骨盤がうっ滞しているときは、下腹部と左右の腸骨窩にNMTを施術する必要がある。この治療を行うと、うっ滞が緩和し、骨盤の循環が刺激されるようである
- 回腸炎や、横行結腸や小腸などその他の部位の機能障害がある場合は、へそのあたりにNMTを施術するとよい
- 前立腺の機能障害は、下腹部の中央付近にNMTを行うと効果が現れるだろう。前立腺内部の排出を高めるマッサージを行うかどうかも検討すべきである

　NMTを行うとその他の反射システムや反射点（以下を参照）も恩恵を受けるので、上記の簡単な説明文を読むときには、これらのほか、適切な脊柱領域（第3章の促通に関する項を参照）についても同時に考慮すべきである。

5. 腹部の反射領域の詳細

　Gutstein（1944）は、胸骨や傍胸骨、上腹部、そして腹直筋の上部にある「トリガーポイント領域」はすべて、程度はさまざまではあるが、逆蠕動に関連していると述べている。さらに結腸の機能障害は、腹直筋の中下部にあるトリガーポイントに関連があるとも述べた。これらはすべて、左側ばかりで生じる。

　これらのトリガーポイントを消失させることで改善する症状、あるいは消失する症状としては、このほかに食欲亢進、食欲不振、膨満感、神経性嘔吐、神経性下痢などがある。

　トリガーポイントはつねに「圧痛」を伴うので、触診をすれば簡単に見つかる。主として腹直筋上部、中部、下部と、剣状突起と傍胸骨部など胸骨下部と上腹部上にある。傍胸骨部は、腹直筋が第5肋骨-第7肋骨に付着する部位と一致している。

　Fielder & Pyott（1955）は、大腸本体でも複数の反射が生じると言及している。これらの反射は深部の触診によって局在を確かめることができ、個別のリリーステクニックを使って治療できる（第8章と図8.21を参照）。このような反射が起きている領域は、触れると圧痛があり、癒着、痙攣、憩室炎、化学性または細菌性の刺激などの影響を受けて、ある程度の腫れやうっ滞が見られるかもしれない。

　胸部と腹部の治療介入で利用できる反射について検討するときは、チャップマンの神経リンパ反射点によく注目するとよい（詳細については第4章を参照）。前胸部と腹部の施術でNMTの評価モードを利用するとき（本章で後述する）、チャップマンが論じた反射を意識しておくと、かなり役立てることができる。内臓または胸部器官の機能障害を考慮する必要があるときは、特に役立つ。

　Kuchera（1997）は次のように記している：

　　特定の内臓の刺激の指標として、体の前面にあり、圧痛を伴うチャップマンの神経リンパ反射点に触れてみること。……腹部の内臓は、神経支配により第5肋間

144　第7章　基本的な腹部・骨盤NMT

隙に最初のチャップマン（神経リンパ）反射点を有する。前面のチャップマン（神経リンパ）反射点に圧痛がある場合は、その圧痛点を最も生み出しやすい器官の機能障害に関連する質問を、患者に投げかけてみるとよい。

肺上部に対応する前面の神経リンパ反射点は、第3肋骨と第4肋骨の間、そして第4肋骨と第5肋骨（肺下部）の間の、肋軟骨と胸骨の近くにある。

腹部で生じ、腹部に関係する一般的な反射については、図7.1を参照すること（図5.8A、Bも参照）。

解説

ガットステインの筋神経機能障害反射点が、チャップマン反射やフィールダー反射やその他の反射システムとどの程度互換性があるかについて、そして図5.4で示したマッケンジーの業績（Mackenzie 1909）をどの程度含んでいるかについては、今後さらなる研究が必要である。

この領域の軟部組織内には、触れることができ、敏感で、機能障害が生じている領域が数多く含まれていることは確かである。そして程度の差こそあれ、それが機能の統合性に干渉したり統合性を修正したりし、神経や血液循環やリンパ系のレベルで反射を通じて正常な生理機能に多大な影響をおよぼし、深刻な病状やそれに似た状態を引き起こすことができるのである。機能障害を起こしている領域は、リーフのNMTに組み込まれた軟部組織マニピュレーションテクニックで簡単に治療できるので、これらのテクニックに価値があることは言うまでもないだろう。

ジョーンズ（ポジショナルリリース、ストレイン／カウンターストレイン）の圧痛点（図4.5Aを参照）の多くは腹部にある。これは特に、屈曲した姿勢をとるときに生じる緊張に関連している（Jones 1981）。

ベネットの神経血管反射点（第4章と図5.9Aを参照）は主に体の前面にあるので、腹部のNMTを行っているときに特定することができるだろう。マッケンジーやその他の研究者たちは、腹壁と内臓の間には明らかに関係があることを指摘していたが、神経血管反射点もそうした研究と関連があるかもしれない。神経血管反射やその他の反射パターンがあるからこそ、腹部や胸骨領域に対するNMTの施術は理にか

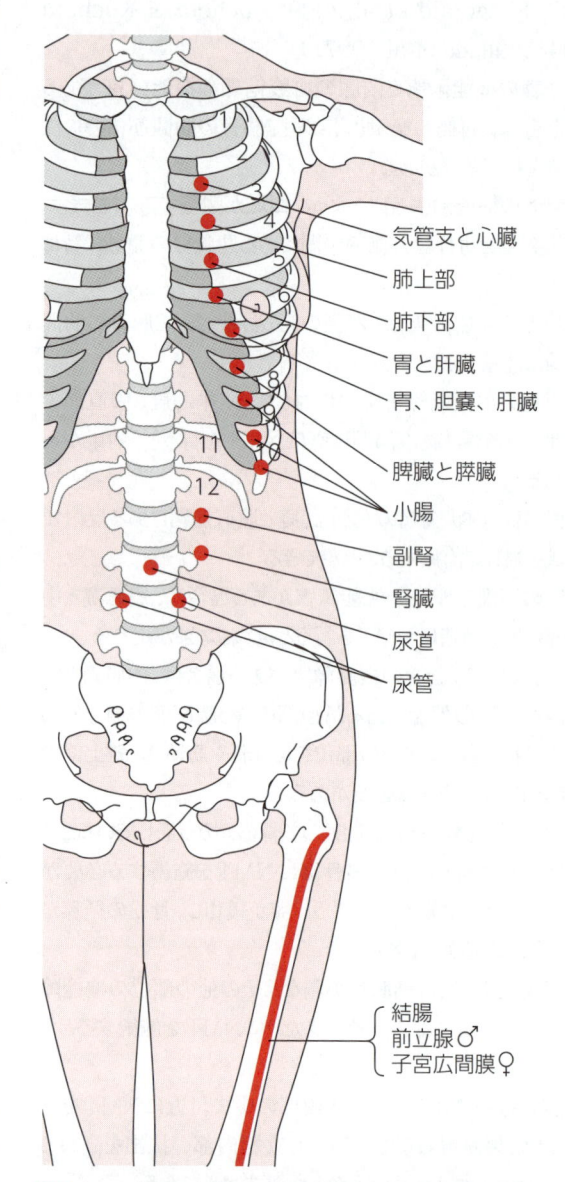

図7.1　一般的な神経リンパ反射点。Ward（1997）より許可を得た上で掲載。

なっていると言えるのである。

　これらの反射パターンは個人の症例に応じて多様性があるが、大部分の器官は、みずからの上を覆う、反射に関係する筋壁（ミオトーム）で収縮やスパズム、知覚過敏を起こすことにより、みずからの身を守っている。これは、腹壁上を覆う皮膚（デルマトーム）が知覚過敏を起こしていると、悪化することも多い。

　Baldry（1993）は膨大な研究を行い、食欲不振、膨満感、悪心、嘔吐、下痢、疝痛、月経困難症、排尿障害などの多様な症状と、腹部のトリガーポイントとの関連性（体性内臓反射）を明らかにしていった。

　深部がうずくような痛みや、ときに鋭く焼けつくような痛みはこれらの症状に関連しており、器官の疾患や機能障害によく似た症状であることが報告されている（Fitzgerald et al 2009, Melnick 1954, Ranger et al 1971, Travell & Simons 1983）。

　Baldry（1993）は、これらの領域は骨盤や腹部、婦人科系の症状など、かなりの痛みや苦痛の原因になっているとして、その重要性についてとりまとめ、次のように述べている：

　　腹部と骨盤の痛みのうち、鍼療法によってかなりの改善が見込める症状は、腹壁の前面と側面、腰、骨盤底、大腿上部前面にある筋、筋膜、腱、靱帯にできたトリガーポイントが活性化したために生じたものである。しかし、そのような痛みは、腹部内になんらかの病変があるために生じているのだと誤解されることが多い。そのため、適切な治療が行われなかった結果、必要以上に痛みが長引くこともめずらしくない。

　鍼療法という言葉を「適切な手技」に置き換えてみれば、腹部と骨盤の苦痛の大部分は、ありがたいことに本書で紹介している手法を使って治癒することができるだろう。

　では、これらのトリガーポイントは何によって活性化されたのだろうか？　それは、筋骨格系のさまざまな部位で「ストレス」を生み出す要因と似ており、正しくない姿勢、外傷、冷気や湿気などの環境ストレッサー、手術（別の形で生じた外傷）などによって活性化される。

　生命に関わる器官を数多く内奥している部位では、鑑別診断が明らかに重要になってくる。そして、現れている症状のパターン全般について注意をすることが極めて重要な意味を持つ。

　診断に疑念がある場合は、専門家の意見を聞いてみるとよい。

痛むのは筋か器官か？

　腹部の軟部組織の多くは、下に筋を押しつけられる骨性構造がないため、表面の組織を触れたときに生じる痛みと深部で起きている痛みを見分けるためには、特別な戦略が必要になる。

　NMTなどの触診法を利用して局所痛の存在する領域が分かったら、痛みや関連痛（トリガーポイントが関与している場合）を生み出しながらも苦痛を与えない程度に、触診をする指でしっかりとその領域を圧迫する。

- 背臥位の患者の場合は、両脚を伸ばしたままマッサージ台から持ち上げてもらう（かかとは数cmほど上げなければいけない）
- このような体勢になると、腹部の筋が収縮し、筋と指の間にあるトリガーポイントが圧迫され、痛みが増す
- 両脚を持ち上げたときに痛みが軽減する場合は、筋の下に痛みがあるので、内臓の不調が関与していると思われる（Thomas & Francis 1977）

　もちろん、内臓と腹壁の両方に問題がある可能性はある（次の箇条書き第3項を参照）。そのような場合にこのテストをすると、すべての疼痛症状を腹壁の病変に結びつけるという誤りが生じる。

　表在筋が痛む場合も、炎症を起こしたり、過敏になったりしている器官から不快な感覚がもたらされているのかもしれない。そのため、上記のテストは手がかりにはなるものの、痛みを引き起こす局所の問題を徹底的に発見することはできない。

腹部の体性組織に生じるさまざまな痛み

　Kuchera（1997）は、骨盤と腹部の内臓が過敏になったり、炎症を起こしたりした場合に、痛みや不快感がどのような形で現れるかについて、3つのカテゴリーに分類した：

1. 「あいまい、絶え間ない痛み、深部、局在がはっきりしない、腹部の中央」といった痛みは、骨盤や腹部にある器官から脊髄に向かう救心性インパルスに由来する

2. 器官の交感神経系インプットは、特定の脊椎レベルから供給される。救心性メッセージも器官から脊髄に向かって同じ経路をたどって伝達される。器官に機能障害が起きると（炎症、過敏など）、特定の器官を支配する交感神経系が出ていく脊椎レベルで、傍脊柱も変化する（圧痛、非対称性、組織の変化、可動域の変化など）。（第3章の促通と内臓体性反射、第4章の結合組織マッサージ、そして第5章の機能障害がある反射帯に関する記述を参照。）Beal (1985) は、それぞれの脊椎レベルを次のようにとりまとめた：

- T1-T5＝心臓と肺
- T5-T10＝食道、胃、小腸、肝臓、胆嚢、脾臓、膵臓、副腎皮質
- T10-L2＝大腸、虫垂、腎臓、尿管、副腎髄質、睾丸、卵巣、膀胱、前立腺、子宮（「器官の機能障害をサポートする」の項の記述も参照）

3. 器官の浅層にある軟部組織に、痛みが生じているかもしれない。Kuchera (1997) は、隣接する腹膜組織と腹壁が過敏になっているため、そして「激しい腹痛に伴い、反動で圧痛と腹部の防御が生じているためである」と述べた（1909年にマッケンジーが言及した腹部の反射を図示した図5.4も参照してほしい）

腸間膜の付着部にかかるストレスの治療（内臓下垂の影響など）

腸間膜（文字通り「腸の間にある」）は、小腸を支える腹膜が二重になった部分を指す。扇形で、短いほうの縁は腹部の背面に付着し、長いほうの縁は約6mにわたって小腸に付着している。腸間膜の主な付着部はへその約2.5cm上方、2.5cm左側から下方に向かい、右下腹部の仙腸関節のすぐ前面まで走行するライン上にある（図7.2を参照）。

肥満や内臓下垂が生じたときのように腹部の器官が下垂すると、腸間膜が付着する組織が相当な力で引っ張られ、その結果、うっ滞が生じる。Kuchera (1997) は次のように報告している：

適切な治療をすると、器官の機能が改善し、鼓脹、便秘、骨盤や腹部の疼痛といった内臓機能の症状の多くを軽減することができる。

クチェラは、フランス人オステオパシー医であるバラル (Barral) の臨床研究や教育内容の成果を認めている。バラルは内臓マニピュレーションについて研究し、治療介入を改善するための道をつけた人物である（Barral & Mercier 1988）。

腸間膜構造は、交感神経線維と副交感神経線維（そして動脈も）を内臓に運搬し、救心性線維やリンパや静脈を内臓から運び出している。

Kuchera (1997) は、腸間膜に圧痛や緊張がある場合は、次の方法で、緊張した部位を触診し、治療するとよいと述べている：

指をまっすぐに伸ばして上行結腸または下行結腸の外側縁上に置き、内臓を体の中線に向けて移動させる。この運動に対する抵抗に変化がないか、（施術者は）継続して監視するようにする。

- S状結腸の腸間膜は、へそ方向に動かす（図7.3AとBを参照）
- 9mの小腸に沿って走行する全長15cmの腸間膜に触れるときは、指を伸ばして、左下腹部に注意深く置く。そしてできるだけ多くの小腸に触れ、それを右上腹部に向けて動かしていく（図7.4を参照）

このようにして触診したときに制限があることに気づいた場合は、次のような方法で治療する：

- 患者を背臥位にし、膝を屈曲し、足をマッサージ台につけてもらう
- 指を伸ばし、（治療する）腸間膜の外側縁に置く
- 大腸上を内側に向かって圧迫する。後面にある腸間膜と腹壁の付着部に対して直角になるようにする
- 患者が軽く息を吸い、息を止めている間、緊張を保持する

Wallace et al (1997) は、これらの手順を行う際に痛みを引き起こしてはいけないと警告している。また、保持する組織をやさしく時計回りや反時計回りに「回し」、組織の自由度が最も高いポジションを感じ取れるようにする。次に組織を保持するが、90秒以内でやめるか、あるいは弛緩した感覚に気づいた時点でやめる。

このようなポジショナルリリースのアプローチをとったあと、

腹部の反射領域の詳細　**147**

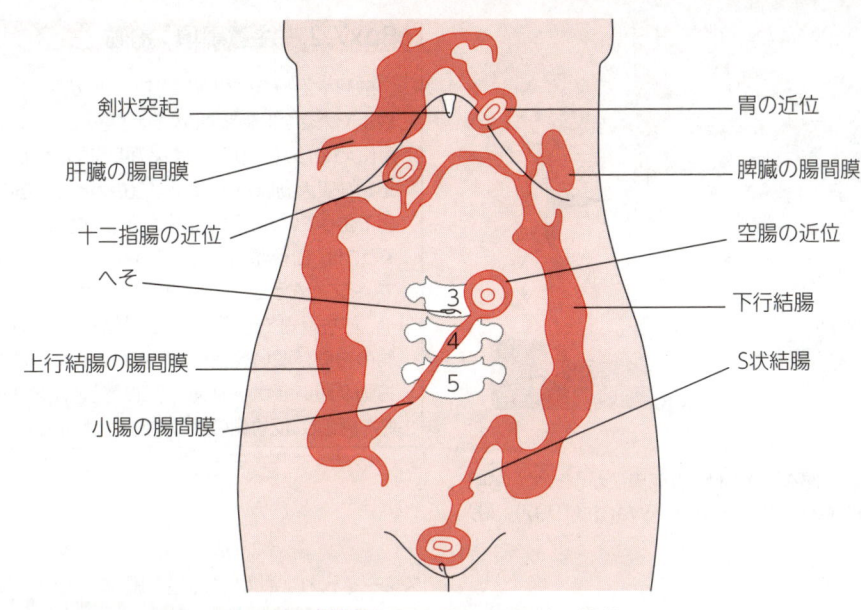

図7.2　クチェラによる腸間膜の付着部の図。Ward（1997）より許可を得た上で掲載。

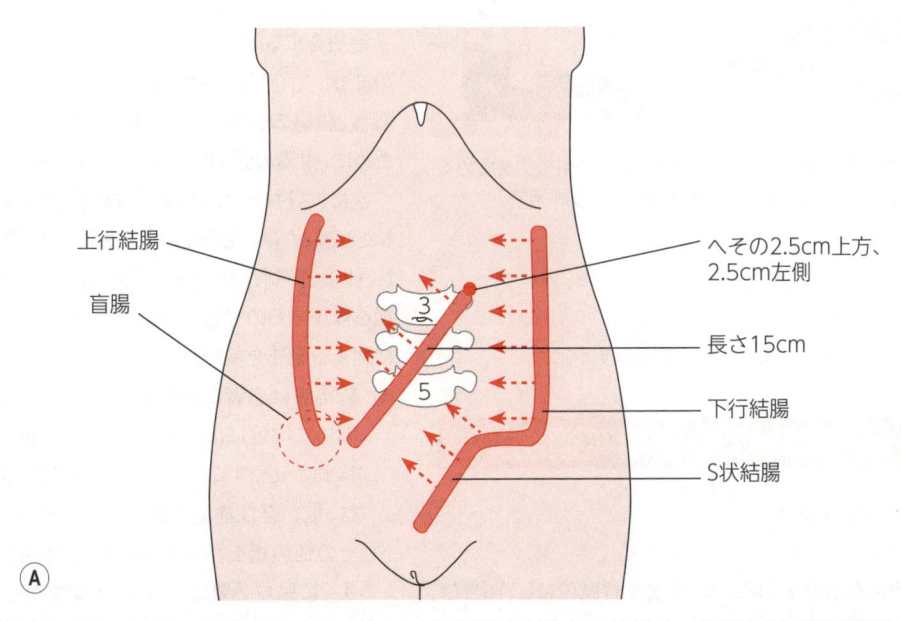

図7.3A　小腸の腸間膜の治療をする際に動かすべき方向（Kucheraより引用）。Ward（1997）より許可を得た上で掲載。

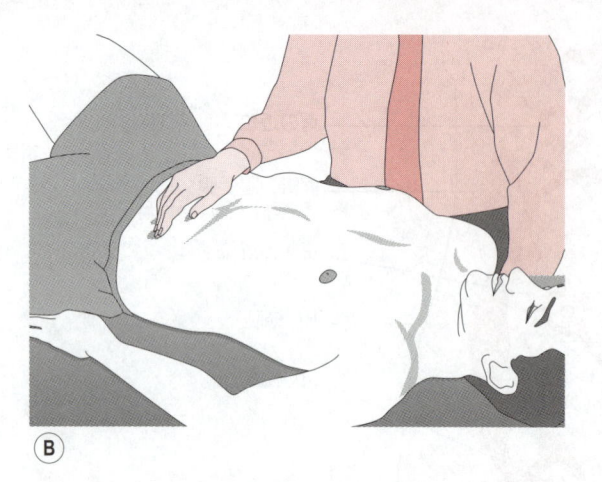

148　第7章　基本的な腹部・骨盤NMT

図7.3B　小腸／S状結腸を引きあげ、腸間膜にかかっている引張力を緩める（Wallace et alより引用）。Ward（1997）より許諾済。

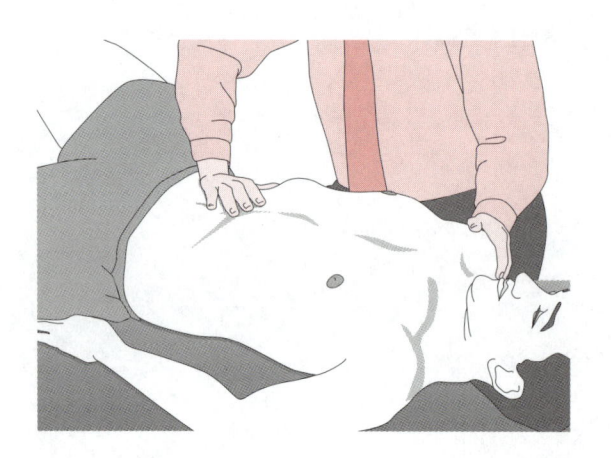

図7.4　空腸を引きあげ、腸間膜にかかっている引張力を緩める（Wallace et alより引用）。Ward（1997）より許諾済。

呼吸を再開してから、組織をもう一度触診する。

6. 腹部NMTの使用（適用）

（Box7.2、7.3を参照）

腹部と胸部を治療する際には、患者を背臥位にし、頭部は中程度の大きさの枕で支え、両膝は屈曲させる。膝下にボル

Box7.2　注意事項：拍動

触診や治療をしている最中に、剣状突起とへその間の中線上で大きな拍動を感じたら、注意をしなければいけない。
Kuchera（1997）は次のように述べている。「大人の正常な腹大動脈が2.5cm以上広がっていることはない。前面で生じている拍動は正常だが、大動脈の外側で拍動があるときは、血管が弱くなっているか、あるいは動脈瘤ができていることを示している。鼠径部も触診して正常な拍動を調べ、左右両側を比較すること。どちらかの拍動、あるいは両側の拍動が弱い場合は、患者に跛行について尋ねてから、拍動が弱いほうの脚の膝窩、後脛部、足の背面の動脈の拍動を評価し、反対側の脚の拍動と比較する」

スターを入れてもよいし、足を殿部に近づけるように引いてもよい。治療する領域にオイル類をたっぷりと塗布する。

肋間

腹部と肋間前面のNMT

（図7.5を参照）

治療をするためにストロークをするときは、まず、軟部組織の変化（活動性トリガーポイントや潜在性トリガーポイントの有無、組織の質感の変化、非対称性、圧痛など）を評価するために、組織の張力に「合わせるようにして」触れる。

次に、ストロークによって組織の状態を変化させようと判断したときにだけ、圧を高めて緊張や線維性の抵抗などを克服し、伸張、抑制、排出する。別の言い方をすれば、構造的な特徴を修正するのである（第3章、特にBox3.5の圧迫の効果に関する記述を参照）。

- 施術者は患者に向き合い、頭部に半分顔を向ける。足を開いて均等に体重をかけ、膝を屈曲し、腕を通じて圧を移動させやすくしておく。肋間や腹部に行う手技の多くは、重い脊柱構造を通じて圧をかける場合よりも第1指やその他の指を軽く動かすので、脊柱NMTほど肘をまっすぐに保つ必要はない（第6章を参照）
- しかし、深い圧が必要で、特にこれを第1指でかけてい

Box7.3　腹部で生じるさまざまな症状（Grieve 1994）

　腹部の疾患の多くは、背部に痛みをもたらすことがある（消化性潰瘍、結腸がん、腹部の動脈疾患）。そのため、どのような症状でも、筋骨格系の評価法に沿って評価するべきである。

- 裂孔ヘルニアでは通常、胸部と肩の両側に疼痛が伴う。標準的な狭心症の痛みは胸部、前頸部、（通常は左の）腕に生じる
- 胸部の小関節面や椎間板に症状がある場合、狭心症や活動性トリガーポイント活動と似たような症状として現れる。通常は悪化要因や改善要因が何かを見極めると、この症状が心臓に関係するものか、生体力学的影響を受けて悪化または改善するのか、手がかりを得ることができる
- 胆嚢に機能障害が生じると、通常は中胸部の片側、あるいは両側に関連痛が生じる。通常は悪化要因や改善要因が何かを見極めると、この症状が消化機能に関連するものか、生体力学的影響を受けているのか、手がかりを得ることができる
- 限局性回腸炎を起こしている場合、回腸が穿孔すると仙腸部と右殿部に痛みが生じる（クローン病）
- 激しい腰痛（男性の場合は睾丸に関連痛が生じることもある）が起きている場合は、動脈瘤が破裂寸前になっている可能性がある。Grieve（1994）は、「上行大動脈や動脈弓の解離が始まるときの特徴として、突然、猛烈な胸の痛みが生じることがあげられる」と言及している。このときの痛みは頸部、胸部、腹部、両脚に放散するだろう。このような症状と、急性の筋骨格系の症状は、痛みの「突然性、深刻度、拡散度」で区別できるだろう
- 患者に冠動脈性心疾患、肺や気管支の疾患などの病歴がある場合、椎骨静脈で静脈瘤ができているためにあいまいな背部痛が生じることがあるだろう。Grieveは、脊柱から静脈が排出される性質が広範囲におよぶことについて、次のように論じている。これらの静脈や、関連する動脈および細動脈は、「髄鞘のない神経線維に網目状に取り囲まれている。これらの神経線維は脊柱の重要な構成要素であり、さまざまな形で刺激を受け、痛みを発症させる」

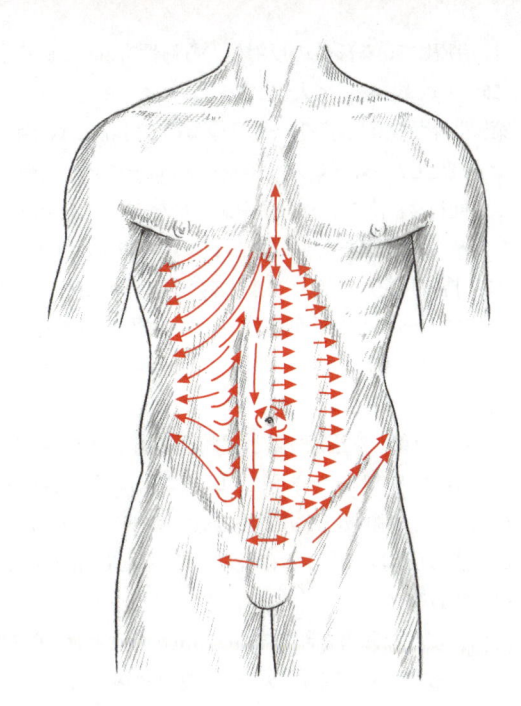

図7.5　腹部の神経筋テクニック。原発性トリガーポイントと付着部、そしてさまざまな筋群のインターフェースにアクセスするためには、図示したラインに沿って施術するとよい。この図では、片側のラインのみを示している。評価・治療を完全に行う際には、第1指やその他の指を使って体の両側にストロークを行うこと。

く場合は、肩から第1指に向かって体重移動をする点は同じである。そのときは、腕をまっすぐにしておくとエネルギーを無駄なく効率よく使える

- 施術者は患者の腰と同じ高さに立ち、第1指の先端で胸骨から外側に向かい、肋間隙に沿って何度かストロークをする
- 内部と外部の筋の付着部に注意することが重要である
- 肋骨の縁は、下面も上面も、第1指または第3指の末節骨でしっかりとストロークをしながら圧をかける必要がある
- 隙間が狭すぎて、上記のように個別に圧をかけられない場合は、できる範囲で肋間隙をストロークするだけでもよしとする
- 肋骨の間に第1指を滑り込ませることができない場合は、その他の指（指の側面）で触れてもよい（第6章のNMTの指テクニックに関する解説を参照）。その場合

- は、治療している部位の反対側から胸骨方向へ、施術者に向かって組織を引くようにする
- 第5肋骨から第12肋骨の肋下縁までの肋間には、深く、ゆっくりとした、滑るような、繊細なストロークを各サイドで2、3回行う。特にうっ滞したり過敏になったりした部位がないか、よく注意をすること。これらの領域では、目的に応じて、持続圧をかけたり、さまざまな圧をかけたりするテクニックを使っても効果があるだろう。肋間隙の胸骨に近い部位に神経リンパ（チャップマン）反射点が存在する可能性があることは、覚えておくとよいだろう
- これらの反射点を治療するときは、円を描くように、軽く圧をかけるだけでよい（詳細については第5章を参照）。施術者は、その領域には鍼療法の兪穴や神経血管反射点など他の反射パターンも存在することを心に留めておくべきである
- 局所的に機能障害が起きている部位が特定でき、そこが患者にもなじみがある痛みやその他の症状を引き起こしていることが分かった場合は、活動性トリガーポイントが見つかるだろう（第3章を参照）
- 胸骨本体をやさしく探っていくと、トリガーポイントを有することが判明した未発達の胸骨筋が敏感に反応するだろう。この部位が過敏になっていることが分かった場合は、第8章で推奨するさまざまなトリガーポイント治療のどれを使ってもかまわない
- 特にやりやすいと思うのでない限り、肋間の治療中に施術者がサイドを変える必要はない
- 肋間の筋構造と結合組織の治療が終わったら、評価中に特定されたトリガーポイントを診療録に記載するか、治療を行う。その際、施術者は第1指で深い圧をかけるか、第1指以外の指の腹で触れ、剣状突起から斜め外側下方に向かって一連の短いストロークを組み合わせて行う

腹直筋鞘

- 次に、肋骨縁とその下を治療するために、第1指やその他の指を使って深部にゆっくりとストロークをする。横隔膜の付着部を特定できるかどうかは分からない。しかし、しっかりとした（ただし侵襲的になるほど強くはない）持続圧をかけていくと、かなり敏感になったトリガーポイントを有する領域に徐々にアクセスすることができる。驚くような部位に関連痛が生じることもある。多くは内部に疼痛感覚をもたらすようだが、下肢やのど、上胸部や肩に疼痛感覚をもたらすものもある
- このようなトリガーポイントを不活性化するためには、ゆっくりと、注意深く、丁寧に施術をする必要がある
- 次に、第1指を使い、中線から腹直筋鞘の外側に向かい、かなり深いながらも痛みを伴わない程度の圧をかけ、何度か短いストロークを行う
- 一連のストロークは、剣状突起のすぐ下方を始点とし、トリガーポイントがよく生じる恥骨結合を終点とする
- 緊張やうっ滞、過敏の程度に応じて、左右両側でそれぞれ数回ストロークを行う。これらの施術を行うときに、Wallace et al (1997) やKuchera (1997) が言及した腸間膜の付着部を意識しておくと役立つ（図7.2、7.3を参照）
- 腹直筋鞘の外側縁をまたぐように、同様の評価・治療パターンを行う（同側を施術する場合は第1指を使い、反対側を施術する場合はその他の指を使う）。腹直筋鞘の肋骨縁のすぐ下から、鼠径靱帯に達するまで、短く、深いストロークをゆっくりと（通常は第1指で）行う。左右両側を同じように治療する（図7.5を参照）
- 次に、腹直筋鞘の外側縁から外側に向かって片側ずつ、同様のストロークを行う（図7.5を参照）
- これらのストロークは、体幹の輪郭に沿って行う。つまり、上部のストロークは曲線に沿ってやや外側下方に向かい（肋骨下部の曲線に沿う）、下部のストロークは手を外側に動かすときにやや上方に向かうことになる（骨盤の稜の曲線に沿う）
- ストロークは5、6回で十分である。反対側で同様のストロークを行う前に、もう一度繰り返してもかまわない
- 局所の軟部組織の変化や、支持している組織に緊張または「引っ張られている」感覚がないか、探してみる

施術者が立っている側に施術をする際は、第1指以外の指の先端を屈曲し、施術者に向かって引くようにストロークをするほうがやりやすいだろう。もちろん、通常通り第1指でストロークをしてもかまわない（第6章を参照）。

反対側に施術をするときは、脊柱テクニックのとき同様、第1指で楽に圧迫することができるだろう。第1指以外の指を

支えとして、3-5cm程度のストロークで第1指を他の指に向かってうねるように進めることになる。

腹部のワークでは、機能障害を起こし、局所的に収縮している部位を感じることは難しい。極めて繊細なタッチと、多大な集中力が施術者の側に要求される。

恥骨結合

腹直筋鞘に対しては、肋骨縁から下方の恥骨までを第1指やその他の指でストロークをして評価を行った。腸骨窩、恥骨、鼡径靱帯を含む恥骨結合を構成する軟部組織や筋の停止には、よく注意を払う必要がある（図7.5を参照）。

- ストロークをする際は、上前腸骨棘から開始する。内腹斜筋、外腹斜筋、腹横筋の付着部に触れ、評価しようと試みる
- 第1指の腹を使い、深く、痛みを伴わないストロークを恥骨稜上面に行う。恥骨結合から始めて外側に向かい、まずは1方向に行う。次に、1、2度このストロークを繰り返してから反対側に施術する
- 次に、恥骨の前面上で中央から外側に向けて一連のストロークを同様に行う。この領域は通常でも敏感であるうえに、これらの構造の停止に関連する機能障害がある場合は、急性に過敏になっているので、細心の注意を払う必要がある（仙骨のねじれ、仙腸の機能障害や慢性骨盤痛があるときも過敏になるが、これについては本章で簡単に後述する）
- 次に、第1指を使い、鼡径靱帯の上面と下面に沿って、一連のストロークを深くゆっくりと行う。恥骨から始め、腸骨稜に向かって上方に進み、腸骨稜の向こうまで達するようにすること

腹部の圧痛点に対する
ポジショナルリリースの意味

下腹部の上前腸骨棘付近とへそ方向の部位には、腰部と胸椎下部を屈曲したときの緊張に関連して生じる圧痛点が数多く存在する。（第4章のジョーンズの圧痛点と、図4.5Aを参照）。

これらの反射点に関連して生じる機能障害パターンを軽減するためには、ポジショナルリリースを活用するべきである（第8章のストレイン／カウンターストレインに関する記述と、Box7.4を参照）

腹直筋鞘の外側

- 第1指またはその他の指の先端を腹直筋外側下部の縁の下に入り込ませていき、中線に向かって深い圧をかける
- 中程度の圧を維持したまま、手または第1指を少しずつゆっくりと頭側に動かす
- このように施術すると、結合組織を、下にある付着部から引きあげることになり、局所の拘縮や線維の浸透を正常化するために役立つと考えられている
- さらに、右側に施術する際には上行結腸、左側に施術する際には下行結腸が「引きあげ」られ、腸間膜が引っ張られる症状を適切に緩和することができる（図7.3Bを参照）

へそ

次に、へその周辺で一連のストロークを行う。

- 第1指またはその他の指を屈曲させ、組織を伸張するような動きを数回繰り返す。このとき、施術をしないほうの手はストロークの始点で組織を固定する。ストロークはまずへその右側の2.5cm上方外側から、左側の同じ高さの部位まで行う
- 次に、施術をしないほうの手で、ストロークの終点にある組織を固定する。そして、へその左側の2.5cm下方外側に向けて組織を伸張し、探るようなストロークをする。次にこの領域を固定し、右側の同じ部位でストロークをする（図7.5のへそ周辺を囲む矢印を参照）
- さらに上方にストロークをし、これらの組織を円形状に探り始めた点まできたところで、円を完成させる
- この一連の動きはリズミカルに行うこと。施術するほうの手がストロークの終点に来たら、施術しないほうの手をその終点に置き、安定した圧をかけながら手を換えて、施術するほうの手ですぐに次のストロークを開始するようにする

Box7.4　腹部の筋に対するポジショナルリリース

　腹部の筋に局在する圧痛点（トリガーポイントを兼ねることもあれば、兼ねないこともある）は、腰胸部の機能障害を表していることがよくある。これらの圧痛点は、緊張やストレスの結果として、体を屈曲した際に生じる。

　圧痛点はほぼつねに、緊張したときに短縮する組織に局在する。このような考え方の根拠になっているストレイン／カウンターストレイン理論についてさらに理解を深めたい場合は、Chaitow 2007、Chaitow & DeLany 2000、Deig 2001、Jones 1981を参照してほしい。

　腰部の屈曲によって生じるストレスや緊張を緩和するポジションを取るためには、痛みを伴わないようにしながら患者（通常は背臥位）を屈曲の姿勢に導き（屈曲した下肢を持ち上げることで、腰部の屈曲を導く）、最終的なゆるみのポジションを90秒以上保持する。

　「ゆるみのポジション」は、圧痛点を触診しながら、患者に「スコア」の変化を報告してもらうことでポジションを「微調整」し、決定する。ポジション調整を行う前のスコアを10としたとき、スコアが3以下になることを目標とする。

- Jones（1981）は、L1には圧痛点が2カ所あると報告している。1つは上前腸骨棘の先端、もう1つは腸骨の内側面の、上前腸骨棘のちょうど内側にあたる部位である
- L2前面の緊張によって引き起こされる圧痛点は、下前腸骨棘の外側に存在する
- L3の圧痛点は、L1とL2の圧痛点を結ぶラインの2.5cm下方にある
- L4の圧痛点は、鼡径靱帯の腸骨への付着部に存在する
- L5の圧痛点は、恥骨部の、恥骨結合のすぐ脇に存在する
- 両側に緊張がある場合は、両側を治療する必要がある。L3とL4を微調整するときは、通常、他の腰椎の圧痛点を治療するとき以上に大きく側屈させる必要がある

- へその周りで円を描くように、3、4回このストロークを繰り返す
- 小腸を支持する腸間膜の上位付着部は、へその左側の2.5cm上方外側にあるので、その点については気をつけること
- 中線と腹直筋鞘に沿って、肋骨縁から下方に向けてさらにストロークをしてもよい

　上記の施術（10-15分ほどかかるだろう）をおだやかに終えるために、片方の手の手のひらともう一方の手のかかと部分を交互に使って、時計回りに円を描くように腹部全体をストロークしていく。

　このように、施術者は患者の右側に立ち、左手の手のひらと指を使って深く、やさしく、左腹部の構造を下方にストロークする。次に、下腹部を施術者に向かってくる方向にストロークする。ここまできたら右手と交代し、手のかかと部分と手のひらを使ってストロークを行い、右側を肋骨縁まで進むようにする。肋骨縁まで到達したら、方向を変えて上腹部を横切り、今度は左手と交代する。このパターンを数回繰り返す。あるいは、Wallace et al（1997）やKuchera（1997）が言及しているように、ポジショナルリリースを使ってもかまわない（図7.3、7.4を参照）。

白線

　中線に沿って、白線上でさらにストロークを行い、収縮、癒着、線維性の小結節、浮腫、過敏な部位があることを示す証拠がないかを探す。

　白線上に深い圧をかけないよう、つねに注意すること。患者が妊娠中の場合や、手術や外傷の経験がある場合（腹直筋離開）、この筋／筋膜のインターフェースが弱くなっていることがあるので、特に注意が必要である。また、白線には外腹斜筋と腹横筋が付着していることも、念頭に置いておくとよい（Braggins 2000）。

個別のリリース

　このような一般的なNMT治療を行っている最中、あるいは治療後に、個別のリリーステクニックを行うこともある（図8.21A、Bと、第8章の解説を参照）。腹部に瘢痕がある場合や、内部で癒着が生じている場合には、特にこのような施術を加えるとよい。

　一般的な腹部のNMT治療（個別のリリースを含む）は、指示があれば週に数回繰り返してもかまわない。しかし、通常は、機能が改善するまで週に1度で十分だろう。

腹部や骨盤の機能障害が慢性化している場合（以下を参照）、これまで解説してきたNMTのアプローチと、個別のリリーステクニック、そして脊柱および全身の治療を適切に行えば、この領域の機能改善に大きな効果を発揮することも可能である。

体液の循環と排出が改善し、緊張や収縮や反射活動が低減すれば、ホメオスタシスのメカニズムがおのずから高まるのである。

NMTと慢性骨盤痛

慢性骨盤痛（CPP）は、婦人科の全診察の10-15%を占めるほど、よくある辛い症状である。Zondervan et al（2001）によると、慢性骨盤痛の生涯罹患率は33%であり、限定されるわけではないが、主な患者は女性である。慢性痛以外の主な症状は以下の通りである：

- 間質性膀胱炎（細菌性ではない）：頻尿、尿意切迫感、排尿時の不快感や痛み
- 外陰の膣前庭炎症候群：排尿痛、生殖器の疼痛障害、「膀胱痛」症候群の一部をなす
- 性交疼痛症：性交時の痛み

潜在的な原因は数多いが、本書ではそのうちの1つを特に取り上げる。

ヨーロッパ泌尿器科学会（Fall et al 2008）は、骨盤底筋、外骨盤筋、腹筋にトリガーポイントが局在することがあると指摘している（Slocumb 1984, Anderson et al 2005, Srinivasan 2007）。

骨盤底筋にトリガーポイントができる理由はいろいろ考えられるが、その1つとして、骨盤底筋の過度の緊張がある。（主として）女性アスリート、体操選手、ダンサー、ピラティス型エクササイズを過剰に行った人に、このような症状が現れることが多い（Chaitow 2007）。たとえば、Bo & Borgen（2001）によると、女性トップアスリートの41%が、慢性骨盤痛のよくある特徴の1つである緊張性尿失禁を経験している。

骨盤底にあるトリガーポイントに由来する痛みは、通常特定の動きをすると悪化し、特定のポジションをとると改善する。たとえば、ある患者は、座るときは片方の殿部だけに体重をかけるよう慎重に行動するが、立ち上がるときは普通、痛みを感じている。慢性骨盤痛は、収縮が持続したり、収縮を繰り返したりしても、悪化するだろう（たとえば排尿時および／または排便時）。

骨盤痛や、尿意切迫感などその他の症状を再現するトリガーポイントは、腹筋、殿筋、梨状筋の内外で見つかることがよくあり、活動性トリガーポイントを不活性化することで治療することができる。

Weiss（2001）によると、経験上、間質性膀胱炎患者の大多数が、骨盤底筋の緊張など、骨盤底筋の機能障害につながる経験を以前にしたことがあると報告している。ワイス（Weiss）は、このような患者の治療法としては、徒手でトリガーポイントを不活性化することと、ストレッチや強化エクササイズを行って骨盤底の緊張を緩めることを組み合わせればよいと報告している。詳細についてはBox7.1を参照してほしい。

前に述べた結合組織マニピュレーション（CTM）や、深いリラクゼーション、バイオフィードバックもまた、慢性骨盤痛の症状を改善するために使われてきた（Fitzgerald et al 2009）。

本書で論じているNMTなどを含むトリガーポイントのリリースは、トリガーポイントを有する筋の伸張と同様に、効果的な治療アプローチなのである。

Note：骨盤底のトリガーポイントの内診や触診、治療を行う際には、次の項目を満たしている必要がある：

- このような手続きを行うことが許可される、法的な立場にあること
- 患者の署名入りのインフォームドコンセントを取得していること
- 適切なシャペロン（訳注：医師が異性の患者を診察するときに、医師に付き添う人）が同席していること
- 十分な訓練を受けていること

参考文献

R. Anderson, D. Wise, T. Sawyer, C. Chan, 2005 Integration of myofascial trigger point release and paradoxical relaxation training treatment of chronic pelvic pain in men. *J Urol* **174** (1), 155–160.

P. Baldry, 1993 *Acupuncture, trigger points and musculoskeletal pain* Churchill Livingstone: Edinburgh

J.P. Barral, P. Mercier, 1988 *Visceral manipulation* Eastland Press: Seattle

M. Beal, 1985 Viscerosomatic reflexes: a review. *J Am Osteopath Assoc* **85** (12), 786–801.

K. Bo, J. Borgen, 2001 Prevalence of stress and urge urinary incontinence in elite athletes and controls. *Med Sci Sports Exerc* **33** (11), 1797–1802.

S. Braggins, 2000 *Back care: a clinical approach* Churchill Livingstone: Edinburgh

L. Chaitow, 2007 *Positional release techniques* ed 3 Churchill Livingstone: Edinburgh

L. Chaitow, J. DeLany, 2000 *Clinical applications of neuromuscular technique* Churchill Livingstone: Edinburgh

L. Chaitow, 2007 Chronic pelvic pain: Pelvic floor problems, sacroiliac dysfunction and the trigger point connection. *Journal of Bodywork and Movement Therapies* **11** 327–339.

D. Deig, 2001 *Positional release* technique Butterworth Heinemann: Boston

M. Fall, et al. 2008 Guidelines on Chronic Pelvic Pain. *European Association of Urology*

S. Fielder, W. Pyott, 1955 The science and art of manipulative surgery. *American Institute of Manipulative Surgery* Salt Lake City, Utah

Fitzgerald, et al. 2009 Randomized feasability trial of myofascial physical therapy for the treatment of urological chronic pelvic pain syndromes. *J of Urol* (182), 570–580. Aug

G. Grieve, 1994 The masqueraders. In: J.D. Boyling, N. Palastanga, Ed. *Grieve's modern manual therapy* ed 2 Churchill Livingstone: Edinburgh

R. Gutstein, 1944 The role of abdominal fibrositis in functional indigestion. *Miss Valley Med J* 66–114.

L. Jones, 1981 *Strain and counterstrain* Academy of Applied Osteopathy: Colorado Springs

M. Kuchera, W. Kuchera, 1994 *Considerations in systemic dysfunction* Greyden Press: Columbus, Ohio

W. Kuchera, 1997 Lumbar and abdominal region. In: R. Ward, Ed. *Foundations for osteopathic medicine* Williams & Wilkins: Baltimore

J. Mackenzie, 1909 *Symptoms and their interpretation* London

J. Melnick, 1954 Treatment of trigger mechanisms in gastrointestinal disease. *N Y State J Med* **54** 1324–1330.

C. Owen, 1980 *An endocrine interpretation of Chapman's reflexes* American Academy of Osteopathy: Newark, Ohio

I. Ranger, et al. 1971 Abdominal wall pain due to nerve entrapment. *Practitioner* **206** 791–792.

D. Simons, J. Travell, L. Simons, 1999 *Myofascial pain and dysfunction: the trigger point manual* ed 2 Upper half of body **vol 1** Williams & Wilkins: Baltimore

J. Slocumb, 1984 Neurological factors in chronic pelvic pain: trigger points and the abdominal pelvic pain syndrome. *Am J Obstet Gynaecol* **149** (5), 536–543.

A. Srinivasan, J. Kaye, R. Moldwin, 2007 Myofascial dysfunction associated with chronic pelvic floor pain: management strategies. *Curr Pain Headache Rep* **11** (5), 359–364.

G. Theobald, 1949 Relief and prevention of referred pain. *J Obstet Gynaecol Br Commonw* **56** 447–460.

H. Thomson, D. Francis, 1977 Abdominal wall tenderness: a useful sign in the acute abdomen. *The Lancet* **i** 1053

J. Travell, D. Simons, 1983 *Myofascial pain and dysfunction – trigger point manual* Williams & Wilkins: Baltimore

E. Wallace, J. McPartland, J. Jones, et al. 1997 Lymphatic system. In: R. Ward, Ed. *Foundations for osteopathic medicine* Williams & Wilkins: Baltimore

Ward, 1997 In: R. Ward, Ed. *Foundations for osteopathic medicine* 1997 Williams & Wilkins: Baltimore

J. Weiss, 2001 Pelvic floor myofascial trigger points: manual therapy for interstitial cystitis and the urgency–frequency syndrome. *J Urol* **166** 2226–2231.

K. Zondervan, P. Yudkin, M. Vessey, et al. 2001 The community prevalence of chronic pelvic pain in women and associated illness behavior. *Br J Gen Pract* **51** 541–547.

第8章

NMTに関連するテクニック

目次

その他の軟部組織アプローチ..................155
1. アクティブリリーステクニック®(ART)..........155
2. 肘(と前腕)テクニック........................156
3. 冷却・ストレッチ(冷却スプレー・ストレッチ)テクニック...156
4. 深部組織リリース............................160
5. 硬結テクニック..............................161
6. 統合神経筋抑制テクニック(INIT)..............162
7. 虚血圧迫とトリガーポイントのリリース..........162
8. マッサージ..................................163
9. 筋エネルギーテクニック(MET―遠心性伸張も含む)...165
10. 神経筋療法(軟部組織マニピュレーション)......171
11. 叩打法(パーカッションテクニック)............172
12. 梨状筋テクニック............................174
13. 固有受容アジャストメント
    (アプライド・キネシオロジー)................176
14. 腰筋テクニック:直接抑制圧迫.................178
15. 上胸部全般の可動域を高めるための
    小胸筋リリース..............................180
16. ポンプテクニック:リンパ、肝臓、脾臓、足.....180
17. 皮膚テクニック..............................183
18. 「S」字型の曲げと「C」字型の曲げ:
    軟部組織を長くするための筋筋膜リリース法......186
19. 筋膜の伸張:筋筋膜リリース...................187
20. 個別の(腹部)リリーステクニック..............189
21. ストレイン/カウンターストレインと、
    その他のポジショナルリリーステクニック.......192
22. 大腿筋膜張筋(腸脛靱帯)テクニック............196

その他の軟部組織アプローチ

本章では、NMTと一緒に取り入れられることが多いその他の軟部組織アプローチをいくつか選んで紹介する。

1. アクティブリリーステクニック®(ART)

アクティブリリーステクニック(ART)は登録商標であり、多くの点で伝統的な「ピン・アンド・ストレッチ」テクニックと似ている。ここで、ARTという軟部組織アプローチの基本的な手法を説明しよう。まず施術者は、軟部組織に機能障害がある部位の近くに接点を設ける。その後、固定した接点の下で軟部組織(神経、靱帯、筋)が長軸方向に滑るようにするために、患者に動きを指示する。あるいは、施術者が動きを導いたり、自動運動と組み合わせて動きを導いたりしてもかまわない。どちらの方法も最高の成果をもたらす。

ARTの効果を評価した研究は少ないが、ある試験的研究では、膝前面に疼痛があるアスリートの大腿四頭筋にARTを施術しても、機能に改善は見られなかったと報告している(Drover et al 2004)。一方、別の試験的研究では次のような報告をしている:

1. 治療後、ハムストリングスが長くなった(George 2006)
2. 手根管症候群の患者の症状を管理する際に、アクティブリリーステクニックが役に立った(George et al 2006)

2. 肘（と前腕）テクニック

次のような場合、肘で直接圧迫する手法は避けるか、あるいは細心の注意を払ったうえで施術する：

1. 組織が炎症を起こしている場合や、外傷後のリモデリング期が完了していない場合
2. 悪性疾患に罹患している場合
3. 血管や神経の近く
4. 付着部の近く
5. 激しい痛み（局所痛でも関連痛でも）がある場合

筋群の治療、特に殿筋群や仙棘筋群の治療では、関与する組織の抵抗の度合いが強いために、第1指やその他の指で適切な力をかけることが難しい、あるいは不可能なこともある。施術者が適切であると判断した場合は、肘あるいは前腕のテクニックをNMTの前に行っておくと、NMTをより効果的に施術できるケースが多い。

仙棘筋

たとえば仙棘筋を治療するときは、脊柱全体にオイル類を塗布しておき、施術者は患者の左側に立つ（患者は腹臥位にし、胸部の下に枕をあてる）（図8.1）

- 右肘の先端を仙骨底のすぐ上方に置き、前腕が患者の体に対して直角になるようにする。図8.1A（および図10.15B、C）を参照してほしい
- 膝をやや屈曲して肘を通じて体重移動ができるようにすると、施術者は前腕の広い接点で傍脊柱筋に制御した圧をかけることができる。あるいは、手をやや上に上げると、肘自体でより正確な圧をかけることができる
- 手を上に上げれば上げるほど肘の角度が鋭角になり、接点におけるストロークの精度が高まる
- 肘／前腕は頭のほうに向かってゆっくりとストロークすること
- 患者が痛みを報告した場合は、圧を緩める
- 脊柱全体に沿って何度かストロークを行うと、顕著な収縮が見られた部位もかなり弛緩するだろう
- 殿部にも同じテクニックを使うことができる

慢性的な肩の制限

さらに焦点をしぼって肘テクニックを活用する例として、肩に慢性的な制限があるケースで肩甲骨外側縁に施術する場合がある（図8.1Bを参照）。

関節窩における上腕骨の動きを正常化させ、肩甲骨が胸郭を自由に動くようにするためには、次の手順で治療する：

- 治療する側が上に来るようにして、患者を側臥位にする。患者の腕を外転、挙上、伸展、外旋し、患者の手が頭部に近づくようにする
- 施術者はマッサージ台の横で患者の背後に立ち、体は頭のほうに向ける
- 施術者は、マッサージ台から遠いほうの手で、患者の上側の腕の肘の近くをつかみ、外旋と外転などを強める
- 施術者は、マッサージ台に近いほうの腕を肘のところで屈曲し、患者の脇の下の、できるだけ肩甲骨外側縁に近い部位に注意深く肘を置く
- 脇の下にある肋骨の曲線に沿うようにして、肩甲骨の縁の前後に短いストロークをゆっくりと行う
- 局所的に収縮している組織が見つかったら、心地よく耐えられる程度の持続圧だけをかけ、組織が柔らかくなるまで待つとよいだろう
- 治療をしていないほうの手で、肘の治療で生じたリリースを利用し、肩の外転や外旋の可動域を徐々に深め、関節窩における上腕骨の動きを改善する

梨状筋とそのセントラル・トリガーポイントは、筋腹にある主なトリガーポイント領域を肘で直接圧迫すると、うまく治療することができる。治療するときは患者を側臥位にし、片脚を内旋させて股関節を内旋し、筋を長くする（本章で後述する「梨状筋テクニック」の項で、肘の使い方の詳細図を確認してほしい〈図8.11を参照〉）。

3. 冷却・ストレッチ（冷却スプレー・ストレッチ）テクニック

トリガーポイントを有する筋を急速に冷却して伸張（ストレッチ）する手法は、その部位で生じている神経の異常行動の不活性化に役立つ。トラベル（Travell）とメンネル（Mennell）は、これらの効果について詳細に論じている（Mennell 1969, 1975, Simons et al 1999, Travell 1952, Travell & Simons 1992）。

Travell & Simons（1992）とSimons et al（1999）は、

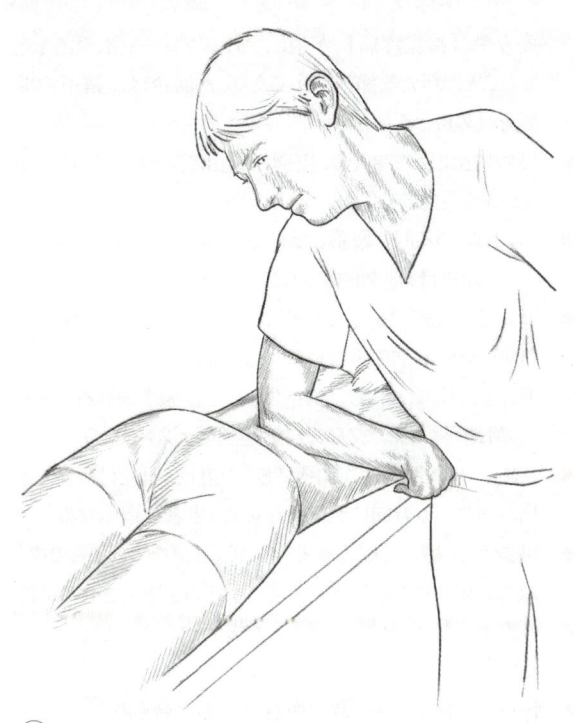

その他の軟部組織アプローチ 157

Ⓐ 傍脊柱筋に肘テクニックを施術する。

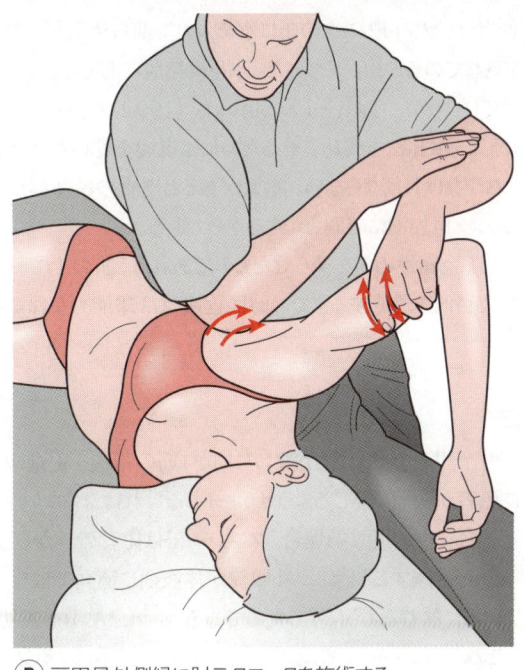

Ⓑ 肩甲骨外側縁に肘テクニックを施術する。

図8.1

オゾンの減少による環境破壊に配慮し、この領域を冷やす際に冷却スプレーは使わないほうがよいと述べた。その代わり、冷却スプレーと同様の効果をあげるために、スプレーを吹きつけるときと同じやり方で、氷を使ってストロークをするよう勧めた。表面の組織を冷却すると同時に、その下にあるトリガーポイントを有する筋を伸張することが目的である。また、スプレーを吹きつけるのは筋を伸張する前か伸張している最中であり、筋が長くなった後ではないことも指摘している。

しかし、これまで市場には環境に配慮したスプレーが存在しなかったのだが、最近になってGebauer社のSpray and Stretch（スプレー&ストレッチ）（処方薬）とInstant Ice（インスタント・アイス）（一般用医薬品）が登場した。これらはどちらも不燃性で、オゾン層を破壊する心配もない。そのため現在では、患者が一般用医薬品を使えば、診療所だけでなく、在宅ケアでも冷却スプレー・ストレッチ・テクニックを利用できるようになった。しかも、環境に悪影響をおよぼす恐れもない。

冷却スプレー缶と、ある程度細かなジェット噴流が出るノズル、あるいは冷却源が必要である。ジェット噴流は、1m以上空気中を流れるだけの出力が必要である。経験から言うと、ミスト状のスプレーでは効果が落ちる（図8.2A、Bを参照）。

Simons & Mense（2003）によると、冷却スプレーは痛みと反射運動、そして中枢神経系の自律神経反応を抑制するようである。疼痛刺激がおさまると、ある程度筋が弛緩するため、より効率よく、不快感を与えないようにしながら筋を伸張し、長くすることができる（Lupandin & Kuz'mina 1985）。（図8.2Cを参照）。

氷で代用する

上記の冷却スプレーと同様の効果を得るために、氷を使うこともできる。紙コップに水を入れて凍らせ、氷ができたら紙コップをはがせば、シリンダー状の氷ができあがる。凍らせるときに木の持ち手を入れておけば、トリガーポイントから関連領域に向けて何度も転がすときに、使いやすくなるだろう。

著者は、ソフトドリンクの缶に水を入れて凍らせる方法のほうが適していることに気づいた。氷を直接肌にあてるとすぐに溶けてしまうが、Travell & Simons (1992)が指摘しているように、冷却法を成功させるためには皮膚を乾いた状態にしておかなければならない。水気があると皮膚の冷却率が下がるうえ、再加温に時間もかかるからである。

一方、金属性の缶を凍らせたものであれば、肌の上で転がしても、目的を達成するまでの時間程度は冷却能力が保たれる。

方法

どの冷却源を選んでもかまわないが、筋の弛緩を促進する際に患者が快適に感じるようサポートしなければならない：

- スプレーを利用する場合、スプレー缶は患者の体から60cmほど離すこと。ジェット噴流が体表面に直角ではなく、鋭角に触れるようにするためである（図8.2A、Bを参照）
- このようにすると、噴流が当たったときの衝撃によるショックを和らげることができる。同じ理由から、噴流をまず空中または施術者の手に吹きつけてから、徐々にトリガーポイント上を覆う皮膚に近づけていく場合もある
- 噴流や氷のマッサージ、冷凍した缶は、一方向からのみ当てること。前後に往復させてはいけない
- 吹きつけるときは、トリガーポイント上の組織から始め、関連領域（患者が痛みを経験したことがあると報告した部位）に向かって均一に外側にゆっくりと移動する。スプレーや氷は、筋線維の方向に沿って動かすこと
- トリガーポイントと関連領域の両方にスプレーまたは氷を当てるとよいようである。痛みが激しいとき、2次的トリガーポイントは関連領域内に発生する傾向があるからである
- 臨床経験からいうと、皮膚にスプレーを吹きつけたり、氷を転がしたりするときの最適なスピードは、1秒あたり約10cmである
- 吹きつけるときは、毎回トリガーポイントのやや近位から始め、ゆっくりと均一に吹きつけながら関連領域を覆い、さらにその少し先まで行く
- 数秒吹きつけたら、数秒やめる、というリズムで繰り返し、トリガーポイントから関連領域に至るまでの部位全体が1、2回はカバーされるようにする
- 痛みや「冷覚疼痛」が生じたり、スプレーや氷や缶を当てたことで新たな痛みが生じたりした場合は、施術の間隔を長めにとる
- 皮膚に凍傷ができたり、皮膚が蒼白になったりすることがないよう注意する
- 冷却している間、緊張した線維を軽く伸張した状態に保つ。冷却後は、他動的にさらに伸張する
- 満足できる結果を得るためには、通常、一定の力をかけながらやさしく伸張しなければならない
- 筋が弛緩し始めたら、20-30秒ほど伸張を続ける。そして、冷却が終わるたびに、自動運動のテストを行う
- スプレー／冷却前に制限があった方向、または動かすと痛みが生じる方向に筋を動かすよう患者に指示する
- 可動域全域まで動かせるくらいの回復をめざすものの、急に伸張しすぎると既存の筋スパズムを増大させる可能性があるため、不快感があった場合は無理をしてはいけない
- トリガーポイント（複数カ所存在する場合もある）とそれぞれの関連領域の治療が終わるまで、このような手順で治療を継続する
- 全手順を終えるには15-20分かかる。急いで施術してはいけない

冷却法を利用すると同時に正常な動きを再確立することの重要性は十分に認識されている。痛みのインパルスを短時間中断させるだけでは不十分であり、正常なインパルスのインプットもしなければ、これらの手段を使ってうまくトリガーポイントを消滅させることはできないだろう。

患者には、他動的な伸張と自動的な伸張の原理を取り入れた簡単なエクササイズを教えておく。自宅では患部を軽く温めてから（ホットパックなどを使用する）、1日に数回そのエクササイズを行うよう指示する。症状が悪化したり、炎症の証拠が見られたりした場合は温熱の利用を控えるといった、一般的な注意も忘れずに伝えること。

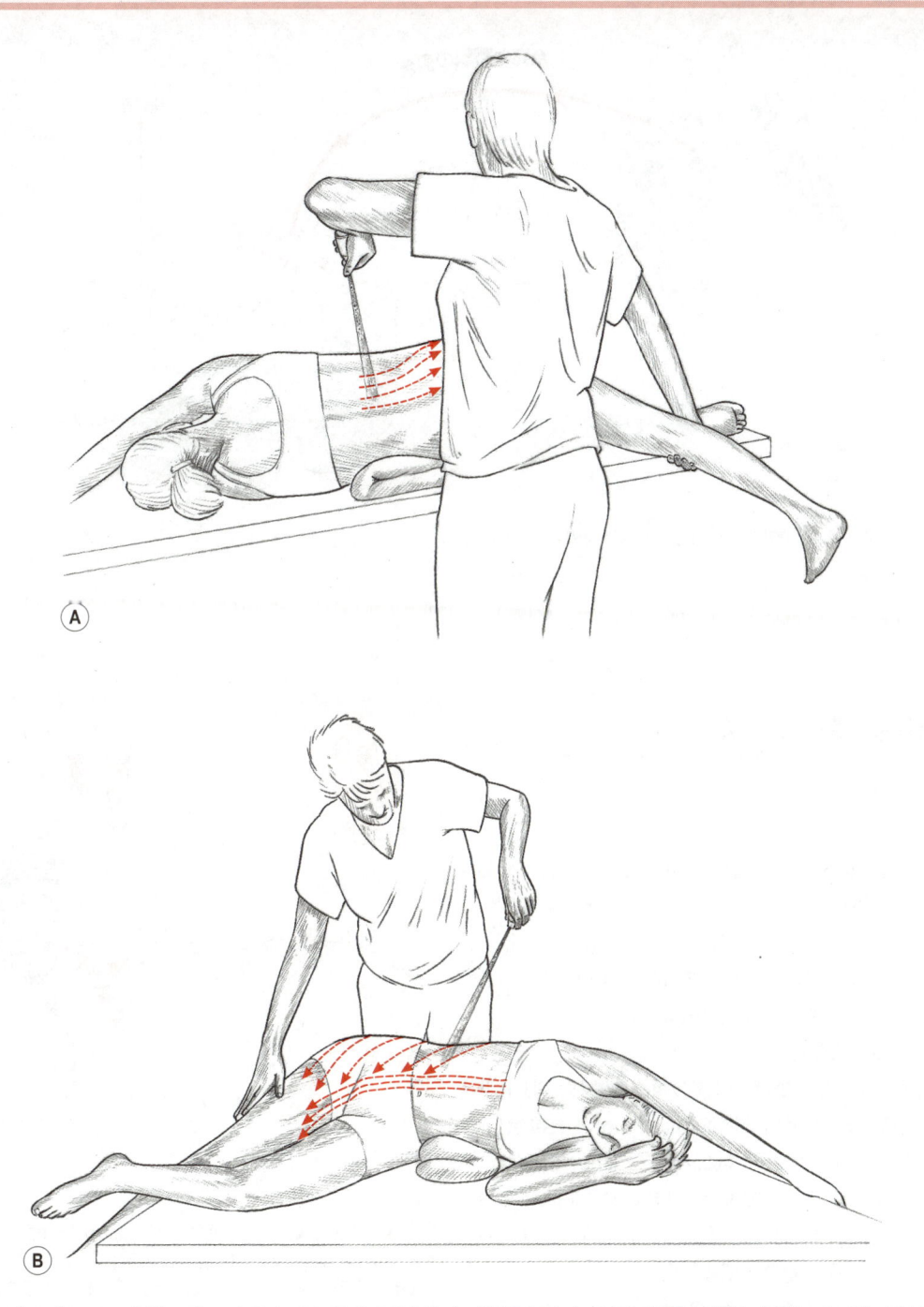

その他の軟部組織アプローチ　**159**

図8.2　トリガーポイントに冷却スプレーを吹きつけるときの前面および後面の図（この図では腰方形筋に施術している）。トリガーポイントを有する筋を伸張した状態にし、冷却スプレーでトリガーポイントと、トリガーポイントと関連領域の間を冷やす。

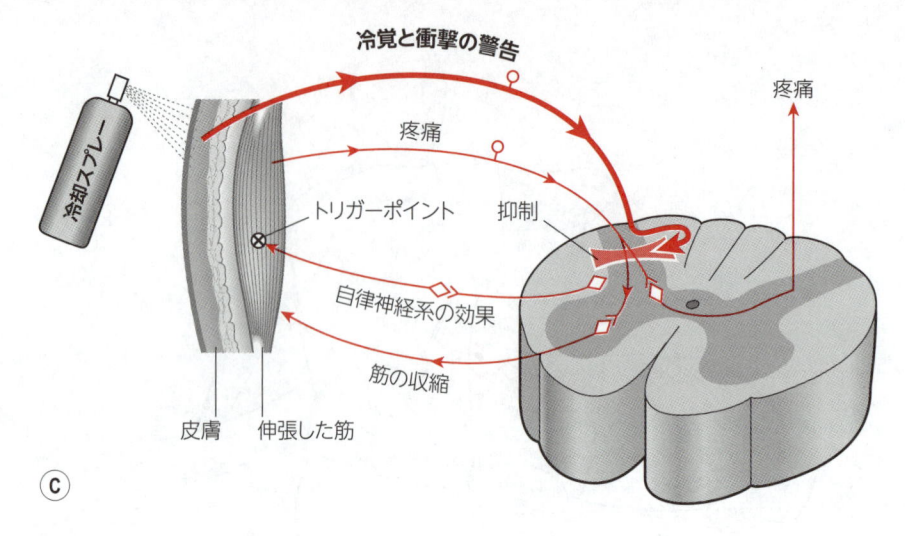

図8.2C　冷却スプレーを吹きつけたときに現れる効果を示した図。

4. 深部組織リリース

(Fielder & Pyott 1955)

　NMTを利用するときに、著しく収縮や攣縮が生じている部位に対して局所的に「組織リリース」テクニックを行うと、治療に役立つことも多い。骨を覆う部位では、腹部の施術に適していたテクニック（本章で後述する個別の〈腹部〉リリーステクニックを参照）を使うことはできない。
　そこで、次の手法を使うとよい：

- どちらかの手の指を広げて患部の組織に触れ、第1中手指節関節と第2中手指節関節の間でしっかりと接触し、組織のたるみを取り除いて抵抗バリアまで持っていく
- 組織の抵抗が最大化して複合バリアに達するまで、この接点を時計回りまたは反時計回りに回して下方にねじる力をかけ、下にある組織の緊張を高める
- もう一方の手を、組織に触れている手の上にのせ、下方にかける圧と回転を強める
- さらに、もう一方の手でまた別方向に伸張する。外側／内側と上方／下方のどちらでもかまわないので、抵抗が大きい方向に向ける

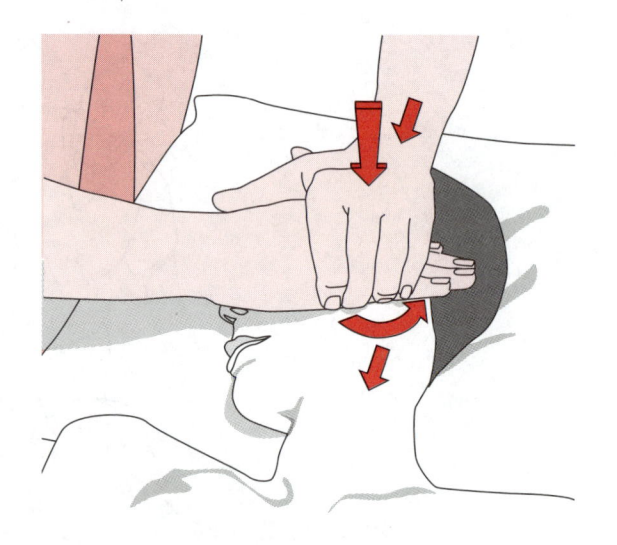

図8.3　深部組織リリーステクニック。この例では顎関節付近に施術している。右手（第1中手指節関節と第2中手指節関節の間にある部位）で患部に正確に接し、最大の抵抗がある方向に動かすことで、軟部組織のたるみを取り除く（バリアにまで持っていくなど）。このとき（a）軟部組織の中に、（b）回転しながら（この例では反時計回り）、（c）下方にずらしていくようにする。接点は左手で支え、次に接点を鋭く収縮させるか、短く鋭いスラストを行うかのいずれかの方法を行い、リリースを完成させる（詳細については本文を参照すること）。Fielder & Pyott (1955)を修正。

- つまり、両手を保持することで、組織に下方への圧と回転方向の伸張、そして別方向へのさらなる伸張を加えることになる
- 上のほうの手は、下にある手と組織の接点上を第1指中手骨底の内側縁で直接覆う位置に置く（図8.3を参照）
- 上のほうの手の指は、組織と接している手の外側縁にしっかり接するようにする

このリリーステクニックの最終段階では、以下の2つの方法のいずれかを行う：

1. 上のほうの手の第3指を屈曲し、組織に接しているほうの手の中手骨に短く、鋭く、しぼるように押しつける。その結果として中手骨間に生じる圧が「スラスト」、すなわちリリースする力をもたらすことになる。このようにしぼる力をかけるとき、力のラインは施術者のほうに向ける
2. リリースするための2番目の方法は、組織のもっと深部で収縮が起きている場合に使うのが適している。上のほうの手で組織に接している手に短く鋭いスラストを行うと同時に、組織に接している手を内旋する。このテクニックでは、力のラインは施術者から離れるほうに向ける

この軟部組織アプローチは、アメリカ式ナプラパシー（主にスウェーデンと、アメリカ合衆国のシカゴ近辺で人気が高い軟部組織マニピュレーションの一種）と、癒着リリース法（戦間期には「無血手術」として知られていた）から派生した。イギリスではカイロプラクターのマクティモニー（McTimoney）が、一部を変更して利用できるようにしている。

5. 硬結テクニック

(*Morrison 1969*)

Note：この手法では最大でも30-60gの圧しかかけないので、患部がもろくなっている場合（骨粗しょう症）にも利用することができる。

　患者のなかには体が弱く、あるいは病気が重いために、完全なNMT治療には耐えられない人も多い。そのため、反射の正常化や傍脊柱筋の局所の正常化を助けるための便利なテクニックが存在する。Stoddard（1969）は、筋で防御的にスパズムが生じている場合、それはその下に病変（骨粗しょう症など）があることの現れであり、そのような症状がある部位に深い圧をかけることは禁忌であると述べている。

- 患者に座位または横になる姿勢をとってもらう。施術者は「皮膚と皮膚が触れる程度」にごく軽く触れ、「引き」または丘／谷間（第5章を参照）を評価する。指の先端で脊柱の脇（施術者が立っているサイドとは反対側）の横突起上を縦方向になぞっていく
- 「硬くなった」スポットや領域、あるいは硬結がある組織のなかに、触れると患者が圧痛を感じる部位があった場合は、後で分かるように印をつけておく
- 片手の第1指（またはその他の指）の先端で敏感になった部位に触れ、治療を行う。そのとき、もう一方の手の第1指球または第5指球は、硬結がある組織と隣りあった椎骨の棘突起に置き、痛みがあるスポットに向けて軽い圧をかける（図8.4を参照）
- 痛みがあるスポットに向かって直接圧迫（極めて軽い、数十g程度の圧のみ）をかけると、組織の収縮度合いや敏感さが減少するはずである
- それでも減少しない場合、棘突起から痛みがあるスポット

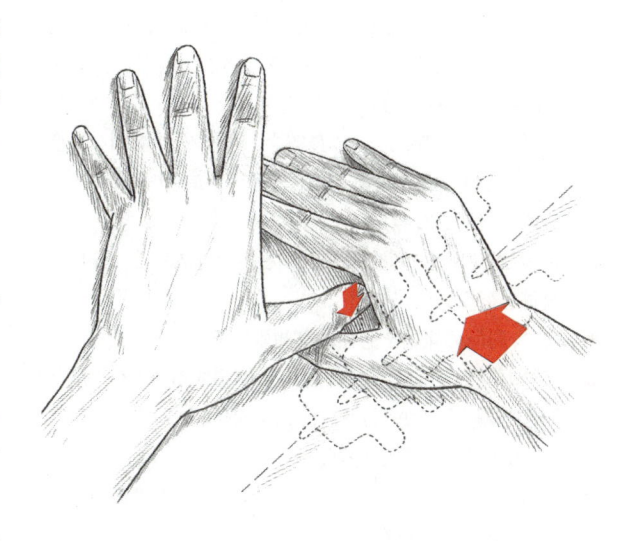

図8.4　硬結テクニックを施術するときの手のポジション。棘突起にかける圧は、最大でも数十g程度にする。

に向かってかけている軽い圧の角度を少し変えてみる。すると半円の弧のどこかの角度で痛むスポットに向けて押したときに、痛みが完全になくなり、緊張した感触が減るはずである
- この「ゆるみのポジション」を20秒程度保持してから、次の敏感な部位に移動する

このテクニックは「ストレイン／カウンターストレイン」（本章で後述する）に極めてよく似ており、NMTを施術するときに同時に使ってもよいし、実質的に深部を探る手法が禁忌の場合、それに変わる手段として活用することもできる（たとえば、患者の症状が極めて敏感な場合や、炎症や病変がある場合など）。

6. 統合神経筋抑制テクニック（INIT）

(Chaitow 1994)（図9.1を参照）

統合神経筋抑制テクニック（INIT）を利用してトリガーポイントを不活性化したい場合は、次に紹介する手順を踏む：
- 患者が変化を報告するまで、あるいは施術者が変化に気づくまで、抑制（虚血）圧迫を行う（持続圧をかけてもよいし、5秒圧迫して2秒リリースすることを繰り返し、断続的に圧をかけてもよい）
- 組織をゆるみのポジションに置き、筋紡錘が過剰な緊張をリリースするよう促す（以下の「ポジショナルリリース」の項の説明を参照）
- 患者は、トリガーポイントを有する組織そのものに等尺性収縮を行う
- 次に、局所の組織を他動的に伸張する
- 筋全体を自動的および他動的に伸張する（もう一度等尺性収縮をしてから行う）（以下の筋エネルギーテクニック〈MET〉の解説を参照）
- その後に、トリガーポイントを有する筋の拮抗筋を動かして、一連の手順を終える

このアプローチを使うと、抑制、虚血圧迫、ポジショナルリリースの3つの効果をあげることができ、施術後は等尺性伸張が深まっていく。この手順を利用すると、トリガーポイントやトリガーポイントを有する組織を不活性化するにあたり、かなり有利に働く。NMTで評価を行うときは、トリガーポイントを特定した後で、最初に圧をかけ、（それに続いてポジショナルリリースとMETを）施術することになるだろう。

7. 虚血圧迫とトリガーポイントのリリース

直接抑制圧迫は、緊張亢進して張った組織や、スパズム、痙攣などを軽減することができるため、オステオパシーを含むさまざまなボディワークのなかで昔から利用されてきた。

Hou et al（2002）は、次のように報告している。「虚血圧迫療法を行う場合、弱い圧（疼痛閾値程度）を長時間（90秒）かけるか、強い圧（疼痛閾値と耐痛限界の平均値）を短時間（30秒）かけるかの、いずれかの手法を使って迅速に痛みを緩和し、筋筋膜のトリガーポイントによって生じている敏感な状態を抑制する。」

次の場合、直接圧迫は避けるか、あるいは細心の注意を払った上で施術する：
1. 組織が炎症を起こしている場合や、外傷後のリモデリング期が完了していない場合
2. 悪性疾患にかかっている場合
3. 血管や神経の近く
4. 付着部の近く（骨付着部炎の誘発を避けるため）
5. 激しい痛みがある場合（局所痛または関連痛）

Travell & Simons（1983, 1992）は、トリガーポイントを治療する際には、トリガーポイントに虚血圧迫（「指で持続圧をかける」）を20秒から1分行うよう勧めている。そして、トリガーポイントの感受性（関連領域における感覚や局所の不快感）が低減し、トリガーポイントを有する組織の緊張（「索状硬結」）がゆるむに従い、かける圧を徐々に強めていく。圧迫した後は、伸張テクニックを行う。本章で後述する統合神経筋抑制テクニック（INIT）の解説を参照してほしい。

Fernández-De-Las Peñas et al（2006）は、これらの提案を検証するための研究のなかで、「虚血圧迫テクニックと横断摩擦マッサージは、どちらも筋筋膜のトリガーポイントの圧痛の低減に同等の効果をあげる」と報告している。

このメカニズムは、西洋の視点から見ると「神経の過負荷」、内因性モルヒネ様物質の放出（エンドルフィン、エンケファリン、内在性カンナビノイド）（McPartland & Simons 2007）、そして圧迫後に新鮮な酸素を含む血液が組織に

「流れ込んだ」ために生じると解釈される。東洋では、エネルギーの伝達を調整したという見方になるだろう。

圧迫の効果の詳細については、第3章およびBox3.5を参照してほしい。

8. マッサージ

Field（2000）やその他の研究者たちは、数百におよぶ研究プロジェクトの中でマッサージの標準的な手順を使い、次にあげる症状や患者に対して顕著な効果があったことを示した：早産で生まれた赤ん坊や、コカインやHIV（ヒト免疫不全ウイルス）に暴露した赤ん坊の成長促進、出産時の痛みの軽減、熱傷患者のデブリードマン（創面切除）前、若年性関節炎、線維筋痛症、月経前症候群、偏頭痛、自閉症の子ども、注意欠陥多動障害の若者（注意力が高まる）、不安（試験前など）、うつ、心的外傷後ストレス障害、若い精神病患者、若い母親、病的飢餓と拒食症、慢性疲労症候群、自己免疫疾患と免疫疾患、糖尿病（ブドウ糖値の減少）、喘息、嚢胞性線維症、アトピー性皮膚炎、HIV陽性の大人、腫瘍患者。

マッサージの効果に関するフィールド（Field）の解説については、本項で一部を取りまとめて紹介する。

軟部組織のマッサージに関して、試験的に検査した結果についても忘れてはいけない。どのような軟部組織マニピュレーションを使ったかによっても、患者や症状の性質によっても、得られる効果は異なる。NMTに特に関連がある手法以外の軟部組織テクニックについて、これから紹介する。

安全

マッサージほど世界的に使われている手法はなかなかない。一般的なマッサージは侵襲性がなく、ほぼ絶対的に安全であり、禁忌もほとんどない。マッサージに軟部組織マニピュレーションにもとづいたテクニックを取り入れたり、「深い」マッサージをしたり、特定の治療目標を設定したりすると（トリガーポイントの不活性化や、線維症の軽減など）、誰にでも施術できるという普遍性は減少し、注意が必要になる。たとえば、深刻な病変（がん、関節炎）、活動性の炎症および／または脆弱さ（骨粗しょう症など）がある場合などが該当する。

マッサージの手法

マッサージにはさまざまな手法があり（軽擦法、揉捏法〈ニーディング、ペトリサージュ〉、圧迫など）、さまざまな負荷を最も効率よい手法で与えて、組織を治癒することができる。それぞれの手法は、目的に応じて圧の深さ、引き（組織にかける引張力）、方向、スピード、リズム、頻度、接触時間などを変え、修正することができる。

マッサージのストロークの種類は、次の通りである：

- **ペトリサージュ**：筋線維を横断する方向に組織をしぼったり、伸張したりする動き
- **ニーディング**：治療する部位の輪郭に両手の形を合わせる。両手の間にある組織を引きあげたり、下方に圧迫したりする
- **抑制**：収縮した筋の筋腹や起始や停止、あるいは機能障害を起こした局所の軟部組織を直接圧迫する。施術の時間はさまざまで、「断続的」（圧をかけてからリリースする）に圧をかけることもある。緊張亢進して収縮した部位の軽減、または反射効果を狙う
- **軽擦法**：筋を弛緩させるテクニックで、他の徒手療法の前後に使うのが適している。手全体が皮膚に接触するようにしてストロークを行い、通常は圧を均等にかけ続ける
- **振動および摩擦**：この手法は起始や停止の近く、そして骨の付着部の近くを施術するときに使う。筋全体に弛緩効果をもたらすほか、浅層組織の深部にある層に達することができる。第1指やその他の指の先端を使い、小さな円を描くように、あるいは振動させるようにして行う。手のかかと部分を使うこともある
- **ローリング**：皮膚を引きあげて、転がす。マッサージの手法の大半と同様、診断のためにも治療のためにも使うことができる（スキンローリングに関しては、本章で後述する）
- **横断摩擦またはクロスファイバー**：筋腹に沿う方向、あるいは横断する方向に、手のかかと部分または第1指やその他の指を使って施術する。目的に応じて、ゆっくりとリズミカルに行うこともあれば、勢いよく行うこともある
- **叩打法**：指の先端または手の尺側縁を使って、打診法で行うようなタッピング、クラッピング、ドラミング、振動を行う

マッサージを行う際の注意事項（Wittlinger & Wittlinger 19821）

- 最近（2-3週間以内）、外傷を負い、リモデリング期にある部位（手術を含む）は注意する
- 患者が疲労している場合は、施術時間を短くし、強度を抑える
- 患者の骨構造がもろくなっている場合は、圧の深さを調整する
- 患者が興奮している場合は、リズムを調整して鎮静効果をもたらすようにする
- 急性感染症や急性炎症（全身および局所）
- 血栓症
- 心臓疾患
- 出血
- 悪性腫瘍
- 甲状腺の症状
- 急性静脈炎
- 顕著な静脈瘤

マッサージの生理学的効果

　マッサージの生化学的影響として、ストレスホルモン（コルチゾール）の生成の変化がある（Field 2000）。驚くかもしれないが、大変な勢いをつけて行わない限り、マッサージでは筋の血流を増やすことはできない（Shoemaker et al 1997）。しかし、軽いテクニックを用いると、排出の効率を改善することはできる（Ikimi et al 1996）。

- マッサージをすると、おそらくインパルスに対してゲーティングが働くことにより、痛みの知覚が減少する（Clelland et al 1987）
- マッサージは、かける負荷の種類に応じて（持続圧、ずらす負荷など）、軟部組織の状態を機械的に調整する（ストレッチング、モビライゼーションなど）
- 軟部組織はどれも筋膜に囲まれ、支えられ、包まれている。その筋膜内の膠質（コロイド）は、適切な圧や振動を受けるとゲル状の塊から溶質に変化し、内部の水和を高め、組織内の毒素の排出に役立つ（Oschman 1997）
- 心理効果として、覚醒度が下がる、以前よりおだやかな気分になる、不安に対する見方が変化する、などがあげられる（Rich 2002）
- 神経への影響としては、マッサージ中およびその後に、運動ニューロンの興奮性が一時的に下がる（Goldberg 1992）
- マッサージをすると、γ遠心性神経が筋紡錘を制御する際の感度が下がり、それにより筋が短縮する傾向が低減する（Puustjarvi 1990）

　伝統的なマッサージで使われる上記のテクニックと並んで活用される手法としては、本書で解説しているさまざまなNMTのほか、主に反射効果を得るために使われる結合組織マッサージがある。

マッサージ効果の解説

　マッサージや軟部組織マニピュレーションを行うとさまざまな効果をあげることができるが、これについてどのように説明したらよいだろうか？ Field（2000）は、研究のなかで発見したさまざまな事実について次のように述べている：

> これらの研究すべてにおいて、マッサージ療法を行った後はうつ、不安、ストレスホルモンが有意に減少した。うつ、不安、ストレスホルモン（特にコルチゾール）は、自己免疫疾患や免疫疾患があると高まることが知られているため、マッサージ療法はこれらの疾患の治療にも役立つのではないかという仮説を立てた。

　フィールドはまた、研究で得られた証拠から、幼児でも大人でも、マッサージ療法を行った後はホメオスタシスの機能が高まったことが分かると指摘している。これは、睡眠パターンの改善（およびソマトスタチン値の上昇）のほか、セロトニン値の上昇によって証明される。これらの考察は、他の研究者たちが行った研究でも支持されている（Ironson et al 1993）。

　マッサージには不安やストレスを低減する効果があることは間違いないとして、そのほかにも次のような物理的効果がさまざまに組み合わされて現れる（Sandler 1983）：

1. 深い揉捏法やストロークを行い、筋の長軸に沿って圧をかけると、体液が排出されやすくなる
2. そのため、静脈、リンパ、組織における体液の排出が促される
3. 排出された分、新鮮な酸素を含む血液が流入すること

で、毛細管の浸透と静脈性毛細血管の圧が高まり、正常化に役立つ

4. これによって浮腫が減るほか、そこに存在するであろう痛みを引き起こす物質の効果が低減する（Hovind & Nielson 1974, Xujian 1990）
5. マッサージをすると、γ遠心性神経が筋紡錘を制御する際の感度が下がり、それにより筋が短縮する傾向が低減する（Puustjarvi 1990）
6. NMTで使われるような圧迫テクニックや、METに取り入れられている手法は、腱や筋にかかる負荷を検知するゴルジ腱器官に直接効果をおよぼす
7. これらの手法には抑制効果があり、筋全体を弛緩させることができる
8. ゴルジ腱器官は、筋に連続的に配置されており、組織の自動的収縮にも他動的収縮にも影響される。筋の長軸方向に圧をかけたり伸張をしたりする手法はどれも、この反射的な弛緩を引き出すのである。しかし、小さく伸張してもほとんど反応は得られないため、伸張するときは大きく行う
9. MET、関節テクニック、機能のバランスを回復するためのさまざまなテクニックから得られる効果は、これらの腱反射によるところが大きい（Sandler 1983）

軟部組織が脚光を浴びる

　徒手療法と一口に言っても、それが意味するところは幅広い。そして現在、私たちは、徒手療法という概念の変化のまっただ中にいる。主な変化を一つあげると、軟部組織という構成要素が、従来割り振られてきた脇役という立場から舞台の中央に戻ってきたことがある。慢性疲労症状などの全身の健康問題を扱うにあたり、筋骨格系の機能障害が関与していることがこれまで以上に明らかになってきたからである（Chaitow 1990）。

　Lewit（1985）は、神経学、整形外科学、リウマチ学の間に横たわる領域を「無人地帯」と表現し、さまざまな側面について論じている。そして、この無人地帯には、運動系に由来する痛みを抱え、しかも明確な病理形態学的変化が見られない患者の大多数が含まれると述べた。彼は、このようなケースを「運動系の機能病理」と名づけるよう提案している。これにはオステオパシー、カイロプラクティック、理学療法の施術者のもとに通う患者の大半が含まれることになる。

　この領域に分類される機能障害を抱える人に最もよく見られる症状は、痛みである。筋スパズム、筋筋膜のトリガーポイント、皮膚の痛覚過敏帯、骨膜性疼痛点など反射性の変化を受けて、臨床的に反射によって生じる痛みもあれば、これといった病理的な原因がないままに過敏になっている、さまざまな部位が原因で生じる場合もある。筋骨格系は、体内の系統のなかでも飛び抜けて大量のエネルギーを消費するので、筋が慢性的に変化したときに疲労という症状が特徴として現れるのも驚くことではない。NMTの役割のなかでは、そのような領域を探し出す手助けをし、鑑別診断をする際の手がかりを提供することが大きいといえる。そこまでできれば、今度はNMTやその他の軟部組織法を使って、痛みや障害をもたらす無数の原因に、さまざまな形でよい影響を与えることができるのである。

9. 筋エネルギーテクニック（MET ──遠心性伸張も含む）

　筋エネルギーテクニック（MET）では、等尺性収縮を利用して（Mitchell et al 1998）、筋や関節の行動修正をサポートする。等尺性収縮という基本的なMETのバリエーションとしては、求心性等張収縮または遠心性等張収縮や（Schmitt 1999）、リズミカルで律動的な収縮（Ruddy 1961）がある。これらは基本的な等尺性の手法の代わりに使うことも、追加することもできる。

METの定義

　METでは、筋や筋群を特定の方向に一定時間（通常5-7秒）、亜最大の努力で随意的に収縮させる。そして、このときの収縮に施術者／療法士の努力を合わせ、実際には運動が生じないようにする（Mitchell & Mitchell 1995, Mitchell 1976）。

- METを利用すると、脊椎関節を含む関節の可動域が改善することが示されている（Kamini & Walters 2000, Lenehan et al 2003）
- METを利用すると、短期的にも長期的にも、他動的に静的伸張を行う場合より効率よく筋の伸長性を改善できることが示されている（Mahta & Hatton 2002,

Feland et al 2004, Ferber et al 2002)
- さらに、いくつかの研究では、METには過敏になった痛覚を鎮める効果があることが支持されている。たとえば、脊柱の痛みに関する研究が行われている（Brodin 1962, Cassidy et al 1992, Wilson et al 2003）
- METを利用すると、筋筋膜のトリガーポイントの不活性化を高められることが示されている（Chaitow 1994, Fernández-de-las-Peñas 2005, Simons et al 1992, 1999）

METの起源

さまざまな研究が行われ、METの有効性やそのメカニズムに関する結論が引き合いに出されているが、その多くは固有受容神経筋促通法（PNF）に関する研究と関連がある（Fryer 2006, Schmitt et al 1999）。PNF（とMET）を施術するときは、以下の3つのバリエーションのいずれかを利用することになるだろう：

- **コントラクト・リラックス（CR）**：伸張したい筋（主動筋）を収縮してから弛緩し、それから伸張する（図8.5A、8.5Bを参照）
- **アゴニスト・コントラクト・リラックス（ACR）**：伸張したい筋（動筋）ではなく、拮抗筋を収縮する。アゴニスト・コントラクト・リラックスという名前は分かりにくいので、無視するほうがよい。このアプローチは相反抑制にもとづいていると言われている（以下を参照）
- **コントラクト・リラックス・アンタゴニスト・コントラクト（CRAC）**：上記の2つの手法（CRとACR）を組み合わせる

METのメカニズム

Kuchera & Kuchera（1992）とDenslow et al（1993）は、MET（コントラクト・リラックス法）を使ったあとに働くであろう神経メカニズムについて、次のように推察した。

- 等尺性収縮中に抑制的なゴルジ腱反射が活性化する結果、効果が現れると仮定した。等尺性収縮が起きると、**等尺性収縮後弛緩（PIR）** の結果、筋が反射的に弛緩するのである（図8.6Aを参照）

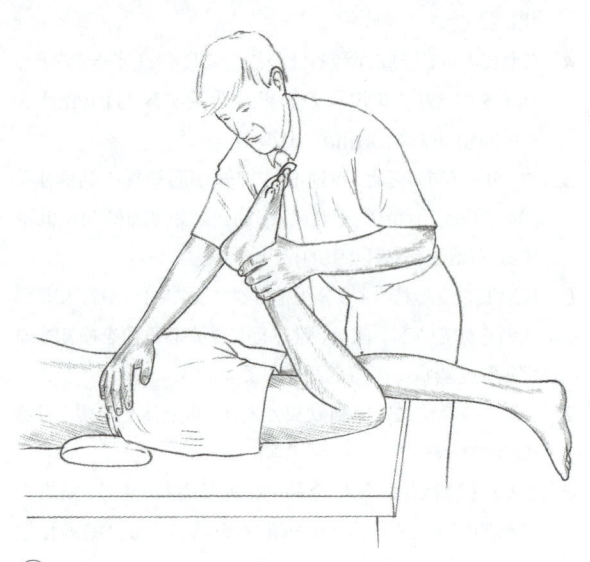

A 左大腿直筋へのMETの施術。施術者が右手で仙骨と骨盤を固定し、治療で伸張する際に必要以上の応力が脊柱にかからないよう予防していることに注目。

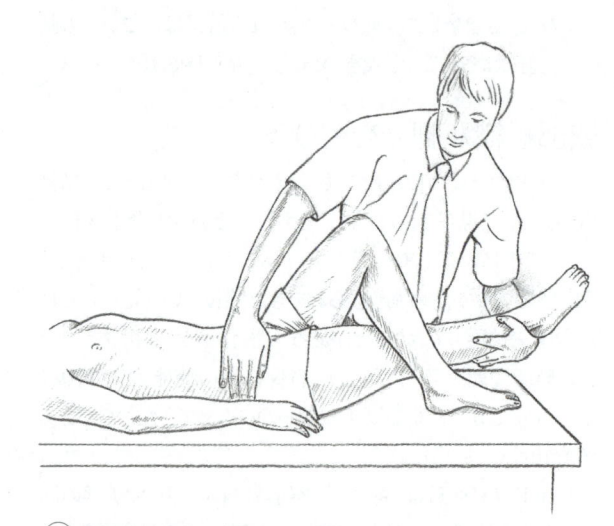

B 大腿筋膜張筋へのMETの施術。標準的なMET法を使う場合、患者が持続抵抗に抗して右脚を右方向に動かす努力をして等尺性収縮を行った後に、伸張する。この手順を行う間、施術者が骨盤を安定させておくことが大切である。

図8.5

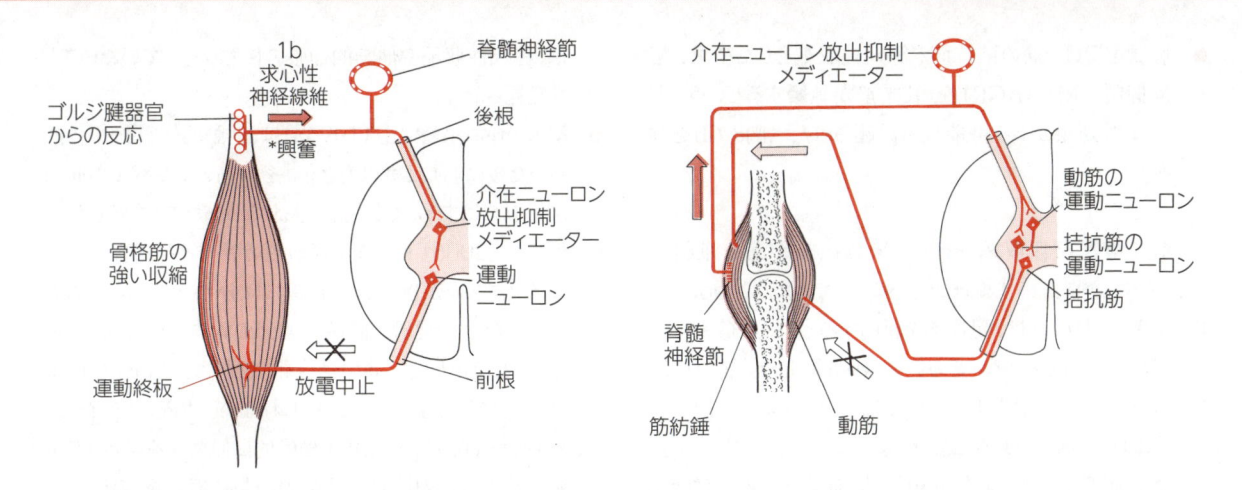

その他の軟部組織アプローチ　**167**

A 等尺性収縮によりゴルジ腱器官に負荷がかかった骨格筋における神経学的影響。等尺性収縮後弛緩効果が現れる。

B 骨格筋の等尺性収縮により相反抑制が生じるときの図。拮抗筋に抑制効果が生まれる。

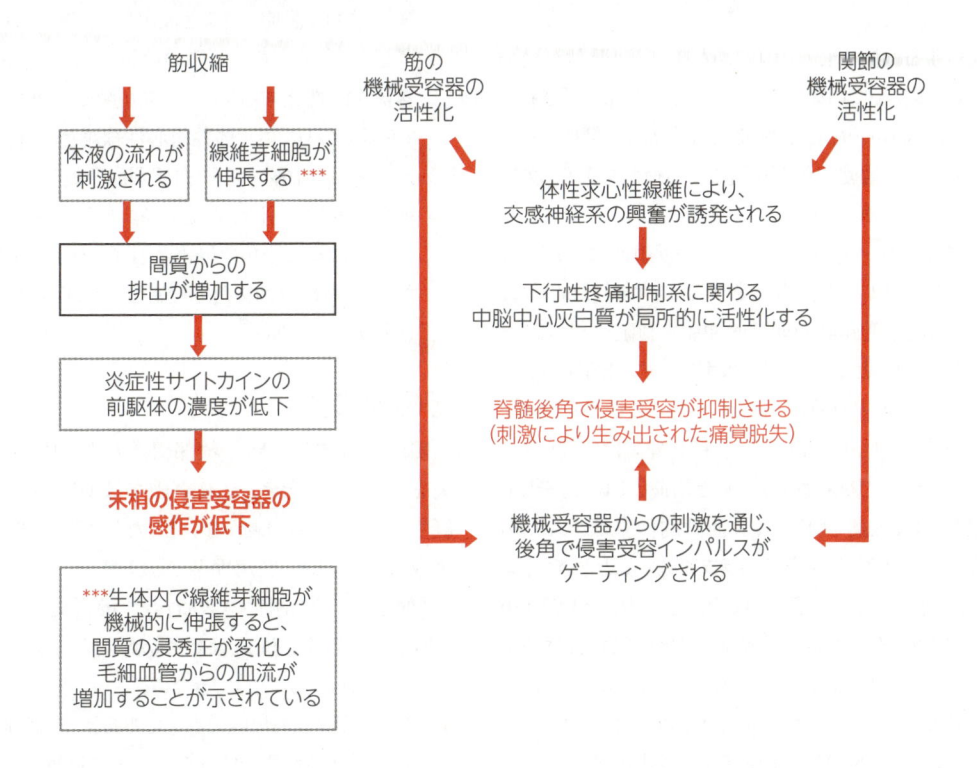

C METにより痛覚過敏が低下するときの図式。Fryer G, Fossum C. 2009を修正。筋エネルギーアプローチの根底にある治療メカニズム。"Physical Therapy for tension type and cervicogenic headache（緊張型頭痛と頚部痛に対する理学療法）"より。Fernández de las Peñas C, Arendt-Nielsen L, Gerwin R. (Eds): Jones & Bartlett, Boston.

図8.6

- 影響を受けた筋の拮抗筋が等尺性収縮をした結果、相反抑制（RI）（ACR）を通じて筋が弛緩するという、別の反射効果がある可能性も提起された（図8.6Bを参照）

MET で等尺性収縮を行った後は神経が筋を抑制するという概念を支持する研究もある。たとえばMoore & Kukulka（1991）は、足底筋を屈曲するときに亜最大で等尺性収縮を行ったところ、その後約10秒間、ヒラメ筋のH反射が短時間だが強く抑制されることに気づいた。おそらくシナプス前抑制の結果であると思われる。

しかし前脛骨筋の活動を筋電図で同時にモニターしたところ、最小限の活動しか見られなかったため、相反抑制が働いた可能性は排除することができる。

伸張に対する抵抗を生み出すにあたり、自動運動が最小限の役割しか果たしていないことは、多くの研究で示されている（Magnusson et al 1996b）。そのため、低レベルの運動は本当に筋の他動的伸張を制限する役割を果たしているのだろうか、という疑問が残る。

言うまでもないが、METを施術すると反射的に筋が弛緩し、筋が長くなるという考え方を受け入れてもらうためには、低レベルの運動活動が筋の他動的伸張を制限していることを示す必要がある。ところが、これはまだ示すことができないままである（Fryer 2006）。

- Ballentyne et al（2003）は、PIR 理論は研究による裏づけがほとんど行われていないと指摘している。そして筋電図による証拠を引用し、「他動的伸張はハムストリングスの電気活動に影響を与えていないことがさまざまな研究で示されており（Klinge et al 1997, McHugh et al 1998）、低レベルの筋収縮では筋の柔軟性は制限されず、（そのような）神経メカニズム（PIRなど）が存在するという主張は疑わしい」と述べている
- Lederman（1995）は、PIRモデルは中枢神経系の複雑で圧倒的な影響を無視していると述べている
- Fryer（2000）は、関節の可動域の制限や脊柱の機能障害では筋の収縮が一因となっていることを支持する証拠がない点を指摘している
- Magnusson et al（1995）は、低レベルの筋電図活動は、等尺性収縮や他動的伸張の後も変化していないことを発見した
- Magnusson et al（1996a）は、他動的伸張を90秒間行った後に筋長が増したとき、その筋の低レベルの筋電図活動にはまったく変化が見られなかったことを示した
- Fryer（2006）は、筋の柔軟性が高まるときにどのようなメカニズムが働くかは正確には分かっていないものの、神経学的要因と機械的要因の両方が含まれているだろうと仮定した。筋の結合組織要素の粘弾性や可塑性の変化も関与しているかもしれない。実際、フライヤー（Fryer）は、確かにMETは静的に伸張する場合より可動域を大きく変化させるものの、伸張される筋の筋電図活動も大きくなると指摘している
- Fryer & Fossum（2008）は、METによる鎮痛効果を神経学的に説明できると仮定した。そして、等尺性収縮が起きている最中に、筋の機械受容器と関節の機械受容器を活性化するシーケンスが働くのではないかと述べている。これにより、体性求心性線維と、下行性疼痛抑制系に関わる中脳中心灰白質が局所的に活性化し、交感神経の興奮が引き起こされる。すると、機械受容器からの刺激により、後角で侵害受容インパルスがゲーティングされ、同時に脊髄後角で侵害受容が抑制されるのである（図8.6Cを参照）

その他の説

関節可動域を拡大し、軟部組織の伸張性を高め、痛覚脱失をしようとするとき、PIRやRIではMETの効果を導く神経生理メカニズムが働かないとしたら、何がこのような結果を生み出しているのだろうか？

「伸張に対する耐性の増加」という言葉で「何が」起きているかを説明することはできるが、「どのように」 起きているかを説明することはできない。

- この説明を最も単純に考えてみると、収縮前に筋や関節を最終可動域まで持っていくときに行使した努力と同程度の努力を等尺性収縮後も行うとしたら、可動域や伸張性は変化しないことになるだろう
- Magnusson et al（1998, 1996b）は、他動的に膝を伸張するときに行使した努力の程度を、ハムストリングスを疼痛点まで伸張する前後で測定した。すると、収縮後

は、可動域と他動的トルク（ねじりモーメント）の両方が拡大するという事実を発見した。**これは、被験者がより強い伸張にも耐えられたからである**

- Ballantyne et al（2003）は、テスト後に筋にかける力を引き続き一定にしたとき（テスト前に使ったのと同程度の力など）、筋長に変化が起きなかったことから、METを1度行っただけで伸張に対する耐性が変化したことを示し、上記の発見を確認した
- Fryer（2006）は次のように解説する。「METを施術すると、個人の筋肉痛に対する知覚が減少するようである。また、これは他動的伸張をしたときよりも効果が大きい。伸張と等尺性収縮は、筋と関節の機械受容器と固有受容器を刺激し、それによって痛みの感覚が減少するのかもしれない。……METと伸張は、伸張耐性を永続的に変化させるようである。つまり、脊髄でゲーティングが生じるだけではなく、より複雑なメカニズムが働いており、中枢神経系の高次中枢でも変化が起きているのかもしれない」
- METなどのテクニックは、関節を運動させたり、関節包を伸張したりすることで、関節の固有受容器を刺激する。Hamilton et al（2007）は、このテクニックを行うと、径が小さい侵害受容神経のインプットが脊髄レベルで抑制されるので、痛みを減らせる可能性があると述べている

METの痛覚脱失効果を生み出すその他の要因

　Brodin（1982）、Cassidy et al（1992）、Wilson et al（2003）はいずれも、METを施術した後は脊髄の痛みが減少すると報告している。すなわちこれらの報告は、METを施術した筋は伸張に対する耐性が高まるという上記の理論で示された証拠を支持しているのである。

- Degenhardt et al（2007）は、筋エネルギーテクニックやその他の軟部組織テクニックなどを取り入れたオステオパシーの徒手療法を行った後、複数の循環器系の痛みのバイオマーカー（内在性カンナビノイドやエンドルフィンなど）の濃度に変動があったことを報告している。変動の大きさや持続時間は、慢性的な腰痛を抱えた被験者のほうが対照群に比べて長かった
- McPartland（2008）やその他の研究（Pertwee 2005, Agarwal & Pacher 2007）では、内在性カンナビノイド（eCB）系は、よく知られているエンドルフィン系のように、細胞膜受容体と内在性リガンド、リガンドを代謝する酵素からなると言及している。カンナビノイド受容体は、これまでに2種類発見されている：

1. CB1は、主として神経系に存在する
2. CB2は、主として免疫系に関連する

　eCBリガンドであるアナンダミド（AEA）と2-AGは、大麻の化合物によく似ている。マクパートランド（McPartland）は次のように報告している。「AEAと2-AGは、典型的な神経伝達物質のように小胞に蓄積されるものではない。神経細胞膜にあるリン脂質の前駆体から「必要に応じて」合成され、すぐに神経シナプスに放出される。（Pertwee 2005）。eCB系は侵害受容と痛みを低下させ、筋筋膜組織の炎症を軽減させるのである」

- Agarwal & Pacher（2007）は、カンナビノイドは、主に痛みの受容器内にある末梢神経系のCB1カンナビノイド受容体を経由して、痛覚脱失を仲介すると述べている

METで利用する標準的な等尺性収縮に代わる手法

- **遠心性等張伸張**では、収縮する筋の努力に抗して、施術者がその筋を伸張し、同時に正常化する（Liebenson 2006, Norris 1999, Kolar 1999）
- **素早い遠心性等張収縮**では、筋の努力に抗して施術者が逆側にかける力が大きいため、対象とする筋が収縮する間に筋の起始と停止がさらに引き離される。このような手技を素早く行ったものを、**遠心性収縮**という。遠心性収縮は、軟部組織が著しく線維化している症例に有効である。筋が素早く伸張するときに微細な外傷が生成されることで、後に弾性や循環を改善できるようになる効果があるからである。遠心性収縮（遠心性等張収縮）を行うときは、最初の収縮を行う際には出せる力の20％までの力を出すよう患者に指示しておき、施術者は2-3秒間、筋を収縮させることでその力に抵抗する。この運動を繰り返すなかで、患者側の努力を徐々に高めていってもらう（最初の試みで比較的痛みがなかったと仮定した場合）。このようにして、収縮させる筋にかける力を強めていき、できれば、かなりの強度がありながらも痛みを伴わず

に収縮させるようにし、施術者がもう一度この努力に抵抗し、それを克服する。もちろん、筋によっては施術者の側が思い切ってかなりの努力をしなければならないものもあるので、その場合は別の方法を探さなければならない。遠心性の手技を行うときは、筋を完全に弛緩させて、安静時の正常な長さにまで到達させることを究極の目標とすべきである。1回のセッションで目標を達成できることはほとんどないだろう

- **ゆっくりした遠心性等張収縮**を行うと、臨床面でさまざまな効果を得ることができる（Lewit 1999, Liebenson 2001, Norris 1999）：姿勢筋（タイプⅠ）が緊張している場合、持久力を失っているかもしれないが、この筋に対して徐々に努力の程度を強めながらゆっくりと遠心性等張収縮させる。（たとえば、タイプⅠの姿勢筋である腕の屈筋群が収縮している間にゆっくりと伸展させるのである）。緊張亢進した姿勢筋（タイプⅠ）を弛緩させるには、抑制されている拮抗筋に対してゆっくりと遠心性等張伸張を行う（力の40-80％を使う）。たとえば、伸展した手首にゆっくりと力を加えて、手首を屈曲させるのである（タイプⅡの相動筋である腕の伸筋群を収縮させながらも、その努力を克服するのである）

- 求心性等張収縮を行うと、活動している筋が正常な状態に戻る
- Ruddy（1961）は、急速な抵抗つきの伝導（**律動的な等尺性収縮**など）と彼が名づけた手法を行うと、固有受容と内受容の求心性伝導路に影響がおよぶため、局所の酸素供給が改善し、静脈とリンパの循環が高まり、静止時と運動時の姿勢が改善するなどの効果があると主張している
- 上記のバリエーションと、それぞれの手法が与える影響により、METのどの手法を使ったかに関係なく、可動域と軟部組織の伸張性の増大に等しく効果が出るようである。たとえば、梨状筋の機能障害の治療におけるMETの活用法を扱った研究では、筋エネルギー法で筋を収縮させるときに動筋と拮抗筋のどちらを対象にしても同じ結果が得られたことが分かっている（Wright & Drysdale 2008）。（図8.7A、Bを参照）

以下の場合は、組織の伸張は避けるようにする：

1. けがをした後の回復期やリモデリング期にある場合（3週間）
2. 治療前に急性の痛みがある場合

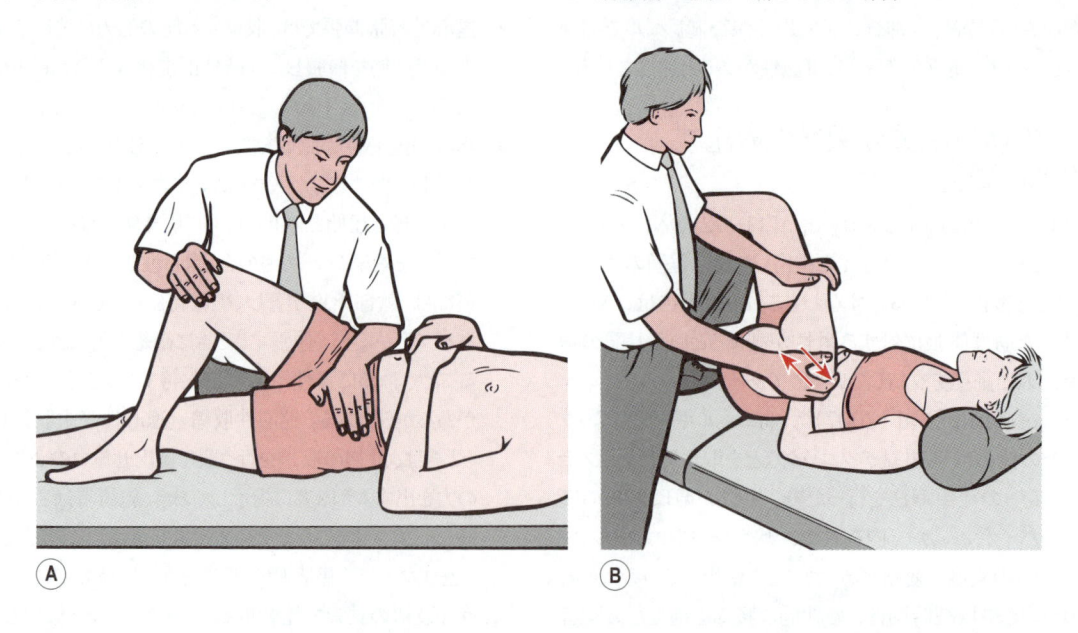

図8.7 図8.7Aは、拮抗筋の収縮を利用した、梨状筋のMET治療の様子を示している。図8.7Bは、拮抗筋の収縮後に伸張を行う方法を利用した、梨状筋のMET治療の様子を示している。

3. 伸張または収縮をしているときに痛みが生じた場合
4. 関節が関与している場合（新しいバリアが現れるまで「たるみ」を取り除く。これは「最初の抵抗サイン」として定義されている）
5. 組織で炎症が起きている場合

METで筋を伸張する時間について

　Smith & Fryer (2006)は、METで使う収縮法に従い、ハムストリング筋を伸張するときの時間を5秒（Greenman 1996）から30秒（Chaitow 2002）に延長することが有効かどうかをテストした：

> どちらのテクニックも、ハムストリングの伸張性の改善という面では同等の効果をあげ、その効果も初回の治療後1週間は持続したようである。このことから、他動的伸張を行う時間を変えても、短期的に筋の伸張性を改善する際にMETが有効であることに大きな影響はないことが分かる。……これらの等尺性収縮後弛緩テクニックはどちらも、今回の被験者群に対しては、他動的伸張より優れた効果があった。

　解説：上記の研究では、健康な人を対象にしていた。慢性的に組織が短縮している患者を治療する場合は、持続的に（30秒以内）伸張する手法のほうが、高い臨床効果を得られるケースもあるだろう。

10. 神経筋療法（軟部組織マニピュレーション）

　「軟部組織マニピュレーション」（STM）という用語は、骨以外のすべての組織を対象とした徒手療法（マッサージを含む）を指すときに使われることが多い。そして、第10章でDeLanyが述べているように、この用語は「神経筋療法」という用語と置き換えることもできるようである（これは、第6章で詳しく説明したリーフによる神経筋テクニックとは別の手法である）。

　つまり、神経筋療法と言ったときには、神経筋テクニック、筋筋膜リリース、結合組織マッサージ、筋エネルギーテクニック、ポジショナルリリース（ストレイン／カウンターストレインな

ど）が含まれるのである。

　これらの治療法はすべて（冷却剤などを使う手法も含む）、機能障害がある軟部組織を検知し、正常化するために活用することができる。たとえば有害なトリガーポイントを有する領域は、筋の弱化、筋の収縮、疼痛、血管の拡張、血管の収縮、組織の変性、消化器系疾患、呼吸器系疾患、情動および「心理」疾患などのさまざまな症状を助長、維持する際に関連していたり、ときにはその原因になっていたりすることもあるからである。(Baldry 1993, Lewit 1999, Simons et al 1999)。

　短縮し、緊張した筋や、弱化し、抑制された筋などの機能障害を修正するための論理的なアプローチとしては、そのような機能障害が起きた理由を特定し、それに対処することがあげられる。それから、軟部組織マニピュレーションを局所に緩和的に行い、より全身性のアプローチ（姿勢の再教育など）をさらに効率よく達成できる環境を整えるのである。

治療に「正しい」順番はあるか？

　弱化した筋に関連して生じる機能障害を治療するときは、まず、弱化した筋を抑制している、過緊張した拮抗筋に注目するとよい。それと同時に、弱化した筋に行う求心性等張を利用したMETの手法や、さらにその領域を対象にしたエクササイズにも注目する。

　機能障害のある軟部組織は関節から影響を受けていることもあるので、モビライゼーションや、関節の動きに制限がある場合は、積極的なマニピュレーション（高速スラスト）を行って処置するべきである。

　体性機能障害の治療に携わる多くの施術者の間で議論になっている問題がある。多くの場合、軟部組織の正常化は関節の正常化につながるものの、逆は真ではないということである。また、軟部組織に機能障害がある部位では、関節の制限が主な特徴になっている場合もある（Lewit 1996, 1999, Chaitow 2008）。全身の姿勢の再教育や、体の調子を整えるエクササイズを行うことができるのは、その後である。

　しかし、そのようなエクササイズを始める前には、短縮した筋や弱化した筋の内部にある局所的な機能障害（トリガーポイントなど）を発見し、治療しておくことがとても大切である。NMTは、これを達成するにあたり、便利に使うことがで

きる。

　弱化した拮抗筋に早くから注目しすぎて問題を煩雑にするのではなく、短縮した筋の正常化という結果が出るのを待つだけにとどめておくほうがよいときもある。抑制的な影響がなくなれば、自然に正常化に向かう効果が現れるからである。

　短縮し、収縮した姿勢筋や、その筋が有するトリガーポイントを治療（自宅でもストレッチングをするだろう）してから数週間経っても、弱化した拮抗筋に目に見えて分かる、測定可能な改善が見られなかった場合は、METとエクササイズも導入すると役立つだろう。

　ストレイン／カウンターストレインなどのおだやかなファンクショナルテクニックは、NMTやMETと組み合わせて使うとよい。

　短縮した構造を長くするためにMETを使い、METをサポートするため、そして軟部組織で機能障害を起こした局所（筋筋膜のトリガーポイントやその他の軟部組織の機能障害）を特定するためにNMTを使うと、施術者は診断と治療に際して幅広い選択肢を手にすることになる。しかも、そのときに使うのは指先だけである。治療する際にとるべき正しい手順はそれぞれの患者によって異なるだろうが、原因を正しく（少なくとも合理的に）理解して、局所や全身の生体力学的影響（姿勢、呼吸パターンなど）や、心理社会的特徴、生活習慣の特徴（栄養、運動、睡眠など）を考慮して治療できるようにしておかなければならない。

11．叩打法（パーカッションテクニック）

　Travell & Simons（1992）によると、叩打法のストロークを使うと、トリガーポイントを効率よく治療することができるという：

1. 受動的な抵抗が始まる地点まで筋を長くする
2. 臨床家または患者が硬質ゴム製の槌や反射ハンマーを使い、同じトリガーポイントを正確に10回ほど叩く
3. このとき、1秒間に1回を超えない程度にゆっくりと、しかし5秒に1回は叩くくらいの速さにする。ゆっくり行うほうが、高い効果を得られるようである

　Travell & Simonsによると、この手法は、前述した伸張しながら断続的に冷却する手法（「冷却・ストレッチ法」）の効果を高めたり、その代用になったりするという。

　叩打法が最も適している筋は、腰方形筋、腕橈骨筋、長指伸筋、長腓骨筋、短腓骨筋である。

　脚の前区画と後区画にある筋に対しては、叩打法を行わないよう特に注意をしておく。筋で出血が起きた場合に、筋区画症候群が生じる危険があるためである。

伝統的な中医学における叩打法

以下の症状がある場合は禁忌である：

- 急性疾患
- 深刻な心臓疾患
- 結核
- 悪性腫瘍
- 出血性疾患
- 治療する部位に皮膚疾患がある場合
- 栄養不良や衰弱など、全身の状態がよくない場合

　近年、叩打法も含めた中医学の手法が次々と西洋に紹介され、これらの手法の潜在能力に関する知識量は、我々西洋人の間でも増えてきた（Zhao-Pu 1991）。伝統的な中医学では、叩打法は「指圧」という大きな枠組みのなかに組み込まれている。

　ツァオ・プー（Zhao-Pu）は次のように述べている：

　　指圧は鍼療法と同じ理論にもとづいており、同一の経穴や経絡を使っている。……指圧療法は、制限がある機能を調整し、正常化することで、治療効果をあげる。

　これらの機能のなかには、（気の伝達という仮説のほかに）「血流を刺激し……神経の伝導性を改善する」ことも含まれている。

　伝統的な中医学における叩打法には、以下の3つのバリエーションがある（図8.8を参照）：

1. 第3指を第1指と第2指で支え、指1本で叩く
2. 第1指、第2指、第3指を使い、指3本で叩く
3. 5本の指をすべて使って叩く

　叩打法を施術するときにかける力も3種類ある：

1. 軽い：手首から先を動かす
2. 中程度：手首をかなり硬くして、肘関節から動かす
3. 強い：手首を硬くして、肩関節から上腕を動かす

　治療を行う頻度は毎日でも、1日おきでも、3日おきでもかま

その他の軟部組織アプローチ　173

わない。また、1コースあたり20回のセッションを行う。患者は3コース以上治療を受けることもある。

　Wang Zhao-Pu教授は、麻痺や脳の分娩外傷がある患者などに対して、驚くような臨床結果が得られたことを報告している（このアプローチを使った研究は、本人の整形外科医としての幅広い経験にもとづいて行われた）。

　Zhao-Pu（1991）では次のように言及している：

> 指圧（叩打法と圧迫法）を施術する前後で、大脳に分娩外傷がある患者の血流力学についての研究が行われた。半減期の短い放射性物質が大脳を循環する様子を、スキャン技術を活用してモニターした。その結果、指圧療法を28-60セッション行った後は、患者の1/3近くで大脳の局所的な血流が増えたのである。

　ツァオ・プー（Zhao-Pu）の著書の前書きで、グレアム・スコフィールド（Graeme Schofield）は次のように述べている：

> 分娩外傷による脳のダメージは深刻ではあるが、それでも脳の領域の多く、そして何百万個もの神経細胞は無傷のまま残っている。そのため、これらの領域やそこに含まれる細胞を教育し、将来の生活に活かすのである。

　つまり、このアプローチをとっても即座に結果が出るわけではない。患者の組織が持つ潜在的な回復力や改善力に影響を与え、徐々にそれを利用するのである。東洋のボディワークについてさらに情報を得たい方には、Sun Chengnanが編集した『Chinese Bodywork：A Complete Manual of Chinese Massage Therapy（中国のボディワーク：中国治療マッサージの完全マニュアル）』（NMTとよく似た側面が多い）を一読することを強く勧めたい（Chengnan 1990）。

西洋における叩打法

以下の症状がある場合は禁忌である：
- 骨粗しょう症
- 悪性腫瘍

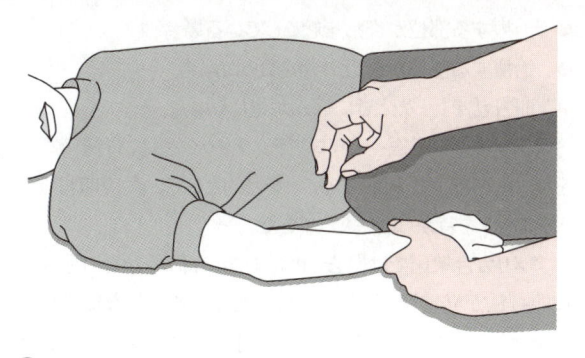

Ⓐ　第3指を第1指と第2指で支え、指1本で叩く。
Zhao-Pu（1991）より許可を得た上で修正。

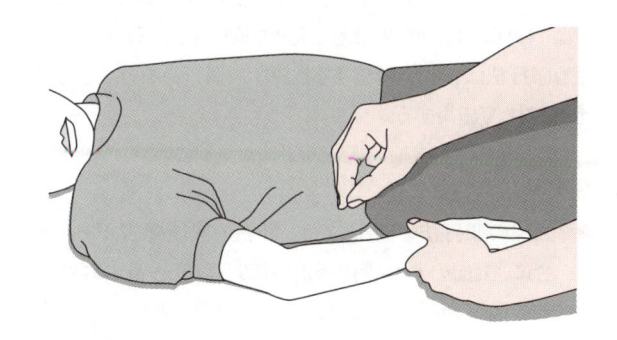

Ⓑ　第1指、第2指、第3指を使い、指3本で叩く。
Zhao-Pu（1991）より許可を得た上で修正。

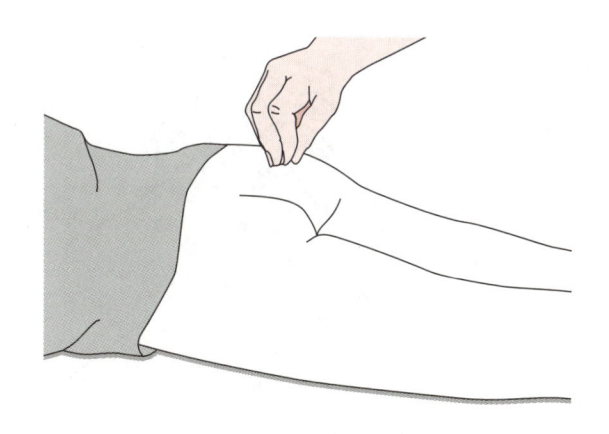

Ⓒ　5本の指をすべて使って叩く。
Zhao-Pu（1991）より許可を得た上で修正。

図8.8

- 治療する部位が炎症を起こしている場合
- 治療する部位が最近外傷を負った場合
- 叩打法を行ったときに痛みが生じる場合

　オステオパシー医やカイロプラクティック医は、脊髄伝導路を経由して器官を刺激することを目的として、直接叩打するテクニックを昔から取り入れてきた。

　アメリカ合衆国では過去1世紀の間に、何種類もの機械的な叩打法が発展した（Abrams 1922）。効果的な徒手体系も発展し、施術する棘突起上に第3指を置き、もう一方の手で反動をつけながら素早くその指を叩くことで、その指を激しく揺さぶる方法が確立した。このアプローチは脊椎療法として知られている（Johnson 1939）（図8.9を参照）。治療では1秒間に1、2回叩くような動きを繰り返す。脊椎療法で使う叩打法は、通常、隣接する椎骨3、4個（あるいはそれ以上）に対して施術する。

施術例

- 西洋の叩打法の例としては、肝臓の機能障害がある場合に、上記のように胸椎5番の棘突起から9番の棘突起まで下方に向かって施術していくケースがある。この治療は、触診をして圧をかけたときに痛みを感じた部位にだけ行う
- 同様に、胸椎10番、11番、12番の棘突起を振動すると、腎臓の機能が刺激される

　脊髄反射を利用して器官や組織を刺激するためには、叩打法の施術は短時間にとどめておく。15-30秒の施術を3、4回繰り返し、全体でも4-5分で収めるのである。症状がやや「拡大」したり、治療した部位で感受性が高まったりするが、これは期待した通りの刺激を達成できたことを示している。機能を抑制したり、局所の血管を拡張させたりしたいときは、叩打法を長時間繰り返して反射を疲労させるとよいと、Johnson（1939）は主張している。

　徒手による脊椎療法は、反射に影響を与える上に簡単に施術できるので、NMTを補完することになる。この手法を使うためには、脊髄のメカニズムと神経の連結について十分な知識を持っていることが前提になる。研究で検証されたことよりも、逸話的、経験的なデータにもとづく知識という意味である。

12. 梨状筋テクニック（Retzlaff et al 1974, Wright & Drysdale 2008）

- 圧をかけたときに激しい痛みが生じる場合
- 股関節を回旋したときに痛みが生じる場合
- 坐骨神経炎

　梨状筋症候群は、外傷、あるいは機械的ストレスや姿勢によるストレスの繰り返し、あるいは梨状筋における活動性トリガーポイントの存在が原因となって生じる。梨状筋が短縮すると、循環、神経、反射または機能に影響がおよび、影響を受けた脚に痛みや感覚異常がもたらされるほか、梨状筋が仙骨を大腿に固定しているために、骨盤と腰部の機能まで変化してしまう。梨状筋症候群であるかどうかは通常、脊髄に起因する要素が症状に表れていないかどうかをみて、判断することになる。

　梨状筋症候群には、一見この症候群とは関係ないと思われる妙な症状が現れることが多いという特徴がある。患者がよく訴える特徴の1つとして、仙骨から股関節にかけての腰部と、殿部上、脚の上後部、膝窩に、持続的な激しい放散痛が生じることがあげられる。最も症状が深刻な場合、患者は横たわっていても、立っていても快適に感じることができず、

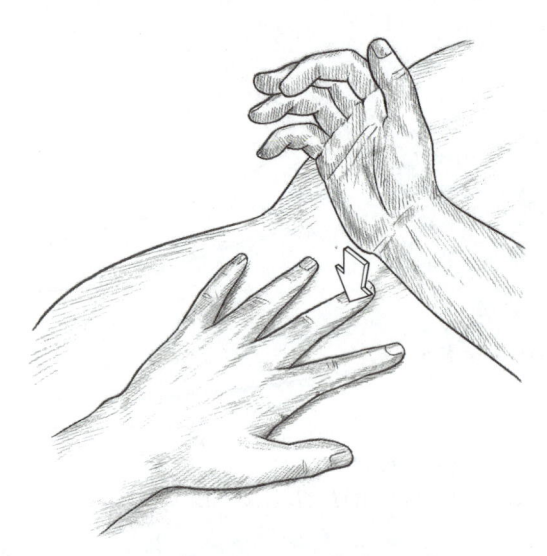

図8.9　叩打法（脊椎療法）を使い、反射効果を引き出したり、トリガーポイントを治療したりする（ゆっくり叩く）。

体勢を変えてみても痛みが緩和することはない。また、座ったり、スクワットをしたりすると、激しい痛みに襲われるだろう。

梨状筋症候群でよく見られる兆候として、脚上部が外旋し、その状態がいつまでも治らないことがある。これは、梨状筋症候群陽性と判断するための兆候として知られており、患者を背臥位にすると簡単に検知できる。

梨状筋に障害がある側の殿部は、通常、触れたり触診をしたりすると、敏感になっていることが分かる。梨状筋を覆う部位や、大転子頭の腱様の停止に圧をかけると、激しい痛みが生じることもあるだろう。

診断に利用するもう1つの兆候として、梨状筋が収縮している影響で、患側の脚が短くなっている例もあげることができるだろう。患側ではないほうの脚が短縮しているように見えるケースでは、何かほかの部位で機能障害が起きていることが原因であり、その症状は梨状筋症候群とは直接関係ないと考えてよいだろう。

患者は、座骨神経の支配分布に沿って膝窩のレベルまで、そしてときには座骨神経のさらに遠位にある分枝にまで痛みが生じていると報告することもあるだろう。会陰神経も関与している場合は、脚の上後部表面や、膝下の一部も麻痺することがある。

梨状筋症候群が生じたときに現れる最も複雑な問題の1つとして、陰部神経と血管が関与している場合をあげることができる。陰部神経とその分枝の主な感覚神経分布は陰部の皮膚であり、体性運動神経分布は、男女ともに外性器の大半とそれに関連する陰部の筋である。そして陰部の血管は、基本的に同じ領域に血液を供給している。

陰部神経は、大坐骨孔を通った後、小坐骨孔を通って再び骨盤に戻る。大多数の人の場合、座骨神経から分岐した会陰神経と脛骨神経という構成要素が実際に梨状筋を通るため、梨状筋が短縮したり、梨状筋にストレスがかかったりすると、深刻な症状が現れる傾向が強い（Polstein 1991）。また、陰部神経や陰部の血管が圧迫されると、男女を問わず、性器の機能などに深刻な問題が生じることがある。性交時、女性は脚の上部を外旋させる必要が生じる。そのため、梨状筋症候群が発症し、性器の血液供給や神経分布が妨害されてしまうと、女性患者が性交時に痛みを感じることがあるのも、当然といえるだろう。またこれは、男性にとってはインポテンスの一因となることもある。通常は、第1指または肘で虚血

圧迫をしてから、筋を安静時の正常な長さにまで伸張すれば（METを使っても、使わなくてもかまわない）、この症状を改善するための手だてとしては十分だろう。

梨状筋のトリガーポイント／ランドマークの正確な局在

テストする側が上になるようにして、患者を側臥位にする。施術者は患者と向き合うように、骨盤と同じ高さの位置に立つ。そして、梨状筋の大腿骨の付着部に接触できるようにするため、以下の部位に想像上の補助線を引く：

- 上前腸骨棘（ASIS）と座骨結節を結ぶ補助線
- 上後腸骨棘（PSIS）と大転子の最も突出している点を結ぶ補助線

これら2本の補助線がクロスする大転子のすぐ後方に、梨状筋の停止が存在する。梨状筋が短縮または過敏になっている場合は、ここを圧迫するとかなりの不快感が生じる。

梨状筋のトリガーポイントは、筋腹で最もよく生じる。このトリガーポイントを見つけたら、ASISからの補助線を座骨結節ではなく尾骨に持っていくようにする。

この新しい補助線ともう一方の補助線がクロスする点を圧迫すると、トリガーポイントがよく生じる、梨状筋の筋腹の中点にアクセスすることができる。この点を軽く圧迫したときに疼痛反応が生じた場合は、筋にストレスがかかっていること、そしてそこに筋筋膜の活動性トリガーポイントがあることを示している（図8.10を参照）。

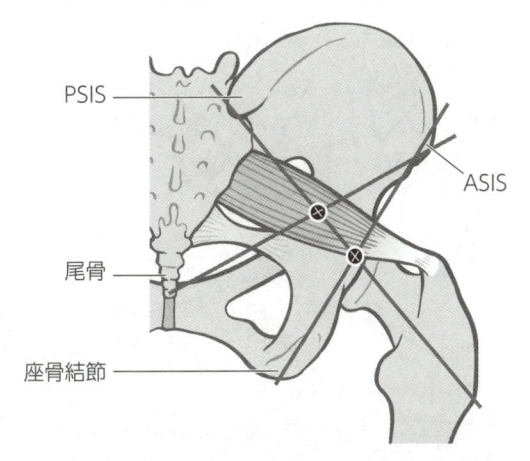

図8.10 骨性のランドマークを利用して調整すると、圧痛点がよく生じる梨状筋の筋腹や付着部を特定することができる。Chaitow (2001) より許可を得た上で引用。

梨状筋の治療

梨状筋法1

1. マッサージ台の縁に近いところで、患側が上になるようにして患者を側臥位にする。両脚は、股関節と膝のところで屈曲する
2. 施術者は、患者の股関節の高さで患者に向き合うようにして立つ
3. 施術者は、頭側の肘の先端を、梨状筋の停止がある大転子の後ろにある点にやさしく置く。あるいは、活動性トリガーポイントの好発部位である梨状筋の筋腹の中央部に置いてもよい
4. 施術者が自分の体幹に患者の骨盤を押しつけて固定できるよう、患者はできるだけマッサージ台の縁に近づく（図8.11を参照）
5. 同時に、施術者は尾側の手で患者の足首をつかみ、これを利用して脚の上部と股関節を内旋させ、梨状筋のたるみをすべて取り除く
6. 肘を使い、5-7秒程度、抑制圧迫をする（不快感は与えるものの、痛みは伴わない程度にする）。その間、梨状筋は軽く伸張しておくが、決してやりすぎてはいけない
7. 施術者は接点を維持したまま圧を緩め、患者に梨状筋を等尺性収縮するよう伝える（25％の力で、5-7秒）。そのために、抵抗に抗して膝下をマッサージ台に近づけ、股関節を外旋させようとしてもらう
8. 収縮が終わり、患者が力を抜いたら、下肢を新たな抵抗バリアまで持っていき、もう一度肘で圧をかける
9. これ以上筋が伸びなくなるまで、このプロセスを繰り返す（通常はこのシーケンスを5-7回繰り返す）

この手法は、Te Poorten（1969）が提唱した手法を変形したものである。元の手法ではもっと長時間、強い圧をかけ、間に等尺性収縮をはさまなかった。

梨状筋法2

1. この代替法の第1段階では、患者は患側が上になるようにして横になり、膝と股関節を90度に屈曲する
2. 施術者は梨状筋の筋腱接合部に肘を置き、9-13kgで一定の圧をかける
3. 施術者はもう一方の手で患者の足を外転させ、脚の上部が内旋するようにする
4. 脚を回旋したポジションを、弾性バリアで最大2分間保持する
5. この手順を2、3回繰り返す
6. 次に、患者を背臥位にし、患側の脚が自由に内旋および外旋できるかをテストする

Note：METを利用した別の梨状筋の治療法については、本章ですでに紹介した図8.8AおよびBも参照してほしい。

13. 固有受容のアジャストメント（アプライド・キネシオロジー）

(Walther 1988)（図8.12 & 図8.13）

キネシオロジーを利用して筋緊張を修正する場合は、効果を引き出すために、筋にある2つの主要な受容器を利用する。その2つとは、筋の長さとその変化を報告する役割を担う筋紡錘と、筋にかかる負荷や張力を報告するゴルジ腱器官である（図8.13を参照）。

スパズムを起こしている筋に対して、以下の両方またはいずれかの方法で直接圧迫（1-7kgの圧をかける）をすると、筋を弛緩させる際の助けになるだろう：

● ゴルジ腱器官がある領域で、筋腹から遠ざかる方向に圧

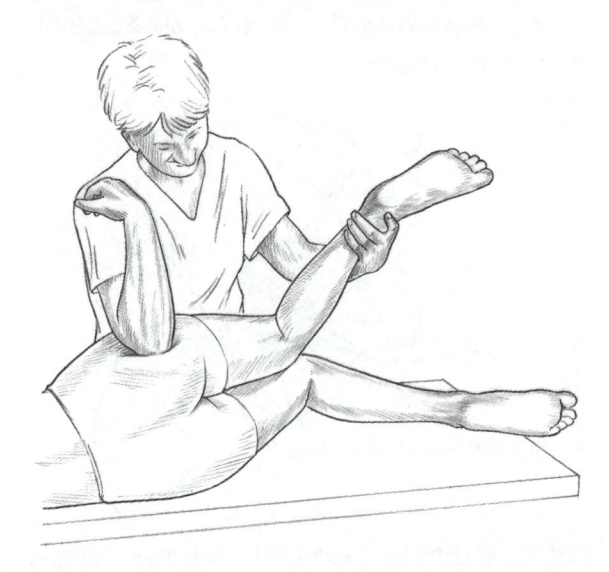

図8.11 虚血圧迫（肘または第1指を使う）とMETを組み合わせて梨状筋に施術する。

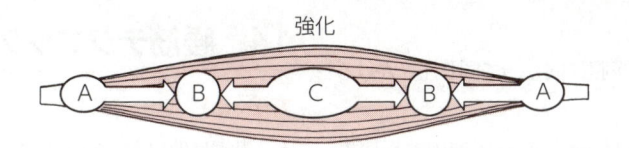

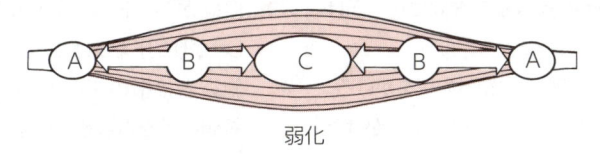

その他の軟部組織アプローチ **177**

強化

弱化

A ＝ ゴルジ腱器官
B ＝ 筋腹
C ＝ 筋紡錘

図8.12 筋の固有受容に対するマニピュレーション（本文を参照）。

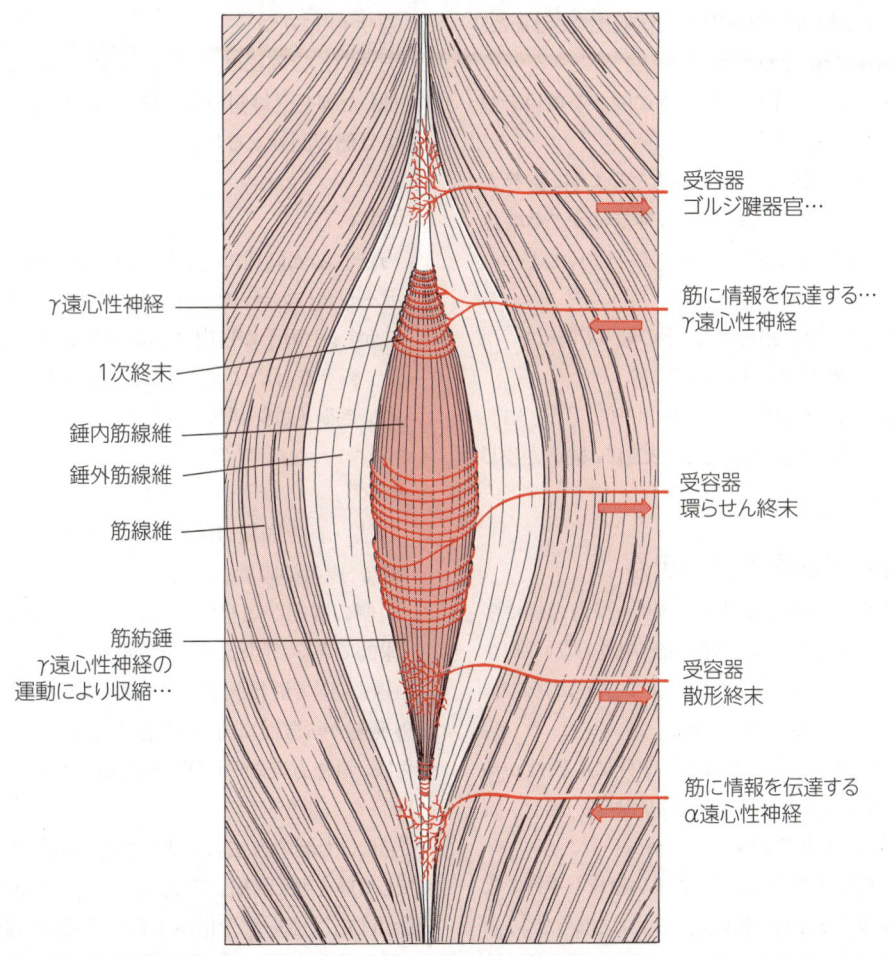

受容器
ゴルジ腱器官…

γ遠心性神経

1次終末

錘内筋線維

錘外筋線維

筋線維

筋紡錘
γ遠心性神経の
運動により収縮…

筋に情報を伝達する…
γ遠心性神経

受容器
環らせん終末

受容器
散形終末

筋に情報を伝達する
α遠心性神経

図8.13 筋紡錘の図。ゴルジ腱器官と、これらの受容器を出入りする神経経路を含む。

をかける
- 筋紡錘がある領域で、筋腹に向かって同じ圧をかける（図8.12を参照）

以下のような方法で圧をかけると、まったく逆の効果が生まれると言われている（筋を緊張させ、強化するなど）：
- 筋紡錘がある領域で、筋腹から遠ざかる方向に圧をかける
- ゴルジ腱器官がある領域で、筋腹に向かって圧をかける

特にJanda（1990、1992）は、弱化した筋に働きかけたいのであれば、緊張亢進している拮抗筋の治療を主な目的にすると（伸張などを通じて）、治療がうまくいくと伝えている。
- 遠心性等張収縮をしているときに、ゆっくりと筋を伸張すると、筋の強さを回復することができる（同時に、緊張亢進した拮抗筋の緊張を軽減することになる）
- あるいは、抵抗に抗して、ゆっくり求心性収縮をさせると、筋の強さを回復することができる

（本章で前述した筋エネルギーテクニックに関する項目を参照すること。）

脊柱側湾症や著しい腰部の前湾症などのように姿勢がゆがんでいる場合や、急性の腰痛や座骨神経痛がある場合は、腰筋が関与していることが分かっている（Lewit 1996、1999）：

このテクニックを使う際の**禁忌**は、以下の通りである：
- 大動脈疾患（動脈瘤や石灰化など）
- 炎症性腸疾患や骨盤疾患
- 以下に説明する触診時の圧迫をしたときに、痛みが生じる場合

腰筋の短縮の有無をテストする

簡単なテストを行うときは、患者にマッサージ台の縁に横たわってもらう。患側ではないほうの脚（テストをしない脚）を股関節と膝のところで完全に屈曲し、テストするほうの脚が自由にマッサージ台から垂れるようにする。
- 大腿が床／マッサージ台と平行で、十分に柔軟性があり、楽にやや伸展気味に下がる（10度程度）場合、腰筋は正常であると考えてよい
- しかし、大腿が挙上している場合、あるいは床と平行ではあるものの伸展する方向に軽い圧をかけてもまったく「余裕」がない場合は、腰筋が短縮している可能性がある

14. 腰筋テクニック：直接抑制圧迫

方法（a）
1. 患者は背臥位になり、膝を屈曲し、両手を脇につける
2. 施術者は、腰筋が短縮している側とは逆サイドに立つ
3. 白線からへその7-10cm下あたりまで、片手で下方にしっかりと圧をかける。
4. 施術者は指の圧をゆるめ、腰椎の前表面の曲線から反対側に手を滑らせ、腰筋の付着部を特定する
5. しっかりとした、おだやかな圧を約1分間かける（図8.14A、Bを参照）

方法（b）
1. 方法（a）と同様、施術者は腰筋が短縮している側とは逆サイドに立つ
2. 方法（a）と同様に白線に接触するが、もう一方の手で屈曲した脚を反対側の肩に持っていき、触診する指に対して骨盤が回旋するようにする

方法（c）
1. 方法（a）と同様に行うが、施術者は脚を屈曲させてマッサージ台にのせ、腰筋が短縮した側の患者の脚を支える
2. こうすると両手が自由になるので、患者の腹部が太い場合、両手を互いに支えながら腹部を貫いて触診することができる（図8.14Cを参照）

方法（d）
1. 方法（a）と同様の体勢になるが、施術者は脚を屈曲させて、患者の両脚を支える
2. 両側の腰筋が短縮している場合は、この方法が特に効果的である（図8.14Dを参照）

白線を通じて直接腰筋にアクセスする方法以外にも、腹直筋外側縁から脊椎に向かって指の先端で圧をかける手法を使えば、斜め方向から腰筋に触れることができる（図にはない）。

さらに、上記の方法のいずれを使うにしても、患者に抵抗に抗して筋を軽く収縮してもらえば（「膝を顔のほうにやさしく近づけてください」と指示する）、その後は筋にアクセスしやすくなり、筋もさらに弛緩するだろう。あるいは、股関節の伸

その他の軟部組織アプローチ　179

展と屈曲を患者にゆっくりと行ってもらい、その間に腰筋の付着部または筋腹を直接圧迫し、その状態を維持する方法もある（「ピン・アンド・ストレッチ法」）。

Note： 上記の手法を使うとき、白線からアクセスする場合は、施術者は治療を行う腰筋とは反対サイドに立つようにし、斜めからアクセスして触れる場合は同側に立つこと。

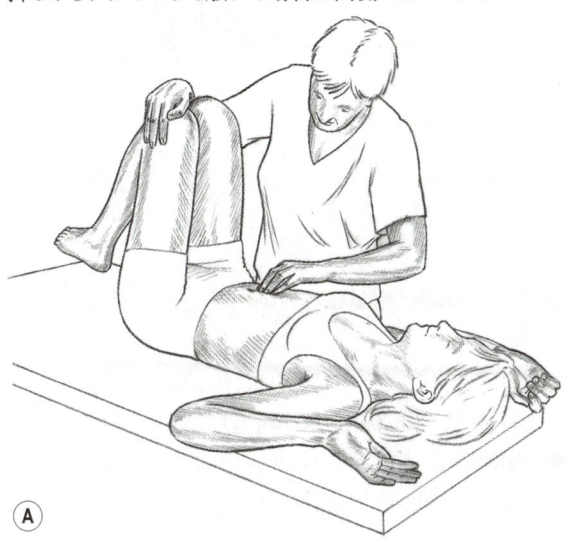

腰筋を安全に治療するためのMETやストレイン／カウンターストレイン法はほかにも数多く存在する。詳細については、しかるべき教科書で学ぶようにしてほしい（Chaitow 2006, 2008）。

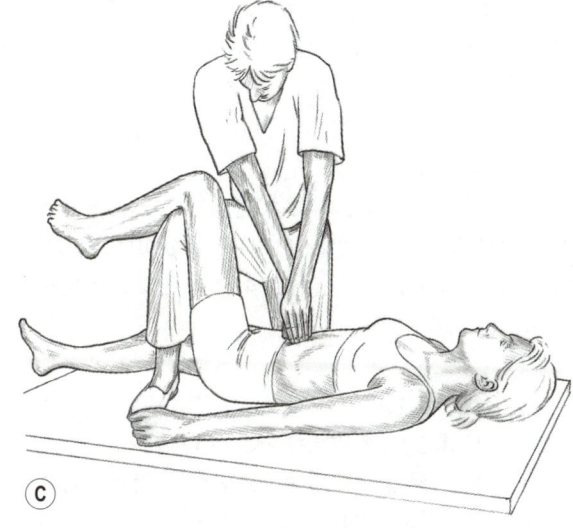

Ⓐ
腰筋の脊柱構造との付着部の左側を、指で直接圧迫する。

Ⓒ
腰筋と接触しやすくなるよう、両手を使う。施術者の脚で患者の反対側の脚を支え、腰筋（左側）とその上を覆う筋の緊張を取り除く。

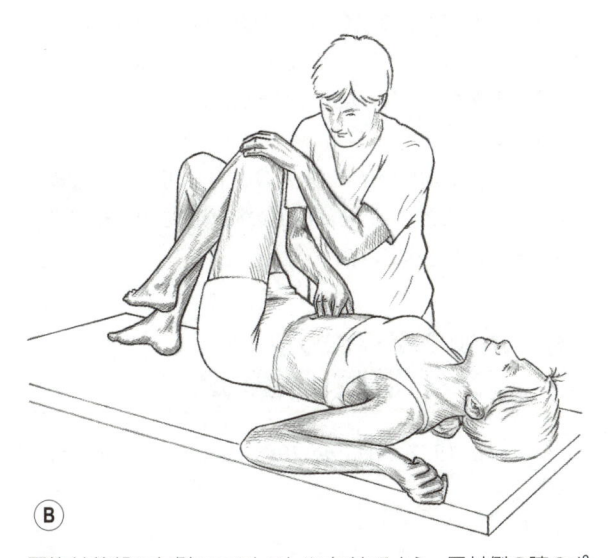

Ⓑ
腰筋付着部の左側にアクセスしやすくなるよう、反対側の膝のポジションを変える。

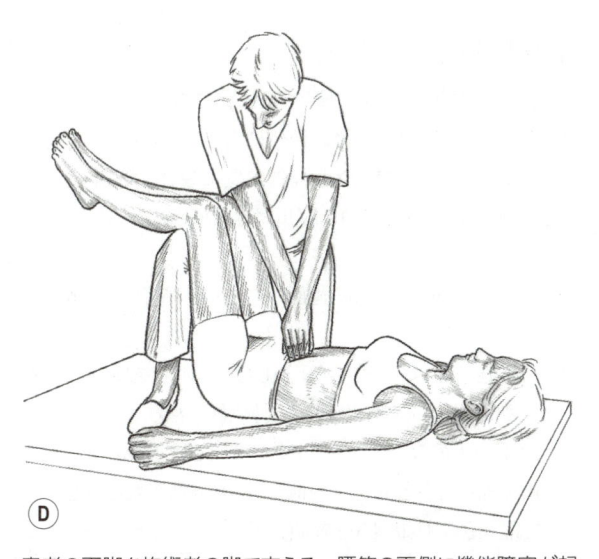

Ⓓ
患者の両脚を施術者の脚で支える。腰筋の両側に機能障害が起きている場合に、腰筋の緊張を取るために行う。

図8.14　腰筋テクニック。

15. 上胸部全般の可動域を高めるための小胸筋リリース

以下に説明する方法で小胸筋をリリースすると、肋骨上部の可動域が拡大し、その結果、胸郭内部の容量が増えることが臨床で示されている（Wallace et al 1997）。

この手法を行っておくと、次のポンプテクニック（以下を参照）をさらに効率よく施術することができる。

Kuchera & Kuchera（1994）は、「胸部の直径が1cm拡大すると、空気の摂取量が200-400cc増えることになる」と述べている。

呼吸のプロセスで生じるポンプ運動はリンパの流れに直接影響をおよぼすため、リンパドレナージの効果はとても大きい。Kuchera & Kuchera（1994）は、次のようにも述べている：

これは極めて効果の高いテクニックであり、骨がもろくなっている患者や、集中治療を受けているためにチューブやモニター機器がつながれた患者や、手術後の患者にも、比較的簡単に施術することができる。

言い換えれば、これは安全な手法ということである。

小胸筋リリースの方法

- 患者は背臥位になり、両手を楽に脇に置く
- 施術者はマッサージ台の頭側に立ち、両手のひらを脇の下に置き、手のひらで上腕骨内側に触れ、第2指の第1指側で脇の下に触れる（爪はきちんと切りそろえておくこと）
- このようにすると、指の背部が左右の小胸筋の外側縁の下側にくる
- 次に施術者は、やさしく圧迫しながら両腕をゆっくりと外旋させ、指の先端を小胸筋の外側縁に潜り込ませていく
- 両手の手のひらは、内側を向いているはずである。次に両手を軽く引き寄せ（内側に）、小胸筋のたるみをすべて取り除く（図8.15を参照）
- 施術者の両手で、ゆっくりと丁寧に、痛みを伴わないように、組織を弾性バリアまで天井に向けて引きあげ、たるみをすべて取り除くまで、付着部から遠ざかる方向に筋をゆ

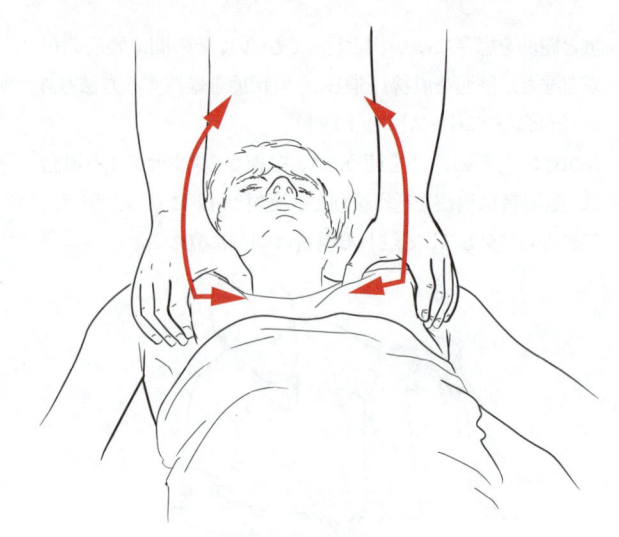

図8.15 小胸筋の筋筋膜を直接伸張する。

るめる（この段階では実質的に伸張は行わず、単純にたるみをすべて取り除くだけにする）
- 施術者は、体重を後方にかけてもたれかかり、小胸筋を上方向（頭のほう）にけん引することで、さらにたるみを取り除く
- このとき、筋線維は内側、前方、上方に向かってゆるんでいるはずである。続いて数分かけてゆっくりとリリースが生じる間、これらの複合バリアがあるポイントを保持する
- この間、深くゆっくりした呼吸をするよう患者に指示する
- この手順を正しく行うことができれば、痛みは伴わないはずである

Hruby & Hoffman（2007）は、「けん引と呼吸運動を組み合わせることで、上胸部前面の筋緊張をリリースすることができる」と述べている。

16. ポンプテクニック：リンパ、肝臓、脾臓、足

(Arbuckle 1977, Fielding 1983, Hruby & Hoffman 2007)

リンパポンプテクニックは、うっ血、リンパの静止、感染などのさまざまな症状に適応することができる（以下の「禁忌」のリストに含まれる症状は除く）。

Wallace et al (1997)は次のように述べている：

> リンパポンプテクニックは、正常な呼吸をしているときに、胸部と腹部の間に生じる圧力勾配を増大させることを目的として設計されている。

本章で紹介しているさまざまなテクニックを活用してリンパの働きを高めると、次のような効果が現れる（Wallace et al 1997, Knott et al 2005, Sleszynski and Kelso 1993, Hruby & Hoffman 2008）：

- 体液の吸収量が増える
- 循環と呼吸が増える
- 間質に含まれるタンパク質が減少する
- pHバランスが改善するために、促通される
- 末梢血管で白血球の数が増える（脾臓ポンプ）
- 平均動脈圧、心拍数、心拍出量に変化が生じることなく、胸管におけるリンパの流量が増える

これらの施術を行うときに、患者の口の中に食べ物やガムが入っていたり、義歯がゆるんでいたりしないよう確認する。

- 肺、肝臓、脾臓およびそれに関連する器官で、悪性腫瘍などの深刻な病気がある場合
- 腹部や胸部に手術を行って間もない時期
- 肝炎
- 伝染性単核球症
- 骨粗しょう症
- 胸郭や脊椎の関節が関与する部位で、骨折や脱臼、その他の痛みを伴う機能障害がある場合
- 患者の咳反射が弱まっているときは、胸部にポンプテクニックを行わないようにする

リンパポンプ法（a）：腹臥位

1. 患者を腹臥位にし、胸の下に枕を入れ、両腕は脇に置く。施術者はマッサージ台の頭側に立ち、尾側に顔を向ける
2. 施術者の両手の第1指で、左右の横突間隙を圧迫する。首の付け根から始める（図8.16Aを参照）
3. 患者に、息を深く吸い込みながら、腕をゆっくり前に振り上げるよう指示する（振り上げ終わった段階では、両腕が頭の横に並ぶことになる）。その間、床方向に向けて圧をかける
4. 息を吐きながら（ゆっくりと）、腕をゆっくり振り下ろし、最後は体幹の横につけるよう指示する
5. 椎間隙に沿って第1指を下方に動かしていく間、呼吸と連動させながら、この腕の運動を繰り返す
6. この手法を使うと、全身のリンパの排出を刺激する効果が得られる

リンパポンプ法（b）：背臥位

(Sleszynski & Kelso 1993, Wallace et al 1997, Hruby & Hoffman 2008)

1. 患者は背臥位になり、膝と股関節を屈曲する
2. 施術者はマッサージ台の頭側に立ち、両手を患者の胸部で広げる。第1指球が鎖骨のすぐ下に来るようにし、両手の第1指は、胸骨の上で隣同士になるようにし、その他の指は外側に広げる。肩から両手にかけて力を伝達しやすくなるように、両腕はある程度まっすぐにしておく
3. 施術者は、下方・尾方にリズミカルにポンプ圧をかける。両肘の屈曲と伸展を最小限に抑えながら繰り返すことで、ちょうど抵抗を克服する程度にする
4. 治療を行う間、患者は口で呼吸をする。施術者は1分間に100-120回の頻度で繰り返し圧をかけるので、患者は抵抗しないようにする（図8.16Bを参照）
5. この手順を短くて3分間、長くても5分間続ける

赤ん坊に施術する場合は、施術者が赤ん坊を抱いた状態か、あるいは施術者の膝に赤ん坊を座らせた状態で、片手を胸骨上に置き、もう一方の手を脊柱の下に当てる。このようにして施術すると、リンパの排出が著しく高まる。

この手法は、どのような浮腫と感染症のケースにも利用することができる。また、免疫機能を高める効果もある（Hoag 1969）。

チャップマン反射（第4章を参照）を利用して治療を行うと、さらに局所の体液を排出することができ、全身の体液の排出とリンパ機能の刺激にも役立つ（Washington et al 2003, Owen 1977）。

これらの手法は、特に子どもに施術すると効果が現れる。

Note：ここで説明した手法を行うときは、どの段階でも痛みを伴ってはいけない。

リンパポンプ法と自動呼吸（c）：背臥位

1. 患者と施術者のポジション、そして手のポジションは上記の方法（b）と同じである
2. 患者は施術中ずっと、口を開けて大きく呼吸をする
3. 患者が息を吐くとき、施術者は肘をまっすぐにして上胸部に圧をかけることで呼気を促し、完全に息を吐ききったときの圧を維持する
4. このプロセスを3、4回繰り返す。呼気が終わるたびに、持続圧の強度を少しずつ強めていく（つまり、患者は上胸部に圧を感じたまま、次の呼吸をすることになる）
5. 患者に「息を深く吸ってください」と指示すると、制限をする手に圧がかかる。3回目の吸気、あるいは4回半から5回目の吸気くらいで、両手をいきなり離し、胸部にかけていた圧をリリースする。すると胸部に真空状態が生じ、空気が流入する音が聞こえてくるだろう。それに伴い、リンパの動きが大きく変化するはずである

Note：肝臓と脾臓のポンプテクニックの施術方法はまったく同じだが、脾臓は体の左側、肝臓は体の右側にあるという点のみが異なる。

肝臓／脾臓ポンプ法（a）：背臥位

1. これは、肝臓または脾臓の機能を高める、簡単な手段である。施術者は刺激を与えたい器官の反対側に立つ（肝臓に施術する場合は患者の左側に立って手を伸ばし、脾臓に施術する場合は患者の右側に立つ）
2. 患者は背臥位になり、膝と股関節を屈曲する。施術者は、尾側の手を肋骨の下側に差し入れ、もう一方の手を5本の下部肋骨の肋軟骨のすぐ内側前面に置く（図8.16Cを参照）
3. まず、両手を使って前後方向に圧をかける。リズミカルに、両手で組織をしぼるようにして、1分あたり約20回、1-2分続ける
4. その後、ポンピング運動の方向を前外側に変え、さらに1分間施術する
5. 肝臓ではなく脾臓にこの手法を行うと、白血球の数が平均して1mm^{3}あたり2200個増加する効果が現れる（Castlio 1955, Wallace et al 1997）

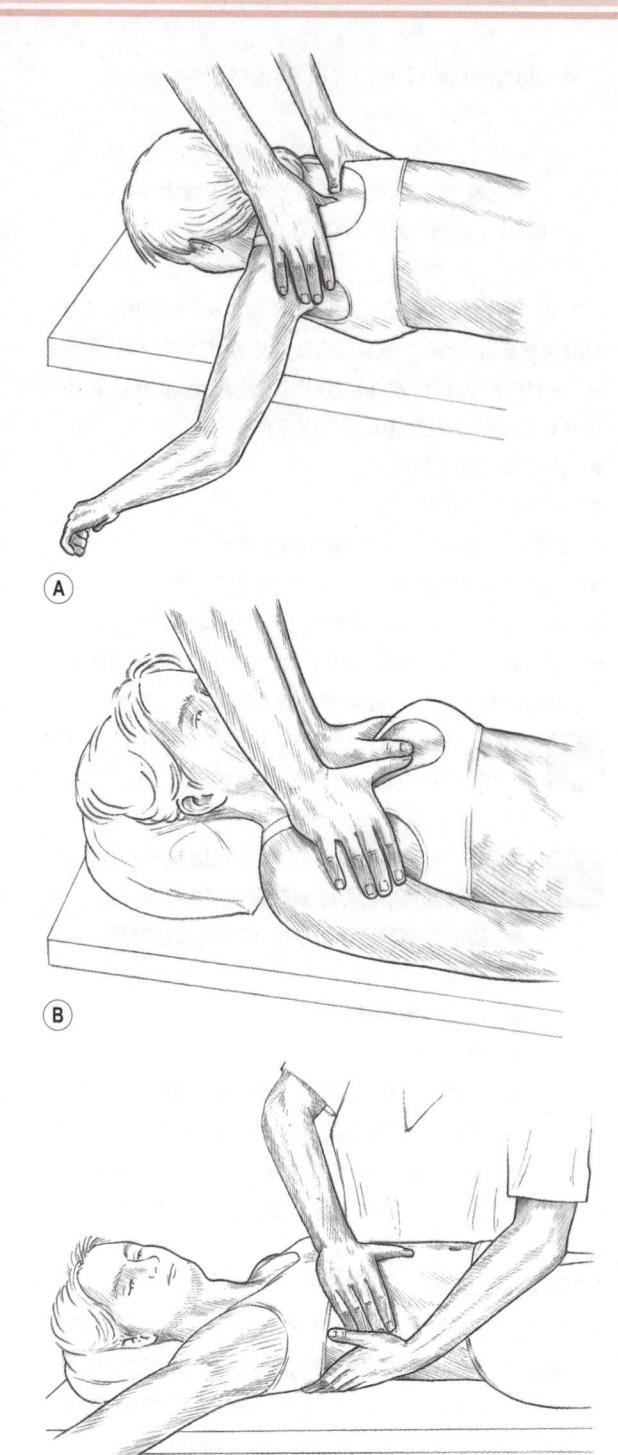

図8.16 リンパポンプテクニック。（A）患者は腹臥位である（B）患者は背臥位である（C）肝臓のポンプテクニック

その他の軟部組織アプローチ　**183**

肝臓／脾臓ポンプ法（b）：側臥位

1. 患者は側臥位になり、施術者は患者の腰の高さのところで、顔を患者の頭に向けて立つ
2. 施術者は、両手を胸郭下部に置く。片方の手は前面に、もう一方の手は後面に置き、両方の第1指が腋窩線でぶつかるようにする
3. 患者に息を深く吸ってもらう。そして、患者が息を吐くときに、施術者は両手で組織を振動させながら、頭方向に圧を加える。これにより、肝臓にポンピング作用がもたらされる（図8.16Dを参照）
4. この手順を数回繰り返す

足のリンパポンプ法

1. 患者を背臥位または腹臥位にし、施術者は患者の足下に立つ
2. 施術者は、足をニュートラルなポジションより背屈方向に力をかけてから、圧をリリースする。足がニュートラルなポジションに戻る間は足を持っておく
3. へそを利用して、リバウンドをするときに生じる波のような動きを感知する（図8.16Eを参照）
4. リバウンドの波が足に到達したら、もう1度背屈方向に力をかける。このプロセスを繰り返し、振動するようなポンプ運動を作り出す
5. このシーケンスを数分繰り返す

17. 皮膚テクニック

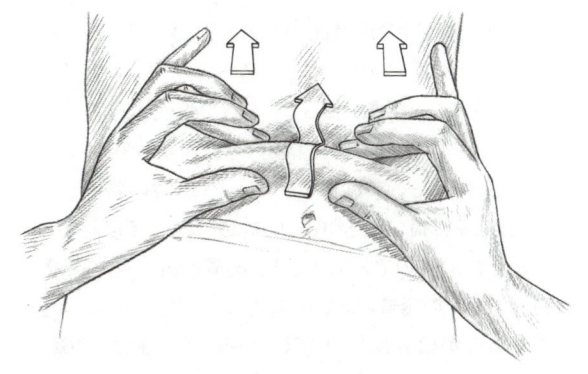

スキンローリング

　スキンローリング（図8.17および図5.5を参照）は片手でも両手でも行うことができ、あらゆる目的に使うことができる便利なアプローチである。評価（Jay 1995）に使うことも、治療に使うこともできる。たとえば、評価面ではTaylor et al（1990）は次のように報告している。「スキンローリングのテクニックを使うと、脊柱に沿って疼痛閾値が低下した局所を正確に確かめることができる。……スキンローリングをしたときに圧痛を感じる部位と、脊椎関節に機能障害（固定）が存在する部位の間に相関があるからである」

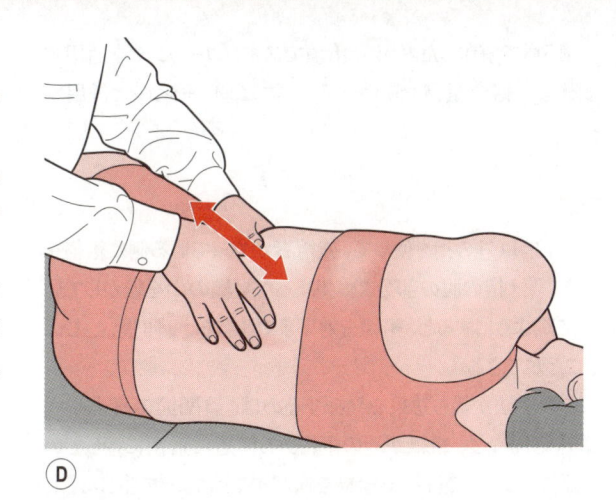

図8.16D　側臥位で脾臓のポンプテクニックを行うときの手のポジション（側臥位での肝臓のポンプテクニックでは、体の右側のまったく同じポジションで行う）。

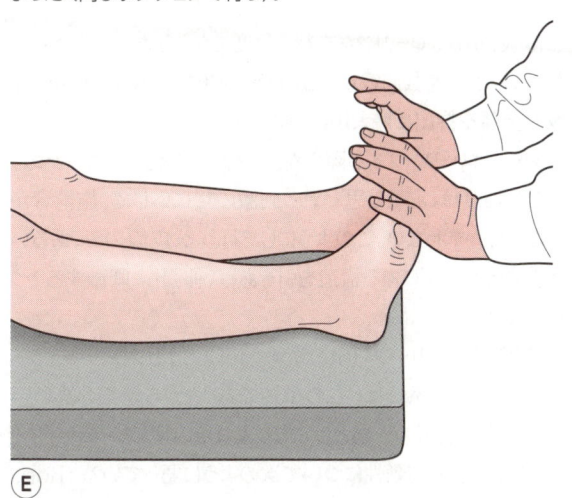

図8.16E　足にリンパポンプテクニックを行うときの開始位置。

図8.17　スキンローリング。

第5章で解説したように、治療でスキンローリングを活用する際は、結合組織マッサージ／マニピュレーションと併用する。

方法

第1指以外の指を使って、施術者が立っている側に組織を引き、第1指の腹の部分で、集まった組織の山を転がしていく。このようにすると、組織を効率よく引きあげ、伸張し、しぼることができる。

この手法が最も効果を発揮するのは、肩関節の真上や大腿外側面など、組織がその下にある構造に緊密に接している部位である。第1指で組織を転がすことによって生じる、しぼるような圧は、患者にとっては極めて不快に感じられることもあるので、施術中は細心の注意を払うようにしたほうがよい。

伸張、引き、ローリングを行う角度をさまざまに変化させながらこの手法を数回繰り返し、反射効果を刺激するほか、体液の循環や排出に最大限の刺激を与える。

組織をローリングする際にかかる伸張および／またはつねる力の程度は、必要と思われる刺激の量に応じて、施術者が判断してかまわない。このようにして行うと、皮膚のみ、あるいは皮膚とその下にある構造を引きあげ、伸張し、刺激する（つねる）ことになる。

スタンリー・リーフ（Stanley Lief）とボリス・チャイトー（Boris Chaitow）は、この単純でありながら効果の高い手技を全身の治療の一部として取り入れた。ボリス・チャイトーは、この手技の有効性について次のように語っている（Boris Chaitow ND, DC 個人的な書簡 1983）：

> 神経活動および血液循環を高めるにあたり、私が好んで使うテクニックの1つに、「スキンローリング」がある。皮膚と、皮膚が覆っている筋や骨性構造の間には、紛れもなく血液や神経構造や機能のネットワークが構築されている。これらのネットワークは、体の効率を上げ、健康を維持するために、本来は完璧なまでに効率よく循環すべきものである。しかし、皮膚とその下にある構造（筋膜）の癒着があまりに甚だしいために、体液の循環や機能が相当程度、低下している場合がある。実際、そのような状況は頻繁に起きている。もちろん、このようなことがあれば、患者の体は効率が悪くなり、健康にも影響がおよぶだろう。このような状態に陥った機能を高めるにあたり、「スキンローリング」ほど効率のよい手法はおそらくないのではないだろうか。スキンローリングが特に効果をあげるのは、関節リウマチ、関節炎、神経炎、五十肩などの症状があるときで、肩などの主要な関節にスキンローリングを行うとよい。

Note： 伝統的な中医学では、体に活力をもたらしたい場合は、脊柱の下部から上に向かって施術し、鎮静効果をもたらしたい場合は、頚部から下に向かって施術していく手順を踏むべきだとしている。

皮膚の痛覚過敏帯

これまでの章で言及してきたように、反射活動が生じている領域または反射点（筋筋膜のトリガーポイントやその関連領域）を覆う皮膚は、弾性が顕著に低下しており、下にある構造に癒着していることが多い（第5章の図5.6と、これらの領域の評価方法〈瘢痕組織に関連する部位も含む〉について論じている本文を参照してほしい）。また、感受性が高まり、皮膚の痛覚過敏帯（HSZ）になっていることもよくある。

このような領域は、筋骨格系のさまざまな症状や慢性痛症候群などに共通して現れる。たとえば、繰り返す頭痛の場合、乳様突起の内側下部、こめかみと眉および／または眉上の前頭部、鼻の両側に痛覚過敏帯ができているだろう。これらの領域は、これまでの章で解説してきたベネトの神経血管反射点と一致していることが多い。

このような領域の神経血管反射がどのような性質を持ち得るか、その可能性についてAli et al（2000）が確認したことがある。アリ（Ali）らは、皮膚の痛覚過敏帯に関連するメカニズムの一部を評価する研究を行った。そのなかで、交感神経が介在した疼痛（SMP: Sympathetically mediated pain）の特徴が現れている患者の組織にノルエピネフリン（NE）を注射し、次のように結論づけた：

> 交感神経が介在した疼痛を抱える患者に、血管収縮を生じさせる程度の閾値レベルのノルエピネフリンを注射した。これらの研究により、交感神経が介在した疼痛のメカニズムにおいては、皮膚にあるアドレナリン作用性

その他の軟部組織アプローチ **185**

レセプタ（受容体）が役割を担っていることが支持された。

スキンローリング（上述）やこれから論じる手法を活用して緊張亢進の程度を変化させ、局所の循環を高めれば、徒手療法によって痛覚過敏を調整することはできる。再発を防止するためには、もちろんその根底にある病因学にも注目していかなければならない。

痛覚過敏帯を覆う組織をリリースする：ストレッチング

(Lewit 1992)

1. 痛覚過敏になった部位を治療するためには、指の先端（狭い部位の場合）または交差させた手の尺側面（広い部位の場合）を、患部を覆う皮膚の表面に置く
2. 指または手を離していくことにより、楽な抵抗バリアまで皮膚をやさしく伸張する
3. 生理学的弾性の有無を確認するために、皮膚をさまざまな方向に伸張する
4. 制限があることが分かったら、痛みを伴わないようにしながら皮膚を伸張し、ある程度のリリースが感じられるまでそのポジションを保持する。通常は10-20秒程度かかる
5. 同じ部位に対して、このような方法を使ってさまざまな方向に皮膚を伸張する。毎回、皮膚のリリースが起きるまで、抵抗バリアで保持する（図5.7A、Bを参照）
6. 組織をリリースすることそのものが治療のための努力であり、下にある構造に反射刺激を与えることになる
7. 組織の弾性が回復した状態が維持されると、原因となる要素が改善した証拠になる。当然ながら、下にある原因のせいで反射活動が維持されている場合は、筋骨格系の機能障害であっても、内臓の機能障害であっても、改善効果は短時間で消えてしまう

このように、皮膚の痛覚過敏帯は、診断のためにも、予後の判定のためにも活用することができる。

Lewit (1992)は、次のように述べている：

皮膚の痛覚過敏が原因で痛みが生じている場合、この手法を使えば、鍼療法や電気刺激、その他の似たような手法と同程度の効果が生まれる。さらに言えば、この手法にはまったく痛みが伴わないうえ、患者本人が施術することもできる。

痛覚過敏帯を覆う組織を治療する：ポジショナルリリース

1. 施術者は、皮膚のなかでも柔軟性が低く、下にある筋膜に癒着している部位（第5章を参照）、あるいは触れると周囲の組織とは「違う」感じがしたり、敏感さが増していたりするなど、皮膚の痛覚過敏帯が生じていることが予測される部位に触れる（指の腹でも、手のひら全体でもかまわない）
2. 触れている手や指の腹を、皮膚の上下方向および内側、外側方向に滑らせる。また、時計回りに回転させてから、反時計回りに回転させる。これらの動きを行うなかで、毎回、最も楽に動き、緊張／バインドが少ない方向を探す
3. 組織に触れている指や手のひらを動かしていくと、次のような問いを発することになる。「この組織が最も楽に動くのはどの方向だろうか？」（図8.18を参照）
4. このような方法でさまざまなゆるみのポジションを評価したときに、それらの部位が「重なって」いた場合、複合的な「優先パターン」が生じることになる。つまり、皮膚や筋膜に現在どのような制限バリアがあるにしても、それぞれがバリアから遠ざかる方向に動いていくことになる
5. 通常、ストレスがかかっていない組織を回転してみると、すべての方向に等しく可動域が存在する。とはいえ大人の場合、手術による外傷などの要因がなくても、このような状態でいることはめったにない（Zink & Lawson 1979）
6. 自発的に緊張がリリースされるまで、ゆるみの最終ポジションを通常30-90秒保持する。この手法を使うと、筋膜が最近獲得したばかりのストレスパターンがリリースされるとともに、古いパターンも現れてくるので、そのパターンも治療することができる

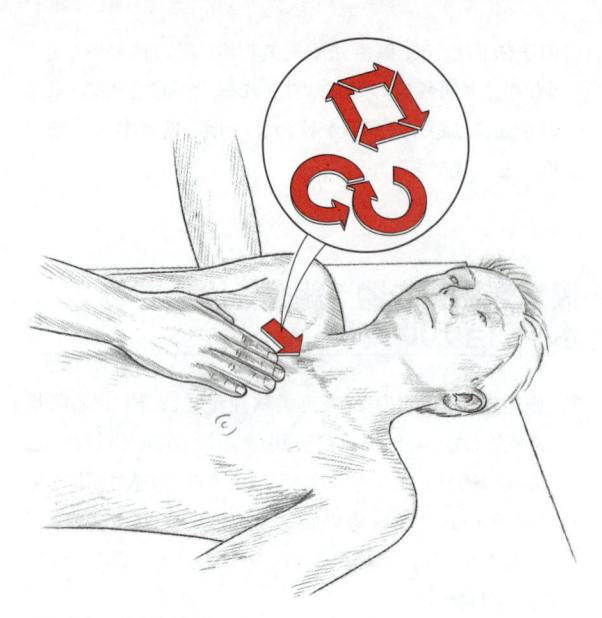

図8.18 皮膚と筋膜を、優先的な「ゆるみ」の方向で保持し、組織にポジショナルリリースを行う。Chaitow（2002）より許可を得た上で引用。

18.「S」字型の曲げと「C」字型の曲げ：軟部組織を長くするための筋筋膜リリース法

治療を目的とした直接圧迫を行って組織の状態を変えられる手法は比較的数が少ないが、Lederman（1997）はそれらの手法について言及している。たとえば以下のような手法がある：

- 張力による負荷。けん引、伸張、その他組織を長くするアプローチが含まれ、結合組織の状態が変化する（以下の「C」字型の曲げの項を参照）
- 圧迫による負荷。組織を短縮して広げる。第3章のBox3.5にこれらの効果がまとまっているので、参照すること。体液の変化のほか、長さの変化についても言及している
- 回転による負荷。ある線維を圧迫している間に、別の線維を長くする（以下の「S」字型の曲げの項を参照）
- 曲げる負荷。圧迫による負荷（へこんでいる側）と張力による負荷（出っ張っている側）を組み合わせる（以下の「C」字型の曲げの項を参照）
- ずらす負荷。ずらしたり、平行移動したりする動きなどのことで、主として関節モビライゼーションに使う。また、関連する軟部組織を長くし、圧迫することもできる
- 複合的な負荷。上記で紹介したモデルをさまざまな形で組み合わせる（図8.21を参照）

治療のための「圧迫」について評価するときは、ほかにも以下の要因を検討すべきである：

- 圧の強度（Box3.6を参照）
- 接触する部位をどれくらいの大きさにするか？ 1つ、あるいは複数の負荷を受ける部位をどれほどの広さにするか？
- どれほどの広さの領域が関与するか。別の言い方をすれば、組織をどれほど遠くまで動かし、伸張するか（主として力の強さが広さの決定要因となる）？
- どれくらいの速さで力をかけるか。高速か、低速か？
- 組織に負荷をかける時間をどれくらいにするか？
- 力をかけるときは、一定の力をかけるか、あるいはリズミカルにかけるか。リズミカルにかける場合、素早く行うか、あるいは呼吸サイクルに合わせてゆっくり行うか？
- かける力はどの程度一定させるか？ つねに一定しているか、変動しているか（ストロークをする）？
- 患者は、自動的に動いたり、かかる力に抵抗したりすることで、この治療プロセスに参加するか？

以下に、「C」字型の曲げテクニックと、「S」字型の曲げテクニックなど、力のかけ方の例を紹介する。

「C」字型の曲げテクニック

筋および／または結合組織の局所を長くするためには、最初の抵抗バリアまで組織を「曲げる」（「C」字型に）必要がある。それから両手の第1指でバリアに働きかけ、リリースするまで待ち、もう一度治療を行う。このテクニックは5-30秒で行う。

Lewit（1996）は、次のように指摘している：

結合組織が短くなっている状況は、短縮した（緊張した）筋、通常は活動亢進した筋の一番の特徴である。組織のひだを作り、それを伸張する手法は、伸張反射を避けることができるため、組織を長くするためには最も効率がよい方法だといえる。

その他の軟部組織アプローチ　　**187**

「C」字型の曲げの例は、図8.19Aと8.23Aを参照してほしい。図8.19Aは、傍脊柱筋に「C」字型の曲げをゆっくりと施術し、おだやかに組織が長くなるようにしている（Lewit 1996）。図8.23A（本章で後述する「大腿筋膜張筋テクニック」の項を参照）では、腸脛靱帯の遠位を対象にしている。このときは、高速で低振幅の「スナップ」するような曲げを組織にかけている。

「S」字型の曲げテクニック

「S」字型の曲げテクニックを利用して筋緊張が生じている部位を弛緩させるためには、収縮した筋や硬化した筋の線維を横断する方向に第1指または手で圧をかけられるところに手を置かなければならない。こうすることで、接触部位からの力がそれぞれ逆方向に伝わるからである（Lewit 1992）。

それぞれの第1指または手（図8.19Bと8.23Bを参照）で同時に圧をかけると、2つの接点の間にある組織のたるみが徐々に取り除かれていき、組織はやや長くなった状態になる。リリースが生じるまで（あるいは「スプリンギング」が生じるまで）、その位置を保持するようにする。

このテクニックは、特に緊張が強く、なかなかゆるまない組織に対して、基本的なNMTの第1指テクニックに加えて行うことができる（第6章および第7章を参照）。

さらに、「S」字型の曲げテクニックでは、片方の第1指で効果的な緊張を作り出すことができたら、もう一方の第1指で組織をはじく動きを行い、ストロークを完成させてもよい。「スプリンギング」と呼ばれる、このはじくような動きには、局所の循環を最も効率よく刺激する効果がある。そして、組織が過剰に敏感になっているのでなければ、浸出した組織や硬化した組織を破壊するための一助になるだろう。

「S」字型という名前は、ストロークを行うときに、治療する組織をS字型に曲げることからついている。「ゆっくりした」モードで使うときは、組織を最大で30秒、反対側に長くなったポジションで保持する。次に、少しずれたところにある線維を選び、同じ手順でストロークを行う。腸脛靱帯など、特に硬い構造に対しては、組織を横断する方向に手のかかと部分で高速のスラストを行ってもかまわない（図8.23Bを参照）。このアプローチについては、本章で後述する。

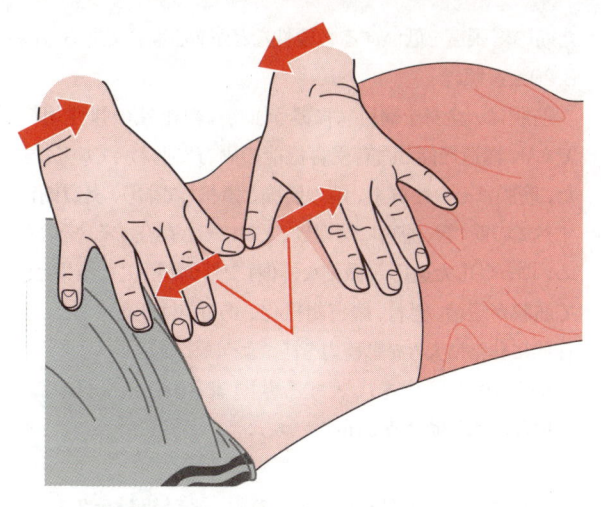

Ⓐ　傍脊柱筋に「C」字型の曲げを行う。

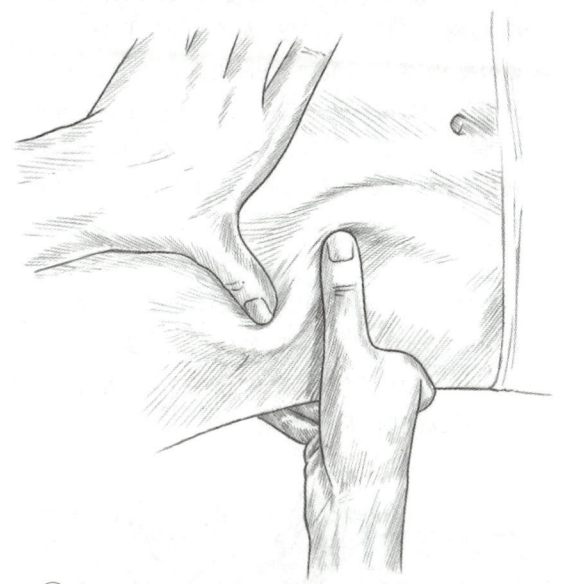

Ⓑ　緊張した筋や線維化した筋に「S」字型の曲げを行う。

図8.19

19. 筋膜の伸張：筋筋膜リリース

筋筋膜リリース（MFR）を適用できるのは、運動の潜在能力を改善する必要性、および／または短縮、収縮、線維化した軟部組織を伸張／伸長する必要性、あるいは緊張亢進し

た筋の緊張度を低減する必要性などがある場合である（図8.20を参照）。

筋膜は、全身を網目状に覆う強靱な線維性の弾性組織であり、構造機能と固有受容機能の両方に携わっている。また、筋膜はその性質上、隣の筋膜と隣接しており、実質的にすべての筋、管、器官に関連してどこにでも存在する。そのため、ゆっくりした適応（微細な外傷）や外傷が生じた結果として筋膜が短縮、癒着、瘢痕組織化、あるいは断裂すると、潜在的に非常に大きな影響力を持つようになる。

筋筋膜リリースを代表する専門家Barnes（1997a, 1997b）は、次のように述べている：

> 筋筋膜リリースは使い勝手のよい軟部組織テクニックであり、制限がある筋膜の伸張を促す。手順としてはまず、組織のバリアに持続圧をかける。90-120秒後、組織の長さが変化し、最初のリリースを感じ取ることができる。療法士は、このリリースによって生じた新しいバリアにまで組織を伸張し、その状態で保持する。リリースを数回繰り返すと、組織は柔らかくなり、柔軟性を増すのである。

Mock（1997）は、筋筋膜リリースの各段階、すなわち「レベル」のヒエラルキーについて、次のように論じた：

1. レベル1：張力をかけずに組織を治療する。施術者が筋線維の長軸方向に沿って、遠位から近位に接点（第1指、第1指以外の指、こぶし、肘など）を動かし、患者は受動的になる
2. レベル2：上記のレベル1とまったく同じである。ただしレベル2では、（伸張したときに）緊張する筋を軽擦する
3. レベル3：他動運動のプロセスを導入する。制限がある部位を圧迫し、そのとき実現できる可動域の全域まで、圧迫した組織を他動的に動かす
4. レベル4：上記のレベル3と同じである。ただし、そのとき実現できる可動域の全域で、組織が最も短くなる位置から長くなる位置まで、患者自身が自動運動を行う。施術者／療法士は抵抗を与える

たとえば施術者は、治療を行う組織に対して、近位から遠位に向かって中程度の圧を指でかける。そのとき患者は遠心性収縮と求心性収縮の両方のフェーズで、可動域の全域に筋を自動的に動かす。基礎的な筋筋膜リリースを修正したこの手法は、アクティブリリーステクニック（ART）と呼ばれる（Leahy 1999）。

筋筋膜リリースの基本的な手法は、ゆっくりと施術しなければいけない。抵抗バリアに働きかけるので、一定の負荷をかけ続けることで組織にもとの長さを回復させるからである。このようにしてクリープとヒステリシスといった生理学的反応が生じ、組織の伸長につながるのである。これは、直接アプローチのなかでは刺激が強くなく、損傷を与える可能性もほとんどない（それでも、以下にあげる注意事項には気をつけること）。

基本的な手法に自動運動または他動運動を組み合わせるときは、刺激を与えすぎることを避けるためにも、患者や組織の状態に応じて注意する必要がある。たとえば、局所を繰り返し伸長するときに、付着部付近への圧迫を組み合わせて行うと、骨付着部炎を起こしてしまう可能性があるからである（Simons et al 1999）。

- 急性関節炎やその他の炎症（急性段階のときは禁忌である）
- 動脈瘤
- 骨折または急性の軟部組織の損傷。完全に治癒するまで治療は待つこと（6週間-3カ月）
- 血友病

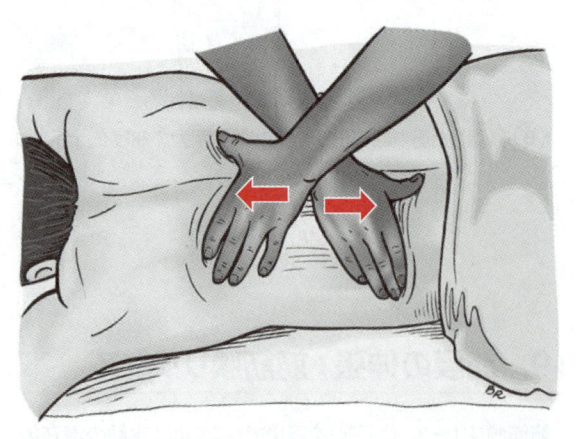

図8.20　手をクロスして行う筋筋膜リリース ©。2007 Elsevier Ltd. Chaitow & Fritz. A Massage Therapists guide to Lower Back & Pelvic Pain.

- ホジキン病
- 白血病
- 骨への転移（あるいは肺結核）を含む悪性腫瘍
- 骨粗しょう症
- 施術中に痛みが生じる場合
- コルチゾンを投与された患者（2-3カ月待つ）
- 高熱が出ている患者
- 静脈炎
- 最近できたばかりの瘢痕組織
- 梅毒性動脈障害または関節周囲の病変
- 制御されていない糖尿病性ニューロパチー

Note： 上記の「皮膚の痛覚過敏帯」の項で解説した皮膚を伸張する手法は、実際には、筋筋膜リリースの小型版といえる。皮膚やその他の軟部組織が自由に対称的に動けない場合、その組織が長くなる余地にしても、可動域にしても、あるいは下にある組織の上を滑る能力にしても、ある程度の機能障害が起きていることが予測される（Lewit 1996）。Lewit（1996）はまた、これらの緊張した組織（筋膜であることが多い）は伸張ではなく、「ずらす」ことでリリースすると述べている。両手や指の間にある組織を引き離すことで、痛みを伴わない弾性バリアまで組織を持っていき、組織が長くなるまでその状態を保持するのである。

20. 個別の（腹部）リリーステクニック

スタンリー・リーフと親しく仕事をした経験を持つボリス・チャイトーは、リーフが提唱した「癒着を破壊する」テクニックや「無血手術」テクニックについて、次のような記録を残している（個人的な書簡、1983）：

> スタンリー・リーフは、この「無血手術」（個別のリリーステクニック）を活用して組織の構造を劇的に変化させたほか、腹部にかかる各種のストレス症状に対する機能の改善を成しとげた。そのような症状の例としては、消化系の不調、胆嚢のブロック、便秘、痙攣性結腸、疝痛、子宮筋腫、月経困難症、手術後の癒着などがある。この手法は、深在性の癒着や収縮を破壊することを目的として設計されている。また、この手法を用いると、施術者は（その領域の）機能や循環を改善することができる。

リーフは、（以下に示すように）アメリカ式のマニピュレーション、すなわち「無血」手術に由来する手法を活用し、腹部テクニックを発展させていった。これらの「リリース」テクニックは、のどや腹部といった体内の柔らかい部位に施術することができる。「無血手術」のもともとの概念は、このテクニックを使うことで、癒着した部位を下にある組織から「引きはがす」ことにある。治療したケースのなかには、狙い通りに実現できたものもある。しかし、現在では、腹部の軟部組織が緊張したり、線維化したり、痙攣したり、収縮したり、癒着したりしているときに、この手法がよく使われている。たとえば、筋膜組織が緊張し、短縮している場合は、大腿外側に施術するのである（図8.21A、Bを参照）。

腹部リリーステクニックを行うと、その後、正確には何が起きるかについては、いろいろと推測できる。筋の緊張度や循環が改善するほか、全身の機能が改善することが、最も分かりやすい結果だろう。軟部組織がこれまで長期間にわたって保持してきた短縮状態をリリースするためなのか、癒着を実質的に破壊したからなのか、あるいはその他のメカニズムが働いたからなのかは、まだ議論されている段階である。

- 一般的な腹部の神経筋治療（第7章を参照）を行ったうえで、個別のリリーステクニックを行わなければならない（以下に紹介するテクニックAを参照）
- このような手順で行うと、一般的なやり方で腹部の弛緩と活性化の両方を行うことができる一方、施術者は硬化した部位や短縮した部位を特定し、患者が主観的に敏感になっていると報告した部位を確認することができる
- このように (a) 緊張し、収縮した部位や、(b) 過敏になった部位に対して、リリーステクニックを施術する

局所の機能障害

このように機能障害がある局在を正確に特定する能力は、施術者としてはとても大切であり、異常があれば手や指で簡単に感じ取れるようになるまで練習を重ねておく必要がある。右手の第3指（右利きの施術者の場合）をよく訓練し、個別のリリーステクニックを施術するべき部位を見つけ出し、特定できるようにしておくとよい。

患者を背臥位にし、両膝を屈曲して足をできるだけ殿部に

190 第8章 NMTに関連するテクニック

Ⓐ

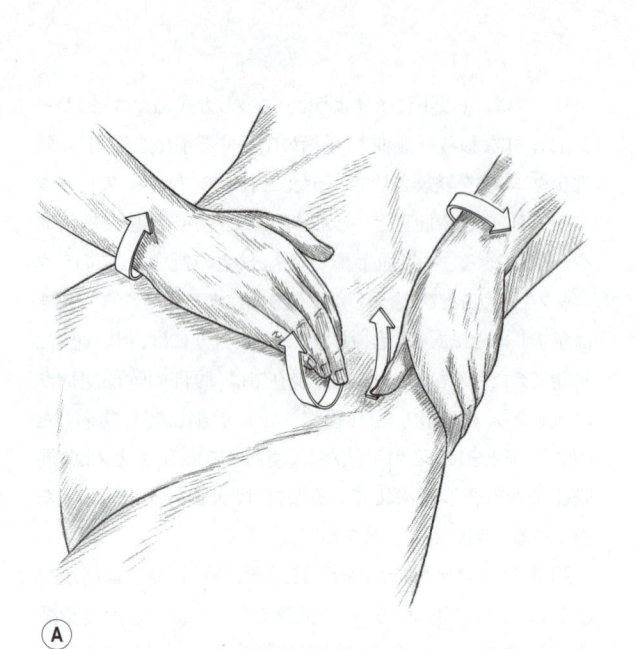

図8.21A 両方の手を使い、さまざまな方向の弾性バリアまで持っていった組織をリリースする。まず圧迫し、伸張しながら引き離し、反対方向に回転させ、最後に「スプリンギング」を行う。

Ⓑ

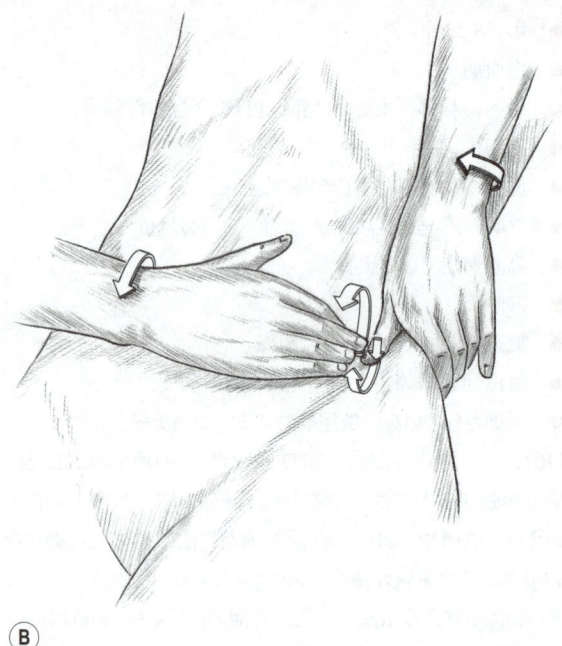

図8.21B 組織のたるみをすべて取り除き、ある程度の伸張を行った後、制限のある組織を右手でスプリングする。一方、左手の主な役割は、安定した接点を作り出すことで、正確に制御した力をその接点にかけていく。

図8.21 癒着や大腿筋膜張筋の制限などの治療に際して利用する、個別のリリーステクニック。

近づけておき、腹部を最大限弛緩させる。頭部は、小さな枕の上にのせる。施術者は治療する側とは反対の側に立ち、患者に顔を向ける。たとえば、左鼠径部を治療する場合、施術者は患者の右側に立ち、両膝を曲げて前に乗り出す。このような体勢をとると、マニピュレーションを行う組織を施術者のほうに引き寄せるときに、力をうまくコントロールすることができる。

テクニックA

1. 収縮（過敏になっていることも多い）した組織が存在する部位を特定したら、抵抗が最大化する点を第3指で特定し、組織を施術者のほうに引き寄せ、痛みを伴わないで動かせる限界まで持ってくる。この項で説明するときは、図8.21Aで示しているように、左下腹部に施術するときは患者の右側に立ち、まず右手で触れるようにしている
2. 第3指（右手）とそれに隣接する指を屈曲し、比較的硬くしておく。この段階では、下方（床方向）と施術者に向かう方向の2方向に力を伝える。（「無血手術」テクニックでは、つねに右手で「癒着」した／張った部位に触れ、もう一方の手で癒着した部位が付着している器官／組織に触れる）
3. 指で上記のポジションを維持しておき、左手の第1指を右手の第3指のすぐ隣に置き（6mm以上は離さないこと）、下方（床方向）にかける圧で支点を作り、それに抵抗して右手を通じて力をかけられるようにする。そして、組織を伸張したり、収縮の程度をやわらげたりする（あるいは実際に癒着を破壊し、「引きはがす」こともある）
4. 第1指も屈曲し、第1指の先端または外側縁を通じて組織に接するか、あるいは両方を組み合わせて接してもよい
5. 支点という考え方は重要である。2つの接点はどちらも軟部組織構造上にある。だからマニピュレーションの効果はこれらを引っ張ったりねじったりすることで得られるわけではなく、同時に複数方向に力を分散する動きを組み合わせることによって得られるのである

6. 左手の第1指で固定している部位で、右手（第3指で触れる）を素早く時計回りに動かし、すべてのたるみを取り除くことができたら、この段階は終わりである（図8.21Aを参照）
7. このリリーステクニックを行う間、第1指の動きを同調させる必要はない。しかし、ボリス・チャイトーは、この手法を利用するときは、マニピュレーションを行う瞬間に第1指の接点を反時計回りにリリースすることで、ある程度のねじる力を追加してかけるようにしていた
8. ここまで説明してきたように、両手で組織に触れ、組織に接している指を屈曲して硬くしておくと、施術者は患部に乗り出すような体勢になり、両膝を屈曲し、両脚を開いて体を安定させ、肘を屈曲して180度離しておくことになる。接点では、下方へ力をかけながら、同時に軟部組織のバリアに向かって両手を軽く引き離す。マニピュレーションを行うときの力は、右手の接点を非常に素早く時計回りにはじくことで伝え、左手の第1指は接点をしっかり維持しておく（あるいは、同時に反時計回りに素早く組織を動かしてもかまわない）
9. 右手を動かすと、右肘を施術者のいる側にスナップする効果が現れる。二重にリリースを行う場合は、両方の肘が素早く脇に近づくはずである
10. かける力の強さは、患者が痛みを感じない程度にコントロールする

このテクニックでは、施術するときのスピードが重要である。極めて高速のリリースを行うと、「がんじがらめ」になった組織に対して圧迫する、引き離す、そしてある程度のひねりを加えるといったように、3種類の力をかけることになる。このテクニックの成否は、このスピードと、両手を正しいポジションに置くこと、そして組織が制限されている部位を正確に特定することにかかっている。

同じ部位に、同じ手順を何度か繰り返し行ってかまわない。また、このように組織が収縮したり硬化したりしている部位を一度の治療で何カ所もリリースすることも、よく行われている。第1指で同じ接点を維持したまま、右手と組織が接する角度を少しずつ変化させ、マニピュレーションの力を変えていくことで、組織にかける張力の方向をさまざまに変えることも多い。

マニピュレーションを行った後、触診をしても狙った効果が現れていない場合は、接点の角度を変化させなければいけない。しかし、結果を出そうとして過剰な力をかけたところで、よい結果を得られるわけではない。患者の軟部組織が受ける外傷の程度を最小限に抑えるためには、施術後に打撲傷や、以前より不快な症状といった後遺症が残るようではよくない。そのような後遺症が残ったとしたら、それは圧や力をかけ過ぎた証拠である。

ボリス・チャイトー（個人的な書簡、1983）は、この手法について次のように述べている：

　　腹部に行うNMTテクニックは「無血手術」と呼ばれており、右手の第1指を除いた4本の指の先端で組織に触れる。異常な感覚が得られる部位を特定したら、4本の指をそろえて病変がある部位の遠位の縁に置き、左手の第1指を右手の指の爪に沿うようにして置く。両手を同時に使い、鋭く組織をはじく。左手の第1指は反時計回りにねじり、右手の4本の指は時計回りにねじるのである（言葉で説明するのは、不可能ではないが、難しいものである）。このようにすると、患者に外傷や痛みを与えることなく、腹壁や体腔内の構造の両方で生じている緊張や癒着、うっ滞などを破壊することができる。もちろん、両手を使ってはじくこの手法は、病変がある組織に変化が生じたことが感じられるまで何度も繰り返して行う必要がある。

テクニックB

緊張し、収縮し、硬化した結合組織や筋組織をリリースするもう1つのテクニックも、ときどき使われている。このテクニックでは、患者と施術者をテクニックAと同じポジションに置いて行う。

ここで思い出してほしいのだが、筋膜は、かかる応力（ストレス）の程度に応じて肥厚する。姿勢が悪いと、結果的に腹部に重力という膨大な応力がかかるので、下垂し、正常な位置からずれたところにある内臓器官（腸の構造など）の下部、上部、あるいは外側で、硬い「応力を受けて生成した硬結」が感じ取れることもしょっちゅうである。このような短縮した組織は、反射性トリガーポイント活動の原因になっていることが多い。また、そのような組織そのものが、正常な静脈やリンパの排出を機械的に妨害する原因となったり、痛みの原因

となったりすることもある。

このような緊張を正常化するために役立つ手法は、なんであれ長期にわたって効果をあげることを目的とするなら、姿勢の再教育やエクササイズなどのプログラムと一緒に行うべきである。

1. 施術者の右手の指を屈曲し、第3指が少し先を行くようにしながら、腹部器官の表面を調べ、構造を「引きあげて」みる
2. このような手法を行うと、右手の第3指の先端を使って、異常な抵抗がある部位を簡単に追跡することができる。このような硬結の最も下位の付着部を特定したら、指を曲げた状態でしっかりと保持する
3. 左手の第1指の先端および外側縁を、右手で保持している接点の隣に置く。つまり、右手の接点は緊張した硬結上にあり、左手の接点は、その硬結が付着している構造上に置くことになる
4. 右手の接点を反時計回りに素早く動かす一方で、左手の第1指で安定した持続圧をかけ続けることで、マニピュレーションによる力をかけていく（図8.21Bを参照）
5. リリースが起きる瞬間に2カ所の接点が互いに近いところにあればあるほど、必要な力は小さくなり、組織に外傷を与える危険性も減少する
6. 第1指と第2指で封筒を引き裂くときの様子を思い浮かべると、この考え方を理解しやすくなるだろう。封筒をつかんでいる指同士が近くにあるほうが、封筒を引き裂きやすいはずである。マニピュレーションを行うときは、最も力をかけない場合でも伸張を行い、最も力をかける場合は関与する線維を引き離そうとすることになるため、高速かつ低振幅でねじる力をかける必要がある。また、柔軟性がない広域の組織に対し、あいまいに伸張する力をかけてはいけない
7. 実際のマニピュレーションの力は、右手の第3指の先端でかけていく。しかし、もちろんこれは、手全体を動かす結果として生じることである。リリースの瞬間は、手首を内側に、肘を外側にスナップする
8. このように素早く「はじく」動作は繰り返し練習しておき、当たり前のように使いこなせるようにしておくべきである。短縮した組織のリリースを行うと、その直後には、それまで「バインド」があり、動けずにいた組織や器官が自由に動けるようになるだろう

この「リリース」の手順（テクニックAまたはB）は腹部全体に行うが、その前に全身の神経筋治療（第6章と第7章を参照）を行っておくべきである。また、リリース後には、腹部の内臓を生理学的に正しい位置に「引きあげる」ための一般的な手順を行う。

患者に対しては、腹部と姿勢のためのエクササイズのほか、姿勢や呼吸を改善するためのリハビリテーションテクニックも行うよう、きちんと指示を与える。

内臓下垂や、腹部のうっ滞などの慢性症状がある場合には、これらの「個別のリリース」による治療を1カ月の間に6-10回行うとよいだろう。下腹部と鼠径部にこれらのテクニックを施術すると、月経周期異常に苦しむ患者にも効果を上げることができるかもしれない。個別のリリーステクニックを行うと、構造や循環が改善する。その結果、局所の機能が改善することもめずらしくない。

21. ストレイン／カウンターストレインと、その他の ポジショナルリリーステクニック
（図8.22を参照）

本章ですでに登場した皮膚の痛覚過敏帯の項で、ポジショナルリリースの例はいくつか紹介した（図8.18を参照）。ポジショナルリリーステクニックは、機能障害がある組織を治療する際に、変化を強制するのではなく、変化を招く手法として分類することができる。手法の性質上、ポジショナルリリースは「間接的」である。つまり、HLVA、筋筋膜リリース、ストレッチ法などを使うケースのように、制限バリアに働きかけ、それを克服するという直接的な努力を行うのではなく、制限バリアをほどくプロセスをつねに含んでいるのである（Deig 2001）。そのため、ポジショナルリリースは慢性症状に対して役立つ手法であると考えられているものの、本来は急性または亜急性の段階に使うのが最適なのである。

単純化して説明すると、ポジショナルリリースは、短縮し、苦痛を感じている組織のために「ゆるみのポジション」または「快適な状態」を作り出すことを目的としている。筋紡錘に関係する神経をリセットし、それまで虚血していた組織に「血液を流入」させるメカニズムを利用すれば、結果的に効果

その他の軟部組織アプローチ 193

的な変化を生み出すことができるという考え方にもとづいた手法であり、通常はすでに短縮している（あるいはスパズムがある、拘縮している、線維化しているなど）組織を支持しながらさらに短縮させる。このようなメカニズムや、そのほかにも考えられるメカニズムについては、以下の「生理学的効果」の項で論じていく（Chaitow 2002, D'Ambrogio &Roth 1997, Deig 2001, Rathbun & MacNab 1970）。

方法

ポジショナルリリースという技術では、痛みがある関節や軟部組織をどの方向へ動かすべきか（「ゆるみ」のポジション、または「快適な」ポジション）を見極めることが重要であり、それができれば自発的にリリースが生じる。組織をそのようなポジションに他動的に置くと、疼痛刺激が抑制され、通常であれば、その後はその部位の可動域がかなり改善するはずである。

ポジショナルリリーステクニックには主な手法が2種類あり、バリエーションも豊富である。これらはすべてオステオパシーの方法論をもとに派生したものである。

1. **ストレイン／カウンターストレイン（SCS）** では、機能障害がある組織の疼痛部位（「圧痛点」）を、施術者を導くためのモニターとして利用する。組織をしかるべきポジションに持っていき、微調整して、初期の圧痛を疼痛スコアで表現した値を10とすると、それが3以下に低下するようにする。次に、組織をそのポジションで保持するが、保持する時間はさまざまである（一般に90秒が推奨されている）。その後、やさしくリリースして安静時の状態に戻す（Chaitow 2007, Jones 1981）。ジョー

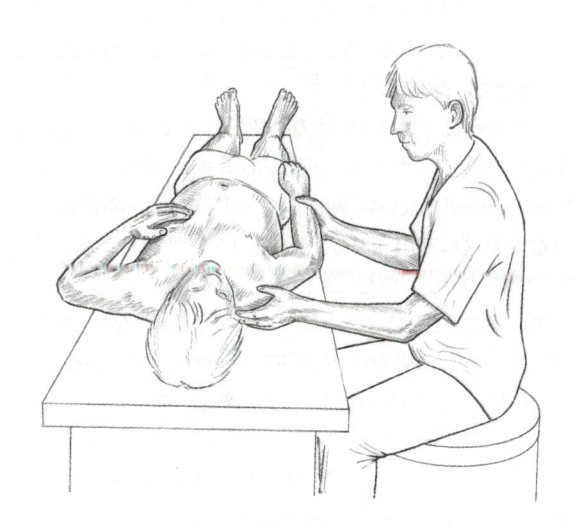

Ⓐ 施術者の左手で圧痛点を特定する。

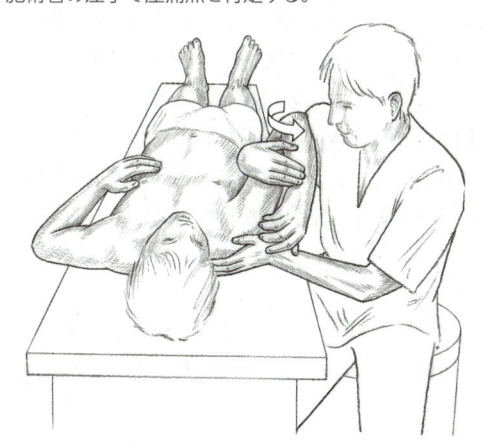

Ⓑ 最初の腕のポジショニングにより、その圧痛点からある程度のゆるみが生じる。

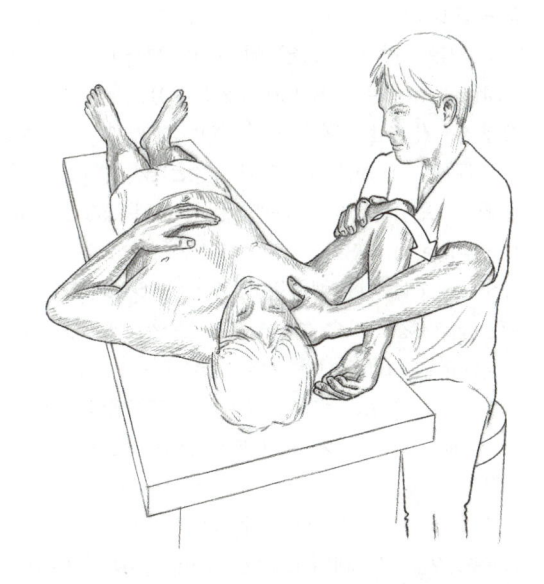

Ⓒ 圧痛点の痛みを緩和するために微調整することで、最終的なゆるみのポジションがみつかる。そのポジションを20-90秒保持する。

図8.22　棘上筋にポジショナルリリース（ストレイン／カウンターストレイン）を施術する。

ンズ（Jones）は、体内のほとんどの関節、そして多くの筋の損傷に関連していると思われる個々の圧痛部位をリストアップしている。これらの点は、ジョーンズが（臨床経験を通じて）「証明した」疼痛点であり、彼は触診で見つけることができた圧痛点を「ゆるませる」ために厳密なガイドラインを提供したのである（ゆるみのポジションを突き止めるためには、通常、圧痛点がある組織に「ひだを作ったり」、組織を寄せたりする）。ジョーンズが開発した概念を使うにあたっては、さまざまなバリエーションが存在する。これについては、「Positional Release Techniques（ポジショナルリリーステクニック）」（Chaitow 2002）で詳しく解説している。Deig (2001) やD'Ambrogio & Roth (1997) もぜひ一読することを推奨する（図4.5A、B、Cを参照）。ポジショナルリリースのストレイン／カウンターストレインを利用する例としては、図8.22A、B、Cを参照してほしい

2. **ファンクショナルテクニック**では、苦痛がある組織や関節を触診し、その結果を利用して組織を「ゆるみ」のポジションに持っていく。**このとき、疼痛感覚をモニターとして活用することはない**（上記のストレイン／カウンターストレインとは異なる）。つまり、ファンクショナルテクニックは、触診の技能に頼ったアプローチなのである（Johnstone 1997, Schiowitz 1990）

3. 機能を変化させ、疼痛を軽減させるために、さまざまな「促通」法が使われている。たとえば、おだやかな圧迫、けん引、あるいは呼吸を利用した手法などがある（Goodheart 1984）

4. 理学療法では、「運動併用モビライゼーション」や「負荷を軽減するテーピング」など、ポジショナルリリースの一部を取り入れた手法が発展してきている。マッケンジーエクササイズでも、ポジショナルリリースの概念とよく似た、「ゆるみ」のポジションに向けて動かすという概念を取り入れている（Horton 2002, Morrissey 2002）

5. カイロプラクティックでは、仙骨後頭骨テクニックで「ブロッキング」法を利用するときに、既存のゆがみを強調する方向に組織を持っていく手法を取り入れている（たとえば、短縮している部分をさらに短縮させるなど）。これも、ポジショナルリリースと同じ系統上にある手法である（Blum et al 2003）

6. 頭蓋仙骨テクニックでは、治療の多くに間接圧迫を取り入れている。ゆがみがある部位を「寄せ集め」、自発的に変化が生じるようにしているのである（Sergueef et al 2002）。Upledger & Vredevoogd (1983) は、治療に使う間接法、特に頭蓋療法について、現実的な解説を行っている。制限がある部位をゆるみの方向に動かすという考え方は、「ある意味で『掛けがねをはずす』ときの考え方にもとづいている。たとえば、本物の掛けがねをはずすとき、私たちはまず、掛けがねをかける方向に動かさなくてはならないことが多いが、それと同じことが起きているのである」

正常な組織では、可動域の中間域に「ゆるみ」の部位、すなわちバランスがとれた部位があり、組織はそこにあるときに最も緊張が少ない状態になる。関節またはある部位の正常な可動域に制限があるとき、それが骨性組織に由来するものであっても、軟部組織に由来するものであっても、その可動域には依然としてほぼつねにニュートラル、すなわち最も快適に感じられ、ゆるむ位置、瞬間、点があるはずである。このニュートラルな位置の片側には普通新しい制限バリア、反対側には生理学的バリアが存在する。このバランス点（「ダイナミック・ニュートラル」とも呼ばれる）を見つけることが、ポジショナルリリースを成功させる秘訣である。

適当な時間（以下を参照）、機能障害を起こした組織をこの「ゆるみ」の状態に持っていくと、制限の「掛けがねがはずれ」、リリースや正常化が生じるチャンスが生まれる。このように、このプロセスのなかのポジショニング／微調整などの要素は、治療を始めるための準備であり、「治療」そのものは、このようにポジショニングを注意深く検討した結果として、組織そのもの（神経系や循環器系など）が自発的に行う。

安全性

間接アプローチは、バリアに働きかけることを避けながら、組織が快適な状態になるようにする性質を持つため、必然的に安全な手法と言える。さまざまな研究で、これらの手法は安全であると同時に、効果もあることが示されている（Cislo et al 1991, Ramirez 1989, Wong et al 2004a,b）。手術による外傷を負ったばかりの組織の治療に関してある病院で行われた研究では、ポジショナルリリースは基本的に安全であることが証明されている（Dickey 1989）。

考えられるメカニズム

固有受容：Walther（1988）は、「ストレイン（緊張）」が生じている状況について、次のようにとりまとめている：

> 固有受容器が矛盾する情報を送ると、拮抗筋の短縮が同時に起こる……拮抗筋が抑制されることなく、関節やその他の部位で緊張が生じ、（このようにして）反射パターンが進行する。そのために、筋やその他の組織で緊張した状態が持続するのである。筋の固有受容器は、急な変化が起きたためにうまく適応する時間がないと、緊張した状態に陥る。緊張による機能障害は、このように筋の固有受容器から不適切な信号が送られることと関連している場合が多い。

このようなパターンは、斜頚などの急性症状の場合のほか、急性の腰部の痙攣でも起きている。また、筋では、適応プロセスの一環としてこのようなタイプのアンバランスさが生じ、それが原因となって関節の制限が持続してしまう。慢性体性機能障害にはさまざまなタイプがあるが、その多くでこのような特徴を認めることができる。このようなときは、神経と固有受容で激しい「混乱」が生じているうえに、これは「緊張」が生じている瞬間でもある。ストレイン／カウンターストレインは、神経の混乱を鎮め、過剰な緊張やアンバランスな緊張を抑える手段を提供しているようである。

D'Ambrogio & Roth（1997）は、次のように述べている：

> ポジショナルリリース療法（PRT）は、促通した分節内の興奮レベル一般を抑えるといった影響をもたらすようである。Weiselfish（1993）は、ポジショナルリリースのこのような特徴は効果の現れ方がユニークであることを突き止め、この特徴を利用して深刻な神経疾患に苦しむ患者の治療に成功している。この患者の場合、一次機能障害の原因は、棘上筋レベルで生じているにもかかわらず、である。

侵害受容：Bailey & Dick（1992）は、緊張による機能障害は、単純な固有受容による機能障害よりはるかに複雑であると論じている：

> 機能障害のなかで、純粋な固有受容反応または侵害受容反応のどちらかの結果として生じるものはほとんどないだろう。自律神経反応や、その他の反射活動、関節の受容器の反応（生化学的特徴）、あるいは情動状態といった追加的要因も、考慮しておかなければならない。侵害受容反応が生じると（固有受容による影響よりはるかに強力である）、これら複数の分節にまたがって反射が生じ、屈筋が引っ込む。これにより、屈筋群の筋緊張が劇的に高まるのである。

Korr（1976）は、ポジショナルリリースによって組織が生理学的に正常な状態になる現象について、次のように説明している：

> 主な筋がたるんでいても、短縮した筋紡錘は発火を続ける。そして、中枢神経系は、γ神経線維の発火を徐々に抑えることができるので、今度は筋を「楽なニュートラル」な状態に戻し、安静時の長さを取り戻させることができる。要するに、医師は患者に機能障害のプロセスを繰り返し経験させるのだが、1回目と2回目には基本的な違いがある。1回目は、筋におだやかに力をかけ、ゆっくりと運動を行う。こうすると、2回目のプロセスでは中枢神経系が驚くことがないのである。この間、筋紡錘が報告を続けてきたからである。

その他の仮説

Jacobson et al（1989）は、ポジショナルリリースの効果に関して、循環器系を用いた仮説を立てた。別の仮説では、ポジショナルリリースを行っている間に、たるんだ筋膜組織に効果がおよぶと述べている。D'Ambrogio & Roth（1997）は、ポジショナルリリースを行っている間、筋膜に何が起きるかについて、次のようにまとめている：

> 筋筋膜系にかかっている緊張を低減することにより、機能障害がある筋膜の構成要素に働きかけることになるだろう。コラーゲンの交差結合にかかる緊張が低減すると、電気化学結合の遊離が引き起こされ、（ゲル状の状態から）ゾル状の状態へと戻っていくようである。

22. 大腿筋膜張筋（腸脛靱帯）テクニック

オーベル試験：腸脛靱帯の緊張度を検査するためには、患側ではない側を下にして患者に横たわってもらい、股関節と膝を90度屈曲させる。その脚はマッサージ台の上にのせるよう、患者に指示する。施術者は患者の背後に立ち、もう一方の脚を支える。伸ばした脚は、腸脛靱帯が大転子の上に来る位置まで伸展する。施術者は、頭側の手を使って膝のところで脚を支え、尾側の手で足首を支える。次に、膝を90度屈曲し、膝のところで脚を支えている手をはずし、膝がマッサージ台の上に落ちるようにする。腸脛靱帯が短縮している場合は、脚は下に落ちることなく、宙づりの状態になる。一般に、そのような状態のときに腸脛靱帯に触れると、圧痛が生じる。

腸脛靱帯は厚みのある筋膜構造でできており、腸骨稜から大腿の外側を通り、膝蓋支帯外側、脛骨隆起、腓骨頭近位に付着する。また、腸脛靱帯は大腿筋膜張筋、殿筋群、外側広筋の付着部になっている（Orchard et al 1996）。

腸脛靱帯摩擦症候群は、酷使によるけがや膝の痛みの原因として、アスリートの間では一般的である（Fairclough et al 2006）。腸脛靱帯が短縮していると、骨盤（仙腸関節など）、股関節、脚、膝などの範囲でさまざまな症状が現れることがある。

Fredericson et al（2002）は、軟部組織にいろいろな問題（筋膜のトリガーポイント、股関節外転筋の抑制、筋膜の癒着など）があると腸脛靱帯の緊張が高まることがあるので、リハビリテーションでは包括的なストレッチングプログラムを取り入れることが重要になると述べている。

腸脛靱帯は筋膜構造が大きいため、さまざまな治療アプローチを試みることができる。ただし、腸脛靱帯そのものを効率よく伸張することができるのかという問いは、つねにつきまとう。

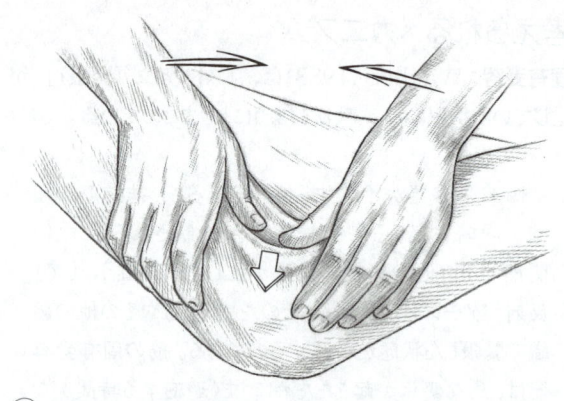

Ⓐ 腸脛靱帯前面の治療。「小枝を折る」方法を使い、極端に短縮し、線維化した腸脛靱帯の組織に働きかける。楽に耐えられる程度の力をかけ、腸脛靱帯に沿って上下させながら、この手法を繰り返す。

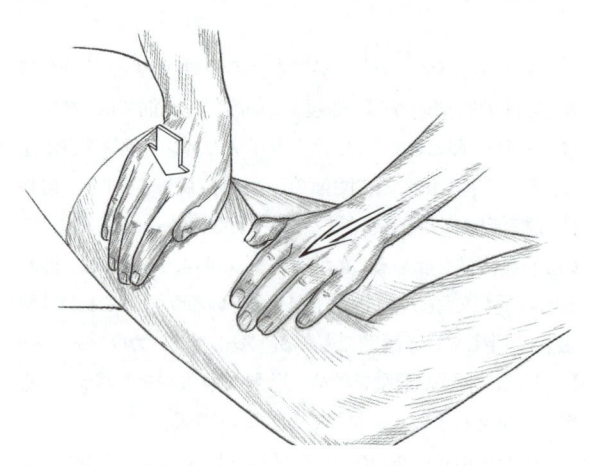

Ⓑ 腸脛靱帯後面の線維は、片方の手で腸脛靱帯を固定しながらもう一方の手で靱帯をスラストする動きを交互に行って治療する。このように、腸脛靱帯に沿って上下しながら交互に力をかけていくと、緊張亢進し、短縮した線維を顕著にリリースできる。

図8.23

神経筋テクニックを用いた治療法1

治療では、Mennell（1969）が提唱している直接アプローチを用いても、以下に解説する筋エネルギーテクニックを利用してもかまわない。

(a)「小枝を折る」方法。まず、患者を側臥位にし、両脚を適度に屈曲させておく。最初は、腸脛靱帯のなかでも大転子の遠位にある部位に触れる。まず前面の線維を伸張し、「C」字型の曲げを組織にもたらす（図8.23Aを参照）。第1指以外の指は腸脛靱帯の前面にある線維の、大転子の遠位、か

その他の軟部組織アプローチ **197**

つ膝のすぐ上に置く。両手の第1指は支点として前面にある線維の後ろ側に置き、素早くスナップする動きを行う。主な力は第1指を通じて伝達するが、このとき線維を骨性構造に押しつけることなく伸張するようにする（押しつけてしまうと、組織に打撲傷を与えることになるだろう）。このように素早い「スラスト」を膝から行い、腸脛靱帯に沿って上下にずらしながら施術していく。

(b)「ピストンスラスト」法。次に、後面の線維を治療する。両手のかかと部分をピストンのようにして交互に線維に押しつける。片手のかかと部分（第1指球または第5指球）で線維をスラストする間、もう一方の手は腸脛靱帯の前面をつかんで靱帯を固定する（図8.23Bを参照）。膝の上から大転子に向かってスラストを行い、また膝に戻ってくる動きを何度も繰り返す。スラストは、骨性構造ではなく、線維に対して行うように注意しなければならない。そうしないと、打撲傷が生じるだろう。

(c) 大転子上の治療。大転子を覆う領域は、骨性の隆起の上を前後にローリングすることで治療する。両手の第1指で主な力をかけ、下方に圧迫しながら前後にも押しつけることで、治療を行う。ローリングは、腸脛靱帯を大転子の後方に持っていってから前方に戻すようにして行う。大転子が後方に転がるとき、治療をしている側の足のかかとは、マッサージ台から浮き上がるはずである（これは、腸脛靱帯が短縮している場合のみ生じる）。

(d) 神経筋テクニック。大転子上の領域に対しては、深部を揉捏するようにマッサージするか、神経筋テクニックを使う。患者を腹臥位にし、施術者は治療する部位の反対側に立ち、治療する手の指で組織を短縮させると、簡単に達成できる場合もある。施術者が後ろにのけぞり、治療する手を自分のほうに引き寄せると、第1指以外の指を組織に入り込ませ、ある程度引きあげたり、引いたり、内側に向かって圧迫したりすることができる（図6.8A、Bを参照）。これは神経筋テクニックを用いた治療の一環として行ってもよいだろう。これらの構造で症状が改善した状態を維持したいのであれば、エクササイズを通じて伸張を維持しなければならない（以下を参照）。

治療法2

筋エネルギーテクニックでは、等尺性収縮または遠心性収縮を利用する（図8.6Bを参照）。**Note：**このアプローチで利用するポジションでどのような伸張が生じるのかを確認したい場合は、以下の「腸脛靱帯の研究」の項を参照すること。

等尺性収縮：最初の例では、患者は背臥位になり、患側ではないほうの脚を屈曲し、患側の脚は伸展する（図8.24を参照）。施術者は伸ばしたほうの脚を最大限内転させ、外側の線維（外転筋群と筋膜）を最大限伸張させる。これを達成するためには、脚を内転させ、もう一方の屈曲した脚の下に持っていく。施術者は患側ではないほうの脚の脇に立ち、その脚を固定するために圧をかけ、治療する側の足を内転させてたるみを取り除き、出せる力の25％程度の力で患側の脚を外転するよう患者に指示する。患者が息を吸う間、10秒ほどこれに抵抗する。患者が息を吐くのと同時にリリースを行い、そのときにさらにたるみを取り除き、患側の脚を抵抗バリアのやや先まで内転させる。この手順をあと2、3回繰り返す。

遠心性収縮：患者のポジションは、上記の等尺性収縮のときと同じにする。上記の手法を使っても部分的にしか効果が上がらない場合は、患者が患側の脚を外転しようと努力するときに（最初は出せる力の25％程度から始めるが、この手順を数回繰り返すときは、徐々に力を強めていく）、施術者がこれに抵抗し、さらに内転させるようにする。このプロセスは不快感を伴うので、患者には前もって警告をしておかなければならない。この手法を行うと微細な外傷が生じ、線維性の収

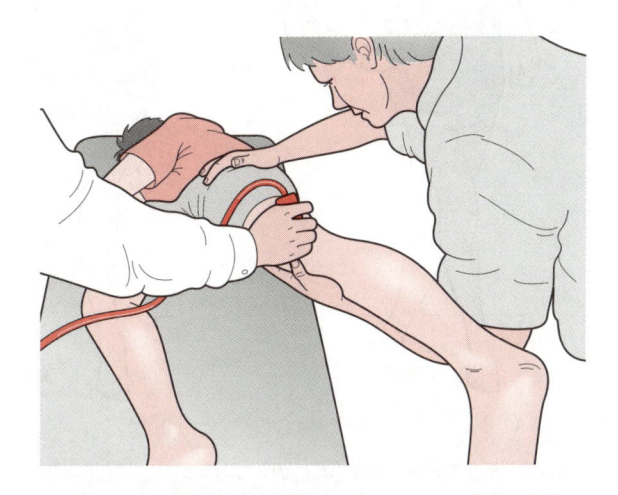

図8.24 オーベル試験の修正版を行うにあたり、腸脛靱帯に超音波検査を行う。

縮を低減することができる。この後に遠心性等張収縮を行う場合には、患者の側の努力を徐々に増やしていかなければならない。

腸脛靱帯の研究

1. Wang et al（2008）では、MRIスキャンと超音波によるリアルタイムイメージング（RTU）を組み合わせて利用し、オーベルのポジションを修正したポジションをとると、腸脛靱帯に関連する筋（殿筋群、外側広筋、大腿筋膜張筋）だけではなく、腸脛靱帯も実際に伸張することが判明した。Wangらは次のように述べている。「腸脛靱帯の幅が変化したということは、股関節を内転するときに、腸脛靱帯にかなりの伸張力がかかっていたことの現れである」。これについてはすでに図で説明している（図8.24を参照）

2. Fredericson et al（2002）は、スキンマーカーのポジションを撮影するための4台のカメラなどさまざまなハイテク機器を駆使して、3種類のストレッチングの手順の効率性（図8.25A、B、Cを参照）と、その後に靱帯が伸びる程度について、研究に参加したアスリートの腸脛靱帯を対象として評価した。すると、30秒静止した状態でストレッチを3回行った後、靱帯の長さが9-11%長くなったことが明らかになった。腸脛靱帯が短縮した患者には、自宅でセルフケアができるよう、このようなストレッチ・ポジションのバリエーションを教えておくべきである。

何を伸張したのかについては、以下のように注意する必要がある：

> 本研究の限界の1つとして、腸脛靱帯の長さを直接測定したわけではないことがあげられる。本研究では、マーカーの角度の変化から、長さの変化を推測したためである。殿筋群、大腿筋膜張筋、外側広筋などその他の組織の伸張性が、この変化に影響を与えた可能性もある。

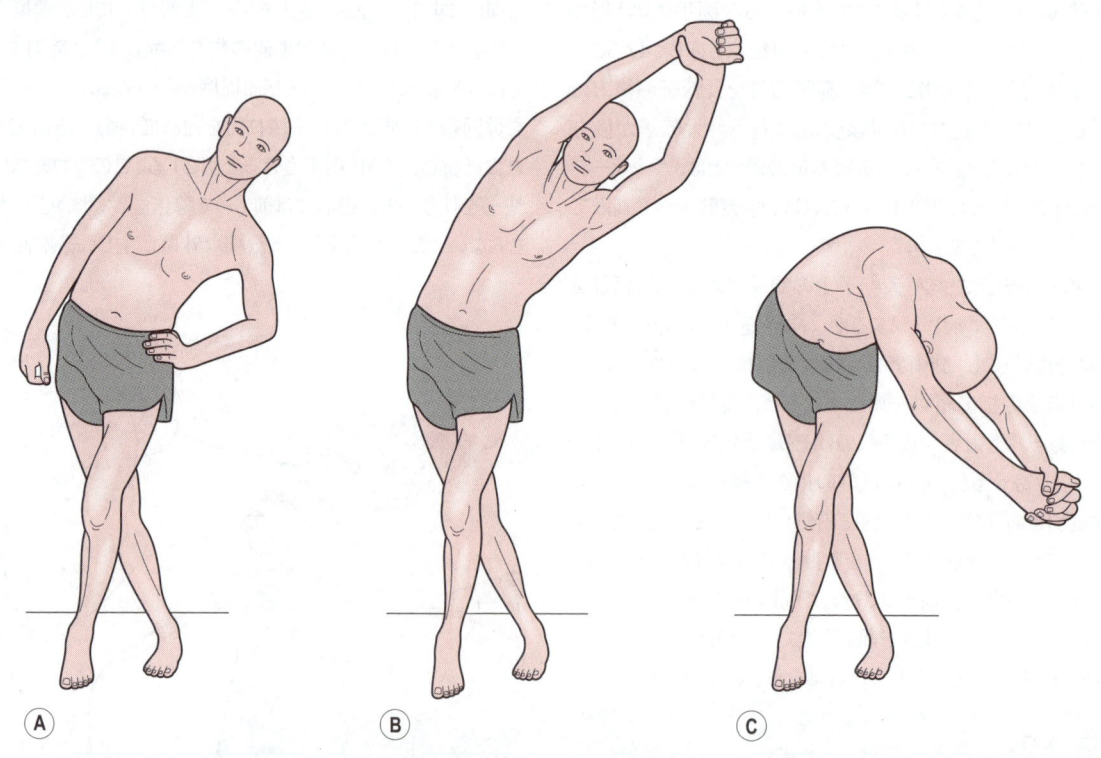

図8.25　腸脛靱帯を伸張するための3つのポジション。どのポジションでも30秒のストレッチを3回繰り返せば効果が出るが、Cの方法が最も効果が高い。(Fredericson M, White J, MacMahon J 2002, Quantitative Analysis of the Relative Effectiveness of 3 Iliotibial Band Stretches Arch. Phys. Med. Rehabil. 83:589-592, Fig 2を修正)

参考文献

A. Abrams, 1922 *New concepts in diagnosis and treatment* Physicoclinical Co: San Francisco

N. Agarwal, P. Pacher, et al. 2007 Cannabinoids mediate analgesia largely via peripheral type 1 cannabinoid receptors in nociceptors. *Nat Neurosci*. **10** 870–879.

Z. Ali, 2000 Intradermal injection of norepinephrine evokes pain in patients with sympathetically maintained pain. *Pain* **88** (2), 161–168.

B. Arbuckle, 1977 *The selected writings of Beryl Arbuckle* National Osteopathic Institute and Cerebral Palsy Foundation

M. Bailey, L. Dick, 1992 Nociceptive considerations in treating with counterstrain. *J Am Osteopath Assoc*. **92** (3), 334–337–341

P. Baldry, 1993 *Acupuncture, trigger points and musculoskeletal pain* Churchill Livingstone: Edinburgh

F. Ballantyne, G. Fryer, P. McLaughlin, 2003 The effect of muscle energy technique on hamstring extensibility: the mechanism of altered flexibility. *Journal of Osteopathic Medicine* **6** (2), 59–63.

M. Barnes, 1997 The basic science of myofascial release. *Journal of Bodywork and Movement Therapies* **1** (4), 231–238.

M. Barnes, R. Gronlund, M. Little, et al. 1997 Efficacy study of the effect of a myofascial release treatment technique on obtaining pelvic symmetry. *Journal of Bodywork and Movement Therapies* **1** (5), 289–296.

C.S. Blum, V. Esposito, C. Esposito, 2003 Orthopedic block placement and its effect on the lumbosacral spine and discs. Three case studies with pre- and post-MRIs. *Journal of Chiropractic Education* **17** 48–49.

H. Brodin, 1982 Lumbar treatment using the muscle energy technique. *Osteopathic Annals* **10** (12), 23–24.

D. Cassidy, A. Lopes, K. Yong-Hing, 1992 The immediate effect of manipulation versus mobilization on pain and range of motion in the cervical spine: a randomized controlled trial. *J Manipulative Physiol Ther*. **15** 570–575.

Y. Castlio, 1955 Effect of direct splenic stimulation in infectious diseases. *American Academy of Osteopathy Yearbook* **1955** 121

L. Chaitow, 1990 *Beat fatigue workbook* Thorsons: London

L. Chaitow, 1994 INIT in treatment of pain and trigger points. *British Journal of Osteopathy* **XIII** 17–21.

L. Chaitow, 2006 *Muscle energy techniques* ed 3 Churchill Livingstone: Edinburgh

L. Chaitow, 2007 *Positional release techniques* ed 3 Churchill Livingstone: Edinburgh

Chengnan, 1990 In: S. Chengnan, Ed. *Chinese bodywork* 1990 Pacific View Press: Berkeley, California

S. Cislo, M. Ramirez, H. Schwartz, 1991 Low back pain: treatment of forward and backward sacral torsion using counterstrain technique. *J Am Osteopath Assoc*. **91** (3), 255–259.

J. Clelland, E. Savinar, K. Shepard, 1987 Role of physical therapist in chronic pain management. In: G. Burrows, D. Elton, G.V. Stanley, Ed. *Handbook of chronic pain management* Elsevier: London 243–258.

K. D'Ambrogio, G. Roth, 1997 *Positional release therapy* Mosby, St Louis: Missouri

D. Deig, 2001 *Positional release technique* Butterworth Heinemann: Boston

B. Degenhardt, N. Darmani, J. Johnson, et al. 2007 Role of Osteopathic Manipulative Treatment in Altering Pain Biomarkers: A Pilot Study. *J Am Osteopath Assoc*. **107** 387–400.

J. Dickey, 1989 Postoperative osteopathic manipulative management of median sternotomy patients. *J Am Osteopath Assoc*. **89** (10), 1309–1322.

J. Drover, et al. 2004 Influence of Active Release Technique on quadriceps inhibition and strength: A pilot study. *J Manipulative Physiol Ther*. **27** 408–413.

J. Fairclough, J. Hayashi, H. Tounmi, et al. 2006 The functional anatomy of the iliotibial band during flexion and extension of the knee: implications for understanding iliotibial band syndrome. *J. Anatomy*. **208** 309–316.

J. Feland, H. Marin, 2004 Effect of submaximal contraction intensity in contract-relax proprioceptive neuromuscular facilitation stretching. *Br J Sports Med*. **38** (4), E18

R. Ferber, L.R. Osternig, D.C. Gravelle, 2002 Effect of PNF stretch techniques on knee flexor muscle EMG activity in older adults. *J Electromyogr Kinesiol* **12** 391–397.

C. Fernández-de-las-Peñas, M. Sohrbeck-Campo, J. Fernández-Carnero, et al. 2005 Manual therapies in the myofascial trigger point treatment: a systematic review. *Journal of Bodywork and Movement Therapies* **9** 27–34.

C. Fernández-De-Las-Peñas, et al. 2006 The immediate effect of ischemic compression technique and transverse friction massage on tenderness of active and latent myofascial trigger points: A pilot study. *Journal of Bodywork and Movement Therapies* **10** (1), 3–9.

Fernández et al., 2009 In: C. Fernández de las Peñas, L. Arendt-Nielsen, R. Gerwin, Ed. *Physical Therapy for tension type and cervicogenic headache: physical examination, muscle and joint management* 2009 Jones & Bartlett: Boston

T. Field, 2000 *Touch therapy* Churchill Livingstone: Edinburgh

S. Fielder, W. Pyott, 1955 The science and art of Manipulative Surgery. *American Institute of Manipulative Surgery* Utah: Salt Lake City

S. Fielding, 1983 *J Altern Med*.

M. Fredericson, J. White, J. MacMahon, 2002 Quantitative

Analysis of the Relative Effectiveness of 3 Iliotibial Band Stretches. *Arch Phys Med Rehabil* **83** 589–592.

G. Fryer, 2000 Muscle Energy Concepts – A Need for a Change. *J Osteop Med*. **3** (2), 54–59.

G. Fryer, 2006 MET: Efficacy & Research. In: L. Chaitow, Ed. *Muscle Energy Techniques* ed 3 Elsevier: Edinburgh

G. Fryer, C. Fossum, 2006 2009, Therapeutic Mechanisms Underlying Muscle Energy Approaches, In: George J: The effects of Active Release Technique on hamstring flexibility: A pilot study. *J Manipulative Physiol Ther*. **29** 224–227.

J. George, 2006 The effects of Active Release Technique on hamstring flexibility: A pilot study. *J Manipulative Physiol Ther*. **29** 224–227.

J. George, 2006 The effects of active release technique on carpal tunnel patients: A pilot study. *Journal of Chiropractic Medicine* **5** (4), 119–122.

J. Goldberg, 1992 Effect of two intensities of massage on H-reflex amplitude. *Phys Ther*. **72** (6), 449–457.

G. Goodheart, 1984 *Applied kinesiology workshop procedure manual* ed 21 Privately published: Detroit

P. Greenman, 1996 *Principles of manual medicine* ed 2 Williams and Wilkins: Baltimore

L. Hamilton, et al. 2007 The effects of high-velocity, low-amplitude manipulation and muscle energy technique on suboccipital tenderness. *International Journal of Osteopathic Medicine* **10** 42eendash49e.

J. Hoag, 1969 *Osteopathic medicine* McGraw Hill: New York

S.J. Horton, 2002 Acute locked thoracic spine: treatment with a modified SNAG. *Man Ther*. **7** (2), 103–107.

C.-R. Hou, L.-C. Tsai, K.-F. Show Cheng, 2002 Immediate effects of various physical therapeutic modalities on cervical myofascial pain and trigger-point sensitivity. *Arch Phys Med Rehabil* **83** (10), 1406–1414.

H. Hovind, S.L. Nielson, 1974 Effects of massage on blood flow in skeletal muscle. *Scand J Rehabil Med*. **6** 74–77.

R. Hruby, K. Hoffman, 2007 Avian influenza: an osteopathic component to treatment. *Osteopathic Medicine and Primary Care* **1** (10),

F. Ikimi, J. Hunt, G. Hanna, et al. 1996 Interstitial fluid plasma protein, colloid, and leukocyte uptake into initial lymphatics. *J Appl Physiol*. **81** (5), 2060–2067.

G. Ironson, et al. 1993 Relaxation through massage associated with decreased distress and increased serotonin levels. *Touch Research Institute* University of Miami School of Medicine: Miami

E.C. Jacobson, M.D. Lockwood, V.C. Hoefner, et al. 1989 Shoulder pain and repetition strain injury to the supraspinatus muscle: etiology and manipulative treatment. *J Am Osteopath Assoc*. **89** (8), 1037–1045.

V. Janda, 1990 *Muscle function testing* Butterworths: London

V. Janda, 1992 Muscle and back pain. *Physical Medicine Research Foundation presentation* Vancouver, British Columbia

G. Jay, 1995 Sympathetic aspects of myofascial pain. *Pain Digest*. (5), 192–194.

A. Johnson, 1939 *Principles and practice of drugless therapeutics* W Straube: Los Angeles

W. Johnstone, 1997 Functional technique. In: R. Ward, Ed. *Foundations for osteopathic medicine* Williams & Wilkins: Baltimore

H. Kamani, N. Walters, 2000 Muscle energy technique. The effect on joint mobility and agonist/antagonist muscle activity. *2nd International Conference on Advances in Osteopathic Research (ICAOR)* The Law Society: London

D. Klinge, S. Magnusson, E. Simonsen, et al. 1997 The effect of strength and flexibility training on skeletal muscle electromyographic activity, stiffness, and viscoelastic stress relaxation response. *Am J Sports Med*. **25** (5), 710–716.

I. Korr, 1976 *Collected papers of I.M Korr* American Academy of Osteopathy: Newark, OH

M. Kuchera, W. Kuchera, 1994 *Considerations in systemic dysfunction* Greyden Press: Columbus, Ohio

W. Kuchera, M. Kuchera, 1992 *Osteopathic Principles in Practice* Kirksville College of Osteopathic Medicine: Missouri

P. Leahy, 1999 *Active release techniques, Hammer W Functional soft tissue examination and treatment in manual methods* ed 2 Gaithersberg Maryland: Aspen

E. Lederman, 1997 *Fundamentals of Manual Therapy* Churchill: London

K. Lenehan, et al. 2003 The effect of muscle energy technique on gross trunk range of motion. *J Osteopath Med*. **6** (1), 13–18.

K. Lewit, 1985 *Manipulative therapy in rehabilitation of the motor system* Butterworths: London

K. Lewit, 1992 *Manipulative therapy in rehabilitation of the locomotor system* ed 2 Butterworths: London

K. Lewit, 1996 Role of manipulation in spinal rehabilitation. In: C. Liebenson, Ed. *Rehabilitation of the spine* Williams & Wilkins: Baltimore

K. Lewit, 1999 *Manipulative therapy in rehabilitation of the locomotor system* ed 3 Butterworths: London

C. Liebenson, 2006 Manual Resistance Techniques in Rehabilitation. In: L. Chaitow, Ed. *Muscle Energy Techniques* Churchill Livingstone: Edinburgh

C. Liebenson, 2001 Manual resistance techniques in rehabilitation. In: L. Chaitow, Ed. *Muscle energy technique* ed 2 Churchill Livingstone: Edinburgh

L. Lupandin, K. Kuz'mina, 1985 Interaction of thermoreceptive and vestibular signalling in regulating the activity of flexor and extensor motor nuclei during cold tremor.. *Fiziol Zh SSSR Im I M Sechenova* **11** (71), 1433–1438.

M. McHugh, I. Kremenic, M. Fox, G. Gleim, 1998 The role of mechanical and neural restraints to joint range of motion during passive stretch. *Med Sci Sports Exerc* **30** (6),

928–932.

J.M. McPartland, D.G. Simons, 2007 Myofascial trigger points: translating molecular theory into manual therapy. *Journal Manual and Manipulative Therapies* **14** 232–239.

J. McPartland, 2008 Expression of the endocannabinoid system in fibroblasts and myofascial tissues. *Journal of Bodywork and Movement Therapies* **12** 169–182.

M. Magnusson, E.B. Simonsen, P. Aagaard, et al. 1995 Contraction specific changes in passive torque in human skeletal muscle. *Acta Physiol Scand*. **155** (4), 377–386.

M. Magnusson, P. Aagaard, E.B. Simonsen, et al. 1998 A biomechanical evaluation of cyclic and static stretch in human skeletal muscle. *Int J Sports Med*. **19** 310–316.

M. Magnusson, E. Simonsen, P. Aagaard, et al. 1996 Mechanical and physiological responses to stretching with and without pre-isometric contraction in human skeletal muscle. *Archives of Physical Medicine & Rehabilitation* **77** 373–377.

M. Magnusson, E. Simonsen, P. Aagaard, et al. 1996 A mechanism for altered flexibility in human skeletal muscle. *Journal of Physiology* **497** (Part 1), 293–298.

M. Mehta, P. Hatton, 2002 The relationship between the duration of sub-maximal isometric contraction (MET) and improvement in the range of passive knee extension. *Journal of Osteopathic Medicine* **5** (1), 40

J. Mennell, 1969 *Joint pain* Little Brown: Boston

J. Mennell, 1975 The therapeutic use of cold. *J Am Osteopath Assoc*. **74** (12), 1146–1158.

F. MitchellJr, 1976 *Tutorial on biomechanical procedures* Yearbook American Academy of Osteopathy: Carmel CA

F. MitchellJr, P. Moran, N. Pruzzo, 1979 *An evaluation and treatment manual of osteopathic muscle energy procedures* Illinois: Valley Park

F. MitchellJr, P.K.G. Mitchell, 1995 *The Muscle Energy Manual* **vol 1** MET: Michigan

L. Mock, 1997 Myofascial release treatment of specific muscles of the upper extremity (levels 3 and 4). *Clinical Bulletin of Myofascial Therapy* **2** (1), 5–23.

M. Moore, C. Kukulka, 1991 Depression of Hoffman reflexes following voluntary contraction and implications for proprioceptive neuromuscular facilitation therapy. *Phys Ther*. **71** (4), 321–329.

D. Morrissey, 2002 Unloading and proprioceptive taping. In: L. Chaitow, Ed. *Positional release techniques* ed 2 Churchill Livingstone: Edinburgh

M. Morrison, 1969 *Lecture notes - Seminar* Charing Cross Hotel: London

C. Norris, 1999 Functional load abdominal training (part 1). *Journal of Bodywork and Movement Therapies* **3** (3), 150–158.

J.W. Orchard, P.A. Fricker, A.T. Abud, B.R. Mason, 1996 Biomechanics of iliotibial band friction syndrome in runners. *Am J Sports Med*. **24** 375–379.

J. Oschman, 1997 What is healing energy? Pt 5: gravity, structure, and emotions. *Journal of Bodywork and Movement Therapies* **1** (5), 307–308.

C. Owen, 1977 An endocrine interpretation of Chapman's reflexes. *Academy of Applied Osteopathy* Newark: Ohio

R. Pertwee, 2005 The therapeutic potential of drugs that target cannabinoid receptors or modulate the tissue levels or actions of endocannabinoids. *AAPS Journal* **7** E625E654.

B. Polstein, 1991 In: E. DiGiovanna, Ed. *Osteopathic approach to diagnosis and treatment* JB Lippincott: Philadelphia

K. Puustjarvi, et al. 1990 Effects of massage in patients with chronic tension headaches. *Acupuncture and Electrotherapeutics Research* **15** 159–162.

J. Rathbun, I. MacNab, 1970 Microvascular pattern of rotator cuff. *J Bone Joint Surg*. **52** 540–553.

E.W. Retzlaff, A.H. Bemy, A.S. Haight, et al. 1974 The piriformis muscle syndrome. *Journal of American Osteopathic Association* **73** 799–807.

G.J. Rich, 2002 *Massage therapy: the evidence for practice* Churchill Livingstone: Edinburgh

T. Ruddy, 1961 *Osteopathic rhythmic resistive duction therapy* Yearbook of Academy of Applied Osteopathy 1961, Indianapolis: 58

S. Sandler, 1983 The physiology of soft tissue massage. *British Osteopathic Journal* **15** 1–6.

N. Sergueef, K. Nelson, T. Glonek, 2002 The effect of cranial manipulation on the Traube–Hering–Mayer oscillation as measured by laser-Doppler flowmetry. *Altern Ther Health Med*. **8** (6), 74–76.

S. Schiowitz, 1990 Facilitated positional release. *American Osteopathic Association* **90** (2), 145–156.

J. Shoemaker, P. Tiidus, R. Mader, 1997 Failure of manual massage to alter limb blood flow: measures by Doppler ultrasound. *Med Sci Sports Exerc*. **29** (5), 610–614.

D. Simons, S. Mense, 2003 Diagnosis and therapy of myofascial trigger points. *Shmerz* **17** (6), 419–424.

D. Simons, J. Travell, L. Simons, 1999 ed 2 *Myofascial pain and dysfunction: the trigger point manual* **vol 1** Williams & Wilkins: Baltimore upper half of body

S.L. Sleszynski, A.F. Kelso, 1993 Comparison of thoracic manipulation and incentive spirometry in preventing postoperative atelactesis. *Journal of American Osteopathic Association* **93** 834–838.843–845

G. Schmitt, T. Pelham, L. Holt, 1999 From the field. A comparison of selected protocols during proprioceptive neuromuscular facilitation stretching. *Clinical Kinesiology* **53** (1), 16–21.

D. Simons, J. Travell, L. Simons, 1999 ed 2 *Myofascial Pain and dysfunction: The trigger point manual* **vol 1** Williams & Wilkins: Baltimore

M. Smith, G. Fryer, 2008 A comparison of two muscle energy techniques for increasing flexibility of the hamstring muscle group. *Journal of Bodywork and Movement Therapies* **12** (4), 312–317.

A. Stoddard, 1969 *Manual of osteopathic practice* Hutchinson Medical: London

B. Te Poorten, 1969 The piriformis muscle. *Journal of American Osteopathic Association* **69** 150–160.

P. Taylor, G. Tole, H. Vernon, 1990 Skin rolling technique as an indicator of spinal joint dysfunction. *J Can Chiropractic Assoc*. **34** (2), 82–86.

J. Travell, 1952 Ethyl chloride spray for painful muscle spasm. *Arch Phys Med Rehabil* **33** 291–298.

J. Travell, D. Simons, 1983 *Myofascial pain and dysfunction* **vol 1** Williams & Wilkins: Baltimore

J. Travell, D. Simons, 1992 *Myofascial pain and dysfunction* **vol 2** Williams & Wilkins: Baltimore

J. Upledger, J. Vredevoogd, 1983 *Craniosacral therapy* Eastland Press: Seattle

E. Wallace, J. McPartland, J. Jones, et al. 1997 Lymphatic manipulative techniques. In: R. Ward, Ed. *Foundations for osteopathic medicine* Williams & Wilkins: Baltimore

D. Walther, 1988 *Applied kinesiology* Pueblo: SDC Systems

H.-K. Wang, T. Shih, K.-H. Lind, T.-G. Wang, 2008 Real-time morphologic changes of the iliotibial band during therapeutic stretching; an ultrasonographic study. *Man Ther*. **13** 334–340.

K. Washington, R. Mosiello, M. Venditto, et al. 2003 Presence of Chapman reflex points in hospitalized patients with pneumonia. *Journal American Osteopathic Association* **103** 479–483.

S. Weiselfish, 1993 *Manual therapy for the orthopedic and neurologic patient* Regional Physical Therapy: Hertford, CT

E. Wilson, O. Payton, L. Donegan-Shoaf, et al. 2003 Muscle energy technique in patients with acute low back pain: a pilot clinical trial. *Journal of Orthopaedic & Sports Physical Therapy* **33** 502–512.

H. Wittlinger, G. Wittlinger, 1982 ed 3 *Textbook of Dr Vodder's manual lymph drainage* **vol 1** Karl F Haug: Heidelberg basic course

C. Wong, C. Schauer-Alvarez, 2004 Effect of strain/counterstrain on pain and strength in hip musculature. Reliability, validity and effectiveness of strain/counterstrain techniques. *Journal of Manual and Manipulative Therapy* **12** (2), 107–112.

P. Wright, I. Drysdale, 2008 Comparison of PIR and RI muscle energy techniques applied to piriformis. *Intl Jnl Ost Med*. **11** 158–159.

S. Xujian, 1990 Effects of massage and temperature on permeability of initial lymphatics. *Lymphology* **23** 48–50.

W. Zhao-Pu, 1991 *Acupressure therapy* Churchill Livingstone: Edinburgh

G. Zink, W. Lawson, 1979 An osteopathic structural examination and functional interpretation of the soma. *Osteopathic Annals* **12** (7), 433–440.

第9章

臨床でNMTを活用する

目次

1. **文脈思考とシンクロニシティ**.................203
   文脈思考の3つの例.................204
2. **治療前の評価**.................205
3. **トリガーポイントに焦点をあてる**.................207
   トリガーポイントと骨盤痛.................207
   局所の促通.................208
   治療法.................208
   リーフのアプローチ：全身vs個別.................209
   スペランスキーとセリエ：共通の発見.................210
4. **NMTとスポーツ外傷：モールの手法**.................211
5. **NMTが役立つケース**.................213
6. **INIT仮説**.................215
   INITの手法　216
   まとめと解説　217

これまで本書で扱った内容に関しては、可能な限り出典を明らかにした。出典がない記述は、オステオパシー医およびナチュロパシー医として45年間活動してきた筆者の臨床経験をもとに、個人的な考えを表したものである。筆者は、イギリスやギリシャやアメリカ合衆国の、民間保険や国民保険を適用できる現場や、民間の診療所、入院施設のある診療所、そして研究機関で働いた経験がある。

つまり、（出典によって）「根拠が示されていない」記述については、臨床現場で活用する前に読者自身が個人の責任で評価しなければならないということである。

1. 文脈思考とシンクロニシティ

明らかにそれと分かる症状以外の症状（足首のねんざやむち打ち症など）に直面したときは、文脈に沿って考えるアプローチが役立つ。臨床の現場では、さまざまな症状を直線的に捉えようとする。つまり、ほとんど数学的といっていいような因果関係を組み立てていくのだが、これでは問題があるケースも多い。患者が抱える症状を氷山の一角にたとえてみる方法も、身につけるとよいだろう。言うまでもなく、氷山の全容は目で見ることができない。同じように、個々の患者の内部で相互に作用しながら働いている全身の、健康に関する、先天性および後天性の、生化学的、生体力学的、心理社会的影響は、目で見ることができない。そして、氷山が周囲の海洋から影響を受けるのと同じように、患者は物理的・心理的環境のなかで目に見えず、制御することもできない力を受けながら機能している。これらの新たな要因を考慮しなければ、さまざまな症状を単純な背景のなかで生じたものとして捉えるしか

なくなってしまう。慢性的な問題がある場合、それで済むケースはまずない。

「文脈」という考え方は、シンクロニシティを用いて説明することもできる。人生全般で起きること、特に肉体に起きることについては、直線的にも、空間的にも解釈することができる。西欧人の多くは、複数のできごとの間にある関係を、原因と結果を用いて理解する。1つのできごとが別のできごとを引き起こしたり、逆にその原因になったり、あるいは少なくとも強い影響を受けていたりすると捉えるのである。

2つのできごとを見るときは、両者が複雑な連続体の一部に属しており、それぞれが同じ（大きな）プロセスの一部であるものの、どちらも互いに依存してはおらず、シンクロニシティという結合の原理でつながっているだけだという捉え方もできる。シンクロニシティ、すなわち「同時性」は、このようなパターンやできごとの捉え方を表した言葉である。このように空間的な思考ができるようになると、健康問題を効率よく評価し、単純な因果関係を用いたアプローチに陥らなくなるだろう（Jung 1973）。

文脈思考の3つの例

1. 過呼吸と不安：どちらが「原因」か

過呼吸は普通、不安を伴う。そのため、因果関係という単純な構図で考えてみると、過呼吸が不安の「原因である」と思うだろう。しかし、一般に不安になると過呼吸になる。すると今度は、単純化して考えてしまうと、不安が過呼吸の「原因である」と思うことになる。一方、もっと文脈に寄り添って考えてみると、（正確には）不安と過呼吸は互いを「補強」するばかりでなく、以下の原因が引き金となって生じたり、悪化したりし得ることに気づくだろう。たとえば、血糖値の低下（Brostoff 1992）、月経の黄体期後の黄体ホルモン値の上昇（Cimino 2000）、交感神経の喚起（「ストレス」）や副腎への刺激（Nixon & Andrews 1996）、妊娠中などに生じる代謝性アシドーシス（Slatkovska et al 2006）、気候、標高、情動刺激、アレルギー反応（Brostoff 1992）、極度の疲労などである。つまり、不安と過呼吸は（ほかにも多数あるだろうが）上にあげた病理学的要因のすべて、またはいずれかを含む1つの連続体の一部であり、影響を受けた人特有の遺伝的、後天的な生化学的、生体力学的、心理学的な特徴と相互に関わっているのである。広い文脈を考慮して治療を行えば、単純で直線的な「因果関係」で評価するより、成功する可能性が高まると考えてよいだろう。

2. トリガーポイントも「役に立つ」か

臨床経験からいうと、体の要求に従って緊張が持続しているとき、筋筋膜のトリガーポイントが機能的システムの一部になっていることもある。たとえば、「整復する」役割を担って姿勢面からの無理にさらされている組織（頭部が前に突出しているせいであごが突き出るなど）や、戦略的にハムストリングの緊張度を高めることで不安定になった仙腸関節全体の緊張を維持している場合などがある（Vleeming et al 1997）。このような場合、体が本来するべきことをしているだけで変化が生じ、トリガーポイントが発達していく。Simons et al（1999）は、アデノシン三リン酸（ATP）値が適正レベルにないときにカルシウムが存在すると、筋のアクチンとミオシンは短縮したポジションでロックされるよう設計されていると述べている。トリガーポイントは、ATPが不足しているときに効率よく機能し（それにより、資源を節約している）、姿勢や筋の使い方に問題があるせいでその状態に適応し、緊張した組織に、戦略的に局在することも多い。トリガーポイントは、直接的な原因（および／またはバランスが悪い食事、呼吸機能障害、脱水などその他のストレッサー）が修正されると同時に、消失することもある（Chaitow & DeLany 2002）。

トリガーポイントはまた、関連する構造が乱用されると、本来備わっている無症候性（潜在性）あるいは症候性（活動性）の警告メカニズムを発揮するようである。そのため、トリガーポイントが反応している根本的な原因（乱用）を修正しないままにトリガーポイントをリリースしても、理想的な結果を得ることはできないだろう。少なくとも、トリガーポイント活動はすぐに、もしくは慢性的に復活するに違いない。トリガーポイントは機能障害を起こす存在であると決めつけるのではなく、利用できるATPがないときに現れる、エネルギー消費量を節約するための短縮装置として捉えるべきだろう。そして、必要がなくなるまで緊急に、あるいは長期的に適応／代償し、構造的または局所的な緊張を維持しているのである。さらに、組織に過負荷がかかり、組織が乱用されているときに

は、警告シグナルとみなすこともできる。このように考えてみると、機能障害を起こしているのは個人の姿勢や日常的な体の使い方、あるいはライフスタイルであり、設計通りのふるまいをしているだけの、トリガーポイントを有している組織ではないのである。これが正しいとき、そしてそれを正しいことを私たちが認識できるようになれば、注目すべきはトリガーポイントが現れた文脈であり、トリガーポイントそのものではないことが分かる。

トリガーポイントが固定装置として有用であるとはいえ、もちろん、必要以上に活動を持続している場合や、過去の酷使や外傷のなごりとして存在している場合もある（大半がこれに当てはまるという意見もある）。その場合、トリガーポイントは邪魔な存在で、正常な機能を妨害するだろうから、適切に不活性化する必要がある。トリガーポイントが潜在的には固定装置として機能していながらも痛みを引き起こす場合も、コアの安定性を改善するなどの方法でうまく体を安定させられるのであれば、手技などを使ってトリガーポイントを不活性化するのは適切な行為といえるだろう。

3. 仙腸関節の機能障害を評価する

正常な被験者を対象に、片脚立ちをして股関節を曲げるテスト（コウノトリのポーズ）をHungerford & Gilleard (1998) が行ったところ、個々の運動制御戦略はテストを受けるたびに異なることが示されたと、Lee (2002) は報告している。これは、まったく違う筋でも同一の骨運動を行うことができることを示している。つまり、被験者たちが脚を上げるたびに圧迫する程度が変わり、ひいては可動域も異なることになる。Lee (2002)は次のように記している：

> 何度もテストを繰り返し、運動を平均化しない限り、信頼性のあるデータを得ることはできない。これは、何が起きているかを検査者が感じ取れないからではなく、被験者が一瞬ごとに使う筋を変えているからである。……信頼性を得るべく、ありとあらゆる可動域運動テスト（自動でも他動でも）をしている間に個々の筋活動パターンを書き留めない限り、（その瞬間に）仙腸関節がどれだけ圧迫されているかも、可動域がどれくらいあるかも、知る手だてはない。

これだけではこのようなテストの有効性を疑うには十分ではないとでもいうかのように、ほかにも影響をおよぼす可能性がある要因として、次の例があがっている：

- 患者の頭部がテストをする側にやや傾き、股関節伸筋群（ハムストリングスなど）の緊張を高めていないか（Murphy 2000）
- 患者の眼がどちらかに向いていたり、やや上または下を見ていたりするせいで、股関節の屈筋群、伸筋群、回転筋群の緊張度が著しく変わっていないか（Janda 1988, Lewit 1999）
- 患者の後頭下筋群が伸展したばかりで、脚の伸筋群の緊張度が変わっていないか（Pollard & Ward 1997）
- 患者が不安や過呼吸になっていたり（Garland 1994）、アレルギー反応を起こしていたり（Randolph 1976）、患者の足のアーチが落ちていたりしないか（Myers 2001）

この種のテストをするときに影響をおよぼす要因はいくつもあるが、制御できるのはその一部でしかない。つまり、個々のテストが意味する内容についての臨床推論が欠かせない。単一テストの結果だけでは、機能障害を定義することはできず、せいぜい暗示する程度のことしかできない。この結果は、他の評価所見や、患者の症状の全体像や経歴が加わって初めて、意味を持つ。つまり、評価とは、直線的思考ではなく、空間的思考をするためのエクササイズであり、シンクロニシティを持つ証拠のかけらを探し出していく過程だといえる。これらを集めると、何が起きているのか、どう対処するべきかについての作業仮説につながる。

結論

ここまでで過呼吸、トリガーポイント、仙腸関節の評価という3つの例を示した。文脈に沿って考え、シンクロニシティを探すことの必要性と、直線的思考には注意すべきであること、特に人体という複雑な存在を扱うときには注意すべきであることを示した証拠として受け入れてもらえたと思う。

2. 治療前の評価

治療介入を体系的に計画し、まぐれ当たり以上の結果を出したいなら、痛みや制限パターンが生じている原因やその範

囲、それが他の部位や組織に影響する可能性について、しっかりした評価を確実に行う必要がある。たとえば、筋筋膜のトリガーポイントや、局所的に外傷を受けた部位、短縮または弱化した筋、関節の制限、そして全体（全身）におよぶ要因などを評価するのである（関節炎の場合などに存在する）。

すでに論じたように、治療介入プログラムや治療のための修正を計画する段階に達すると、どのような文脈で症状が現れ、存在しているかが重要な意味を持つ。

NMTは、そのような診断と評価を行うツールの1つである。評価モードから積極的な治療モードに切り替え、正確に焦点をしぼって調整した力をかければ、制限がある組織に直接にでも反射的にでも影響を与えることができる。NMTの筋筋膜リリーステクニックや虚血圧迫（オステオパシーにおける抑制テクニック）を使うと、指の接点を通じて治療対象に正確に施術することができる。

NMTの評価モードが使いやすいのは、なんといってもおだやかで非侵襲的な方法で局所の軟部組織の機能障害を特定する機会があるからだろう。

アメリカ合衆国でもイギリスでも、NMTを利用する多くの療法士たちは、主に筋筋膜のトリガーポイント（と、トリガーポイントを生み出すあちこちの筋骨格系やその他の機能障害パターン）に焦点を当ててきた。NMTを最大限活用するためには、第3章で解説したように、脊柱付近や筋、筋膜（トリガーポイント）で局所的に生じる促通のプロセスについて、しっかり理解しておくとよい。

診断と治療のなかでNMTを活用する方法を身につけると、実際に生じている機能障害のパターンについて、かなりの情報を得ることができるようになる。

もう一度強調しておくが、NMTは診断モードでも治療モードでも利用することができ、両者はある程度重なりがあるため、同時に行うこともあるだろう。注意しておくべき構造や組織を特定したら、短縮した部位や緊張した部位に直接触れ、局所的な治療を行うツールとして利用することができる（Fernández de las peñas et al 2005）。

トリガーポイントで見られる反射活動に対処する際には、治療を補うための関連テクニックが個別に存在する（Fryer & Hodgson 2005）。Lewit（1999）が言及した筋エネルギーテクニックのほか、さまざまな情報源をもとにこれらを改良した手法があるので、個々の適応条件に応じて利用できるテクニックが広がっている。これらの関連テクニックについては、第8章で一部を紹介する。

関節の関与

（Chaitow 1983, 1991a, b, Jones 1981, Mitchell et al 1979）

ポジショナルリリース（「ストレイン／カウンターストレイン」）やNMTやMETなどの軟部組織マニピュレーションは、積極的に操作をしようと努力しなくても、実に多くの関節の不調を正常化することができる（Schenk 1994, Wilson et al 2003, Speicher et al 2004）。METとNMTは共生関係にあり、それぞれのテクニックのレパートリーのなかから役立つテクニックを選んで組み合わせるほうが、個別に施術するよりよい結果が得られる。反射活動は、軟部組織の機能障害がある部位が局在することで示される。それらの反射活動に影響を与えることができる適切なテクニックの知識を増やしたり、穏やかなファンクショナルテクニックでジョーンズが主張した圧痛点を利用したりすると、軟部組織マニピュレーションで扱う範囲が明らかになるだろう。

これらのアプローチを利用するからといって、制限を修正する際に自動関節運動やマニピュレーションを使う必要がなくなるわけではないが、高速スラストや長てこ法を取り入れる必要性を減らすことはできる。さらに、それらのマニピュレーションをよりシンプルにし、局所の組織や患者の体に外傷を負わせにくくすることにもなる。METとNMTを組み合わせると、組織の損傷を避けようとしたときに生じがちな問題も、ある程度は解決できる。また、線維化した部位にNMTを施術しておくと、その後に「普通の」METを施術したり、遠心性収縮をしたりしても、不快感を与え、微細な外傷を負わせる傾向は減るだろう（第8章を参照）。

筋骨格系の不調のなかには、治療しないほうがよいものもあるか

患者は、施術者が物理的に触れることを許し、施術者に大きな特権を与えてくれる。これは施術者にかなりの「パワー」をもたらしてもいる。患者は警戒心をゆるめ、普通であれば話したがらない自分の感情や思考についても、素直に話してくれる。そのおかげで、物理的なレベル以外でも、治療介入を

する機会になっている。施術者は、このような状況に潜在的な「プラセボ」効果があることに気づき、チャンスをうまく活用するべきである。アドバイスを与え、ポジティブな指導をすれば、患者に大きな影響を与えられるので、ケアを行う際にはこれを活用するべきである。また、患者は通常、治療を受け入れる態勢にあるので、熱意を込めて治療テクニックを行うこと (Pollo & Benedetti 2008)。

情動または心理的背景が関係しているせいで、軟部組織が変化している場合がある。軟部組織には混乱した感情が表れており、それを「リリース」するときには感情面での反動が生じるかもしれないので、治療をするときには、施術者の側にそれに対処するだけのしかるべき能力があるかどうか、把握しておくことが大切になる。また、自分の手に負えなくなるときに備えて、適切な照会先を確保しておく必要もある (Field et al 2005, Loga 2008)。

軟部組織の機能障害として現れた特定のパターンに感情面での負担が付随している場合、患者がその感情を消化できないのであれば、患者の側に準備ができ、体のなかに潜んでいる問題を処理するだけの装備を持つまで、触れないでおくのが一番である (Mancuso et al 2004)。

明らかに筋骨格系の機能障害がありながら、心理・情動面ではこれといった問題が見つからない患者の場合、一見、適切と思われるボディワークが行われた後、傷つきやすい状態のままで放っておかれてしまうシナリオも考えられる。治療の最中やその後に現れる「感情のリリース」という現象はよく話に出てくるが、療法士たちはこれについて深く考え、再評価してみるとよいだろう。カウンセリングや心理療法などさらなる支援がないとしたら、その反応にはどんな効果があり、どれほど危険なものになり得るだろうか、といった問いを発してみるとよい。

本章の冒頭で紹介した、緊張したハムストリングに生じる活動性トリガーポイントなどの一見純粋に物理的な症状も、患者の底辺を流れる心理・情動面の原因を評価し、それに対処するまでは、触れないでおくほうがいい場合もある。

3. トリガーポイントに焦点をあてる

Travell & Simons (1983)は、筋筋膜のトリガーポイント活動と多種多様な疼痛や交感神経系の異常の間には、明らかに関連があることを示した。Wall & Melzackは、筋筋膜のトリガーポイント活動が含まれない慢性疼痛症状はほとんどないこと、そしてこれらのトリガーポイントは多くのケースで痛みを持続させる主な要因となっていることを確認した (Melzack & Wall 1988, Wall & Melzack 1989, Fernández de la peñas et al 2007)。

活動性トリガーポイント（やその他の関連痛を伴わない疼痛点）は、普通、さまざまな形でストレスを受けている筋の上にできる。ストレスの例としては、アンバランスな姿勢 (Barlow 1959, Goldthwaite 1949, Simons et al 1999)、頭蓋骨のゆがみから生じる筋膜のねじれなどの先天的要因 (Upledger 1983)、短足や小さな半骨盤 (Travell & Simons 1992)、職業やレジャーによる酷使パターン (Rolf 1977)、軟部組織に影響を与える情動状態 (Latey 1986)、関連／反射で関与する内臓によって促通された脊椎文節 (Beal 1983, Korr 1977)、外傷などがある。

トリガーポイント活動の反動は、単純な筋骨格系の痛みをはるかに超えたところまで進行し、辛い症状を引き起こすだろう。たとえば、過呼吸、慢性疲労症候群、そして骨盤の炎症に関与するトリガーポイントについて考察してみよう。トリガーポイント活動は、呼吸補助筋としても機能する頚部や肩の筋で特に活発になる（斜角筋、僧帽筋上部など）。不安が高まる状況では、過呼吸と断定しにくい症状や、軽度の過呼吸が頻繁に起きるうえ (Bass & Gardner 1985)、慢性疲労を伴うこともあるだろう (Nixon & Andrews 1996)。臨床的には、これらの筋は触れると緊張しており、線維化していることも多く、活動性トリガーポイントができていることもよくある (Garland 1994, Roll & Theorell 1987)。呼吸に関係する筋機能の統合性が回復すると、呼吸法の再訓練が成功し、低下したエネルギーレベルの正常化が促進されるようである (Chaitow et al 2002)。

トリガーポイントと骨盤痛

Slocumb (1984)は、慢性骨盤痛症候群を患い、手術介入が必要だとされた女性の多くで、下腹部、会陰、大腿内側、さらには腟壁の筋にあるトリガーポイントの活動が、痛みの主な原因として関与していることを示した。

慢性骨盤痛を抱える患者を評価するときは、子宮内膜症、活動性炎症、骨盤の癒着など、よくある病気のプロセスの調査が中心になる。しかし、骨盤構造を調べても正常であるために、納得がいかないながらも心理由来の原因が痛みを引き起こすという説に落ち着くことが多い。婦人科での慢性骨盤痛の管理が十分ではないときに最も警戒するべきことは、外科医がすぐに外科的手法に訴えて骨盤構造を切除し、正常な生理の範囲に含まれるバリエーションとして片付けようとすることではないだろうか。……慢性骨盤痛患者を1カ所の診療所に集めたところ、私は1つの神経症候群を発見し、慢性骨盤痛患者の大多数について、原因を説明することができた。……正常ではないが、説明がつかない現象が何例も繰り返し観察された。まず、解剖学的には一見なんの関連もなさそうなあちこちの組織に局在するポイントを圧迫すると、同じ疼痛感覚が再現された。このように痛覚過敏になった点は、トラベルとサイモンズが論じたトリガーポイントと一致しており、鋭い痛みや関連痛症状の原因になっているようである。

スローカム（Slocumb）は、以下の部位すべてが、同一の関連痛を骨盤に引き起こすことを示した：

1. 下腹部の腹壁を覆う皮膚をつねる
2. 腹壁の1カ所を指1本で押す
3. 恥骨を覆う組織を指1本で押す
4. 片側または両側の骨盤挙上筋の外側を指1本で圧迫する
5. 子宮頚部の外側を指1本、または綿棒の先端で押す
6. 子宮切除から3カ月以上経過したときに、膣円蓋の瘢痕組織上を指1本または綿棒の先端で押す
7. 仙骨背部を指1本で押す

スローカムは、130人の患者を対象にしたある研究で、これらのトリガーポイントを不活性化すると、症例の90％近くで慢性骨盤痛が消失したことを示した。

この研究やその他の研究は、トリガーポイントが深刻な苦痛の原因であることや（Box7.1で、間質性膀胱炎や頻尿などに関連する痛みにトリガーポイントが関与していることを示している）、これらのトリガーポイント活動に対処するためには一連のツールが必要であることを示した点で、重要である

(Weiss 2001)。この問題については、第7章の「NMTと慢性骨盤痛」の項を参照してほしい。

局所の促通

Korr（1977）によると、トリガーポイントとは体性機能障害が局在する部位であり、促通されたふるまいをする。たとえば、物理的、科学的、あるいは情動的ストレスがどのような形でふりかかっても、活動が増幅し、影響を受けるのである。トリガーポイントは、触れてみると、硬化した、局在する、痛みのある存在であることが分かる。そして、痛みやその他の症状が関連部位（対象部位）に現れる（Chaitow 1991a）。

標準的な筋評価手続きを行ってみると、トリガーポイントを有する筋は、安静時の正常な長さを実現できないことが多い（Janda 1983）。トリガーポイントそのものは、さまざまな形でストレスにさらされて線維化した組織にできることが多い。

治療法

トリガーポイントを治療するために提案された手法は、実に広範囲におよぶ。たとえば、抑制圧迫（虚血圧迫）（Lief 1989, Nimmo 1966）、鍼療法および／または超音波（Kleyhans & Aarons 1974）、トリガーポイント鍼療法（Gerwin & Dommerholt 2002）、微弱電流（McMakin 2003）、トリガーポイントを有する筋の冷却とストレッチ（Simons et al 1999）、プロカインまたはキシロカイン注射（Slocumb 1984）、自動または他動ストレッチ（Lewit 1992）、さらには手術による切除（Dittrich 1954）がある。

臨床経験からいうと、これらの手法のどれを使っても、短期的にトリガーポイント活動を抑制することはできるが、対象となった構造の有害な活動を完全に消滅させるには不十分の場合も多い。Travell & Simons（1992）の熱心な研究でも、この考えは支持されている。

常識的にも、臨床経験からも、このような問題を修正するための次の段階としては、再教育（姿勢、呼吸、リラクゼーションなど）や、症状の進行に寄与する要因の除去が必要になる。そのためには、自宅や職場を人間工学面から評価し、上にあげた再教育やリハビリテーション法を取り入れる必要が

あるだろう。

トリガーポイントの神経学的な過活動を抑制するにあたり、最初にどのような治療を取り入れたとしても、トリガーポイントがすぐに再活動しないよう予防するためには、治療後、トリガーポイントを有する筋が安静時の正常な長さを実現できるようにしなければならないと、Travell & Simons（1992）は述べている。

トリガーポイント治療では、Travell & Simons（1992）が、トリガーポイントを有する筋を冷却しながら、伸張したポジションで保持する方法を勧めている。一方、Lewit（1999）は、生理学的に等尺性収縮後弛緩（あるいは相反抑制）反応を引き起こす筋エネルギー法を行ってから、他動的にストレッチする方法を支持している。どちらの手法もたいていは成功するが、ある程度は失敗することもあるので（トリガーポイントがすぐに再活動したり、完全に消滅しなかったりする場合）、よりよいアプローチを研究する必要がある。

失敗する理由の1つとしては、伸張した組織が、実はトリガーポイントを取り巻く線維ではなかった場合が考えられる。

筋を伸張する前に筋緊張をリリースしておくための一般的な手法として、治療する筋を伸張する前に、筋エネルギーテクニックを活用したり、等尺性収縮を行ったりする方法がある。第8章のMETに関する項を参照してほしい（Chaitow 1991b, 2006）。

伸張前に等尺性収縮を使う手法は、20世紀前半に物理療法から派生した神経筋促通テクニック（PNF）で最初に取り入れられた。METの大半では、力の一部を使って（全力ではない）等尺性収縮を行ってから筋を伸張することで、組織の損傷を予防したり、患者や施術者にストレスがかかったりしないようにする。ちなみにPNFでは、このようなストレスがしばしば生じる（Greenman 1989, Hartman 1985, Fryer & Fossum 2009）。

トリガーポイントを効率よく不活性化する手法としては、さまざまな手法を組み合わせて用いる統合神経筋抑制テクニックがある。これについては、本章で後述する。

リーフのアプローチ：全身 vs 個別

NMTの開発者であるスタンリー・リーフは、個別のテクニックはあまり利用しなかった。リーフは、主に可動性や機能（循環、排出、神経機能など）に関心を持っていたからである。そのため、神経筋治療を行う際には、頸部や腰部全体を動かしたり、背部を適度に「スプリンギング」したりストレッチングしたりする程度で終わることが多かった。NMTの主導者スタンリー・リーフの息子であるピーター・リーフは、次のように述べている。「NMTは個別の軟部組織治療の一種であり、これを行った後（あるいは同時に）、関節全体を動かす手技を行う」（Lief 1963）。

「個別」の手技を提唱する人たちはこのアプローチを批判する。しかし、全体的に「全身」を治療するこのアプローチ（「エンジン掃除」という人もいる）を使うと、全体的な幸福度が高まり、個々の機能障害によって生じた制限の多くを緩和する効果が事実としてあるのだから、強く批判するべきではないだろう。

スタンリーとピーター親子の同僚であるブライアン・ヤングズは、本書を執筆している2009年時点で90歳代になるが、現在もロンドンで開業している。彼はリーフのアプローチについて次のように記している（Youngs 2008）：

通常、この物理的アプローチ（NMT）を行うときは、食生活の改善、エクササイズ、呼吸の再教育、リラクゼーション、短期的な断食療法などを、個人の必要に応じて行うよう勧めている。このようにすると、NMT治療から引き出された長期的な効果が、食事や生活を改善した結果として生じる反応にサポートされ、修正されていくだろう。

このアプローチは非侵襲的な介入であり、全体の健康に影響を与えるよう設計されている。これこそ、まぎれもなく個別対応のホリスティックな治療法ではないか。NMTの生理学的効果は、エクササイズから引き出される結果と多くの点で似ており、これらが生理学的機能の改善につながるのである（Youngs 1963）。

頭部を支える頸部や肩全体の可動性が高まり、脊椎の運動で屈曲や伸展が改善し、肺の容量も拡大する。エクササイズを行うというアドバイスをきちんと守れば、これらはすべて、改善し続けることになるだろう。

もちろん、脊椎や関節の問題のなかには、個々に修正しなければならないものもあるだろう。しかし、NMT単独でも軟

部組織マニピュレーションを使って全身を動かすテクニックと併用しても、NMTを通じてこれらの構造を支持するメカニズムを改善していけば、それ以上特殊なテクニックを使う必要がなくなることも多い。

実際、軟部組織の構成要素を無視した関節の「アジャストメント」は、（症状がすぐにぶり返すという意味では）リーフの手法以上に失敗する可能性が高いのである。

スペランスキーとセリエ：共通の発見

（Selye 1984, Speransky 1943）

20世紀初頭の研究者A.D.Speransky（1887-1961）は、すばらしい概念を数多く生み出した。これらの概念は、理学療法で使うすべての治療アプローチに直接関係している。スペランスキーは、健康や病気との関係のなかで神経系が果たす機能を何十年にもわたって研究した結果をまとめ、次のように述べている。「このように、弱い刺激だけが有効で、強い刺激は必然的に損傷を与えるという法則を発見した」（Speransky 1943）。

これは、流派の違いを問わず、すべての療法士がしっかりと心に留めておくべき言葉である。スペランスキーが「刺激」という言葉を用いたことは興味深い。少し考えてみれば分かるが、患者に対する治療行為はどれも、多かれ少なかれストレス（あるいは刺激）という要素を含んでいるからである。ここで使っているストレスという言葉は、心地よい刺激でも不快な刺激でもよく、ある意味で体に反応や適応を要求するものとして定義されている。

マニピュレーション、鍼療法、圧迫テクニック、温熱や冷却の利用、水治療法、電気療法や機械療法、手術、さらにはありとあらゆる薬物療法はどれも、体に対して反応を要求する。ここで薬物療法というときは、処方薬も、植物性物質を希釈したホメオパシーのレメディもすべて含む。つまり、何をしても、ある程度は「ストレス」要因になるということである。スペランスキーは、ポジティブな反応（治癒など）をうまく引き出すためには、弱い刺激を活用するしかないと主張した。

セリエはストレスも役立つことを示した

Hans Selye（1976）は、ストレスに関する重要な研究を行い、これとまったく同じ結論に達した。精力的に研究するなかで行ったある実験で、セリエは実験動物の皮下に一定量の空気を注射し、皮下に水疱を作り出した。続いて、ある種の刺激物質を注入した。セリエはまず、一般的な予想に違わず、浸出液の量と水疱の壁の厚みは、注入した刺激物質の強さや濃度に応じて異なっていたことを示した。次に、強度の寒冷や温熱を与えたり、強制的に固定したりすることで、「2次的」ストレスを与えた。

このストレスに対する動物の反応は、実に変化に富んでいた。

- 最初に弱い刺激を注射された動物では、2次的ストレスは回復を早めるためのサポートになったようである。刺激部位が消散し、組織の線維化が抑制されたことがその証拠である
- しかし、皮下の水疱に強い刺激を注射された動物では、2次的ストレス要因を与えると炎症が悪化し、壊死が広がり、なかには死に至るものもあった
- セリエは次のような言葉で結論を出している。「局所的な刺激に対する炎症反応の要、不要に応じて、ストレスが病気を治癒することもあれば、悪化させることもあることを示した、極めて重大な実験である」

このようにスペランスキーとセリエが示した証拠をあわせてみると、治療の際に患者に行うことはなんであれ、効果を生む場合もあれば害をおよぼす場合もあることが分かる。また、どのような形式でもかまわないが、治療で与える刺激の程度によるところが大きいことも分かった。

スペランスキーの業績からは、マンの言葉が正しかったことも分かる（第4章を参照）。つまり、体の表面はどこも神経学的変化などのプロセスを引き起こすイニシエーターになり、病気を引き起こすことも、治療効果を発揮することもあり得るのである。

ある反射点はトリガーポイント、別の反射点は鍼療法の募穴、さらに別の反射点は神経リンパ反射点や神経血管反射点などというように分類するのは、単に便宜上の問題にすぎない。このように分類すると、膨大な情報が理解しやすくなるからである。かなりの部分で、これらの反射点に互換性があることは明らかである。「地図」は違っても、反射点の多くはまったく同じ位置に見つかるからである。

本書で取り上げたさまざまな反射点の分類は人為的に作

られたものであることは念頭に置きながらも、本書では便宜上、このような分類方式を使う。また、経穴について言及している部分では、これらの経穴を徒手療法（圧迫、冷却、温熱など）に利用できることも、頭に入れておいてほしい。確かに刺鍼を行うと、圧迫テクニックでは生み出せない特殊な効果が得られることを示した証拠もある。しかし、これはどのようにでも解釈することができ、軟部組織のマニピュレーションを目的とする限りは、普通は圧迫でも刺鍼と同じ効果が得られる。1つ大きな違いをあげるとすれば、鍼療法では複数カ所に刺鍼できるのに対し、手で一度に触れられる反射点の数は限られている。

軟部組織の適応

セリエは、局所的にストレスを受けている組織が変化する様子を論じている。最初に警告反応期（急性炎症）があり、ストレス要因が継続したり反復したりする場合は、続いて適応または抵抗期に移行する。このとき、筋組織は次第に線維化していく。相動筋ではなく姿勢筋でこのような変化が生じると、その筋は短縮するだろう（Janda 1985, Selye 1984）。

トリガーポイント活動を正常化するためには、筋の安静時の正常な長さを回復することが前提になるが、変化（短縮）した筋に含まれる線維化した組織は、簡単に「リリース」できない（Simons et al 1999）。

トリガーポイント治療では普通、さまざまな形でストレッチング（他動的、自動的、MET、PNFなど）を行うとともに、抑制圧迫を活用する。このような圧迫テクニックや筋筋膜リリースやクロスファイバー摩擦は、神経筋療法の一部となり、硬化し、線維化した軟部組織の正常化に焦点をあてることができる（Chaitow 1991b）。

ルウィットの「機能病理」

徒手療法という概念が含む範囲は幅広いが、現在、その概念は変化のまっただ中にある。主な変化の1つとして、軟部組織という構成要素が、従来割り振られてきた脇役という立場から舞台の中央に戻ってきたことがあげられる。

これについては、Lewit（1985）が論じている。ルウィットは、神経学、整形外科学、リウマチ学の間に「無人地帯」があると述べ、この無人地帯には運動系に由来する痛みを抱え、なおかつ明確な病理形態学的変化が見られない患者の大多数が含まれると指摘した。

彼は、このようなケースを「運動系の機能病理」と名づけるよう提案している。これにはオステオパシー、カイロプラクティック、理学療法の施術者のもとに通う患者の大半が該当する。

「運動系の機能病理」に分類される機能障害がある人に最もよく見られる症状は、痛みである。筋スパズム、筋筋膜のトリガーポイント、皮膚の痛覚過敏帯、骨膜性疼痛点など反射性の変化を受けて生じる痛みもあれば、これといった病理的な原因がないままに過敏になっている、それ以外のさまざまな部位が原因で生じる場合もある。NMTの役割のなかでは、そのような領域を探し出す手助けをし、痛みや障害をもたらす無数の謎の原因をできるだけ正常化する手段を提供することが大きい。

4. NMTとスポーツ外傷：モールの手法

オステオパシー医のテリー・モール（Terry Moule ND DO）は、運動中に負った重度のけがにNMTを施術し、驚くべき成果を上げた。彼は、かつてスタンリー・リーフとともに働き、助手を務めたトム・モール（Tom Moule ND DO）の息子である。1970年代、テリー・モールはイングランドのサッカーチームの元キャプテン、ジェリー・フランシス（Gerry Francis）のけがを治し、サッカーに復帰させた。整形外科医のもとで何カ月も検査を受け、つらい日々を過ごしていたフランシスは、最終的に腰椎を手術する以外に回復の見込みはないと告げられていた。追い詰められたフランシスがモールに相談したところ、数週間のうちにサッカーをできるようになったという。彼はその後何年も健康を維持し、その後はプロサッカーチームのマネージャーとして活躍した。

当時イングランドのラグビーチームのキャプテンだったロジャー・アトリー（Roger Uttley）も、同じように完全復帰を果たした。背部を損傷したアトリーは、ラグビー人生を断念しなければならないかと思われた。ところが、NMTを中心として構成された治療を行ったところ、アトリーは華々しい成果を上げた1980年のシーズン中にイングランドチームで活躍することができたのである。

さらに驚くような結果もある。1マイル走と1500メートル走の元世界記録保持者、セバスチャン・コー（Sebastian Coe）（コー 卿となった現在は、イギリスのオリンピック招致委員会の中心メンバーである）は、脊椎を損傷したときにNMTの治療を受けた。コーは、1979年末に次のように述べている。「昨年の冬は、背部の問題に悩まされた。治療はおろか、診断を受けるのも大変だった」。ところが、NMTを取り入れた治療を数回行ったところ、コーは再び走れるようになり、世界記録を樹立していったのである。

モールは、NMTについて次のように述べている（個人的な書簡、2002）:

NMTでは本質的に、骨性構造になんらかのマニピュレーションを行う前に、結合組織の病変や異常を治療しておくことが何よりも大切になる。浸透度が低い従来の軟部組織テクニックを使うと、個別のアジャストメントによって骨の異常を修正することはできるものの、軟部組織はマニピュレーション前の状態と変わらないままなので、病変が再発する傾向が強い。一方、NMTを施術すると、個別のアジャストメントを行わずにすませられる傾向が強い。なぜならNMTは特殊な軟部組織法で、これを施術すると全体の可動性が高まることでアジャストメントが生じ、骨性構造が正常なアライメントに戻るよう、筋や結合組織のほうから促すからである。不快感を緩和するには少し時間がかかるが、長い目で見れば、修正された状態がずっと続くうえ、強制的なマニピュレーションを行って筋や結合組織に損傷を与える危険性も減る。

NMTは、体のどの部位にも施術できる点がすばらしい。特に、神経分布への干渉や、さまざまな形で現れる筋や結合組織の病変、腹部や骨盤にある器官の治療といった問題に対処するときに効果を発揮する。NMTは、主に第1指を使って施術する。手全体、なかでも第1指で適切に変化を「感じ取る」感覚を培い、病変を効率よく診断し、治療できるようになるまでには、何年もかかるだろう。第1指を使って診断する能力が身につくと、あらゆる形態の機能障害をすばやく、効率よく治療するためのサポートになる。NMTをうまく活用すれば、従来のテクニックの大部分は使わなくてすむようになり、かなり時間の節約になる。

NMTは、スポーツ外傷の治療に大いに役立つことが証明された。特に、前述した診断上の理由や、従来の軟部組織テクニックや理学療法と比較してもすばやい反応を引き出せるという事実があるためである。スポーツ外傷では、プレイヤーをできるだけ早く試合に復帰させることが大きな課題の1つだが、特にプロのスポーツ選手がけがをした場合にはなおさらである。これまでさまざまな分野で活躍する大勢の男女スポーツ選手にNMTが施術され、高い効果をあげてきた。

診察で最もよく扱うけがの1つに、ハムストリングの問題がある。これらは特にフットボール選手によく見られる。大腿四頭筋を過度に発達させるときに、ハムストリングの維持や可動性（長くしたり、ストレッチしたりすること）といった点にきちんと注意を払わなかったことが原因でけがをするケースが多いのである。ハムストリングのけがを治療するとき、普通は超音波やマッサージを使う。これらのテクニックは、特に回復が早いわけでもないし、脚が普通に使えなくなるせいで全体の筋緊張が低下するため、正常な機能の回復は遅れてしまう。NMTを施術すると、病変をすばやく正確に検知することができるうえ、第1指を使って深くマニピュレーションをすると、軟部組織の病変をすばやく効果的に治療することができる。筋線維が損傷していれば、指で感じ取り、原因を取り除くこともできる。NMTを行うと、患部の循環が刺激され、治癒が早まるという効果が生まれる。炎症や腫れがある部位では、体液の排出と正常な緊張度の回復が促進される。急性の病変の場合は、NMTを行うと残念ながら痛みが伴うが、とにかく早期の回復を第一に考える場合は、多少はやむを得ないだろう。

NMTは、膝の病変の治療でも効果を発揮する。特に、靱帯の問題やそれに続いて生じる関節そのものの炎症に効果がある。これらの病変にNMTをうまく施術すると、膝からの体液の排出が改善し、従来のテクニックより治癒の進行が早まる。膝にミスアライメントや脱臼がある場合、満足できる形で関節をマニピュレーションするためには、まずスパズムを低減しておくことが何よりも大切な条件になる。多くの場合、シューズで脚が固定されてしまったときに選手はけがをする。このように下肢が

固定された状態で体幹を回旋すると、膝関節に多大なストレスがかかる。膝関節を修正する前にNMTを施術しておくと、関節の修正に伴う痛みが減るばかりでなく、修正した結果がその後も維持されることが保証される。

NMTはまた、膝蓋前滑液包炎や、さまざまな滑液の炎症の治療にも効果を発揮する。

スポーツ選手のなかでも、特にフットボール選手やバスケットボール選手やバレーボール選手は、鼠径部や脚の内側から下方に向かってよく痛みを抱える。これは通常、仙腸や腰の問題として扱われるが、実は恥骨結合の病変が原因であるケースが多い。恥骨結合の問題に対処するためのテクニックはいくつもあるが、NMTほど劇的な効果を上げるものはほかにない。

NMTは、長期的な効果も効率よく生み出すことができる。ロジャー・アトリーやジェリー・フランシスといったスポーツ選手の治療結果を見れば、それがいかに重要であるかを理解してもらえるだろう。彼らはそれ以前に、マニピュレーション治療によって短期的な効果は得ていた。ところが、NMTを施術すると、それまで使ってきたマニピュレーションテクニックの特殊性を減らした以外、これといった変更はしなかったにもかかわらず、長期的な改善が見られ、2人はそれぞれのスポーツ界に復帰し、積極的に活躍することができた。どちらの場合も、主な問題は筋緊張のバランスの悪さであり、過剰な緊張が関節の機能障害を維持していたのである。そこで、これらの軟部組織の原因を取り除いたところ、バランスが回復し、体が正常な機能を取り戻す（体はつねにそうしようとしている）サポートをすることになった。

NMTの利点をまとめると、次のようになる：

(1) 対症療法ではなく、原因を取り除くテクニックである
(2) 特殊なマニピュレーションを数多くこなす必要性がなくなり、体自身による正常化を促す
(3) 体のどの部位にも適用できる

スポーツ外傷に限っていえば、NMTの主な利点は（a）回復が早まることと、（b）回復した状態が永続することにあるといえる。

著者自身の経験からも、テリー・モールのコメントが有効であることは確かである。

これまでの章で論じてきたさまざまな施術法は別としても、急性外傷や慢性外傷の正常化を助けるにあたり、NMTは最も優れた軟部組織の治療体系といえる。NMTを使った治療を成功させるためには、施術者が発展的思考をする必要がある。体は通常、このテクニックから得られる効果をサポートするべく、すばやく反応する。この手法に限界があるとすれば、たいていの場合は施術者の能力の限界によるものである。NMTの成否は、施術者の熱意や知識の量に直接的に比例するのである。

5. NMTが役立つケース

NMTは、さまざまな症状を抱えたすべての患者に、年齢を問わず広く施術してかまわない。もちろん、すべての症状を治癒し、めざましい効果を上げるわけではないが、どのような症状の診断や治療にも役立つうえ、なかにはすばらしい効果を発揮するケースもある。なぜなら、人はみな、ある程度は機能障害を抱えており、体全体の効率や経済性にその影響が現れているからである。

一般に、NMTは、筋骨格系の機能障害や心理情動による機能障害があるすべてのケースで効果をあげることができるだろう。基本の脊柱テクニックと基本の腹部テクニックは、大多数のケースで診断と治療のツールとして使うことができる。腰筋、梨状筋、大腿筋膜張筋、腹部リリーステクニックなどの個別のテクニックは、指示がある場合に使う。一般的な全身のNMT治療は、姿勢の再統合や呼吸のリハビリテーションプログラムの一部として取り入れられることになるだろう。

詳しく説明すると、NMTの施術方法は次の通りである：

- 脊柱が関与するすべての症状と腕や脚の症状に対しては一般的な脊柱テクニックを行うが、手足に影響がある場合は局所にも配慮する
- この治療は、ある程度、患部が正常化するまで、1週間に1、2回繰り返す
- 必要があれば、その他の補完的な治療法やテクニックも使うべきである。正常な機能の回復を目的とした、NMTをサポートする手法としては、超音波療法、ジアテルミー、

- マニピュレーションなどがあるので、NMTと組み合わせて利用する
- 治療を始める時点での一般的な治療の目的は、ほかの部位に比べて収縮やうっ滞が明らかな部位を取り除くことにある
- 可能かつ適切である場合は、すべての活動性トリガーポイントを、圧迫テクニック（本章のINITの項を参照）を使って不活性化する
- トリガーポイントがなかなか消失しない場合は、冷却・ストレッチ法、MET、あるいは局所浸潤ブロック（infiltration method）を使って治療してもよい
- 治療が進むと、機能障害の個々のパターンが明らかになる。脊柱、腹部、肋間、骨盤のなかでも改善のスピードが遅い部位には、NMTを施術する必要があるだろう
- 治療当初の軟部組織の硬さや機能障害を取り除いた後は、非侵襲性のマニピュレーション（モビライゼーションやアーティキュレーション）が、脊柱の統合性の正常化に役立つこともある
- NMTは、限りなくやさしく施術することも、熱心に強く施術することもできる。同じテクニックでも、まったく程度の異なる力を使って施術してかまわないからである。そのため、急性症状があって敏感な部位にも、もろい（骨粗しょう症など）部位や圧痛がある部位にも施術することができる。施術者がやるべきことについてよく考えていて、さまざまなテクニックを機械的に反復しない限り、患者にけがをさせたり、害を与えたりする危険性はない
- トリガーポイントから派生する症状を取り除くことが治療の目的である場合は、機能障害が局在する部位に関連する、すべての構造を正常化しなければならない。たとえば、頭痛を引き起こしているトリガーポイントを不活性化するだけでは、短期的な効果しか得ることはできない。僧帽筋にトリガーポイントがあるなら、トリガーポイントを正常化し、僧帽筋を治療するだけではなく、頸部や脊柱の筋や軟部組織全体にも注目すべきなのである。同時に、頭痛が起きるべくして起きる状態に組織を変える原因になった姿勢パターンや筋の使用パターンにも注目する
- **大原則として、全体を構成する「部分」について検討するときは、「全体」についても検討しなければならない。**つまり、ある1回の診察では、施術者が脊柱を中心に注意するとしても、下肢の筋や関連する構造にも注意を払い、それらが関与していないか、あるいはそれらに必要なことはないかを評価するべきである。そのため、背部を治療するときは、前面を治療しなければならないし、つまりは全体を考慮して治療しなければならない。体という文脈のなかでの症状と、（全体の）環境という文脈のなかでの体はどちらも、きちんと調べ、治療していくべき領域なのである
- 消化器系や腸の機能障害のなかでも、病理学的な変化がないケースには、一般的な腹部テクニックが役立つ。NMTは、呼吸に関するすべての機能障害に適用することができる。病理学的な変化を伴わない泌尿生殖器系の機能障害のすべてにも、適用できる。また、腹部にNMTを施術すると、心理情動的な背景から生じる緊張状態の多くを低減することもできるだろう
- 一般的な腹部テクニックを行うと、骨盤や腹部の循環の効率が改善し、呼吸機能も高まる。脊柱の反射点や反射帯は、指示に従って、つねに胸部や腹部テクニックを行う前に治療しておかなければいけない。たとえば痙攣性便秘の場合は、まず脊柱下部にNMTを施術し、次に神経リンパ反射点を使ってから、一般的な腹部テクニックを行うパターンに沿って行うとよい。全体の治療を行ったときに、著しく収縮している部位や「癒着」した部位が誘発された場合は、その後に個別の腹部リリーステクニックを行うとよいだろう。著者の経験からいうと、このようなアプローチと、食事の改善や適切なエクササイズ、リラクゼーションプログラムといった一般的な健康法を組み合わせると、正常な状態への回復が促されるだろう。体というものは、つねに自己治癒する傾向があり、それは絶えず機能している（ホメオスタシス）。だから、体の正常化に必要な要素を与えると、体は前向きに反応し、健康を回復するために障害（構造的、機械的、栄養的）を取り除こうとする
- 心理面に由来する緊張やストレスに対処するときは、神経筋に緊張がある限り、心が落ち着いたり、リラックスしたりすることはないことを思い出してほしい。どのような形であれ、心理療法を利用するときに脊柱や腹部にNMTを施術すると、患者がリラックスする能力が徐々に高まっていくだろう。その意味では、NMTそのものは目的では

なく、悪循環のなかの物理的構成要素だけを取り除いたり、緩和したりする触媒になるはずである。場合によっては、このようにして物理的緊張をリリースすると、特に太陽叢に施術したときに急に感情がリリースされ、患者が思わず泣いてしまうときもあるだろう。多くの人にとって、体は緊張し、収縮した塊のように感じられるもので、日々の生活から生じる緊張が筋の「よろい」という層になって映し出されている。このようにして作り上げられた姿勢や緊張はどれも、特有の情動に関連する重荷や記憶を背負っている。そして、物理的構成要素がゆるむと、そもそもの原因に関連する情動記憶や感情が表面に浮かび上がってくる。このように「リリース」されたものをどのように導くべきかは、本章ですでに触れた通りである

- 体全体の構造や姿勢の統合性を回復するためには、NMTをすべての支持構造に施術しなければならない。つまり、脊柱、胸部、腹部の軟部組織や、手足にも施術することになるだろう。NMTとマニピュレーションを適切に行えば、正常な状態（あるいは、患者個人にとっての最適な状態）を回復するための基礎を築くことになる
- 次に、個別のエクササイズと全身のエクササイズや、姿勢の再教育を行う。アレクサンダー・テクニックなどの体系を活用すれば、姿勢や機能を正常化できる。NMTを慎重に行い、必要であれば骨のマニピュレーションも利用すると、再教育をするにしても、より簡単にできる。機械が正しく機能するのであれば、機械の正しい使い方を学ぶほうが簡単なのと同じことである
- 呼吸の再訓練でも、同じことがいえる。これまでの章で詳しく解説してきた治療介入を使って、胸部や横隔膜の構造をある程度やわらかくしておくのでない限り、このような再訓練には、必然的に大変な苦労が伴う
- 姿勢や機能の正常化に努めるときは、かなり長期的な視点を持たなければならない。8-10回の治療セッションを1シリーズとして行うと結果が得られる、という施術者もいる。著者の経験からいうと、基礎的な部分は8-10回の治療で築くことができるものの、慢性症状がある場合は、改善して最適な状態に持っていきたいと思うなら、長くて1年は、毎週か隔週で治療しなければならないケースもある。その後は、3カ月ごとにメンテナンスのための診察を受けるべきである
- 適切なボディワークをせずに再訓練（姿勢や呼吸）をしてもせいぜい部分的な成果しかあげられないのと同じように、再訓練や再教育をせずにボディワークだけをしても、短期的な効果しかあげられない。慢性的な機能障害がある筋の使用パターンの大半は、習慣、神経、行動パターンにしっかりと刻み込まれているからである
- **構造的変化と機能的変化は、相互に依存している。一方の不調が他方に伝わるように、治療をすれば、その変化も他方に伝わっていく**
- NMTは広く利用することができる。副作用はないし、あらゆるポジティブヘルスケアの手法と組み合わせることもできる。また、NMTだけでも全身の機能を改善し、緊張をリリースし、数々の症状の原因になっているであろう有害なトリガーポイントを取り除くことができる

NMTにも限界はあるものの、NMTで扱うことができる領域の範囲内であれば、その限界を定めるものは施術者の能力だけである。

6. INIT仮説

(Chaitow 1994)

筋筋膜性疼痛を治療するとき、経験からいうと、METで取り入れている軽い等尺性収縮を患者が行っても、治療したいトリガーポイントを取り巻く線維が活性化しないこともあるだろう。そうなると、続けてその筋を伸張しても、筋筋膜のトリガーポイントを取り囲む重要な組織に働きかけることができないかもしれない。

トリガーポイントを有する筋線維を自動運動で長くできないのであれば、治療後も同じ部位でトリガーポイント活動が再発することがめずらしくないという事実も、説明がつく。また、そもそも活動性トリガーポイントの原因となったストレス要因が繰り返されれば、間違いなく症状を再発させる一因になるはずである。だからこそ、リハビリテーションは再教育（姿勢など）を中心に行う必要があると、強調されているのである。

そうなると、(筋緊張のリリースと続いて行うストレッチで、)問題となっている組織に間違いなく働きかける手法があると、都合がよい。臨床経験からいうと、直接抑制（継続的、または「断続的」なパターンで軽く圧迫する）とストレイン／カ

ウンターストレインやMETの概念を組み合わせると、機能障害がある軟部組織に対象を絞って施術しやすくなる。

INITの手法

手法1（図9.1）

トリガーポイントを直接指で圧迫したり、トリガーポイントを有する組織を痛みから遠ざかる方向に配置したりすると（すべて、あるいは少なくともかなりの部分）、トリガーポイントを有し、最もストレスを受けた線維は、比較的ゆるみのポジションに置かれることになるだろう。このような推論は理にかなっているし、触診で確認することもできる。第8章のストレイン／カウンターストレインに関する項と図8.21A、B、Cを参照してほしい。

トリガーポイントを指で圧迫してから「ゆるみ」の位置に置くと、理想的にはトリガーポイントは直接抑制圧迫され、それに続いてトリガーポイントを有する筋もゆるみのポジションに置かれる（相対的にでも絶対的にでも）。

INITのシーケンスではそのときに、患者に対してトリガーポイントを取り巻く組織を等尺性収縮し、5-7秒間保持するよう指示する。このような形で収縮すると、ストレイン／カウンターストレインによるリリースを受けられるようポジションを変えておいた筋に、働きかけることになるだろう。

その結果、これらの組織の緊張度が低下し、筋エネルギーテクニックのときと同じように（第8章を参照）組織をやさしく伸張できる（局所的に）。トリガーポイントに最も関与している線維が伸張される傾向も、とても強いはずである。

そして、その他のMETと同じように、さらに等尺性収縮をした後には、筋全体が伸張することになるだろう。

手法2

別の方法を使うこともできる。その場合は、等尺性収縮をした後、ゆるみの状態を保持してから（ストレイン／カウンターストレインのポジション）伸張を行うのではなく、遠心性（遠心性等張）アプローチを使う。

治療している筋は、施術者が伸張するのと同時に、患者自身が自動的に収縮するので、筋に軽度の外傷ができ、筋とそのインターフェースとの間や、筋構造の内部で癒着した線維を壊すことになる（Mitchell et al 1979）。

抑制圧迫やストレイン／カウンターストレインのリリースを行った後、この手法をトリガーポイント治療に取り入れるためには、触診している指（抑制された疼痛点の上にある）の周

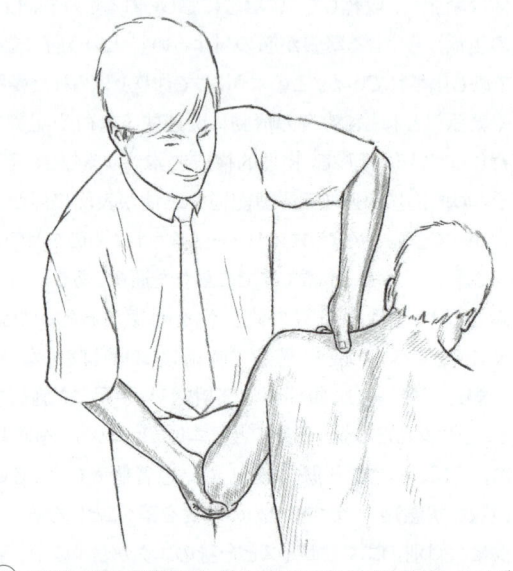

Ⓐ INITの第1段階では、棘上筋の圧痛点／疼痛点／トリガーポイントの局在と突き止め、断続的、あるいは持続的に虚血圧迫する。

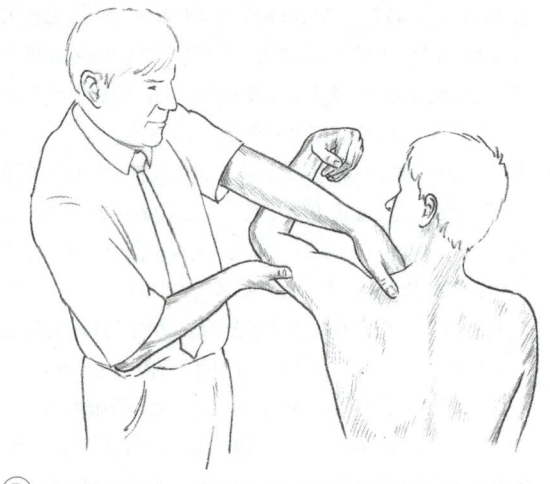

Ⓑ ゆるみのポジションを見つけて、圧痛点／疼痛点／トリガーポイントの痛みを取り除き、そのポジションを20秒以上保持する。その後、圧痛点／疼痛点／トリガーポイントを有する組織を等尺性収縮することができるようになる。

図9.1

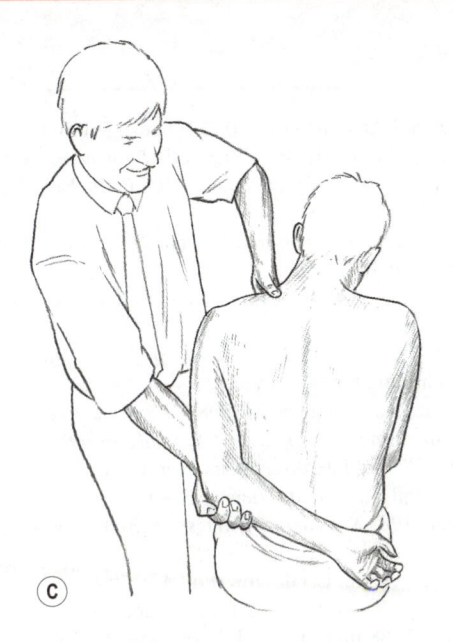

図9.1C 等尺性収縮を適当に保持した後、局所に軟部組織の機能障害を有する筋を伸張する。これでINITのシーケンスを完了する。

囲にある筋を収縮するよう、患者に依頼する。収縮している間に施術者が筋をやさしく伸張しようとするので、患者には全力で収縮しないように話しておく。

遠心性等張伸張は、収縮を低減し、線維化した組織を破壊することを目的として設計されている。これを使えば、治療中のトリガーポイントが埋まっている組織に正確に働きかけることができる。遠心性伸張をした後は、組織を軽擦したり、温めたり冷やしたりして局所のうっ滞を取り除くと効果的である。1日程度は患部を活発に動かさないよう、患者に指示しておくこと。

この手法は、第8章で紹介した「ピン・アンド・ストレッチ」／アクティブリリース法と似ている面がある。

まとめと解説

抑制圧迫やストレイン／カウンターストレインや、筋エネルギーテクニックの1種を組み合わせ、トリガーポイントのほか、痛みや可動域の制限（軟部組織に由来する）などその他の軟部組織の機能障害がある部位に施術するのは、理にかなったアプローチだといえる。なぜなら、病変の原因と思われる組織に正確に働きかけることができるというメリットがあるからである。

もちろん、このシーケンスのなかで等張性アプローチを使うとき、簡単にできる部位もあれば、難しい部位もある。僧帽筋上部は、腰方形筋よりも楽にポジションを変えて、施術できるだろう。

INITのどちらの手法を使うにしても、治療後に治療したトリガーポイントを有する筋の拮抗筋をやさしく動かす方法を身につけるよう、患者に指示しておくと役立つことが分かっている。患者には、治療後数日の間は、この動きを1日に何度も再現するよう伝えておく。このようにして拮抗筋を活性化させると、以前は緊張亢進していた筋に相反抑制が生じ、不活性化した状態の維持に役立つからである。

参考文献

W. Barlow, 1959 Anxiety and muscle tension pain. *B J Clin Pract* **13** (5),

C. Bass, W.N. Gardner, 1985 Respiratory and psychiatric abnormalities in chronic symptomatic hyperventilation. *Br Med J* **290** 1387–1390.

M.C. Beal, 1983 Palpatory testing for somatic dysfunction in patients with cardiovascular disease. *J Am Osteopath Assoc* **82** 822–831.

J. Brostoff, 1992 *Complete Guide to Food Allergy* Bloomsbury: London

L. Chaitow, 1983 *Neuromuscular technique* Thorsons: Wellingborough, UK

L. Chaitow, 1991 *Palpatory literacy* Thorsons: London

L. Chaitow, 1991 *Soft tissue manipulation* Healing Arts Press, Rochester: Vermont

L. Chaitow, 1994 INIT in treatment of pain and trigger points. *British Journal of Osteopathy XIII* 17–21.

L. Chaitow, 2006 *Muscle energy technique* ed 3 Churchill Livingstone: Edinburgh

L. Chaitow, J. DeLany, 2002 *Clinical applications of neuromuscular technique* **vol 2** Churchill Livingstone: Edinburgh

L. Chaitow, D. Bradley, C. Gilbert, 2002 *Multidisciplinary approaches to breathing pattern disorders* Churchill Livingstone: Edinburgh

R. Cimino, 2000 Does the ovarian cycle influence the pressure-pain threshold of the masticatory muscles in symptom-free women?. *J Orofac Pain* **14** 105–111.

R. Dittrich, 1954 Somatic pain and autonomic concomitants. *Am J Surg*

C. Fernández de las Peñas, L. Palomeque del Cerro, J. Carnero, 2005 Manual treatment of post-whiplash injury. *Journal of Bodywork and Movement Therapies* **9** (2), 109–119.

C. Fernández-de-las-Peñas, D. Simons, M. Cuadrado, et al. 2007 The role of myofascial trigger points in musculoskeletal pain syndromes of the head and neck. *Curr Pain Headache Rep* **11** (5), 365–372.

T. Field, M. Hernandez-Reif, M. Diego, et al. 2005 Cortisol decreases and serotonin and dopamine increase following massage therapy. *Int J Neurosci* **115** (10), 1397–1413.

G. Fryer, C. Fossum, 2009 Muscle Energy Techniques. In: C. Fernadez-de-las-Penas, L. Arndt-Nielsen, R. Gerwin, J Dommerholt, Ed. *Tension-type and Cervicogenic Headache* Jones & Bartlett: Boston

G. Fryer, L. Hodgson, 2005 The effect of manual pressure release on myofascial trigger points in the upper trapezius muscle. *Journal of Bodywork and Movement Therapies* **9** (4), 248–255.

W. Garland, 1994 *Somatic changes in hyperventilating subject* Presentation at Respiratory Function Congress: Paris

R. Gerwin, J. Dommerholt, 2002 Treatment of myofascial pain syndromes. In: R. Weiner, Ed. *Pain management; a practical guide for clinicians* CRC Press: Boca Raton 235–249.

J. Goldthwaite, 1949 *Essentials of body mechanics* JB Lippincott: Philadelphia

P. Greenman, 1989 *Manual medicine* Williams & Wilkins: Baltimore

L. Hartman, 1985 *Handbook of osteopathic technique* Hutchinson: London

B. Hungerford, W. Gilleard, 1998 *SIJ angular rotation during the stork and hip drop tests in normal subjects: pilot study results* Third Interdisciplinary World Congress on Low Back and Pelvic Pain: Vienna 332–334.

V. Janda, 1983 *Muscle function testing* Butterworths: London

V. Janda, 1985 In: E. Glasgow, Ed. *Aspects of manipulative therapy* Churchill Livingstone: Edinburgh

V. Janda, 1988 In: R. Grant, Ed. *Physical therapy in the cervical and thoracic spine* Churchill Livingstone: New York

L. Jones, 1981 *Strain/counterstrain* Academy of Applied Osteopathy: Colorado Springs

C.-G. Jung, 1973 *Synchronicity: an acausal connecting principle* Princeton University Press: Princeton, New Jersey

Kleyhans & Aarons, 1974 *Digest of Chiropractic Economics September*

I. Korr, 1977 *Spinal cord as organiser of the disease process. 1976 Yearbook of the Academy of Applied Osteopathy* Colorado Springs

P. Latey, 1986 *Muscular manifesto* Published privately: London

D. Lee, 2002 Palpation issues. *Journal of Bodywork and Movement Therapies* **6** (1), 26–27.

K. Lewit, 1985 *Manipulative therapy in rehabilitation of the motor system* Butterworths: London

K. Lewit, 1992 *Manipulation in rehabilitation of the locomotor system* ed 2 Butterworths: London

K. Lewit, 1999 *Manipulation in rehabilitation of the locomotor system* ed 3 Butterworths: London

S. Lief, 1989 Cited. In: L. Chaitow, Ed. *Neuro-muscular technique/soft tissue manipulation* Thorsons: Wellingborough, UK

P. Lief, 1963 Neuromuscular technique. *British Naturopathic Journal and Osteopathic Review Autumn* 304

S. Loga, 2008 Integrative treatment in psychiatry. *Psychiatr Danub* **20** (3), 349–351.

C. McMakin, 2003 Microcurrent Therapy. In: L. Chaitow, Ed. *Fibromyalgia Syndrome – A Practitioner's Guide to Treatment* Churchill Livingstone: Edinburgh

C. Mancuso, M. Tanzi, M. Gabay, 2004 Paradoxical reactions to benzodiazepines: Literature review and treatment options. *Pharmacotherapy* **24** (9), 1177–1185.

R. Melzack, P. Wall, 1988 *The challenge of pain* Penguin: London

F. Mitchell, P. Moran, N. Pruzzo, 1979 *Evaluation of osteopathic muscle energy procedure* Pruzzo: Valley Park, Illinois

Murphy, 2000 In: D. Murphy, Ed. *Conservative management of cervical spine syndromes* 2000 McGraw Hill: New York

T. Myers, 2001 Anatomy trains Churchill Livingstone: Edinburgh

R. Nimmo, 1966 Receptor tonus technique. *Lecture notes* British College of Naturopathy and Osteopathy: London

P. Nixon, J. Andrews, 1996 A study of anaerobic threshold in chronic fatigue syndrome (CFS). *Biol Psychol* **43** 264

H. Pollard, G. Ward, 1997 A study of two stretching techniques for improving hip flexion range of motion. *J Manipulative Physiol Ther* **20** 443–447.

A. Pollo, F. Benedetti, 2008 Placebo Response: Relevance to the Rheumatic Diseases. *Rheumatic Disease Clinics of North America* **34** (2), 331 349.

T. Randolph, 1976 Stimulatory withdrawal and the alternations of allergic manifestations. In: L. Dickey, Ed. *Clinical ecology* Charles C. Thomas: Springfield, Illinois 156–175.

I. Rolf, 1977 *The integration of human structures* Harper & Row: USA

M. Roll, T. Thorell, 1987 Acute chest pain without obvious cause before age 40 – personality and recent life events. *J Psychosom Res* **31** (2), 215–221.

H. Selye, 1984 *The stress of life* McGraw-Hill: New York

R. Schenk, K. Adelman, 1994 The effects of MET on cervical range of motion. *J Manual Manip Ther* **2** 149–155.

D. Simons, J. Travell, L. Simons, 1999 ed 2 *Myofascial pain and dysfunction: the trigger point manual* **vol 1** Williams & Wilkins: Baltimore *Upper half of body*

L. Slatkovska, D. Jensen, A. Davies, et al. 2006 Phasic menstrual cycle effects on the control of breathing in healthy women. *Respiratory Physiology & Neurobiology* **154** 379–388.

J. Slocumb, 1984 Neurological factors in chronic pelvic pain, trigger points and abdominal pelvic pain. *Am J Obstet Gynecol* **49** 536

T. Speicher, et al. 2004 Effect of strain counterstrain on pain and strength in hip musculature. *J Manual Manip Ther* **12** (4), 215–223.

A. Speransky, 1943 *A basis for the theory of medicine* International Publishers: New York

J. Travell, D. Simons, 1983 *Myofascial pain and dysfunction: the trigger point manual* **vol 1** Williams & Wilkins: Baltimore

J. Travell, D. Simons, 1992 *Myofascial pain and dysfunction: the trigger point manual* **vol 2** Williams & Wilkins: Baltimore *The lower extremities*

J. Upledger, 1983 *Craniosacral therapy* Eastland Press: USA

Vleeming et al., 1997 In: A. Vleeming, V. Mooney, T. Dorman, C. Snijders, R. Stoeckart, Ed. *Movement, stability and low back pain* 1997 Churchill Livingstone: Edinburgh

Wall and Melzack, 1989 In: P.D. Wall, R. Melzack, Ed. *Text book of pain* ed 2 1989 Churchill Livingstone: Edinburgh

J. Weiss, 2001 Pelvic floor myofascial trigger points: manual therapy for interstitial cystitis and the urgency–frequency syndrome. *J Urol* **166** 2226–2231.

E. Wilson, O. Payton, L. Donegan-Shoaf, K. Dec, 2003 Muscle energy technique in patients with acute low back pain: a pilot clinical trial. *Journal of Orthopedic and Sports Physical Therapy* **33** 502–512.

B. Youngs, 1963 The physiological background of neuromuscular technique. *British Naturopathic Journal and Osteopathic Review* **5** 176–178.

B. Youngs, 2008 Lief's Neuromuscular Technique: a recollection. In: L. Chaitow, Ed. *Physical Medicine* Churchill Livingstone: Edinburgh

第10章

アメリカ合衆国における神経筋療法 Judith DeLany

目次

1. 歴史 221
2. NMT American version™ の根拠 222
   3つのカテゴリー 222
   NMTの最初の6要因 223
3. NMTの使用（適用） 224
   ルーティンの順番 225
   NMTを臨床で活用する 225
4. NMTのテクニック 226
   圧を検討する 229
   静止圧迫 229
   押圧棒 230
5. NMTの手法 230
   僧帽筋 231
   肩甲挙筋 231
   中胸部後面 232
   頭蓋後面 234
   頚椎の椎弓板 234
   板状筋の腱 236
   胸鎖乳突筋 238
   椎弓板の溝 239
   肋間筋 240
   腸腰靱帯と仙腸靱帯 241
   脊柱起立筋 242
   腰方形筋 244
6. 両者の違いに関する概説 244

1. 歴史

第2章で詳しく解説したように、神経筋療法（NMT）は、ヨーロッパやアメリカ合衆国で活躍した数多くの臨床家の業績をもとに発展した[1]。ところが、NMTが「発展的に」誕生したために、名前自体に混乱が生じてしまった。初期には、アメリカ合衆国では「NMT」が神経筋「療法」の略称として使われた一方で、ヨーロッパでは神経筋「テクニック」という呼び名のほうが好まれた。それでもここ10年、さまざまな手法が現れ、開業医たちはこの2つの名前に対するこだわりをなくしてきている。とはいえ、「療法」と「テクニック」という言葉そのものに大きな違いはないものの、NMTのさまざまな手法の中身には、やはり違いはある。ちなみにイギリスにおけるオステオパシーの訓練では、NMTの「T」は「テクニック」を意味する。

1970年代後半から1980年代初頭にかけて発展した初期のアメリカ式NMTのプロトコル（protocol：治療法の正確で詳細な計画）の主たる根拠となったのは、故レイモンド・ニモ（Raymond Nimmo）によって開発され、広まった。これで広く伝わった。た手法である（DeLany 1999）。ニモは病気の影響や関連性、そして「侵害疼痛点」の処置による治療について研究したが、これは彼と同時代に生きたジャネット・トラベルによる筋筋膜のトリガーポイント（誘発点）の研究を反映している。ニモのプロトコルは、その後、ニモと

---

[1] ヨーロッパ式NMTとアメリカ式NMTの違いについては、本章の脚注で簡単に紹介していく。ヨーロッパ式は通常「リーフのNMT」と呼ばれているので、本書の脚注でもそれに従う。

一緒に研究をしたポール・セントジョン（Paul St John）や、1980年代に共同研究をしたセントジョンとジュディス（ウォーカー）ディレーニーによって改良と拡張がなされた。セントジョンとディレーニーは、ここ10年、それぞれ独立したNMTプログラムを拡張させている。

NMTのアメリカ式プロトコルは、初期にはニモのプロトコルにもとづいて行われていたが、適用の根拠はTravell & Simons（1983, 1992）、Vennerson & Nimmo（1971）、Cailliet（1977）、Chaitow（1980）その他の著作や研究の影響を強く受けていた。セントジョンとディレーニーがそれぞれニモのプロトコルに改良を加えた結果、以前の概念や手法が変更され、推奨される治療技法も大きく変化した。セントジョンが体や頭蓋骨の構造に備わったホメオスタシスをSt John Method™に取り入れた一方で、ディレーニーはNMT American version™のなかに、より広い視点を取り入れた（Chaitow & DeLany 2000）。全身にアプローチする一方で、生化学的、生体力学的、心理社会的要因にも注目したのである。

2000年、ディレーニーとレオン・チャイトーは、全2巻の『Clinical Application of Neuromuscular Techniques』の1巻目を共著で出版した。そのなかで、NMT American version™とヨーロッパ式NMT、ポジショナルリリース、筋エネルギーテクニックのほか、類似の療法として利用できる手法をまとめて紹介したのである。第1巻（2008年に第2版）と第2巻（2002）では、NMT American version™は触診や評価の技能を訓練するための実践的で体系的なアプローチであるとともに、臨床でも利用できると述べている。

以下のNMT American version™を紹介するにあたり、基本テクニックのほか、いくつかの筋への施術例を取り上げて解説していく。本書の解説を読めば、このテクニックを実践することはできるが、本書の説明は不完全であること、安全で効率のよい治療のためには前面や側面や深部の腹筋の治療のように「欠けている要素」も含まれなければならないことを記憶しておくことは重要である。NMTの技能を習得する最も安全な手段としては、監督者の指導のもとで実習を受けることを強く勧める。

2. NMT American version™ の根拠

ホメオスタシスには、姿勢の調整から身体の体液の構成成分に至るまで、体内の種々のバランスを維持するためのプロセスが含まれる（Stedman 1998）。日常生活ではさまざまなストレスや要求を突きつけられるが、体はバランスの維持という目標を通じてそれらに対処し、適応や代償を通じて平衡状態を作り上げる。過度のストレスがかかったり、代償メカニズムが弱められたり、そこに過負荷がかかったりすると、代償不全による悪影響が現れやすくなり、明らかな病気や変性が生じる（Chaitow & DeLany 2008）。

3つのカテゴリー

NMT American version™（NMTアメリカ版）の基礎は、3つのカテゴリーの評価をもとに成り立っている（表10.1を参照）。これらは、生活のなかでつねにかかってくるス

表10.1　痛みの原因や、痛みが増す原因にもなる、健康に影響を与える主な要因は、以下の3つのカテゴリーに大別することができる。以下にあげた症状は、単体で問題を起こすだけでなく、互いに密接に関わりあって、連鎖的な影響をおよぼすこともある。

生体力学	生化学	心理社会
生体力学	生化学	心理社会
外傷	炎症	ストレス
姿勢	脱水	罪悪感
筋（トリガーポイントを含む）	栄養	恐怖
先天要因	ホルモン	不安
消耗	虚血	情動
関節の機能障害	毒性	訴訟
酷使、誤用、不使用、乱用	免疫応答	うつ
神経絞扼および／または圧迫		身体化

トレスを修正し、調整し、代償する形で、適応することができる。生化学、生体力学、心理社会という3つのカテゴリーのなかには、健康に影響を与える主な要因が下位分類として含まれている。これらの要因のなかには、痛みの原因となったり、痛みを増加させる原因となったりするものがいくつも含まれている（Chaitow 1996, 2003, Chaitow & DeLany 2000, 2008）。これらのカテゴリーに働きかける際には、痛みや機能障害の原因として局所要因や全身要因のほか、さまざまな永続的要因があること、それらを治療せずに放置しておくと「不思議と」症状が再発する原因になることが分かっている（Simons et al 1999）。だから、完ぺきな回復プログラムを作成するときには、局所要因、全身要因、永続的要因のすべてを考慮すること。これについてはさまざまな意見があるが、Chaitow & DeLany（2000, 2008）では、局所の機能障害について次のように述べている：

- 緊張亢進
- 虚血
- 局所の炎症が続く
- トリガーポイント
- 神経の圧迫または絞扼

また、全身に影響を及ぼす全身要因として次のものをあげている：

- 遺伝的傾向（結合組織要因が過剰運動性につながるなど）と、先天性異常（短足など）
- 栄養不足と栄養バランスの悪さ
- 毒性（外因性と内因性）
- 内分泌腺（ホルモン）のバランスの悪さと不足（特に甲状腺）
- 全身性の炎症
- ストレス（身体的または心理的）
- 外傷（急性のものと蓄積されたもの）
- 姿勢（静的姿勢と動的姿勢。誤った使用パターンと筋の代用を含む）
- 過呼吸の傾向

NMT American version™は、初期には上にあげたリストのなかの6つの「下位分類」に焦点をあてており、施術者たちは虚血、トリガーポイント、神経絞扼／圧迫、姿勢／構造のバランスの悪さ、栄養の構成要素／その不足、情動／ストレス要因に注目してきた。臨床で広く利用されるようになり、NMTが多種多様な分野とともに使われるようになると、これら6要因に注目するだけでも（ときに驚くような）成果を上げることはできるが、長期的な解決策を見出すためにはこれでは不十分なケースが多いことが、次第に明らかになってきた。NMTを適用する範囲が広がった結果、施術者たちがNMTの資格を取得する際に必要だった基礎的な教育内容を超えた範囲で、臨床への理解を広げる必要に迫られる場面が現れてきた。そのような知識を活用するのは、NMTの施術者たちの活動範囲を超えているため、問題となっている。こうした状況を解決するためには、患者の症状の根本的な原因が筋筋膜以外のものである可能性が疑われたときに患者を照会できる、施術者同士の強力なネットワークを構築しておくしかない。NMT施術者が持つ資格で施術できる範囲を超える要因については、他の専門家に照会できるよう検討しておくべきである。

生体力学的、生化学的、心理社会的要因による影響は、単独で変化をもたらすだけではない。このことは、つねに心に留めておくべきである。これらはそれぞれ深いところで相互に作用しており、1つのカテゴリーに介入すると、別のカテゴリーに大きく影響することがあるからである。施術者の役割は、ストレスによる症状を緩和したり、単純にその負荷を減らしたりすることになるだろう。ときには、それぞれの患者の日常的な習慣を変えるよう指導し、励ますといった方法を使い、適応負荷にもっと効率よく対処できるよう働きかけることしかできないかもしれない。できるだけ多くの病因や持続的な影響を特定し、それを取り除いたり修正したりするのが大切とはいえ、その際にさらにストレスをかけたり、過剰な適応を要求したりしてはいけない。治療介入をするたびに患者は適応するよう要求されることになるだろうが、治癒のプロセスでは適応メカニズムに過負荷をかけないことが、重要なのである。

NMTの最初の6要因

現在のNMT American version™のアプローチは、最初の6要因以外にもさまざまな要因を包含しているが、最初の6要因がアプローチの主たる焦点である。慢性痛を抱える個人を受け持つときは、上記の局所要因と全身要因のリストにもとづいて作られた6つの下位分類を体系的に利用し、不快感や機能障害の根底にある原因を評価し、できれば原因

を減らすようにする。これらの要因の評価をどれか1つでも怠ると、患者の回復は横ばい状態または後退するかもしれない。どの患者に対しても、(必要がある場合は) 術者によってこの6要因が考慮、評価され、臨床的に働きかけられなければならない (Chaitow & DeLany 2000, 2008)。施術者がこれらの基礎的なツールを活用する技能を持たない場合やこれらを扱う免許を取得していない場合は、そのツールに関して適切な訓練を受け、免許を取得している別の施術者に照会するほうがよい。数回治療しても改善が見られない場合や、痛みや疲労、その他の初期症状がぶり返す場合は、その他の要因 (ホルモン、器官、あるいは骨の健康、毒物、その他) についても検討すべきである。DeLany (2002) によって記された6要因は:

虚血:現在の酸素/血液供給量が組織の生理必要量に満たない状態をさす。虚血の原因は、病理学的 (動脈狭窄あるいは血栓)、生化学的 (身体の血管収縮が、特定の部位への血流を減らす)、解剖学的 (腱が血流を妨害する) なこともあれば、酷使や促通の結果であることもある。虚血は、酸素や栄養分のレベルや代謝産物の除去レベルを低下させ、その結果、筋が短縮する。そうなると筋が緊張し、関節の力学が変化したり、神経構造が絞扼されたりする。虚血とその結果として生じる局所のエネルギー危機は、トリガーポイントの生成にもつながる (Simons et al 1999)

トリガーポイント (TrP):筋腹 (セントラル・トリガーポイント) や、筋腱付着部や骨膜付着部 (アタッチメント・トリガーポイント) 内に局在し、十分な刺激を受けると、関連領域に関連痛パターンをもたらす。関連痛パターンには、疼痛、チリチリする痛み、麻痺、かゆみ、焼けつくような痛みなど、さまざまな感覚がある。トリガーポイントは、発生する部位 (セントラルかアタッチメントか) のほか、活動状態 (活動性か潜在性か) や、原発性か、キー・トリガーポイントかサテライト・トリガーポイントかなどでも分類できる (第3章でトリガーポイントの生成理論について詳しく解説しているので、参照すること)

神経への干渉:神経構造が圧迫 (骨性構造による) または絞扼 (筋筋膜組織による) されると、筋収縮の妨害、血管運動、疼痛刺激、反射メカニズム、交感神経活動の妨害などにつながるだろう。神経血管構造は筋膜構造 (筋鞘や平面など) に沿って流れているため、筋膜がゆがむと神経が絞扼されることはよくある。徒手療法を行うときは、筋膜をリリースし、神経構造のモビライゼーションも行うこと

姿勢と生体力学の機能障害:長い間に姿勢や生体力学に影響する傷害 (insult) が繰り返され、それが情動や心理に由来する体性の影響と組み合わさると、組織が緊張、短縮、束化、疲労、そして最終的には線維化するといった変形パターンが生じ、その結果、健康的な姿勢のポジショニングが変化してしまう。すると筋の代用が生じ、その結果、発火パターンが変わり、それがエスカレートするとさらなる機能障害をもたらす使用パターンにつながっていく。構造の評価 (姿勢の分析) そのものにも価値はあるが、この評価方法では静止ポジションでは現れないであろう使用パターンを考慮していない。動的回内や歩行の変化やその他の使用パターンがあると、明らかな機能障害からごく微妙な機能障害までさまざまな症状が永続する可能性があるので、これらについても評価し、修正しなくてはいけない

栄養要因:栄養の不足/アンバランス、過敏症、アレルギー、刺激物はすべて、筋筋膜の健康でも、ホルモンや情動の健康やメンタルヘルスでも一役買っている。本章の著者は、栄養という要素は、健康のための最も重要な要因だと考えている。エネルギー源 (タンパク質、炭水化物、脂肪) や代謝をサポートする物質 (ビタミン、ミネラル、水分) に過不足があると、健康や慢性痛に重大な影響がおよぶからである

情動の幸福:個人が背負う情動による付加やストレスによる負荷は、程度や種類に応じて体のさまざまなシステムに影響を与えることがある。体はストレスや思考、情動に強く影響されるが、体内ではホルモンや神経伝達物質が化学的メッセンジャーの役割を担う。同じように、これらはストレスに対する心理的、物理的、情動的反応に影響し、その結果、さらに化学的インターフェースが活発化するのである。この状態が激しすぎたり、長期化したりすると、最終的にこれらの要因が原因でうつや病気になるだろう

3. NMTの使用（適用）

　NMTのテクニックは、次のガイドラインに沿って施術すれば簡単に、効率よく使えるだろう。解剖学の知識を深め、必要な技能を身につけていくと、施術者はNMTに関する知識を他の領域の勉強で身につけた知識と融合して、独自のスタイルを作り上げることもできるようになる。

Note：アメリカ合衆国では、州によって、またヘルスケアの専門分野によっても、施術者ができる活動の範囲が法律で決められている。大半の州では、患者に施術するためには患者に「触れる免許」が必要である。本書の内容にとらわれずに、それぞれの施術者が自分の免許でできる範囲のことを行うようにしてほしい。NMTは、各国、各州のさまざまな分野で活用されているため、本書は特定の免許でできる活動の範囲外のテクニックや概念を含んでいるかもしれない。自分が活動できる範囲を知り、免許で認められた範囲内の活動を行うよう、各個人で責任を持つこと。

ルーティンの順番

　何を最初に治療するべきか。どこから治療を始めるべきか。治療のシーケンスはボディワークの重要な要素だが、ある程度は経験と好みに左右される。とはいえ、臨床経験や、ときには研究の成果までをもとにした治療法や処方の仕方を活用できる例は多い。

　NMTは普通、ステップごとに解説があり、施術する際にもそれに従って行われる。まず施術前の検査段階で「ルーティン」の各ステップを行い、治療で最大の成果を得られるようにしておく。どこかのステップを省くと重要な詳細情報を取得しそこない、最適な成果を上げられないかもしれないからである。その後の治療セッションでは、関与していない組織があれば、一部のステップを省略してもかまわない。

　NMTを施術するときは、推奨された順番に従って筋に働きかけていく。この順番は、層ごとに組織に働きかけ、手足では近位を施術してから遠位に移り、治療時間をうまく管理できるよう設計されているからである。ルーティンの順番を変えなければならないときは、つねに以下の2つのルールを守ること：

1. 浅層の組織を治療してから、深層に移る

2. 手足では、近位を治療してから、遠位に移る

NMTを臨床で活用する

　臨床の検査でNMTを利用するときは、情報収集から治療へとほぼ継ぎ目なく移行する。施術者が組織の機能障害の証拠を探すとき、発見のプロセスが治療につながるので、次にそのテクニックを使って「発見から治療へ」移るからである。検査から治療へ、そしてまた検査へ戻る流れはNMTの特徴であり、MNTやそれに関連する手法の使い方や目的になじめばなじむほど、習慣的に行えるようになる。NMTの触診テクニックは、筋エネルギーテクニックやポジショナルリリース、筋筋膜リリース法などと融合させることができる。さまざまな手法を使いながら、必要なときはすぐに検査に戻ればよいのである。

　NMTではさまざまなテクニックを利用するが、どれを使うかは施術者の技能や、検査で発見したこと、そして組織にどのような効果をもたらしたいかによって異なる。施術するテクニックによって、また治療のステップによっても、皮膚用のオイル類の要不要は異なる。結合組織ワークや組織を引きあげるテクニックなど、皮膚が乾燥した状態で行うテクニックは、オイル類を塗る前に行っておく。オイル類を塗った後では施術しにくいテクニックもあるからである。オイル類は一般に、滑るようなストロークをするときは必要で、摩擦や組織を引きあげるテクニックでは必要ない。また、オイル類を塗りすぎると触診で得られる感覚が鈍ったり、ストロークをするときに手の動きをコントロールしにくくなったりするので、オイル類は適量にしておくことが大切である。一方で量が足りないと、皮膚が引っ張られ、摩擦や軽い不快感が生じるだろう。

　一般に、皮膚が乾燥した状態で行うテクニックの次に、マニピュレーションや、軽くオイル類を塗って滑るようなストロークをする。これは、血流を増やして組織の内部に「流す」と同時に、虚血した硬結および／またはトリガーポイントを評価するためである。その後は、虚血した硬結をリリースし、トリガーポイントを治療するために、指で静止圧迫をする。通常はその前に、滑るようなストロークやなんらかの組織のマニピュレーションを完了させておく。部位によっては、第1指やその他の指の代わりに（あるいはそれに追加して）押圧棒を使うこともある（図10.1B、C）。しかし、その場合は事前によく

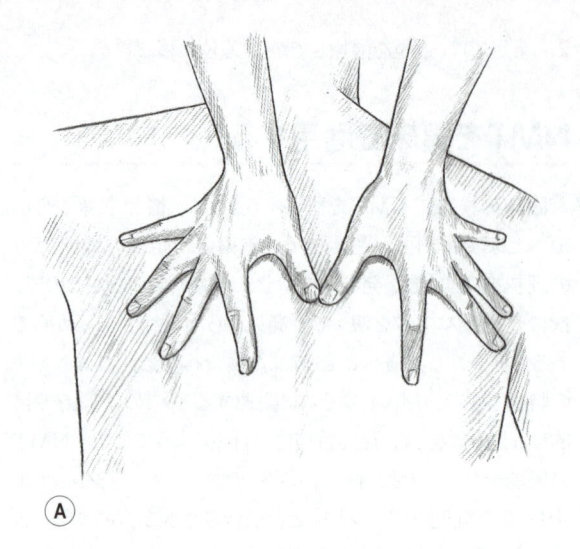

図10.1A ストロークのテクニックの大半では第1指を主なツールとして使い、その他の指で両手を支え、安定させる。

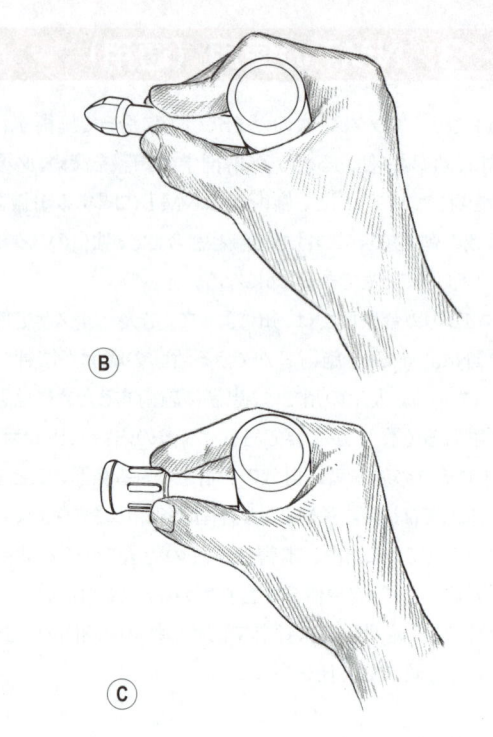

図10.1B、C 押圧棒は、正しく持つと優れた治療用ツールとなり、施術者の指にかかるストレスを減らしてくれる。

注意し、適切な訓練を受けておくのが望ましい。圧迫や摩擦法を施術した後や、押圧棒を利用した後は、通常は手で滑るようなストロークを数回行う。

4. NMTのテクニック

NMTのどのテクニックを使うかは、検査の所見と、組織に与えたい効果によって決まる。

- **スキンローリングと皮膚を引きあげるテクニック**：皮膚やその下にある筋に関連する筋膜を柔らかくするために使う。皮膚をつかんだり引きあげたりし、皮下筋膜に機械的緊張を生み出すことで、筋膜の基質がチキソトロピーという性質を受けて「ゲル」から「ゾル」に変化する（Oschman 1997）ためのサポートをする（DeLany 2000a）。組織を第1指とその他の指で転がすようにしてもよい。皮下組織層や筋腹をつかんだり、引きあげたりした後、患者が耐えられるのであれば第1指とその他の指でマニピュレーションを行うと、筋膜が伸張し、筋膜層が引き離される。これらの手法のどれを使っても、血液やリンパの流量が増えるだろう。皮膚が癒着している部位があるときは、その下にある筋にさらに施術しなければいけないことの現れである場合も多い

- **軽擦法（滑るようなストローク）**：NMT American version™で使うなかでも重要で、強力な手法である。筋膜を温め、組織に血液を流すことで組織に酸素をもたらしたり、栄養を灌流したりすると同時に、組織から老廃物を取り除く（Yates 1989）。組織の上に手を滑らせていくと、それぞれの部位に固有の収縮した筋束や小結節、圧痛点が見つかるだろう。これらの筋束に繰り返しストロークをすると、大きさやしつこさが減ることがあるので、これらを修正したり取り除いたりするために必要な時間や労力が減る。臨床経験からいうと、組織を数回ス

トロークしてからほかの部位の施術に移り、それからもう一度戻ってストロークすると最高の結果を得られる。ストロークの方向は、筋線維に沿う方向でも横断する方向でもかまわないが、通常は両方を組み合わせて行う。組織がうっ滞しているときは、リンパの流れに沿って施術するとよい。禁忌（炎症や浮腫があるなど）ではない場合は、ストロークの合間にホットパックを組織に当てると、さらに効果が高まる。さらにストロークをする前に、普通はしばらく組織を休ませる。そうすると、循環や排出の機能が働き、組織内の流れがさらによくなるからである。こうすると、普通は圧痛や虚血が急速に低下する

- 滑るようなストロークを最も効率よく組織に行うためには、第1指（多くの場合）を施術ツールとして使うときに、その他の指を軽く広げ、両手を支えて固定する（図10.1Aを参照）。手と前腕を一体にして動かし、手首は固定する。手首や第1指の関節はほとんど動かさないようにする。手首や第1指を動かしすぎると、施術者の前腕や手首や手で関節の不調や炎症が起きるかもしれないからである。手を正しいポジションに置き、固定すれば、施術者のけがは避けられるだろう。両手でストロークをするときは、第1指を隣同士に（ほぼ平行に）配置するか、一方を他方の前に出して、第1指の先端でストロークを導く[2]。ストローク中に両方の第1指の遠位の先端が触れ、第1指の内側面でストロークを導くことになると、第1指の関節に過剰な緊張がかかり、施術者のけがのリスクが大きく高まる

- それほど圧痛がなく、過敏にもなっていない組織を扱うときは、1秒間に7-10cm程度の速さで「ストローク」をする（組織が敏感なときは、不快感を与えないよう、スピードを遅くする）。これはリーフのNMTで使う第1指のストロークよりもかなり速い。施術と同時に筋を触診するためには、適度な速さで施術することが重要である。動きが速すぎると、無用の不快感をもたらすほか、うっ滞した組織の上を通り過ぎてしまい、重要な情報源を見失うかもしれない。逆に動きが遅すぎると、組織の位置が変わってしまい、個々の筋を見分けにくくなる。適度なスピード感があると、何度も施術して血流をしっかりと増やせると同時に、組織内にある筋束や虚血した小結節に触れることができる[3]

- **圧迫法**：軟部組織を骨や下にある筋に押しつけたり（平面の圧迫）、オイル類を塗っていない組織を引きあげて、第1指とその他の指でつかんだりする手法である（つまむ圧迫）。つまむ圧迫は、指を平らにして広範囲に働きかけても（洗濯ばさみのように。図10.2Aを参照）、指を曲げてピンポイントに働きかけてもよい（しゃこ万力のように。図10.2Dを参照）

- **静止圧迫**：（トリガーポイント圧迫リリース、虚血圧迫、持続圧迫ともいう）指を動かさずに、組織を圧迫する。虚血が起きた組織やトリガーポイントを有する組織は普通、静止圧迫によく反応する（静止圧迫の利用については、以下を参照）。極度の圧痛がある部位は、圧をかけすぎないよう調整する

- **圧迫とマニピュレーションの併用**：組織を引きあげてから、第1指とその他の指でローリングをしたり、曲げやねじりを加えたりする。こうすると、結合組織に効率よく機械的ストレスを与えたり、基質をゲル状からゾル状に変えたりできるほか（DeLany 2000b）、線維を引き離し、血流を増やすためにも役立つ。一般に、滑るようなストロークや静止圧迫をして組織の圧痛を減らした後にこのテクニックを使う。また、トリガーポイント圧迫リリースを使う前にも利用できる

- **摩擦法**：組織の状態や求める結果に応じて、さまざまな形で筋筋膜組織に施術できる。線維化した組織を柔らかくし、癒着の質を変えるために使うことが一番多い。摩擦法は、組織を横断する方向にも（クロスファイバーテクニック、線維をつまびく、はじく、横断摩擦）、線維に沿う方

---

[2] ここで解説しているアメリカ式NMTのストロークは、ヨーロッパ式とは異なる。ヨーロッパ式では、第1指以外の指は第1指の前に置くものの、動かすことはなく、評価／治療のために「ストローク」をするときは第1指だけが動く。アメリカ式の場合は、手全体を動かすことになる。

[3] 本書でも指摘しているように、ヨーロッパ式NMTは、アメリカ式NMTより普通はかなりゆっくりと丁寧に行う。特に評価モードのときにあてはまる。

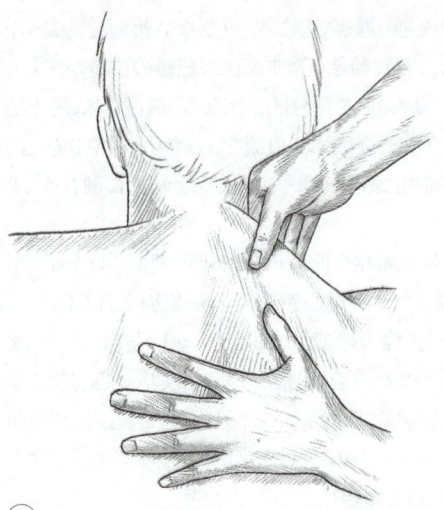

228　第10章　アメリカ合衆国における神経筋療法

Ⓐ 第1指とその他の指で、広く平面を圧迫する

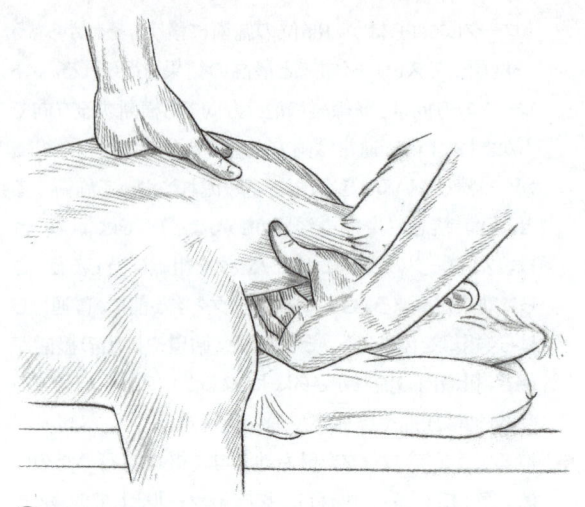

Ⓑ 組織をほぐすためには、僧帽筋上部を完全に覆うように指を巻きつけ、前面の「唇」の下にある筋の前表面に触れる。

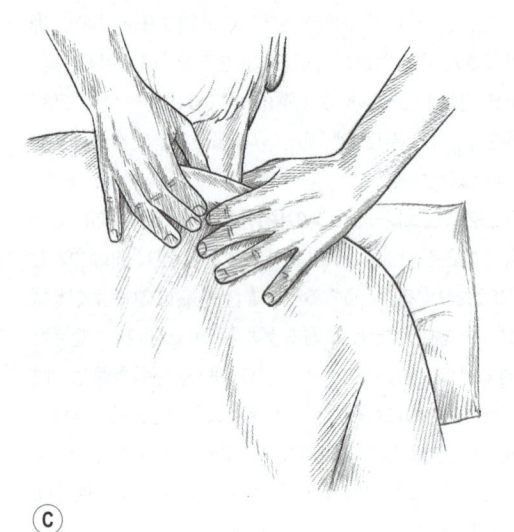

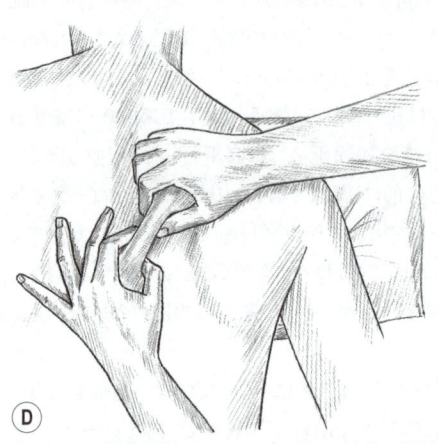

Ⓒ

Ⓓ

C、D 腕を正しいポジションに置くと、僧帽筋中部と僧帽筋下部を効率よく引きあげ、圧迫することができる。線維を短縮させるために上腕骨頭を挙上する必要があるだろう。

E 図で示した椎弓板の溝のように、第1指が届きにくい溝や骨の突起の下に施術するときは、先端が斜めになった押圧棒を使ってもよい。

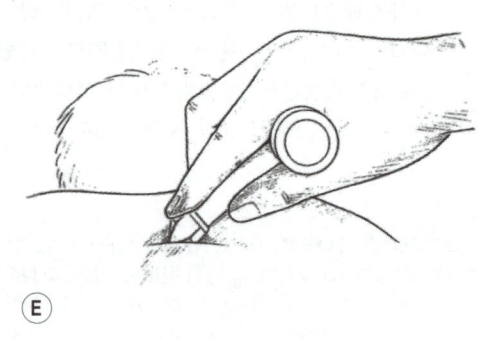

Ⓔ

図10.2

向にも使える（縦方向の摩擦）。組織に圧痛があるときは、炎症が起きている証拠かもしれないので、よく注意する。顕著な圧痛がある場合や、摩擦法を施術すると圧痛が起きる場合は、10-15分氷を当ててもよい。炎症を表す証拠がなくなるまでは、その組織に摩擦法は使わないようにする

圧を検討する

　組織にストロークとマニピュレーションをした後は、筋を静止圧迫（虚血圧迫）する。一定の圧をかけるといっても、組織が弛緩し、リリースするにつれて、やや圧を強めてもよい。圧の持続時間はさまざまが、理想的な圧をかけると8-12秒で組織の緊張がゆるみはじめると言われている。20秒までは圧を維持したり、強めたりしてもよい。施術者は、圧をかけた組織が「溶けて、やわらかくなる」感じに気づくだろう。一方、患者の側は、施術者が圧を弱めたのだろうと思った、と報告することが多い[4]。

痛みの低下は、必ずしも最適な指標ではない

　推奨された時間より長く静止圧迫すると痛みは低下するだろうが、これは普通、短期的な効果しか生まない。圧を持続したり、かけ過ぎたりして組織を刺激すると、痛みが増したり、局所の可動性が低下したりするだろう。1つの部位に1度だけ1-2分施術するよりも、短時間ずつ4、5回に分けて施術するほうが、普通はより大きく、長期的な効果を生み出す。触診をしたときに収縮していた組織が8-12秒経ってもリリースしない場合は、圧が強すぎる、または軽すぎるので、圧の強さを変えたほうがよい。

圧の程度

　静止圧迫をするときの適切な圧の強さは、患者によって異なる（また、体の部位によっても異なる）。しかし通常は、その組織を触診したときに感じた緊張度と同じにする。圧が弱すぎると、組織の反応を引き出すことはできないだろうし、圧をかけすぎると、反射的にスパズムが生じるだろう。最適な圧を決定する際には、患者の年齢、酸素の供給量、過去の外傷、エクササイズ、以前に受けた治療、脱水の度合い、栄養やホルモンのバランスの悪さや不足、組織の毒性、機能障害がある姿勢などのすべてが影響するのである。

　それでは、どうやって圧の強さを決めればよいのだろうか。組織内の緊張度に圧を一致させることに加え、治療する組織から受ける不快感を「1」は不快感ゼロ、「10」は激痛として、患者に1-10の数字で表してもらい、それを指標として活用してもよい。軽度から中程度の不快感を引き出す程度の圧を使い、患者が5、6、7のスコアだと報告するのが理想的である。治療で9や10のスコアが出るようではいけない。痛みを我慢させたり、痛いところをほじくり返したりしても意味はないし、NMTでは逆効果になるだけである。組織ごとに理想的な圧が見つかるまで、圧は定期的に調整するべきである。

静止圧迫

　スパズムや拘縮を低下させ、トリガーポイントを不活性化するための効率のよい手段として、静止圧迫を軟部組織に施術することができる。静止圧迫をした後にリリースをすると、圧迫による蒼白効果で血流がよくなるが、長時間圧迫すると血流が制限され、虚血状態になることがある。さらに、組織に極度の圧痛や炎症がある場合は、患者が長時間の施術に耐えられないだろう。かける圧の量や時間は個人によってまったく異なるうえ、筋によっても異なる。

　機能障害がある軟部組織を圧迫するときは、組織ごとに個別に施術するのが大切である。トリガーポイント治療を成功させるためには、施術者はトリガーポイントの真上を圧迫しなければいけない。患者がもっと圧をかけるように依頼しつづける場合は、接点を筋線維に沿ってずらしていく。すると、最適なスポットに近いものの、まさにその真上ではなかったことが明らかになるだろう。

　前に述べたように、静止圧迫の理想的な持続時間はさまざまである。施術者は、実践を重ねるなかで、緊張がリリースする瞬間を感じ取る技能を身につけるだろう。これは圧迫を

---

[4] リーフのNMTでかける圧には2つのモードがある。評価モードでは組織の緊張に「合わせる」一方で、治療モードではアメリカ式NMTで解説している圧とかなりの部分で一致している。

始めてから8-12秒で起きるが、圧迫そのものは20秒まで維持してかまわない。臨床経験からいうと、圧をかける時間が長すぎたり、圧が強すぎたりすると、痛みが増し、可動性が低下する。一定の圧をかけながらも、組織が柔らかくなりはじめたら、やや圧を強めるようにする。患者には、圧が強すぎた場合や、組織が「溶ける」感じがした場合、そして関連領域に関連痛の感覚が生じた場合に、報告してもらうとよい。（圧痛計の使用法の詳細については、第3章の本文とBox3.6を参照すること）

押圧棒

押圧棒は、施術者の第1指を過剰な圧から守り、第1指では届かない間隙にアクセスするための貴重な治療用ツールといえる。NMTでよく使う押圧棒は軽い木でできていて、直径2cm程度の横棒と、それより細い縦棒からなる押圧棒は、どれも縦棒の先端に平らなゴムか、斜めになったゴムがついている（図10.1B、Cを参照）。先端が大きくて平らなゴムは、殿部などの大きな筋腹を圧迫するときや、前脛骨筋など広くて平らな筋に滑るようなストロークをするときに使う。先端が斜めになったゴムは、椎弓板の溝や、肩甲棘の下を圧迫するときに使ったり、第1指では届きにくい腱に摩擦法を施術したりするときに使う。押圧棒は絶対に、極度の圧痛がある組織や鎖骨の上下など脆弱な神経が通っている部位で使ったり、組織を「掘る」ために使ったりしてはいけない。収縮した組織や線維化した組織や骨の表面があれば、押圧棒を通じても「感じる」ことができるだろう。ちょうど鉛筆で字を書くときに、紙の上からでも砂粒やテーブルの割れ目を感じられるのと同じである。

図10.1B、Cで示しているように、押圧棒はシャフト部分をしっかり持ち、横棒を手のひらで包むようにする。施術者の手首が緊張するといけないので、手首は比較的まっすぐにしておく。押圧棒や施術者の手や前腕は、一体にして動かす。使い方によっては（手の筋膜をこする場合）手首が曲がることもあるだろうが、手首が尺側や橈側にずれることはほとんどないようにする。

押圧棒を使った後は、都度、先端と握りの部分を洗う。手を洗うときのように、抗菌石けんやたわしを使ってこすってもよい。ゴムの先端部分にアルコールを使うと、乾燥して壊れやすくなるので、アルコールは使わないほうがよい。先端にオイル類がつくと、ゴムが劣化して割れることもある。ゴムの先端についたオイル類をこすり落としておくと、予防になる。

押圧棒は、顔、頚部、頭蓋の後頭底、柔らかくて骨がない部位（腹部や鼠径部など）、動脈や静脈に当ててはいけない。神経が露出している骨の表面（腓骨頭など）、鎖骨の上下、膝の裏側、その他の脆弱な部位にも、押圧棒を当てないようにする。

筋筋膜組織の治療に押圧棒を使うのは、マッサージのテクニックとしては応用編にあたると思ってほしい。押圧棒を使う際には経験や訓練を重ね、安全に効率よく使える場面を判断し、施術者のけがなどを予防できるようにしておく。押圧棒を使う前に、正しい使い方を身につけるための訓練を受けたほうがよい。

5．NMTの手法

これから本文や図で説明するNMT American version™は、NMTの手順として教える完全版のルーティンの抜粋であり、あくまで読者にNMTを紹介することだけを目的としている。包括的な説明ではないものの、これらの構造に生じた制限に働きかけたり、トリガーポイントを探して治療したりするときに、NMTがどのように使われるのかは正確に示している。NMTのルーティンや、局所の解剖学、機能障害の症状や予防策、そしてさまざまな関連手法については、Chaitow & DeLany (2000, 2002, 2008) を参照してほしい。

これから説明する手順は、体の右側だけに関するものである。どのステップも、体の左側でも繰り返すこと。特に脊柱に付着する筋は、両側を治療することが大切である。片側だけをリリースすると、治療していない側の筋が反射的に短縮する結果に終わり、軽度の姿勢のゆがみが生じる可能性があるからである。

僧帽筋

患者を腹臥位にし、腕をマッサージ台の脇から垂らすか、同側の手を頭の近くに置く。
1. 僧帽筋上部を第1指と第2-3指または第2-4指でつかむ。第1指を後ろ表面に起き、その他の指で前面の線維

の下まで全体を包み込むようにする（図10.2A、Bを参照）。この「平面の圧迫」は、僧帽筋のほか、（多少のバリエーションはあるが）胸鎖乳突筋などの筋にも適している。

　背部から第1指でかけている圧に押しつけるように、3本の指で前面の表面を引き、僧帽筋上部の一番外側にある線維を「ほどく」。指が僧帽筋の最上部の縁をはじかないようにすること。この部位は強い圧痛があり、強烈なトリガーポイントを有していることもあるからである。手首は低くし、最前面の組織を包む指が鋭角になるようにする。最外縁にあるつまようじ大の線維を徹底的に調べる。ここは、顔や眼に有害な関連痛をもたらすトリガーポイントを有することがある[5]

2. 腹臥位になった患者の腕をマッサージ台にのせ、患者の脇につける。僧帽筋中部の位置を特定するために、肩甲棘の両端から水平方向に補助線を2本引き、棘突起と直角を形成するようにする。僧帽筋中部の線維は、この補助線の間にある。巻いたタオルやくさびなどを使って上腕骨頭を7-15cm挙上すると、通常は僧帽筋中部と僧帽筋下部が短縮し、治療がしやすくなる。

　僧帽筋中部を両手でつかみ、なかほどにある筋腹を圧迫および／またはマニピュレーションする（図10.2Cを参照）。僧帽筋下部の外側縁（斜め方向になっている）も両手でつかみ、マニピュレーションをする（図10.2Dを参照）。このマニピュレーションはスキンローリング（スキンローリングの詳細については第8章を参照）に似ているが、皮膚以外の部位も対象にする。筋本体の線維も引きあげ、評価し、伸張しているのである。トリガーポイントが見つかったら、つまむように静止圧迫をして治療する

3. 押圧棒の斜めになった先端を、C7の棘突起の外側面（椎弓板の溝）に45度の角度であてる。僧帽筋の棘突起の付着部と、さらに深部の付着部を治療するために、頭側から尾側に向かってL1まで、バーの先端ほどの間隔をあけながら摩擦法を行う（図10.2E）。[6] 組織に極

度の圧痛があるときは、押圧棒で摩擦するテクニックを使う代わりに、第1指やその他の指で滑るようなストロークをする

4. 押圧棒の斜めになった先端は、僧帽筋の肩甲骨や肩峰の付着部に使うことができる。組織に圧痛があるためにおだやかなアプローチをとったほうがよいときは、第1指での滑るようなストロークをして、押圧棒による摩擦法の代用としてかまわない。押圧棒を絶対に使ってはいけない鎖骨付着部では、第1指で慎重にストロークをすること。

　僧帽筋の鎖骨の付着部の近くには腕神経叢があるため、押圧棒は使わないほうがいい

5. 滑るようなストロークは、押圧棒で治療したり、マニピュレーションをしたりした組織を鎮静させるために使うことができる。禁忌ではない限り、僧帽筋にホットパックを当てると、血流を増やすことができる。ホットパック後は、コールドパックを当てたりリンパドレナージをしたりして、体液の排出を高めること

肩甲挙筋

患者を腹臥位にする。

1. 肩甲骨の下角をつかみ、患者の耳方向に向かってゆるめ、肩甲骨の上角が体幹から挙上するようにする。施術者は肩甲骨の下角をつかんでいる手で、この挙上する動きを促進する（図10.3を参照）

2. 施術者は、頭側の手を僧帽筋の前面の線維ごしに、直接肩甲骨上角の前表面に置く。このとき、僧帽筋の線維はやりすごさなければならない。僧帽筋の線維を押して肩甲挙筋にアクセスしようとしても、最適な結果は得られないからである。これらの線維には極度の圧痛があり、関連パターンが生じると肩や僧帽筋に鈍い痛みや中程度の痛みをもたらすことがあるので、摩擦法はやさしく行うこと。肩甲挙筋の線維の頭側の末端は環椎の横突起に付着しているので、環椎の固定に関与している

3. 肩甲挙筋のC1-C4の横突起の付着部は、慎重に触診すること。また、筋のそれ以外の部位には滑るようなストロークをしてよい。しかし、椎骨動脈がある後頭三角や、腕神経叢が狭い孔状の溝を通る横突起の前表面に手が入り込まないよう、よく注意をする

---

[5] リーフのNMTでは、施術者がマッサージ台の頭部に立つ位置から、これらの構造にアクセスする。第6章の脊柱NMTの項で紹介した3番目のポジションを参照。
[6] リーフのNMTでは、同じ効果をあげるために第1指で圧迫する。

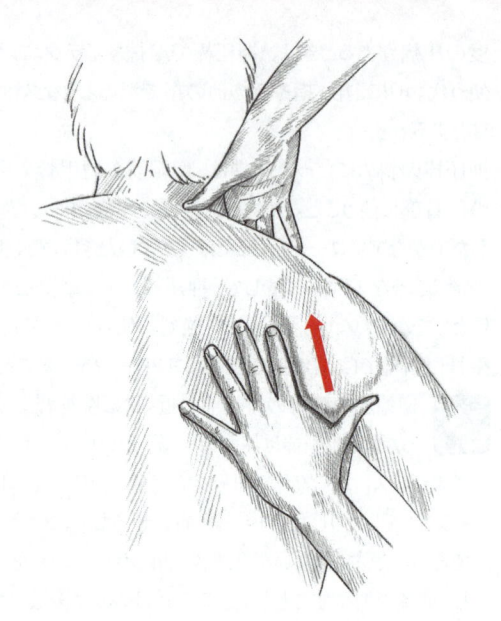

図10.3 肩甲挙筋が付着している骨の表面にアクセスするためには、前面の僧帽筋を指で取り囲み、手で挙上した肩甲骨の上角に直接指を置く。

中胸部後面

患者を腹臥位にする。

1. 両側の肩甲骨の内側縁の間に、繰り返し滑るようなストロークをする。棘突起は圧迫しないようにすること。禁忌がない限り、ストロークの合間にホットパックを菱形筋にあててもよい。筋にできた索状硬結を評価して、トリガーポイントの有無を調べ、トリガーポイントがあった場合はトリガーポイント圧迫リリースを使って治療してもよい
2. 可能であれば、患者の手を腰のくびれた部分に起き、肩甲骨の内側縁を肋骨から引き離す。こうすると、さらにアクセスできる部位が増え、深部を触診することができる。施術者が、患部の反対側に立ち、手を伸ばすようにして治療をすると、次のステップを楽に行うことができるだろう
3. 両手の第1指を肩甲骨の前内側の表面に置き、滑るようなストロークをするか、頭蓋骨／尾側方向に摩擦法をして、前鋸筋の付着部を調べたり、肩甲骨内側縁の前面全体に沿って肩甲下筋を調べたりする（図10.4A）
4. 肩甲骨を挙上したまま、両手の第1指を回転し、第1指の腹で胸部を押すようにする。前面に向かって圧をかけ、肩甲骨内側縁の深層に達するようにし、胸郭に押しつけている間に滑るようなストロークや摩擦法を行う（図10.4B）。このステップでは、上後鋸筋の「隠れた」腱付着部と、それに関連するトリガーポイントに働きかけることになる。この部位のトリガーポイントは、胸部や腕にかなりの関連痛をもたらし、絞扼されたような痛みをもたらす。肩甲骨を十分に挙上しないと、触診しても見つけることはできないだろう。[7] この部位にアクセスするための別のポジションについては、Box10.1に示している
5. 棘突起は避けながら、肩甲骨の間を全方向にストロークする。僧帽筋（浅層から深層へ）、大菱形筋と小菱形筋、上後鋸筋、脊柱起立筋、そしてできれば肋間筋群の一部など、複数の筋層を治療するためである

頭蓋後面

患者を腹臥位にする。

後頭下筋群やそれらを覆う筋を評価するためには、伸張に後頭底を触診したり、摩擦法を行ったりするとよい。しかし、小後頭直筋と椎骨動脈に深い摩擦法を行わないようよく注意しなければならない。これらは後頭下三角で比較的露出している。Box10.2を参照すること。

1. 腹臥位になった患者にあごをやや引いてもらい、後頭部とC1（環椎）のあいだのスペースをやさしく広げる。第1指を動かすときは、その他の指で固定し、サポートする（図10.7を参照）。中線から乳様突起まで横方向（内側／外側方向）に少しずつ摩擦法を行い、後頚筋の頭蓋の付着部を評価する。後頭下筋群やその浅層の後頚筋にトリガーポイントがある場合や、組織の圧痛が強すぎて摩擦を使えない場合は、静止圧迫をしてもよい。後頭部は、頭が前方に突き出る姿勢や慢性的な頭痛パターンに関与していることがある
2. 後頭隆起の外側約4-5cmのところにある薄くて平面状の後頭筋の筋腹を調べるために、摩擦法を組み合わせ

---

[7] リーフのNMTでは、第6章の脊柱シーケンスで紹介した4番目と5番目のポジションでこれらの部位にアクセスする。

NMTの手法 **233**

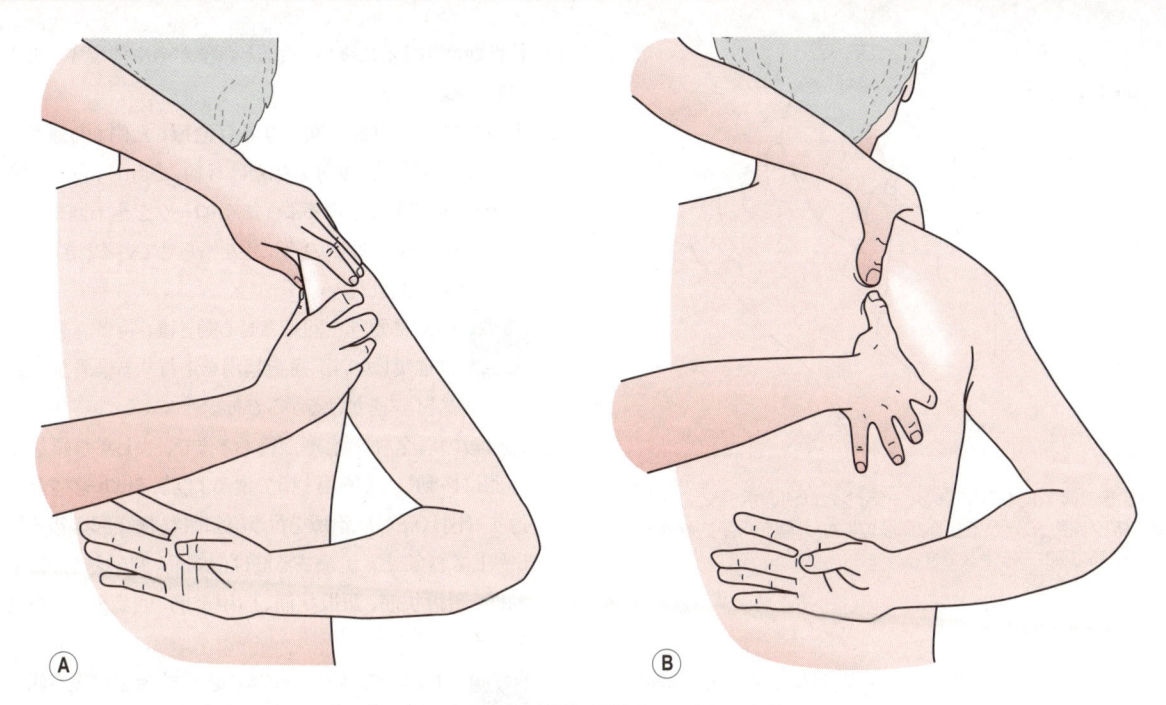

図10.4 上後鋸筋の「隠れた」トリガーポイントは、肩甲骨内側縁の下からアクセスできる。

Box10.1 患者のポジション

NMTのルーティンを施術する際に使う別のポジションは、基本的な手順よりメリットがある場合もある。たとえば、患者が背臥位や腹臥位で楽に横たわることができない場合、側臥位や座位でも使えるようテクニックを応用することもできる。

側臥位を利用するときは、患者の頭を枕や補助枕などで支え、頸椎がニュートラルなポジションを保てるようにすること。セッション中は頭を支えておかなければいけないが、患者が腕で頭を支えるのもよくない。頸部や上肢の筋にストレスがかかり、不快感が生じるからである。そうなると、トリガーポイントが活性化したり、既存の症状が悪化したり、別の部位で不快感が生じたりする。

側臥位では、下側の脚（マッサージ台にのっている脚）をほぼまっすぐに伸ばし、上側の脚を股関節と膝で曲げ、体の前方に持ってくる。このとき、上側の脚が矢状面でニュートラルになるように、補助枕や厚めのサポート枕を下に当てておく。このような脚のポジションをとると骨盤が固定され、体幹がねじれにくくなり、腰部が保護される一方で、肩、胸部外側、股関節外側、下側の太腿の内側面にかなりアクセスしやすくなる。

本文では、患者を腹臥位にしたときの上後鋸筋の治療例を示した。肩甲骨内側縁の深層にある組織は、患者を側臥位にして、上側の腕を患者の胸部にたらしたほうが（水平内転）、楽に効率よくアクセスできることが多い（図10.5を参照）。このポジションをとると、肩甲骨が体幹の外側に移動し（前突する）、腹臥位のときより肩甲下筋がかなり広く現れてくる。肋骨角にある腱の付着部や、上後鋸筋に関連して生じる「隠れた」トリガーポイントは、さらにアクセスしやすくなることも多い。腹臥位のときは、患者に背中に手を伸ばしてもらう必要があるが、それができないときにはこの側臥位のポジションが特に使いやすい。

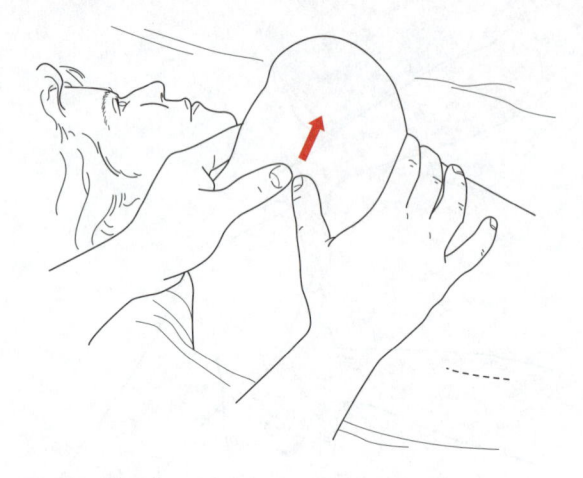

234　第10章　アメリカ合衆国における神経筋療法

図10.5　典型的なNMTのルーティンとは別のポジションも、必要に応じて使うことができる。側臥位になり、腕を水平内転すると、上後鋸筋に楽にアクセスできる。

て施術する。後頭筋は頭蓋の腱膜と合流し、前頭筋とつながっているので、眉を繰り返し上げ下げすると、後頭筋の動きを触診できる人もいる。後頭筋にできたトリガーポイントは、眼や前頭洞に強い関連痛をもたらすだろう[8]

頚椎の椎弓板

患者を背臥位にする。

1. 後頭部からT1までの椎弓板の溝にオイル類を塗る。左手で患者の頭を持ち上げて支える。右手の指を首の後ろの後頭縁に置き、第1指はC1の棘突起の外側面の隣に置く（図10.8Aを参照）。最適なポジションをとるためには、施術者の前腕と手を完全に回外する。C1からT1にかけて手を滑らせながら、天井に向かって圧をかける。滑るようなストロークを5、6回繰り返し、適切と判断した場合は、都度少しずつ圧を強める。施術者の肘は低い位置に保ち、治療をする腕は脊柱と同じ平面上に残す。第1指で滑るようなストロークをしたことで、後頚筋群の柔

軟性が回復するに従い、頭部と頚部がやや伸展するのを観察する

2. 患者の頭を反対側に回転する（治療した側から遠ざけるように）。第1指1本分の幅だけ（約2.5cm）、右手の第1指を外側に動かし滑るようなストロークを5、6回繰り返す（図10.8B）。外側の帯に手を滑らせているときは、頭部と頚部は伸展しない。

   > ⚠ 極端に頭部を回転させる動きは、特に高齢者には推奨しない。横突起内を走行する椎骨動脈にストレスをかけるからである。

3. 椎弓板の溝全体の治療が終わるまで、少しずつ頭部の外側に移動しながら第1指で滑るようなストロークを繰り返す（図10.8C）。治療を行う第1指は、横突起の後ろ側に残しておくこと。治療する筋は僧帽筋、頭半棘筋、頚半棘筋、頭板状筋、頚板状筋、肩甲挙筋、回旋筋、多裂筋である。

   > ⚠ 滑るようなストロークは、必ず横突起の後ろ側で行うこと（図10.8の点線で示している）。腕神経叢が横突起の前面で椎骨から出て行くからである。神経の通り道である椎孔の溝は鋭く、前面に配置されると、第1指のストロークによる圧でとがった突起に神経を押しつけてしまう可能性がある

4. 虚血した筋束やトリガーポイントを見つけたら、戻って静止圧迫をして治療する[9]

---

[8]　第6章で紹介した脊柱NMTの3番目のポジションをとってマッサージ台の頭側に立つと、これらの構造を効率よく評価し、治療することができるだろう。

[9]　リーフのNMTでは患者を腹臥位にし、これらの構造に頚椎に沿ってアクセスするだろう。第6章の脊柱NMTのシーケンスの1番、2番、3番、4番、5番のポジションを参照してほしい。このシーケンスには、棘突起の先端上を直接ストロークする方法が含まれているが、軽い圧にとどめるよう注意を促している。棘突起間の空間にはトリガーポイントがよくできるうえ、棘突起の付着部そのものも骨膜疼痛点になっていることもある。つまり、ストレスを生み出す筋に注目する必要があるということである。

Box10.2　椎骨動脈に注意する

　後頭下筋群には4つの筋があるが、そのうち3つが後頭下三角を形成している（小後頭直筋を除く）。椎骨動脈はC1-C6の横突孔を通り、比較的露出しているため、けがに弱い（図10.6を参照）。だから、この部位に圧をかけたり摩擦法を施術したりするとき、特に組織を伸張するときは、動脈を避けること。この部位を安全に施術するためには、後頭下三角の正確な位置や、施術する指をどの角度で当てるのが最適かを知っておく必要がある。上頚部に施術するときは、何があっても動脈には直接触れないようにするほか、特に伸展しながら極端に頭を回転させないようにするべきである。

　ここ10年、徒手テクニックや上頚部ユニットの安全な施術に関して、かなりの関心が寄せられてきた。以下の解説の要点は、カイロプラクティック大学連合（Association of Chiropractic Colleges）が作成した「頚椎のアジャストメントと椎骨動脈」と題するPower Point™のプレゼンテーションから借用した。これはwww.chirocolleges.orgにも掲載されている（最終アクセスは2009年2月8日である）。これらの資料を作成し、すべての徒手療法の施術者が注意すべき点としてその一部を本章で紹介することを許可してくれた方々にも感謝の気持ちを捧げたい。

　患者の約10%はなんらかの形で椎骨動脈に異常があるほか、ニュートラルなポジションの患者の5%、また首を回転した状態の患者の同じく5%で椎骨動脈が圧迫されている。ここで考慮すべきは、深刻な椎骨動脈解離が発症していないかどうかという点である。椎骨動脈解離は、大小さまざまな外傷から生じることもある。特に既往症がある虚弱な患者の場合は、ペンキを塗る、鼻をかむ、シャンプーをしてもらう、嘔吐、くしゃみ、そして徒手療法のテクニックを施術されるといった、ささいな動作が原因で発症することもある。

　解離は内膜の断裂が原因で生じ、そこから動脈の正常な血流が変化し、血栓が形成されやすい環境ができ、血栓が形成され、塞栓子に至る可能性へとつながっていく。椎骨動脈解離は非常に深刻なケースなので、椎骨動脈の能力を調べるための誘発試験（ジョージテストやデクラインテスト）は、スクリーニングテストとしてはもはや安全でも効率的でもないと考えられるようになった。

　2004年、アメリカ合衆国各地のカイロプラクティック大学は、椎骨動脈不全を調べるための誘発検査の指導と使用の両方を禁じることに合意した。本章の著者が知る限り、進行中の椎骨動脈解離を排除するための、信頼性がある、安全な試験はない。それでは、施術者はどうすればよいのだろうか。質問をし、答えを聞き、行動し、考えるのである。

5つの「D」	「A」	3つの「N」
めまい	運動失調	悪心
ドロップアタック		しびれ
複視		眼振
構音障害		
嚥下困難		

　患者が上記のいずれかの症状を見せた場合、特に頚部を損傷した後は、よく注意すること。上記以外の気になる症状としては、不明瞭言語、めまい、発声パターンの変化、発話で文脈がない、状況にふさわしくない反応、などがある。これらの症状は、徒手療法士のもとを訪ねる患者の多くに見られる。椎骨動脈解離を起こしていなくても、これらの症状が現れることもあるが、これらを進行中の椎骨動脈解離の手がかりとしてよく調べることも大切である。最大の目印にして、見落としてはいけない表現は、「これまで経験したことがないほど、頭（または首）がひどく痛むんです」というものである。

　これらの症状を無視するのではなく、安全を期して判断し、椎骨動脈が関与していないことを確認するのが一番である。見落としてしまうと、大変な結果が待ち受けている。

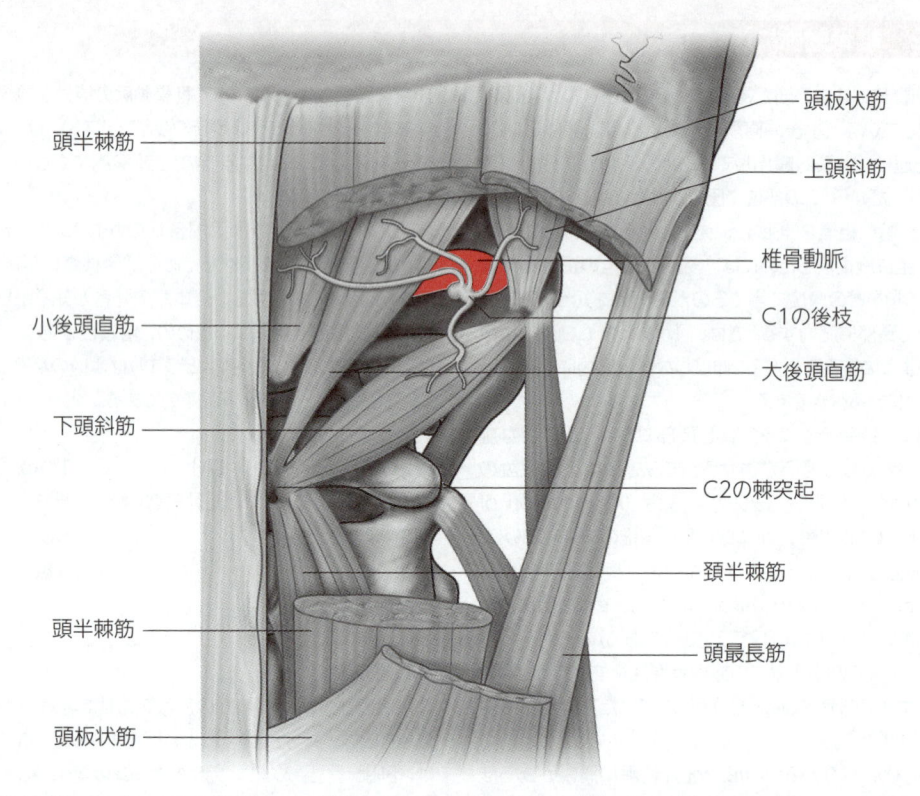

第10章 アメリカ合衆国における神経筋療法

図中ラベル：
- 頭半棘筋
- 頭板状筋
- 上頭斜筋
- 椎骨動脈
- 小後頭直筋
- C1の後枝
- 下頭斜筋
- 大後頭直筋
- C2の棘突起
- 頚半棘筋
- 頭半棘筋
- 頭最長筋
- 頭板状筋

図10.6 後頭下三角にアプローチするときは、よく注意すること。この部位では、椎骨動脈が比較的露出しているうえに、けがに弱い。Gray's Anatomy for Students (2005) より許可を得た上で修正。

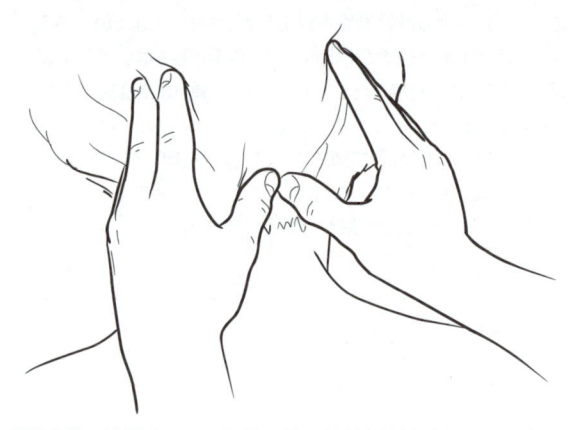

図10.7 後頭底では、複数の筋の付着部を治療することができる。

板状筋の腱

患者を背臥位にする。

> 以下に説明するように、第1指を定位置に置くまでは圧をかけないこと。

1. 右側の頭板状筋を治療するときは、患者を背臥位にし、施術者の右手の指を軽く丸め、患者の首の後ろをシャツの襟のように包む。右手の第1指を僧帽筋の前方、横突起の後方に置きながら、患者の足の方向に向ける。左手で頭部を治療する側に回転する（図10.9A）

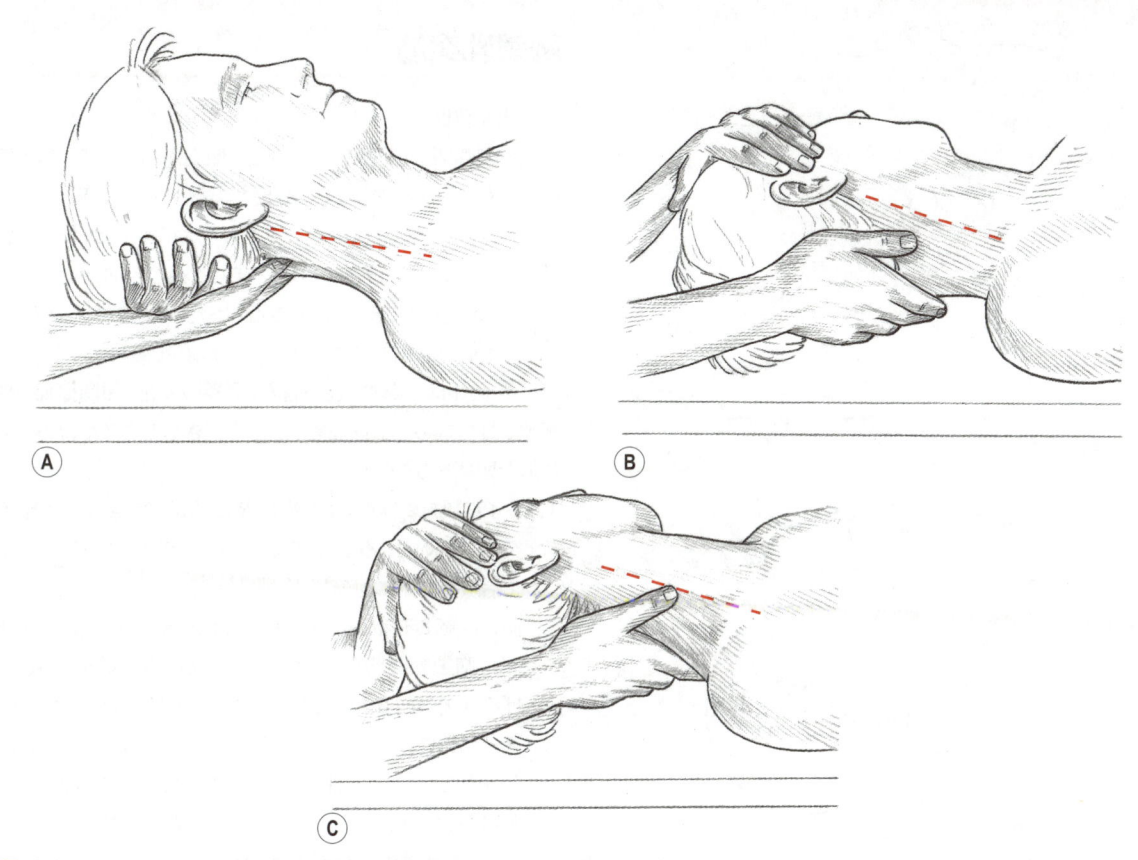

図10.8　指を滑らせるテクニックを後頭部から胸部、そしてさらに外側にある横突起の後面にまで施術して、頚部の椎弓板に働きかける。

2. 右手はのりで密着しているかのように、首と一緒に回転させる。このとき施術者の前腕と手は完全に回外する。このように回転すると、僧帽筋の前方に「ポケット」が開くので、第1指を治療のためのポジションに滑り込ませることができる。第1指は、反対側の乳首の方向に向け、棘突起の外側表面を軽く圧迫する（図10.9B、C）。この手のポジションは第1指も回転しているので、第1指の腹が天井に向くことになる。僧帽筋が形成する「ポケット」に右手の第1指を滑らせる。「ポケット」の緊張が強すぎて、第1指が入っていかない場合や、第1指で圧をかけると中程度以上の不快感が生じる場合は、ポケットの「口」部分に軽く圧をかけ、組織が十分に弛緩して第1指がさらに滑り込めるようになるまで待つ

3. 棘突起の外側表面と天井に向かって8-12秒、圧を下方内側にかける。頭板状筋と頚板状筋の腱、さらに深部の筋（回旋筋群と多裂筋）に第1指による圧がかかるはずである。初回の圧迫のあとに数秒ほど組織を休ませてから、今度はポケットのもう少し深部までもう一度第1指で圧迫し、この手順を繰り返す。組織に阻まれてそれ以上第1指を尾側に動かせなくなった場合は、軽度から中程度の静止圧迫を数秒持続させると、ポケットがもう少し開き、第1指がもう少し脊柱の下に入るようになる

4. 圧痛がある場合は、1回のセッション中にここまでのプロセスを3、4回繰り返す。このステップを行うと、通常は頚部の回転が回復し、C1-3の横突起にかかっている斜め方向の引張力が低下する。板状筋の腱にできたトリガーポイントは眼に強い関連痛をもたらし、眼が（圧迫されるような）不快感を引き起こす。施術者は、これらの組織を治療するだけではなく、緑内障などの深刻な眼の症状がこのような不快感の原因ではないことを確認する

胸鎖乳突筋

患者を背臥位にする。

胸鎖乳突筋は、頭を前に出させる傾向があるので、この筋はしっかりとリリースしておく必要がある。頭が前突したポジションにあることから代償が起きて姿勢がゆがむと、骨盤が前方回転し、頚部と胸部および／または腰の湾曲が変化してしまう。代償が生じると、体の重心に大きな影響がおよび、さらなる代償を連鎖的に引き起こす。胸鎖乳突筋にできたトリガーポイントは、深刻な眼の痛み、視界の変化、顎関節痛、咽喉痛、耳の痛み、聴覚障害、耳鳴を引き起こすほか、片頭痛に似た頭痛をもたらす。

1. オイル類をつけずに、胸鎖乳突筋の腱のできるだけ乳様突起に近いところを第1指と第2-3指で軽くつかむ。頭部を治療する側に回転し、胸鎖乳突筋を頚動脈から離す方向に回転させる。頭を治療する側に他動的に傾け（側屈）、胸鎖乳突筋を楽につかんで、深部の組織から引きあげる（図10.10A）。胸鎖乳突筋は、上半分では2つの筋を一緒につかむことができるが、下半分では別の筋腹に分かれていく。この部位がオイル類で滑りやすくなっている場合は、治療する手と患者の皮膚の間にティッシュペーパーか薄い布を挟むとよい

   > 胸鎖乳突筋を圧迫している最中に頚動脈の拍動に気づいたら、すぐに筋をリリースし、指のポジションを変え、動脈が圧迫されていないかどうかを確認する

2. 乳様突起から胸骨と鎖骨の付着部にかけて、2.5cm間隔で胸鎖乳突筋を8-12秒（最大20秒）ずつ圧迫する。筋頭はそれぞれ別に施術する。胸骨との付着部と鎖骨との付着部は、内側から外側に向かって摩擦する手法も使える（図10.10B）

3. 頭を45度の角度に屈曲し、治療する側から離すように回転する。胸鎖乳突筋の乳様突起の付着部の2.5cm上方で、尾側に向かって滑るようなストロークをするが、前方にある茎状突起に触れないよう、よく注意する。胸鎖乳突筋より下方までストロークしないこと。頚動脈洞を横切るようにストロークの圧をかけると、圧受容器を刺激し、患者の血圧が急速に下がるかもしれないからである

4. 乳様突起のところで胸鎖乳突筋の腱の後方に第1指を

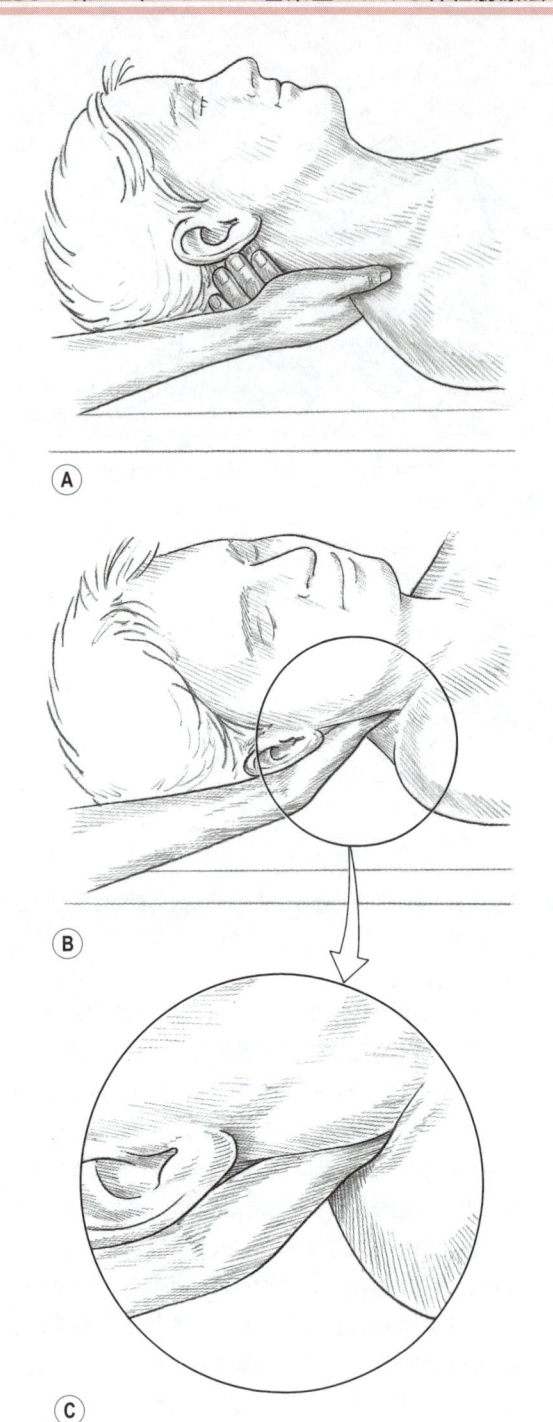

図10.9　もともとニモ博士はこのテクニックをコルク栓テクニックと呼んでいた。C7-T4の板状筋の腱を治療するときは、僧帽筋の前方にできる「ポケット」に施術する。第1指は横突起の背部に残し、腱に触れるために下方内側に向かって角度をつける。

NMTの手法 **239**

置き、腱を前方に移動させる。同時に、頭最長筋（脊柱起立筋の1つ）と頭板状筋の乳様突起の付着部を圧迫する。この部位を治療するときは、静止圧迫か、摩擦法を組み合わせた手法を使う（図10.10C）。[10]椎骨動脈が走行する後頭下三角には入り込まないようにする

椎弓板の溝

患者を腹臥位にする。

椎弓板付近にできたトリガーポイントは、背部全体、胸郭を覆う一帯、あるいは前面で胸部や腹部に達する関連痛をもたらし、関連症状として「かゆみ」のパターンを作り出すことも多い。実際にはもっと完成度が高い手順を使っているのだが、これから説明する治療テクニックは脊柱後面に付着する多くの筋層に働きかけることができるので、脊柱側湾症が明らかなときには特に役立つ。

1. 棘突起の外側表面に、押圧棒の斜めになった先端を45度の角度であてる（図10.11A、B）。脊柱の両側で、C7から尾骨まで押圧棒の先端1個分の間隔を開けながら、尾側／頭側方向に摩擦法を行う

2. 押圧棒を動かすときは、一度持ち上げてから次の部位に移ること。斜めになった先端が皮膚の上を滑ると、組織を刺激するかもしれないからである。頚椎は、C7以下の椎骨より安定性がないので、頚椎の椎弓板は押圧棒を使って治療しないようにする。（頚部の施術手順については、前述の頚椎の椎弓板の項を参照すること）

3. 棘間筋や棘上靱帯を治療するためには、斜めになった先端で棘突起の間に摩擦法を施術してもよい（図10.11C）[11]

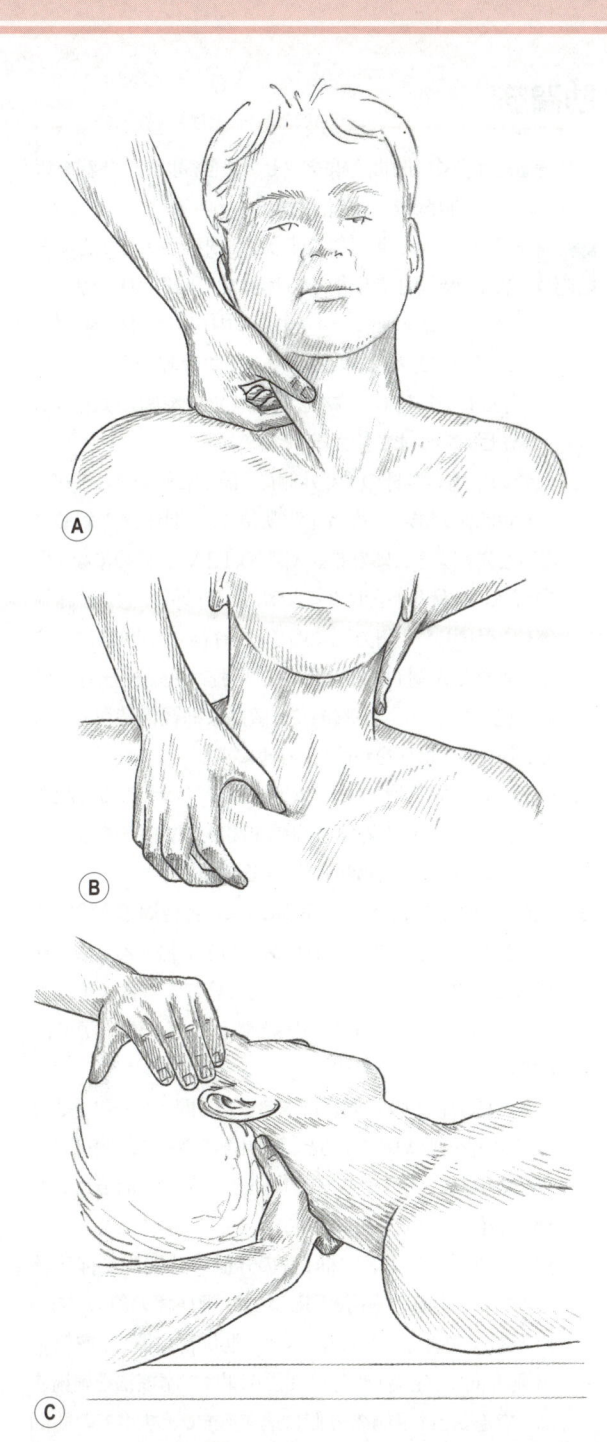

図10.10 胸鎖乳突筋を治療すると、片頭痛、顎関節機能障害、聴覚障害などの症状が緩和することがある。（C）頭最長筋と頭板状筋の付着部の内側縁には、胸鎖乳突筋の乳様突起の付着部の後面の下からアクセスできるだろう。後頭下三角には椎骨動脈があるので、触れないよう避けること。

[10] リーフのNMTの場合は、患者を腹臥位にし、第6章で紹介した1、2、3番目のポジションからこれらの構造の機能障害にアクセスし、治療するだろう。
[11] リーフの脊柱NMTでは、第6章で説明したように、第1指やその他の指を使ってこれらの組織に働きかける。

肋間筋

できるだけ多くの肋間隙にアクセスできるよう、患者を背臥位、側臥位、腹臥位にして治療する。

caution 説明に従って押圧棒を使うと不快感が大きすぎる場合は、摩擦法を施術するときに押圧棒の代わりに第2指の先端を使うこと。それでも中程度の不快感が生じるようであれば、第2指1本で、肋間隙の1つ1つに滑るようなストロークをしてもよい。摩擦法は次の治療セッションまで控えること。

1. 鎖骨の下方、胸骨のすぐ外側に、最初に触れることができる肋間隙がある。患者を背臥位にし、押圧棒の斜めになった先端をそこに当てる（図10.12A）。斜めになった先端は、肋骨と平行になるように肋骨の間に置く。施術部位で内側／外側方向に摩擦法を行い、小胸筋に達する直前まで先端1個分の間隔を開けながら、押圧棒を外側に動かしていく。小胸筋には敏感な神経構造があるので、小胸筋には圧をかけないようにする

2. 胸骨に戻って肋骨1本分、下に移動し、ステップ1で説明したように、先端1個分の間隔を開けて摩擦圧を加えながら、調べていく。小胸筋に達する直前で止める

3. 乳房の組織には触れないようにする。乳房周辺を治療するときは、乳房の縁の深層にある筋を治療するために押圧棒でアクセスしたいので、必要に応じて患者の手で乳房を下方、外側、上方、内側へと動かし、治療部位から離してもらう

4. できるだけ尾側の外側に達するまで肋間のワークを続ける。患者を側臥位にすると、肋間隙のさらに外側面にアクセスすることができる（図10.12B、C）。治療は、胸郭の両側に行う

5. 患者を腹臥位にし、胸椎1番の外側の肋間隙に押圧棒を当てる。前面の施術と同じように、押圧棒の斜めになった先端が肋骨と平行になるように肋間隙に置き、内側／外側方向に、先端1個分の間隔を開けて摩擦法を施術する。できるだけ尾側の外側に達するまで、すべての肋間隙にこの治療を行う。[12]上後胸部は浅層の筋に厚みが

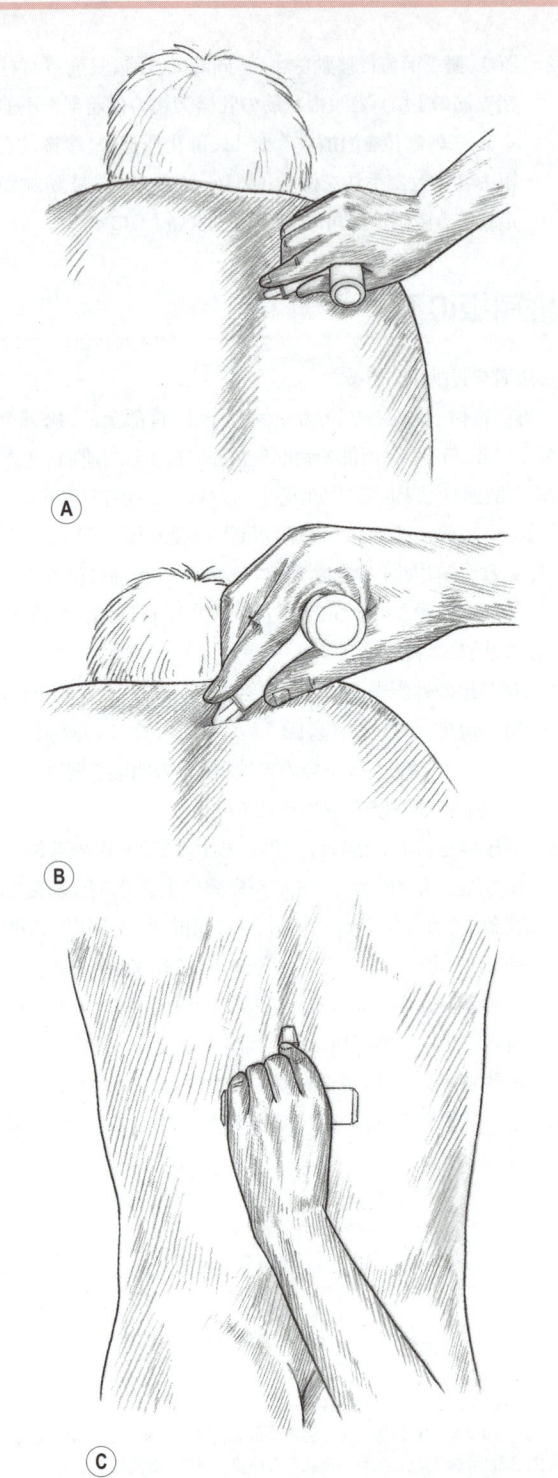

図10.11　押圧棒の斜めになった先端で、脊柱と仙骨全体に施術する。（A、B）椎弓板、（C）棘突起の間。頚部の治療に押圧棒は使わないこと。

NMTの手法 241

あるので、肋間隙を区別しにくいかもしれない。下後胸部のほうが肋間隙は分かりやすいだろうが、下2本の浮遊肋に圧をかけるときは十分注意すること

腸腰靱帯と仙腸靱帯

1. 腸腰靱帯は、L5（とときにL4）の横突起と、腸骨の稜と内側面をつないでいる。腸腰靱帯にできるだけ直接触れるためには、脊柱起立筋群の外側から、筋の外側縁の下に押圧棒の先端を当てること。斜めになった先端を使い、線維を横断する方向に動かすことで、腸腰靱帯など、脊柱起立筋群の外側縁の前方にある組織にアクセスする（図10.13）

2. NMTを利用して仙腸靱帯を治療するためには、仙骨粗面の外側面に、45度の角度で押圧棒の斜めになった先端を当てる（図10.14A）。このとき、斜めになった先端の縁は、仙骨粗面と平行にする。このポジションは、前項で説明した椎弓板のポジションと同じである。仙骨の頭側の面から始め、頭側／尾側方向に摩擦法の動きをして、仙骨浅層にある組織を調べていく。次に、押圧棒を先端1個分、尾側に移動させ、もう一度摩擦を行う。この動きを尾骨の頭側の縁に達するまで続けるが、尾骨ではこの種の治療は一切行わない

3. 仙骨底に戻り、最初に接触した部位から先端1個分外側の軟部組織に、表面に対して直角になるように押圧棒を当てる（仙骨の背部）（図10.14B）。次に、上述した手順を尾骨に達すまで繰り返す。このようにして、仙骨の背面全体を帯状に治療していく。仙腸関節や仙骨縁の外側にある組織には、圧をかけないこと。押圧棒の先端で圧をかけた跡に隙間ができないよう、同じパターンで行う。施術の跡はすべて仙骨粗面に平行になっているこ

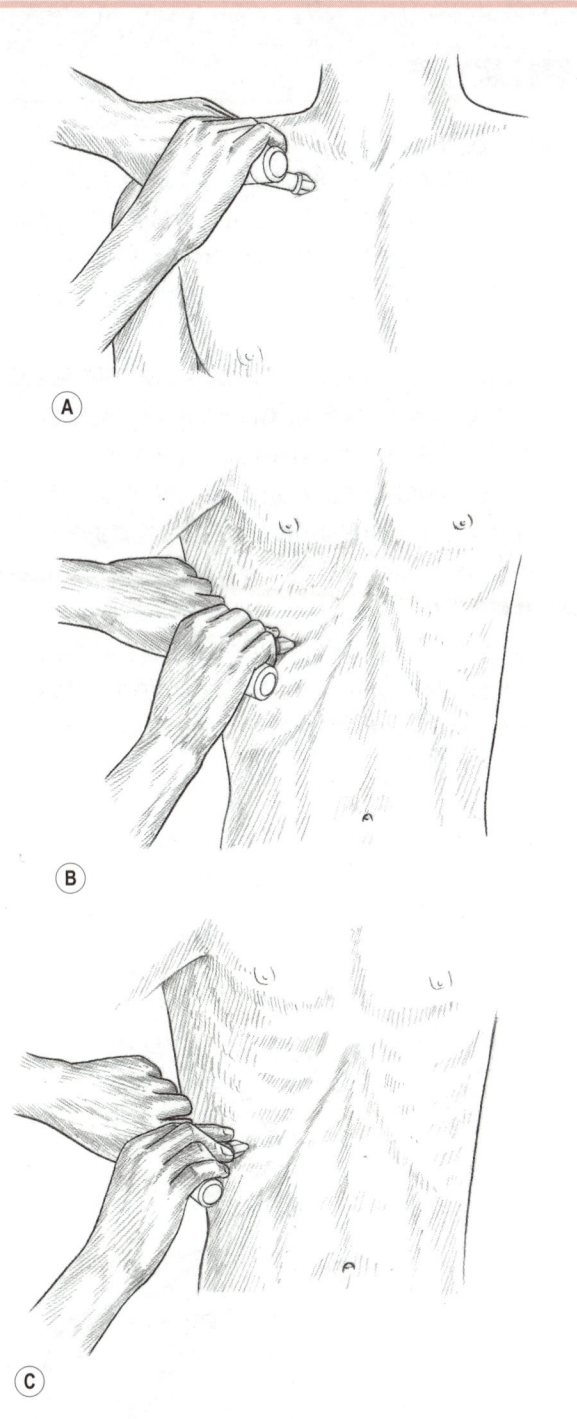

図10.12　押圧棒の斜めになった先端を使い、肋間隙の1つ1つに先端1個分の間隔を開けながら施術する。特に呼吸器系の疾患がある人に適用する。腕神経叢や乳房の組織を圧迫しないようにすること。組織に極度の圧痛があるときは、指の先端（あるいは指先を滑らせるストローク）で代用する。

[12] リーフのNMTでは、第6章で説明したように、患者を腹臥位にし、腋窩中線から脊柱に向かって肋間隙にアクセスし、指先で圧をかけるだろう（4、5、6、7番目のポジション）。前面の肋間隙の評価と治療は、第7章で図示しているように、腹部NMTの治療のなかで、患者を背臥位にして行う（下部肋間隙についてのみ解説と図を掲載している）。肋間の組織を治療する際には、押圧棒を使うにしても、手を使うにしても、本章で解説した注意事項を守ること。

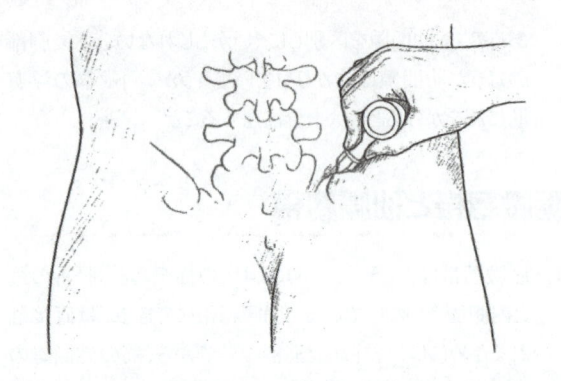

図10.13　腸腰靱帯を治療するときは、脊柱起立筋の外側縁にくさびを打つように、押圧棒の斜めになった先端で圧をかける。と。ただし、最後は仙腸関節の内側面に沿って斜め方向に角度がつくことになる

脊柱起立筋

患者を腹臥位にする。

1. 脊柱起立筋のC7から仙骨のレベルまでオイル類を塗る。第1指または手のひらを使い、この部位（C7から仙骨）に繰り返し滑るようなストロークをしてから、次第に圧を高めながら横方向に向きを変え、組織をゆるめ、温める（図10.15A）

2. 前側の足を患者の肩のレベルに置き、後ろ側の足を患者の腰のレベルに置き、顔は頭のほうに向け、両膝を軽く曲げる。L5のレベルの棘突起に、施術者のマッサージ台に近い側の肘頭を当てるが、真上に置いてはいけない（図10.15B）。中程度の圧とスピードで施術すると、この接点でのストロークの効果が脊柱起立筋などの傍脊柱組織全体におよぶ。胸部を横断するときは、圧を中程度にすること。肩甲骨の内側にある脊柱起立筋に施術するときは、接点の角度を修正しなければならない。棘突起本体には圧をかけないよう、注意すること（図10.15C）。

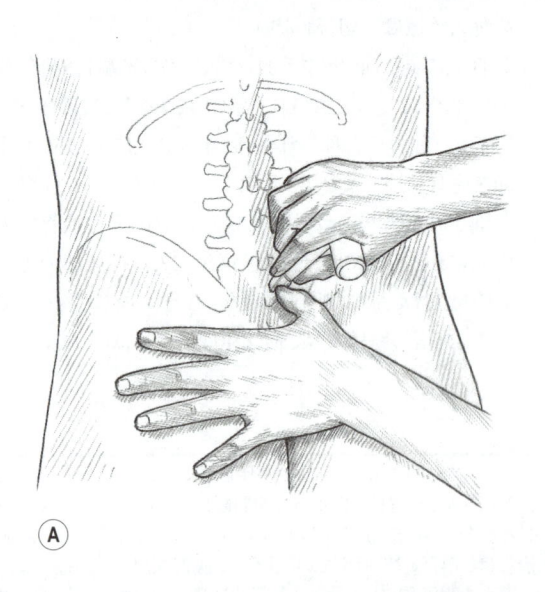

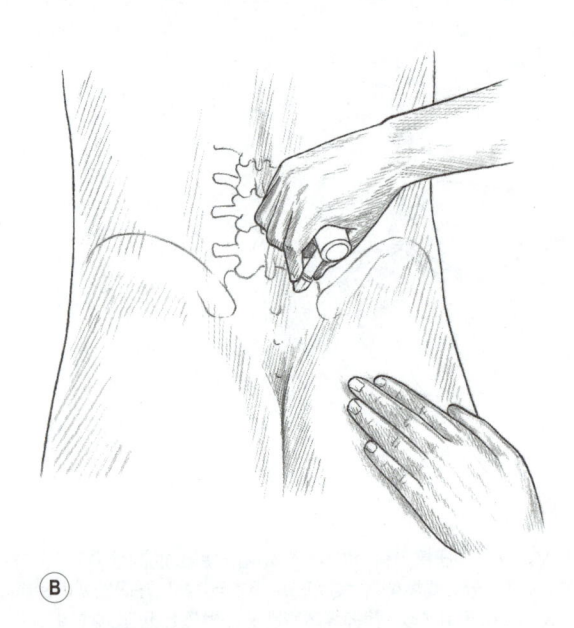

図10.14　炎症がない場合は、仙骨全体に施術し、仙腸靱帯のほかにも多裂筋や脊柱起立筋の付着部に働きかけてもよい。この部位にトリガーポイントができると、座骨神経痛のような関連痛が生じる。

ストロークはC7で止め、頚部では第1指を使う

3. 体の向きを変え、足のほうに顔を向ける。ステップ2で脊柱起立筋に触れたときと同じように、前腕で患者の体に接し、C7から腸骨稜まで何度もストロークをする。腸骨稜本体や、仙骨、棘突起には、このような形で圧をかけてはいけない

4. 脊柱起立筋の長い腱を横断して施術するときは、第1指、こぶし、あるいは大型の押圧棒を、注意しながら使ってもよい。しかし、棘突起には触れないようにすること[13]

---

[13] リーフのNMTもこれと同じ組織に注目し、それが第6章で説明したアプローチの主な構成要素になっている。第1指やそれ以外の指で行うストロークが患部に触れる主な手段になっている3番目、4番目、5番目、6番目、7番目、8番目、9番目のポジションで、それが顕著に表れている。

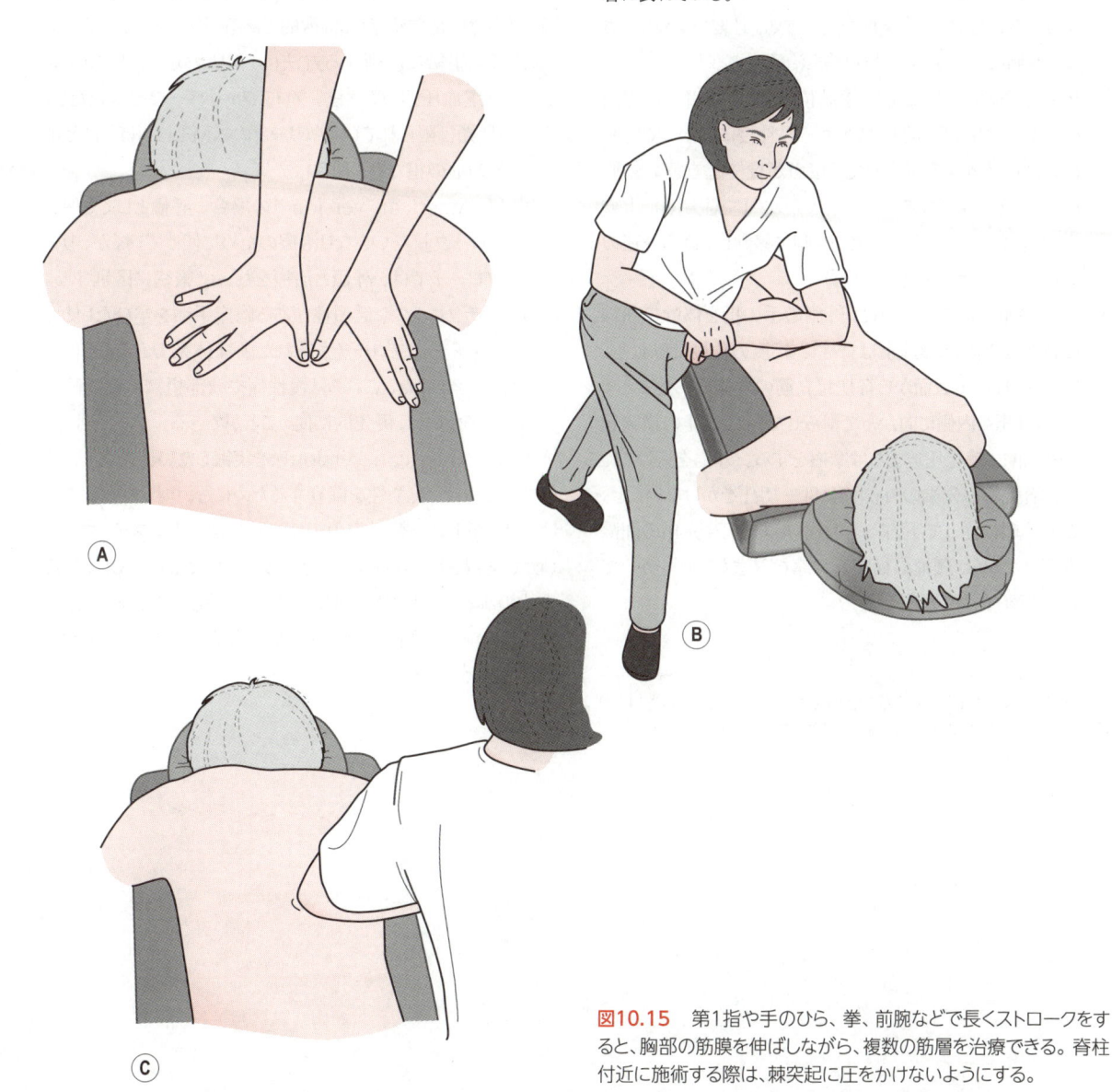

図10.15　第1指や手のひら、拳、前腕などで長くストロークをすると、胸部の筋膜を伸ばしながら、複数の筋層を治療できる。脊柱付近に施術する際は、棘突起に圧をかけないようにする。

腰方形筋

患者を腹臥位にする。

1. オイル類を塗った後、両手の第1指を使って腸骨稜から第12肋骨まで、腰方形筋を上に向かって滑るようなストロークをする。腰方形筋の内側に4、5回、ストロークを行うが、最初の接点はつねに脊柱起立筋のすぐ外側に置く（図10.16A）。次に、第1指を約2.5cm外側に置き、ストロークを繰り返す。一連のストロークを帯状に繰り返しながら外側に移動し、筋全体を治療する。必要であれば、さらに外側に移動すると、腹斜筋も治療できる
2. 患者の胸のレベルに立ち、腹臥位になった患者の足方向に顔を向けながら、第12肋骨から腸骨稜に向かって尾側にストロークをする。このとき、接点が脊柱起立筋の外側にあることを確認する。次に、ステップ1で説明した上方向のストロークと同じ要領で、外側に移動しながら一連のストロークを行う（図10.16B）
3. 患者の頭方向に顔を向け、外側の手の指を体幹の曲線に合わせて置き、第1指は脊柱に45度の角度で触れる。第12肋骨の下表面から脊柱起立筋の外側面に達するまで、第1指を内側に向かって滑らせていく。L1の横突起の後面に、静止圧迫または摩擦をする。外傷を避けるため、横突起の先端の外側面には一切圧をかけないこと。この手順に従って下方へL4レベルまで、2-5cmの間隔を開けながら、腰椎の横突起に摩擦法または圧をかけていく（図10.16C）[14]

---

[14] リーフのNMTでは、第6章で説明した脊柱の施術の8番目と9番目のポジションで、これらの組織にアクセスする。

6. 両者の違いに関する概説

ここまでの例を通じて明らかになった（リーフの）ヨーロッパ式NMTとNMT American version™の主な違いについて解説していく。アメリカ式NMTは、より構造的、規範的なアプローチをとるほか、肘や押圧棒などの「ツール」も多用している。一方、リーフのNMTにも（アメリカ式とは別の）構造的な枠組みがあるものの、「ストローク」を使う頻度は少ないといえる。治療介入が必要な現象を発見するまでは評価モードで施術する点も、特徴的である。治療モードに入ってしまえば、組織に施術する方法はアメリカ式NMTによく似ている（虚血圧迫、摩擦法、クロスファイバーなど）。ただし、接点の種類は限られている（リーフのNMTは、ほとんど第1指やその他の指だけを使う）。

NMT American version™の場合、評価としても使える「ストローク」をいきなり治療のために使っていくが、リーフのアプローチでは、評価と治療をもっと厳密に区別する。NMTのテクニックや信頼性がある臨床手順を学びたいときには、どちらのアプローチも優れた訓練体系であることは証明されている。また、これらは慢性痛や軟部組織の機能障害を治療するために、優先的に使うことができる。

NMT American version™を実践したい施術者は、技能を身につけ、安全性を確立するためにも、専門の訓練を受けたほうがよい。教科書の説明を読めば分かるステップも多いが、実習をしながら詳細なルーティンを教えてもらえる対面方式の訓練は、とても重要である。この手法を学ぶと、患者と施術者の両方を守る、効率のよい技能を身につけることができるだろう。

両者の違いに関する概説 **245**

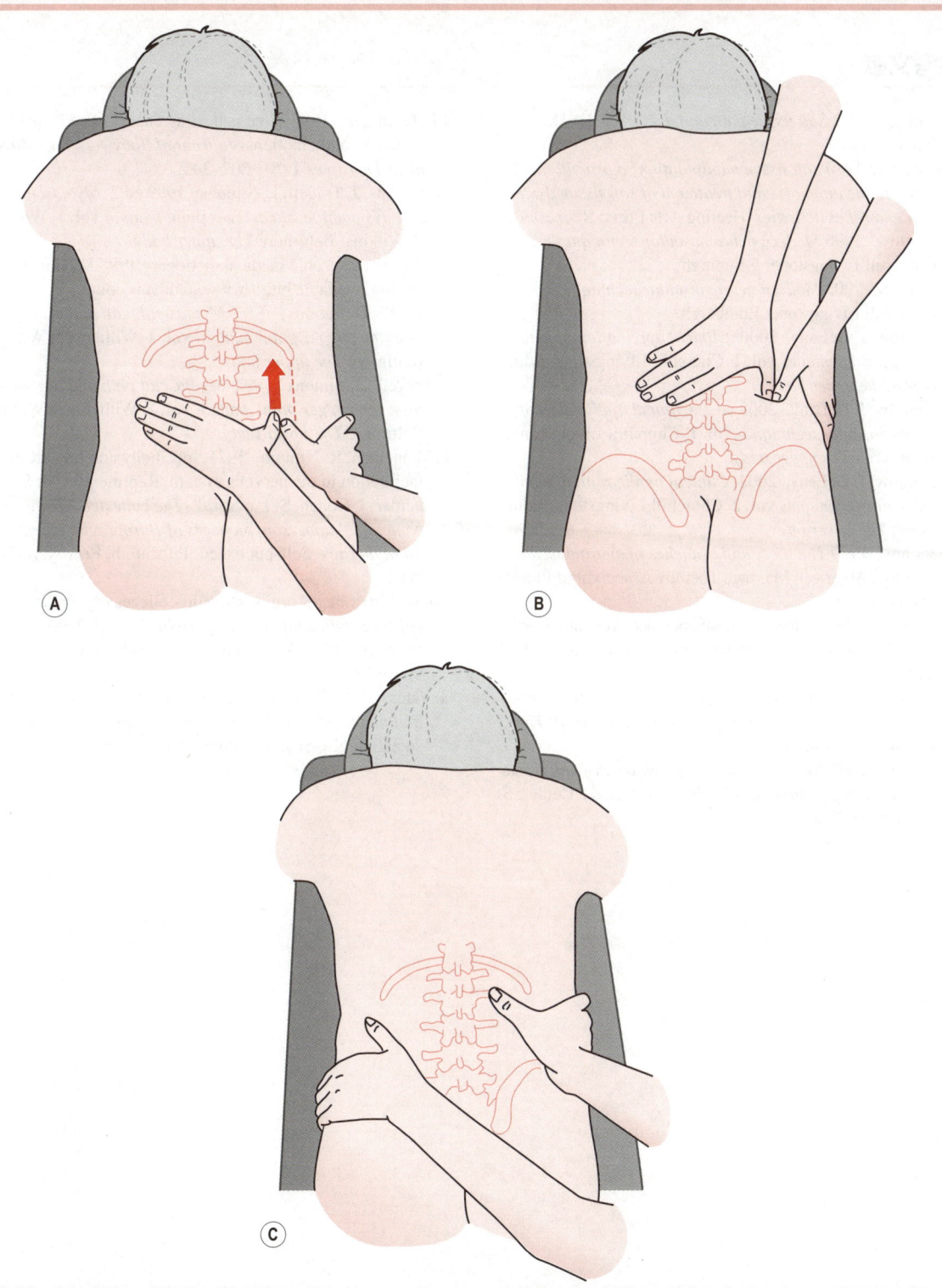

⒜　　　　　　　　　　　　　　⒝

⒞

図10.16　腰方形筋は、腸骨稜と第12肋骨の間をストロークすることで、脊柱起立筋の外側から治療する。人によっては脊柱起立筋のすぐ外側で、腰方形筋の横突起の付着部を感じ取ることができるだろう。L2とL3は、大半の人で触れることができる。L1とL4のほうが、位置を特定するのが難しい。

参考文献

R. Cailliet, 1977 *Soft tissue pain and disability* FA Davis: Philadelphia

L. Chaitow, 1980 *Soft tissue manipulation: a practitioner's guide to the diagnosis and treatment of soft tissue dysfunction and reflex activities* Healing Arts Press: Rochester

L. Chaitow, 1996 *Modern neuromuscular techniques* ed 1 Churchill Livingstone: Edinburgh

L. Chaitow, 2003 *Modern neuromuscular techniques* ed 2 Churchill Livingstone: Edinburgh

L. Chaitow, J. DeLany, 2000 *Clinical application of neuromuscular techniques* **vol. 1** Churchill Livingstone: Edinburgh *The upper body*

L. Chaitow, J. DeLany, 2008 ed 2 *Clinical application of neuromuscular techniques* **vol. 1** Churchill Livingstone: Edinburgh *The upper body*

L. Chaitow, J. DeLany, 2002 *Clinical application of neuromuscular techniques* **vol. 2** Churchill Livingstone: Edinburgh *The lower body*

J. DeLany, 1999 *The roots and branches of neuromuscular therapy* American Massage Therapy Association: Florida 16–17.no. 11

J. DeLany, 2000 Connective tissue perspectives: introduction. *Journal of Bodywork and Movement Therapies* **4** (4), 273–275.

J. DeLany, 2000 Connective tissue perspectives: neuromuscular therapy. *Journal of Bodywork and Movement Therapies* **4** (4), 276–277.

J. DeLany, 2002 *Neuromuscular therapy: care of soft tissue pain and dysfunction. Applications pack* NMT Center: St Petersburg, Florida

J.L. Oschman, 1997 What is healing energy? Pt 5: gravity, structure, and emotions. *Journal of Bodywork and Movement Therapies* **1** (5), 307–308.

D. Simons, J. Travell, L. Simons, 1999 ed 2 *Myofascial pain and dysfunction: the trigger point manual* **vol. 1** Williams & Wilkins: Baltimore *The upper body*

Stedman's electronic medical dictionary 1998 Version 4.0. Online Available http://www.stedmans.com

J. Travell, D. Simons, 1983 *Myofascial pain and dysfunction: the trigger point manual* **vol. 1** Williams & Wilkins: Baltimore *The upper body*

J. Travell, D. Simons, 1992 *Myofascial pain and dysfunction: the trigger point manual* **vol. 2** Williams & Wilkins: Baltimore *The lower body*

J. Vannerson, R. Nimmo, 1971 Specificity and the law of facilitation in the nervous system. ReprintedIn: M. Schneider, J. Cohen, S. Laws, Ed. *The collected writings of Nimmo & Vannerson, pioneers of chiropractic trigger point therapy* Self-published: Pittsburgh, Pennsylvania 2001

www.chirocolleges.org www.chirocolleges.org *Cervical spine adjusting and the vertebral artery* 2006 Powerpoint™ presentation available online; last viewed 8/2/09

J. Yates, 1989 *Physiological effects of therapeutic massage and their application to treatment* Massage Therapy Association of British Columbia: Vancouver

第11章

神経筋骨格構造の漸進的抑制（PINS）

Dennis J. Dowling

目次

1. 神経筋テクニック 248
2. 背景 248
3. 抑制 249
4. オステオパシーのポイントや圧迫法 251
   - ストレイン／カウンターストレイン 251
   - 促通位リリース 252
   - スティル・テクニック 252
   - ファンクショナルテクニック 252
   - 触診で見つけたポイントを使う
     その他のオステオパシーの手法 253
5. オステオパシー以外のポイントや圧迫法 ... 253
6. 神経筋骨格構造の漸進的抑制（PINS）..... 254
   - 手順 255
   - 施術 260
7. 抑制の作用メカニズム 265
8. 禁忌と副作用 270
9. 結論 270

神経筋骨格構造の漸進的抑制（PINS）は徒手療法のテクニックの1つであり、正しく活用すれば、神経筋骨格系の機能障害がある患者の治療に追加することができる。この手法を使いこなすには、解剖学と神経筋の生理学に関する知識を持ち、触診による診断や治療の標準的な方法に信頼を寄せる必要がある。

PINSは、いわゆる「抑制」テクニックの変形なので、他の徒手療法のテクニックと似ている部分もある。施術者はまず、機能障害のために変形している軟部組織を特定しなければならない。次に、触診で得た評価や患者からのフィードバックをもとにして、治療する方向や量を判断することになる。

最初は、互いに関係を持つ敏感な点を2カ所特定する。1つ目はたいてい、患者の症状が現れている部位のすぐ近くにある、もう1つは、筋や神経や筋膜、あるいは靱帯といった解剖学的に関係がある構造の、もう一方の端にできていることがある。施術者は、1つのポイントから別のポイントに向かって軽い圧をかけながら、順番に移動していく。

本章では、PINSと類似するテクニックについても論じていく。また、理論に関しても実践に関しても、いくつかの施術例を紹介する。

本章のケーススタディの項で扱っている内容の一部は、アメリカ・オステオパシー学会（FAAO：Fellowship of the American Academy of Osteopathy）に応募する際の資料としても利用している。

1. 神経筋テクニック

　徒手療法は昔から利用されてきたものの、筋骨格系の機能障害の病因や、機能障害が維持されるプロセスについては、最近までほとんど分かっていなかった。触診をしたことがある人なら誰でも分かるだろうが、皮膚や筋、筋膜、靱帯などの軟部組織が機能障害に関与していることは明らかである。どの組織の機能障害も、関節や神経や内臓などその他の構造に影響をおよぼしたり、それらから影響を受けたり、あるいは互いに関係を持っていたりする。解剖学の知識を使えば、普通は、体性機能障害との関係で緊張亢進した個々の筋や筋群を見分けることができる。意識的に活性化させることができる骨格筋も多いが、筋活動の多くは反射メカニズムを通じて行われている。

　臨床経験からいうと、損傷した筋は反応亢進した状態を維持する。これは、無意識のメカニズムによって機能障害の状態が維持され、筋緊張が亢進することからも分かる。従来は、意図と活動は関連していると考えられていたが、論理的に突きつめれば、反射活動こそが症状を維持する要因だと捉えられるようになってきた。望ましくない緊張亢進を維持する刺激は高次の神経機能で高められたり、抑制されたりしながらも、脊髄レベルで働いていたのである。保護する目的でプログラムされているはずの反射が、目的を果たした後に不適切に維持されていることもある。脊髄分節の神経に支配されている筋は、意識的にでも、反射的にでも、活性化することがある。また、外傷後などに反射的に活性化した場合、機能的ではない、緊張亢進した状態が維持されることもある。中枢神経系にそのような活動を抑制したり排除したりする能力が備わっているといっても、反射のほうが優位になっているだろう。

　これらのパターンを理解すると、徒手療法のプロセスでは、機能障害のある組織を「突く」、「揉む」、「折りたたんでつかむ」だけでは足りないことが分かるだろう。徒手療法の専門家は、観察と評価と診断を組み合わせることで、原因や最適な治療法を明らかにしていく。体性機能障害では筋骨格系や神経からの影響が関与していることが認められれば、神経筋テクニックとしてくくられている、徒手による治療介入を行うことができる。

　これまで、神経筋テクニックではさまざまな手法が開発されてきた。施術者や医師のなかには局所の機能障害だけを扱い、狭い領域でこの手法を活用している人もいる。また、個々のテクニックの背後にある概念や原理を幅広く学び、体のさまざまな部位や系統が相互作用しているという観点に立ち、全身に目を向けている人もいる。たとえばジョーンズが開発したストレイン／カウンターストレインは、最初は1人の患者の腰痛を治療するための手法だった（Jones et al 1995）。腰痛の治療に関しては、それ以前にも、局所の圧痛点を特定してから、それが消失するまでその部位を保持する手法を使っていた人がいたのはほぼ確かである。ジョーンズは腰痛の根底にある原理を突き止め、その仮説から導き出した実践的な方法を開発したことで、これらの手法でどうしても超えられなかった限界を超えたうえ、同じやり方で全身にある圧痛点を特定していった。本章の後半で詳しく解説するが、圧をかけるとどうなるかなど、徒手療法に関わる基本的な原理を理解すると、同じようにさまざまな手法を活用することができる。そしてこれらはどれも、神経筋骨格系という定義に含まれるのである。

2. 背景

　オステオパシーは、1800年代後半に誕生した。そしてオステオパシーの治療法は、誕生してから100年あまりの間に輪郭ができあがり、洗練されていく。なかには他の手法を取り入れたものもある。一方、徒手療法の他の関連分野でも、これと前後してさまざまな手法が開発された。両者の類似性が、相違点を上回ることもあった。臨床でどの手法を使うのが最適かという選択は、施術者の経験と技能、妥当性、効率、使いやすさ、そして期待する成果によって決まってくる。PINSは新しいテクニックだが、いわゆる抑制テクニックのバリエーションの1つともいえる。

　30年以上前、著者はひどい頭痛に悩まされていたが、そのとき受けた治療は満足できるものではなかった。解剖学の知識がほとんどなかった当初は、頭皮のさまざまな部位を圧迫する試みが行われたのである。関連症状としては、右眼とその付近の痛み、涙量の増加、鼻づまり、頭皮の痛みがあった。また、後頭底にも症状があったが、眼窩周囲の痛みとはなんの関係もないと思われた。長時間読書した後に症状が悪化するようだったので、眼が疲れると、症状が現れていたようである。また、サングラスをかけずにまぶしい日差しのなかに出

て行くと、頭痛が生じることもあった。個々の症状が個別に現れることもあったほか、ストレスがかかると症状は悪化した。

　試行錯誤を重ねた末、私は複数の敏感なポイントを手で圧迫してみた。どこかのポイントを単体で押しても一時的な効果はあったが、ときに数秒のうちに、頭皮の隣接領域で次の痛みが生じることもあった。2番目に現れたポイントを同じように圧迫してみると、いくつかのパターンが現れることに気づいた。

　それらのパターンを一続きのポイントとして治療してみたところ、治療アプローチとしては最大の成果を上げることができた。どれか1つか2つのポイントに施術するより効果があったのである。似たような頭痛に悩まされていた別の人に同じ治療をすると、やはり同じ成果を上げることができたのである。

　ニューヨーク・オステオパシー医科大学（New York College of Osteopathic Medicine）でオステオパシー医療の教育を受けた後、著者はオステオパシーの徒手療法の理論に関する知識と、臨床で観察した結果を融合させていった。これらをさらに活用し、他の人々にも教えるにつれ、この抑制テクニックの原理を確立できたばかりか、これを頭痛だけでなくほかの領域にも広めていくことができた。このような研究を進めていくなかで、他の「ポイント療法」との相違点も明らかになっていった。

3. 抑制

　PINSに最も近い手法は、オステオパシーの抑制テクニックである。『Glossary of Osteopathic Terminology（オステオパシー用語集）（American Osteopathic Association 1998）』によると、抑制とは「軟部組織に一定の圧を加え、弛緩効果をもたらし、反射活動を正常化することを表した言葉」だという。抑制、あるいはここでいう「軟部組織に一定の圧を加え」ることは、名前はともかく、徒手療法では最も古くから使われてきた手法の1つだろう。典型的な抑制は、緊張亢進が続いている筋に指や体の一部を押しつけて、軽度から中程度の一定の力をかけて施術する。患者が、痛みがあるとか機能が低下しているなどの症状を訴えていても、治療の目的は筋の緊張度を低下させることにある。患者が感じている症状は、このように機能障害をもたらす筋緊張と直接関

係しているからである（Dowling & Scariati 2005）。

　浅層の大きな筋は、弛緩した正常な状態でも緊張亢進した状態でも、最も簡単に特定することができる。局所にまとまって存在する筋は、左右の対として、あるいは個別に特定することができる。患者が背臥位や腹臥位になると、体幹や首の姿勢を支えるためにこれらの筋を使わなくてすむので、筋を特定するプロセスははかどるだろう。患者を背臥位にすると、頚部、肩、上胸部で僧帽筋などの筋を簡単に特定することができる。また、筋本体をつかんだり、押したり、つまんだりすることもできる。緊張亢進した筋は、反対側の同じ筋より通常は硬くなっているが、必ずしも大きくなっているわけではない。組織に圧をかけると、最初の反応としては緊張が生じ、おそらく感受性も高まるだろう。それでも一定の圧をかけつづけると、徐々にその構造も弛緩していく。

　もう1つ考慮すべき要素は、筋骨格系の構造とその下にある器官の関係である。内臓は、より浅層の構造を支配している神経と同じ分節から出る神経を通じて、脊髄からの神経支配を受けている。交感神経系は肋骨頭のすぐ前面を通っているので、脊椎に機能障害があると、そこから神経支配を受けている内臓器官と、その分節の神経支配を受ける筋骨格系で交感神経の活動、すなわち刺激が増えるだろう（Ehrenfeuchter 1997）。

　交感神経系は、「逃走・闘争」反応をつかさどるメカニズムだとよく言われている。すばやく反応し、危険やけがを知覚できるからである。人体が示すさまざまな反応は、自衛本能につながる。たとえば心拍数が上がり、瞳孔が開き、血液が骨格筋に向けられる一方で内臓には流入しなくなり、呼吸数も増える。内臓のなかでも胃腸の活動は事実上、停止する。このようなストレスに対する正常な反応も、いつまでも持続すると、異常になる。胸部では、抑制には特別な目的もある。理論的には、交感神経活動を増加させる源である胸部に一定の圧をかけると、交感神経活動が低下するはずだからである。心臓などの内臓器官を刺激すると、血圧上昇、虚血性の変化、不整脈、頻脈、環状動脈のうっ血による血管痙攣から派生する心筋梗塞が生じるだろう。筋骨格系の反応としては、スパズム、血管収縮による循環の低下、老廃物の排出不足、過敏、栄養の変化などがある。交感神経活動に対する急性反応は、新たにけがをしたときの反応と同じで、発赤（紅潮）、痛み（疼痛）、腫れ（腫瘍）、発熱、機能の低下（機能

- 喪失）などがある（Robbins et al 1984）。
- 皮膚と皮下組織は「たるんだ」感じになり、鋭い痛みやずきずきする痛みがある
- その状態が緩和せずに続くと、変化が機能障害の慢性化をもたらす。筋やその周囲の筋膜がさらに線維化する（「索状」になる）
- 機能障害が慢性化すると、皮膚が反応して薄く、青白く、冷たくなる
- 疼痛反応は、無感覚（「麻痺」）から知覚の変化（「感覚異常」）、過敏症まで、さらに幅広いだろう

抑制するときのように外部から圧をかけると、最初は、一時的にスパズムや感受性が高まるだろう。しかし、その後にこれらの要素のすべて、あるいは一部が低下することは、すでに認められている。内臓反応に関する研究では、望ましくない自律神経反応が低下することが示されている（Hermann 1965）。しかし、症状が持続するかどうかは、病因による部分が大きいだろう。内臓器官の構造や機能が原発性でも二次的にでも、なんらかの形で変化しているなら、表面を抑制してもその効果は一時的なものでしかない。もっと観察しやすい筋骨格系の兆候や症状のほうが、内臓体性反射をよく表しているはずである。筋骨格系の損傷が原因の場合は、体性内臓反射が起きるだろう。だから筋骨格系の構造にマニピュレーションの治療を行えば、すべての要素がさらに永続的に低下するはずである。

後頭部や仙骨では、自律神経系の1つである交感神経系ではなく、もう1つの自律神経である副交感神経系をリセットする方向に施術の意図が切り替わる。交感神経系が外的な危険に反応するのに対し、副交感神経系を構成する神経は再建プロセスの修正に影響する。副交感神経系の活動が高まると、胃腸の運動性が高まり、括約筋がゆるみ、心拍数が下がり、瞳孔が収縮し、眠気が生じるなど、さまざまな反応が起きる。

副交感神経系の神経線維は頭部と体幹にしかなく、手足には走行していない。内臓器官がある部位はすべて、副交感神経系の支配を受けている。副交感神経系の神経線維が通っている脳神経はいろいろあるが（III、V、VII、IX）、頭部、頸部、胸部、腹腔に大きな影響を与えるのは迷走神経（脳神経X）である。迷走神経の出発点は、上部脊髄と脳幹下部にある。骨盤内の器官や消化器系の最後の部分は、脊髄の終点から出発して仙骨の孔から出て行く神経の枝から影響を受けている（S2、S3、S4）。副交感神経系の中枢は、対象となる器官から感覚情報も受け取っている。

吐き気、嘔吐、下痢、月経困難症、消化不良などのしつこい症状は、本質的には副交感神経系に由来する。上部頸椎、後頭部、仙骨に機能障害があると、結果として不適切な副交感神経活動につながるからである。抑制を使って治療すると、さらに浅層に現れた症状（筋骨格系の緊張度やうっ滞の増加）が減り、理論的にはより内部のメカニズムでの刺激に対する反応を抑制する。機能障害に関連するすべての要因の機能と構造を完全に理解すれば、正確な治療ができるようになるはずである。

アンドリュー・テイラー・スティル（Andrew Taylor Still）が初めてオステオパシーの概念を開発したのは、1874年のことである。アメリカ人医師であるスティル博士は、メソジストの宣教師で巡回医もしていた父親のもとで主に訓練を受けていた。彼は、いわゆる通常の西洋医学を実践していたのだが、ある時、その医学では対処しきれず、個人的に大切な人を亡くしてしまった。スティル博士は、ほかの施術者に助けを求めるのではなく、家族が髄膜炎で倒れていく様子を観察した。当時の逆症療法では薬が主なツールだったのだが、彼は薬の全盛期だった当時に使われていたアプローチは、闘う相手である病気そのものより危険な場合が珍しくないことに気づいた。そしてほかの手段を探し求めるうちに、徒手療法を使いはじめたのである。そして、徒手療法は患者の健康を維持し、促進するには、とても有効な手段であることに気づいた。

スティルは、体が1つのユニットであること、構造と機能は相互に関係していること、そして体にはみずからを治癒し、守る能力があることを理論化し、医学理論の再構築に乗り出した。そして1892年、ミズーリ州カークスビルに、最初のオステオパシー大学を設立したのである。田舎に建てられた大学だったため、オステオパシーはなかなか普及せず、また多くの偏見に悩まされた。現在アメリカ合衆国にはオステオパシー大学が26校あり、開業資格を持つオステオパシー医が約66,000人いる。20世紀への節目にはJ・マーティン・リトルジョン（J. Martin Littlejohn）がオステオパシーをイギリスに伝え、その後はヨーロッパや大英帝国（現在のイギリス連邦）にも広まっていった。

スティルの治療法のなかには、逆症療法の同僚とたもとを分かつ以前に開発されたものもある。若い頃、慢性頭痛に悩まされていたスティルは、ロープでつるしたブランコでみずからを治療したのである。彼はまず、ロープを地上数センチメートルのところまで下げてから、そこに毛布をつるした。そして自分は地面に横たわり、新しく作ったこの装置に頭蓋底をのせて首を支え、そのまま眠ってしまった。目が覚めたときには痛みもなく、すっかり生き返った気分だったという。この手法には、抑制のほか、ポジションへの介入も含まれていたのだろう（Still 1908）。スティルの初期の著作には、抑制法と刺激法の両方に関する記述がある（Still 1902）。

スティルの初期の学生たちも、抑制テクニックとその原理についての記述を残している。初期の学生の1人、エドゥアルド・ゲッツ（Eduard Goetz）は、著書『A Manual of Osteopathy（オステオパシー・マニュアル）(Goetz 1905)』のなかで、体性や内臓性などさまざまな症状に対して使う抑制法について解説し、図示した。この小型のハンドブックに掲載された写真の一部には、抑制を使った治療法を具体的に詳しく説明しているものもある。たとえば、頭部の眼窩と後頭底の2カ所が例として紹介されている。このようなアプローチの1つでは、これらの部位にそれぞれ数分間圧をかけていた。

デイン・L・タスカー（Dain L. Tasker）は、『Principles of Osteopathy（オステオパシーの原理）(Tasker 1916)』のなかで、さらに詳しく説明している。タスカーは、抑制の効果に関する原理を記したほか、これが自然現象であることも述べた。排便や排尿などの活動は、各個人が抑制を行う能力がなければ、意識的にも無意識にも制御することはできない。徒手療法の施術者が外部から抑制圧をかけると活動亢進を抑えることができるのか、という議論のなかでは、抑制圧迫をするときに行っているのは触診そのものではなく、反射弓を誘導したり変化させたりすることだと述べている。観察してみると、圧をかけると軟部組織に衝撃がおよぶので、加圧は刺激の一形態であることが分かる。抑制圧迫には、神経の緊張度をリセットし、機能障害を修正し、さらには反射的につながっている離れた部位や深層の構造を調整する効果がある。タスカーは、「皮膚、筋、関節の滑膜、あるいは腹部の皮膚や筋、骨膜で覆われた部位は、同じ脊髄分節の神経支配を受けている」というヒルトンの法則を引用し、抑制によって「過剰な刺激」を与えると、活動亢進が減ったり、消えたり

するのだと述べている。

4. オステオパシーのポイントや圧迫法

ストレイン／カウンターストレイン（p196を参照）

オステオパシーでは、体性機能障害を治療するにあたり、他動的に行う直接法と間接法がいくつか存在する。実質的にどの手法も標準にするポイントや診断をてこの支点、あるいはモニタリング用の場所として使っている。ジョーンズのストレイン／カウンターストレインを行っているときは、これらのポイントをつねに触診してモニタリングしておくと、施術者と患者の双方が、治療が成功しているかどうかのフィードバックを得ることができる（Glover & Yates 1997, Jones 1981, Jones et al 1995）。

施術者は、ローレンス・ジョーンズ（Laurence Jones）らが特定し、図示した圧痛点がどこにあるかを見つけ出す。圧痛点を圧迫すると、軽い不快感が生じるはずである。不快感を取り除く方向に組織を配置するときに、不快感が減ったかどうかを患者に報告してもらう。実際には、その部位や患者の全身をゆるみの方向にポジショニングすることが治療介入になっている。診断のポイントには脊椎、骨のランドマーク、靱帯や筋の名前がついているが、治療で使うポジションこそが患部を短縮させ、ひいては筋と靱帯を弛緩させるようである。

理論上は、ゆるみのポジションをとっている間に筋紡錘がリセットされる。筋紡錘は、大きな筋に埋め込まれた感覚器である。筋紡錘では、小さくてほとんど原始的とも言える筋線維が、大きな錘外筋のなかを平行に走行している。筋線維には2種類の形があり、神経線維の感覚終末が2つ存在する。核袋線維では、すべての核が中央に集まっている。核鎖線維では、核がほぼ直線上に配置されている。核袋線維を支配する主な感覚神経線維はコイル状のばねのような形状で、らせん形終末と呼ばれる。主に核鎖線維を支配する神経線維の終末には、散形終末という名前がついている。筋紡錘線維は、他の大きな錘外筋線維と異なり、収縮能力はあまり高くな

い。

　これらの錘内線維を支配する感覚神経は、どのような形でも伸張されると刺激を受ける。らせん形終末は伸張の速度、散形終末は一定の伸張に反応する。伸張により筋が反射的に収縮するときは、これが筋の緊張度を規定するためのサポート役になっている。通常はそれも短時間しか続かず、すぐに回復する。しかし、ときには、適正な時間を過ぎても反射が続くことがある。筋の長さは正常であるにもかかわらず、組織が急に伸張したり過伸展したりしたかのように、筋紡錘からの信号が続くからである。

　「圧痛点」の感受性が高まるということは、神経活動が増加した証拠である。ここに圧をかけると、患者は圧痛があると報告するだろう。ストレイン／カウンターストレインでポジショニングを行うと、筋全体が短縮し、筋紡錘の反射メカニズムがリセットされる。そこで、触診したポイントにおける圧痛が緩和するポジションを通常90秒保持し、それからゆっくりと正常なポジションに戻す。成功すれば、それまで緊張亢進していた筋が弛緩し、敏感さも消えてなくなっている。

促通位リリース

　促通位リリース（FPR）（Schiowitz 1997）は、多くの点でストレイン／カウンターストレインに似ている。ただし、患部をニュートラル（ゆるみの）ポジションに置いた後に、通常は圧縮や捻転など神経を活性化させる力をかける点が異なる。ストレイン／カウンターストレインがポジショナルリリースの1形態であるのに対し、FPRはそれに加えて促通する力をかけるのである。大半の手技と同じように、効率は診断の精度に直接比例する。診断では、矢状面（屈曲／伸展）、前頭面（側屈、内転、外転）、水平面（回転）における運動の相対的自由度などを調べる。また触診を通じて、周囲の組織より緊張が高まっていないかどうかも調べる。

　最初に、少なくとも脊椎の機能障害に関しては、患部を矢状面（前後）に対してニュートラルなポジションに持っていく。頸椎の前湾や胸椎の後湾を平らにするのである。次に、体性機能障害を相対的にゆるむ方向にさらに持っていく。そこに促通力、通常は圧縮や捻転を加える。するとほぼその直後に、機能障害や局所の緊張がリリースされた感じを、施術者のモニタリング用の指から感じ取ることができる。

　ストレイン／カウンターストレインもFPRも、理論的には同じ神経生理メカニズムを利用している。しかし、FPRでは促通力を利用するおかげで逆の筋反射が生じるので、90秒もかからず、数秒のうちにリリースが生じる。筋紡錘には、γ運動ニューロンという特殊な運動神経が存在する。核鎖線維と核袋線維の収縮力が弱くても、γ運動ニューロンの活動が高まれば、筋紡錘の両端が収縮し、中央が伸張する。筋紡錘は、筋全体が伸張しているかどうかにかかわらず、筋全体が伸張されたものとして反応する。すると、筋全体で保護的な収縮が生じる。「ガンマゲイン」として知られるこの現象は必要以上に持続する傾向があり、ストレス、痛み、不安、内分泌の変化、薬物、食物などさまざまな要因を受けて修正されていく。FPRは、最初に体の曲線を平らにしてから促通力を加えることで、γ運動ニューロンの活動要素だけではなく、筋紡錘の伸張反応にも働きかける。FPRの診断で圧痛点の局在に頼ることは少ないが、圧痛点が見つかったときはモニタリング用としてだけ活用する。

スティル・テクニック

　最近注目されるようになったスティル・テクニック（van Buskirk 1996）は、これまでに紹介した2つのテクニックと多くの点でよく似ている。リチャード・ヴァン・バスカーク（Richard van Buskirk）は、チャールズ・ハザード（Charles Hazzard）（Hazzard 1905）やスティル本人の著作をこの手法の出典として活用した。おおまかな内容としては、機能障害のある部位を触診で診断し、次にそこを自由／ゆるみの方向に動かし、最後にニュートラルなポイントを通り越して制限がある方向に動かす、というものである。ポジショナルリリースをしたり、ゆるみの方向に向かって力をかけたりした後に、低速かつ比較的低振幅で、関節を制限に向かって動かすことになる。

ファンクショナルテクニック

　ファンクショナルテクニック（Johnston 1997）は、診断で見つけた圧痛点を使って、上下に隣接する2つの脊椎に対応するレベルに存在する体性機能障害を明らかにする。一般には叩打法を使ってその部位のスキャンとスクリーニン

グを行い、体性機能障害がある部位を見つける。異常がある部位が見つかったら、その機能障害についてさらに詳しくテストする。施術者は、さまざまな軸に沿って、患部を複合的に自由度が高いポジション（「ゆるみ」、快適な位置）に導く。機能障害をリリースするためには、側屈、外側への平行移動、屈曲／伸展と前後の平行移動を組み合わせるほか、回転と圧縮または伸延の組み合わせなどを使って微調整していく。次に呼吸のどの相が組織の開放感に深く関連しているかによって、息を吸った後、あるいは吐いた後に息を止める。

触診で見つけたポイントを使うその他のオステオパシーの手法

モニタリング用のポイントには、機能障害を緩和するためになんらかの圧をかけるが、その他のオステオパシーの手法ではそのポイントを活用する。つまり、そのポイントはモニタリング以上の役割を果たすことになるのである。

エレイン・ウォーレス（Elaine Wallace）は、トルク・アンワインディング（トルクをほどく手法）（Dowling 2005）を開発し、一部の人にだけこの手法を伝授した。ウォーレスは、体は立方体が隣り合い、重なり合った集合体であると想像すればよいと、説いている。けがをすると、1つの「立方体」全体に力がかかる。力のベクトルは、最初はまっすぐだったとしても、複雑な人体に入った後そのまままっすぐに進むことはまずない。体を構成する要素は動いたり、ねじれたりしているので、力の軌道も弧を描いたり、さらにねじれたりするからである。組織、特に筋膜は、これらの外傷から受けた力を記憶しつづける。施術者は、立方体の向かい合った2つの面から中央に向かって、リズミカルに、バランスをとりながら指で圧迫する。治療で頭部、体幹、手足の両側から力をかけると、体内に残っている、外傷から受けた力が打ち消される。片側に軽い叩打法のテストをしたときに反対側でそれをモニターし、共鳴する感じがしたら、連結ポイントを正しく選べたことの確認になる。

オステオパシーには、筋筋膜リリーステクニックのバリエーションが実に豊富にあり、これらは体に接触する点を参照用の点、接点および／または診断を反映する点として活用している（Chila 1997, Ward 1997）。Steven Typaldos（1994）は、トリガーバンド・テクニックについての記述を残している。これは、筋束の病理学的な交差結合を変化させることを狙った手法である。施術者は器具または指を使い、結合組織の通り道に強い圧をかける。関与する組織に対して基本的に直線的に行い、わりに機能障害がある部位からさらに強く関与している部位に向かって移動する。レオン・チャイトー（Chaitow 1980, 1996）は、親戚であるスタンリー・リーフとボリス・チャイトーが開発した神経筋テクニックについて論じている。基本的には反射点の特定が中心で、反射によって生じた機能障害に圧を加えて治療した後に、深いストロークや組織のローリングを行う。

チャップマン反射を使った治療の標準形では（Owen 1937）、神経／内分泌／リンパの体内における変化が体表面に反射するとしている。触診で見つけた症状は、豆粒大の皮下構造と表現される。これらの反射点を押しても圧痛や敏感さはないかもしれないが、臨床に関連はないだろうかと疑ってみて、チャップマンの反射点を特定できないか、密かに内臓に関係していないかを調べるべきである。明らかに鍼療法とは別個に発展した手法ではあるが、個々の反射点のなかには経穴と一致するものもある。内臓の症状に関係がある硬結には、施術者の指の腹でリズミカルに円を描くように圧を加える。

5. オステオパシー以外のポイントや圧迫法

　典型的な抑制テクニックとその他の徒手療法体系には類似点がいくつかある。たとえば、シリアックス法（Cyriax 1959）、トリガーポイント療法（Chaitow 1990, Travell & Simons 1983）、指圧（Kenyon 1988, Cerney 1974）、リフレクソロジー、ロルフィング、指圧（日本式）（Schultz 1976, Weil 1995）などである。共通する要素の1つとして、施術者が永続的な変化を起こそうという意図を持って患者の軟部組織を押すことで、治療を行う点がある。また、診断および／または治療をするポイントを体系化し、それに頼っている点も似ている。

　ジェームズ・シリアックス（James Cyriax）は、関節モビライゼーションやマッサージを活用した整形外科医としては最も有名な人物である。彼は、「つまむ」テクニックの使い方について、さまざまな場面で論じている（Cyriax 1959）。最終的な目標は、組織を弛緩させ、伸張することと、比較的充血した状態にすることである。ジャネット・トラベルが開発したトリガーポイント療法では、離れた部位にある関連点と、損傷した筋筋膜に関連があることが認められている。これらに手で圧をかけてもよいが、トリガーポイント鍼、冷却スプレー、麻酔および／またはステロイド剤の混合液をトリガーポイントに注入する手法を使うほうが一般的である。施術者はこれらの手段を活用しながら、異常なパターンを見つけ、そこに介入するのである。どの手法を使うにしても、理論的には、選択したポイントに深い圧をかけると、制限がある軟部組織がリリースする。トリガーポイントの概念を用いた別の徒手療法としては、ボニー・プルッデン・マイオセラピー（Bonnie Prudden Myotherapy）がある。この療法ではプライマリー・ポイントとサテライト・ポイントを利用する。複数回のセッションを行うなかで、これら2つのポイントを短い間隔を開けて1日に数回治療するのである（Burton Goldberg Group 1994, Prudden 1980）。治療後は、ストレッチングも行う。

　鍼療法と同じく、指圧も、内臓の変化を反射した体表面のポイントを活用する。伝統的な東洋の思想では、経絡上に個々の経穴が並んでいるという。一般に、1つか2つの経穴はいつでも治療してよく、指圧では普通、圧迫とともに円運動も行う。

　アイーダ・ロルフ（Ida Rolf）は、少女時代に乗馬でけがをし、オステオパシーの治療を受けた。そして後に、みずからの名前をとってロルフィングを開発した（Burton Goldberg Group 1994）。ロルフは、体の対称性や正常な機能を再確立するために、体のさまざまな部位に深い圧をかけるよう提案した。ロルフィングで実際にかける深い圧は、普通の抑制で使われる圧より強い。患者は最初、なんらかの不快感を覚えるはずである。この手法では、理想的な対称性やアライメントに近似させるために、かなり強調した姿勢をとることになるからである。この基本的なテーマは、ロルフの後継者たちによって修正され、運動パターンも活用したほかの手法に統合されていった（ヘラーワークやアストン・パターニング）。

　指圧（日本式）は、最も古くからある徒手療法の1つで、短い間隔で比較的強い圧をかける。組織の緊張が低下すると、それを反映して「生命エネルギーの循環」が高まるという考え方にもとづいている（Schultz 1976）。患部にかける力は、特に伝統的な施術者の場合、短時間で強く（10秒に4.5kg程度）、抑制で用いる軽い持続圧とは正反対である。どの順番でポイントを治療するかは、個々の状態に応じながら、体内を流れるエネルギーをもとに決める。最初に治療したポイントに隣接するポイントを治療することもあれば、かなり離れたところにあるポイントに移る場合もある。

　リフレクソロジーでは、治療するポイントと、手や足、耳にある反射区に反射していると仮定される内臓を関連づける。理論的には、名前は実際の物理的な構造よりも、その器官の統合性やエネルギーの構成要素に機能的にどう貢献しているかに関係している。

6. 神経筋骨格構造の漸進的抑制（PINS）

　適切な環境下であれば、徒手による圧迫を行う治療法のどれを行っても、実質的に効果を上げられることに疑いはない。PINSは、ポイントを特定し、圧をかけるなど複数の点で、これらの療法と共通する部分がある。解剖学や臨床の知識を活用して治療法を決めていく能力が施術者にあれば、PINSはなんにでも使うことができる。施術者は神経の一般的な経路とその変形や、筋束や筋に関する詳細な知識に加えて、臨床で意志決定をする技能を習得し、効率よく正確に

施術しなければならない。たとえば神経支配の「分水領域」について理解し（2つ以上の神経が感覚神経支配と運動神経支配に関与し、重複している領域）、筋のうっ滞を修正して治療すると、PINSのシーケンスにつながるのである。

患者の主訴がある部位では、だれでも過敏になったポイントを見つけ出すことができる。施術者はこれに加えて、解剖学的に正常な関係や異常になっている関係を完全に把握しなければいけない。たとえば、肩に痛みがある場合は、肩関節に注意が向く。治療が成功して肩の可動性が増大し、不快感が減ると、検査を終えることができる。しかし、局所をうまく特定できない場合は、同じ治療をしても問題を解決することはできない。こうなると、患者にとっても施術者にとっても不満が残る。肩を屈曲、外転、外旋する際に制限があったり、肩甲胸部の運動性が低下したりしているときは、さらに検査をするべきだろう。たとえば、背中の中部下部に起始があり、上腕骨の結節間溝に停止する広背筋を評価してみるとよい。この例でさらに範囲を広げると、上部肋骨、胸筋、下部頸椎、鎖骨、胸椎、腰椎、骨盤、下肢も、治療すべき部位に含まれてくる。筋膜平面が互いに重なりあい、干渉しあっているため、筋膜にかかるストレスも重なるからである。

PINSでは、患者は痛みやその他の感覚の強度を伝えることで、治療に参加する。治療が進むと、生じた変化や、症状の強さを患者に比較してもらい、それを評価することになる。PINSだけを治療に使うことはあまりない。徒手療法やそれ以外の療法の前後で使うこともできる。

手順

PINSを利用して、個々の症状にふさわしい診断と治療の手順を作成するためには、次の通りにする：

1. 患者を診るときは、主症状、体性機能障害、軟部組織の所見の間に関連がないかどうか、判断する
2. 体性機能障害に寄与する構成要素を見極める。「S-T-A-R」（Dowling 1998）の略語を活用し、さまざまな側面について調べていく

    S - 過敏性（Sensibility）：機能障害がある部位に施術者が触診をしたときの反応として、患者が主観的に経験する変化。これらの感覚には、圧痛、麻痺、放散痛、温かさ、過敏、動悸などがある

    T - 組織の質感の変化（Tissue texture change：施術者が触診をすると見つかる、軟部組織の変化。慢性的な変化（皮膚の蒼白が続く、筋や筋膜が索状になったり、線維化したりした感触がある、冷たさ、乾燥、血管の変化）と急性の変化（赤みが増す、腫れ、浮腫、湿っている、体温が高い）がある。触れると、これらの症状はやや悪化する

    A - 非対称性（Asymmetry）：患者の機能障害がない側と機能障害がある側を比較する。機能障害がある部位を、体の反対側にある同じ構造と比較するのである。体の中線に想像上の補助線を引くと、機能障害がない側にほぼ理想的な機能的対称性があることが分かるはずである

    R - 運動性の制限（Restriction of motion：機能障害かどうかを判断するための最も重要な要素である。特に、運動性テストで左右対称だったときに重要となる。制限には数値化できる特徴も（運動の角度）、質的な特徴もある（硬さ、ふるえ、歯車様硬直、無関係の動きなど）。1つ以上の特徴が現れていることもあるし、患者が可動域の低下を訴えることもあれば訴えないこともある。それでも、運動性の異常は体性機能障害の要素として最も敏感で特徴的といえるだろう（p 196を参照）

3. 痛むという主張はまぎらわしく、実際には患者が抱える本当の問題を特定する際に役立たないこともある。それでも、問題があることを示す指標としてはとても優れている。片方の筋でスパズムが生じていても、そちらは比較的痛みがなく、伸張されている反対側の筋のほうで「痛みを訴える」こともある。症状にばかり目を向けていると、本当に治療が必要な部位を見落とすかもしれない。痛みやなんらかの症状は、問題があることは示してくれるものの、痛む部位そのものは機能障害と関係している場合も、していない場合もある
4. 「最も敏感なポイント（始点）」は、患者が症状を訴える部位にある組織を調べて見つけていく。これといったポイントが見つからない場合、施術者は解剖学的な位置関係に関する知識を活用して、隣接する部位に対象を広げてポイントを探す
5. 構造に関する解剖学の知識を活用し、始点の遠位または

近位にあるもう1つのポイントである「終点」を特定する。この1組のポイントを特定するときは、筋や靱帯の起始や停止に関する知識や理解をもとに想像していくとよい。始点が筋などの起始にある場合は、終点は停止にあるだろう。逆も真である。

始点が筋腹にできているときもある。その場合、両端の骨との付着部を探していくと、どちらかに終点が見つかるだろう。靱帯は一般に筋より短く、線維質なので、2つのポイント間の距離はかなり近くなっていると思われる。筋膜はあらゆる構造を取り囲んでおり、ポイントとポイントをつなぐ経路は、他の構造を横切っているように見えるかもしれない。一般に、筋膜は特殊化していればいるほど、触れやすく、腱様になっている。

他の構造と関連がない経路を特定するときには、浅層と深層にある神経の経路を探すと役立つ。始点と終点は、神経が孔から出るところ、筋と筋の間、骨の突起の上や周辺で見つかるだろう。1つの部位に2つ以上の神経が分布している場合、始点は1つの神経の出発点、終点はもう1つの神経の出発点で見つかることもある。手足の神経分布では、体の近位にどちらかのポイントが見つかることもあれば、手足の末端に近いほうでもう1つのポイントが見つかることもある。

機能解剖学についての実用的な知識に代わるものはない。どのような病因であっても、見つけ出した始点は、たいていは患者の症状がある部位の近くにあるだろう。終点も症状を引き起こすだろうが、その程度は低い。これら2つのポイントは同一の問題の現れなので、どちらに対しても（そして関与するすべてのポイントにも）働きかけなければいけない。どのケースでも、このパターンではどこが2つのポイントになっているかを施術者が判断する。ときには、患者本人にとってはなんの関連性もないように思える訴えが、施術者には手がかりになることもある。施術者は、患者には解剖学の知識がほとんどないと仮定したうえで、治療を始めるために必要な結論を出さなければいけない。論理的に始めるためには、より敏感なポイントを最初の「始点」とする。始点と離れたところで見つかったものの、ポイント同士をつなぐ構造の上にあるポイントは、「終点」とみなす。

表11.1に、始点と終点の一部を紹介している

6. 概念上は、始点と終点をつなぐように筋や筋膜、神経の経路を線で描くことができる。この線は直線ではなく、曲線になるだろう。治療する方向は、遠位から近位でも、近位から遠位でもかまわない
7. 2つのポイントは物理的につながりを持っている：
(a) 神経支配：
   (i) 直接のつながり（肘の内側上顆付近にあるポイントと、腕の内側の手首付近にあるポイント‒尺骨神経）
   (ii) 重なりまたは神経支配の「分水領域」：三叉神経の眼神経は、眼窩上切痕から前頭領域を通り、頭頂部に向かって走行する。大後頭神経は、後頭下部を出て後頭蓋窩を通り、後頭部から頭頂部まで走行する。頭皮に神経が分布していない部位ができないよう、頭頂部には三叉神経と大後頭神経の両方が分布している部位がある
(b) 筋の起始と停止
   (i) 典型例：敏感なポイントが、鎖骨内側面と乳様突起で見つかる場合。胸鎖乳突筋が関与していることを表している
   (ii) 重複：敏感なポイントが肩甲骨内側と上部頚椎で見つかる場合。板状筋、肩甲挙筋、および／または僧帽筋が関与していることを表している
   (iii) 隣接：大転子と腓骨頭にそれぞれできる圧痛点に関しては、実際には大腿筋膜張筋と腸脛靱帯が連続性を持っている。終点が腓骨頭ではなく外果付近で見つかった場合は、大腿筋膜張筋、腸脛靱帯、腓骨筋に連続性があるだろう
(c) 筋膜（第1章の図1.3、1.4を参照）
   (i) 骨間靱帯は、実際には筋膜が特殊化したもので、腕では橈骨と尺骨をつなぎ、同様に脚では腓骨と脛骨をつないでいる。骨間靱帯上に始点と終点のパターンが現れた場合は、この靱帯が関与しているかもしれないと考えるべきである。2つのポイントをつなぐ線を分析しても、神経や筋やその他の靱帯の経路に明らかに

表11.1　始点と終点の例

始点	終点	連結するもの
眼窩上切痕	後頭下部	前頭筋・後頭筋
		三叉神経・大後頭神経
内側上顆	手首の舟状骨周辺	橈側手根屈筋
	手首の豆状骨	尺骨神経
大腿骨の大転子	腓骨頭	腸脛靱帯
胸骨と第2肋骨の接点	上腕骨上部	大胸筋
顎関節	側頭部	側頭筋
殿部	大転子	梨状筋
	膝窩	坐骨神経
剣状突起	恥骨枝	腹直筋
上顎骨	口角	三叉神経・大後頭神経
顎関節	上顎部	顔面神経

　　　似ている線はないだろう。下肢では、「シンスプリント」の症状が現れ、前腕では手が関与することなく、手根に症状が現れるだろう
　(ii) 隔壁：隔壁には筋の構成要素がかなり含まれているが、横隔膜の中心腱と脚は本質的には筋膜である。横隔膜は胸部の内臓を支え、胸腔と腹腔を隔てている。肋軟骨下部周辺、第12肋骨、T10-T12に見つかるポイントは、横隔膜が関与していることを表している
　(iii) 重複：腰部で共有される筋膜は、広背筋などの筋の付着部となるほか、腰方形筋、腸肋筋、その他の脊柱起立筋などを重ねる役割を果たしている。この部位ではどこにでもポイントが見つかることがあり、第12肋骨の外側縁（腰方形筋）や上腕骨の結節間溝（広背筋）にまで広がっていることもある
　(d) 靱帯の付着部
　　(i) 典型例：肘や膝では、側副靱帯の両端の付着部でポイントが見つかるだろう
　　(ii) 筋との関係：C7棘突起の上方と後頭底で見つかるポイントは、棘筋または項靱帯が関与していることを表している
　　(iii) 神経との関係：前腕の正中神経が関与している場合、屈筋支帯と手掌腱膜は治療すべき重要な構成要素である。実際には、手首にある屈筋支帯の4つの付着部（豆状骨、有鉤骨、舟状骨、大菱形骨）を、関節との関係のなかで治療しなければならないだろう
　(e) 骨：骨は筋骨格系の構造のなかでは最も深層にあるが、骨と骨の構成要素も結合組織として考慮すべきである
　　(i) 関節の構成：関節包は、2本以上の骨の連結部分を取り囲んでいる。肘や膝などの関節は関節包が強く、内側と外側の表面は側副靱帯で補強されている。前面と後面の表面のほうが、一方向または反対方向に動かされるとずれやすい。ポイントは、関節包の真ん中と、骨の付着部にできるだろう
　　(ii) てこの作用：筋の張りや体性機能障害の病因を分析する際には、骨の機械的活動に注目する必要がある。骨の突起は、骨のなかでは比較的強度がある。筋腱や靱帯は骨に付着し、しかも頻繁に使われるので、隆起、大転子やその他の突起が肥大していくのである。理論的には、腱の付着部にあるポイントも、骨膜の固定部分が関与していることを表している
8. 始点と終点の両方を、左右の手の指1本の腹を使って同時に圧迫する（分かりやすくするために、施術者は患者

に対して始点を「第1ポイント」と伝えてもよい）。かける圧は数十グラムほどでよく、その圧で患者の症状を引き出せれば十分である。また、2つのポイントに等しい圧をかけること。患者は、敏感さが軽度から中程度増えたと感じるだろう。施術者は、組織の変化を感じ取り、圧に対して軟部組織がどう反応したかも判断しなければならない

(a) 急性の機能障害は、慢性の機能障害より敏感に感じるだろう。緊張亢進していた筋は、通常は反対側にある同じ筋より圧に対して敏感になる

(b) 過剰に使われた筋は肥大し、対になっている同じ筋より厚みが出ているだろう

　　大きな筋は、必ずしも機能障害になるわけではない。ある筋の使用頻度が高まったり、非対称的に筋を使う傾向があるスポーツ活動（ボウリングやアーチェリーなど）でよくあるように片側の筋をより多く使う傾向があったりした場合は、普通はよく使う側の筋が大きくなるが、だからといって必ず機能障害になるわけではない。

　　機能障害の有無は別として、ある程度長時間、緊張亢進状態にあった筋は、それほど圧に敏感ではないだろう。これはそのような使い方が慢性化しているためである。より敏感だがそれほど緊張亢進していない筋は、問題があることを示している。必ずしも片側だけに問題があるというわけではなく、両側に機能障害があることもある。どちらかのほうが症状が強く現れているかもしれないが、それも程度の問題にすぎない。検査の所見と症状のどちらを判断材料として優先させるかといえば、所見である。施術者はまず、機能障害が大きいほうの組織を治療し、再評価してから、同じように機能障害が小さい側を治療する

(c) 可能であれば、患者が快適に感じるポジションにすること。通常は、筋を積極的に使わないポジションである。座位や立位では姿勢筋が完全には弛緩しないので、背臥位または側臥位が望ましい

(d) 始点と終点にかける圧は、等しくする：

(i) 患者は、より敏感な部位の方に強い圧がかかっていると感じるだろう。関与している組織が機能障害を起こしているせいで、感受性が対称になっていないことを、患者にはっきりと伝えること

(ii) 患者の方からもっと強い圧をかけてほしいと言われることもあるだろう。しかし、圧を強めても、治療が早く進むわけではない。圧を強める必要はないし、そのようにすると逆効果にもなるだろう

(iii) 圧をかけた結果として生じる感覚は、痛みや圧痛ばかりではない。慢性的な機能障害があると、患者は麻痺などの感覚を報告するかもしれない。これは単独で現れることもあれば、痛みとともに現れることもある

(e) 治療中は、ずっと終点に一定の圧をかけつづける（患者には「終点」または「最後のポイント」と伝えてもよい）

9. 最も感受性が高いポイントに圧をかける（始点）。治療中は、始点と終点の間で一連のポイントを探していき、そこに抑制圧をかける

10. 患者に、最初に感じた感覚の強さと種類を報告するよう依頼する。敏感なポイントの感覚に増減があった場合には、フィードバックをかける。抑制を正しく行った場合には、普通はまず一時的に感受性が高まり、その後、抑制によって受ける刺激に組織が慣れると、感受性は下がる。最終的には、敏感さは完全に消失するだろう。抑制圧迫をする時間は、数秒から数分までさまざまである

11. 施術者は2つのポイントに同時に触れ、20-30秒後に別のポイントを探す：

(a) 始点に指を置いているほうの手の指で、「二次点（セカンダリー・ポイント）」を探す。第2指を始点に置いている場合は、第3指を使って二次点を探す

(b) 二次点は普通、始点から終点方向に2-3cm移動したところにある。（施術者は、二次点を「第2ポイント」と患者に伝えてもよい。）一般には、解剖学的構造が通りそうな経路をたどる（支配神経の経路、筋線維が走行する方向、筋膜平面をたどる方向など）

12. 終点に圧をかけたまま、始点と二次点に等しく圧をかける

13. 2つのポイントのどちらがより敏感か、患者に報告してもら

う（始点と二次点、または「第1ポイントと第2ポイント」）。施術者は次のように述べてもよい。「今、隣同士の2つのポイントを押しています。『第1ポイント』（このときに指を少し動かしてもよい）と『第2ポイント』のどちらのほうが敏感ですか」

(a) 二次点が、始点と同程度かそれ以上に敏感な場合：
　(i) 第1ポイントにかけていた圧を緩め、取り除く
　(ii) 次に20-30秒、第2ポイント（二次点）に一定の圧をかける。これが新しい「第1ポイント」になる
　(iii) どのポイントも、次のポイントに移るときに、感受性が完全に消えていなくてもかまわない。次のポイントのほうが敏感であることが大切なのである
　(iv) 新しい「二次点」を初めて圧迫するときは、普通は緊張と感受性の両方が高まる。前述したように、通常は数秒経つと基準値に戻る。それまでにかかる時間は、軟部組織の反応による

(b) 2つの隣接するポイントを比較したとき、いつまでたっても始点のほうが感受性が強い場合は、いくつか検討すべき項目がある：
　(i) 始点がある部位にかけている圧を維持する
　(ii) 二次点を押している指を、始点から2-3cmはなれたところで弧を描くようにして外側または内側へ、あるいは終点の方向に移動させる。目標とする終点をつなぐ線上から少し外れると、始点と同等かそれ以上の感受性を持つポイントが見つかるだろう（この場合、抑制されている解剖学的構造が、本来の経路からやや外れていたといえる）
　(iii) （始点と比較して）同等かそれ以上の感受性がある二次点を特定したら、始点にかけていた圧をリリースし、前述したように新しい二次点に圧をかけつづける
　(iv) すると、二次点が新しい「第1ポイント」になる。このシーケンスを終点まで繰り返す

14. 施術者は1つのポイントで20-30秒待ってから、次のポイントを探したり抑制したりする

15. 始点から半径2cmの範囲を探しても二次点が見つからない場合は、さらに30秒、始点（あるいは新しい「始点」）に圧をかけつづける。ポイントのなかには、さらに抑制してから次に移るべきものもあるからである。その後、それまで特に感受性がなかった部位で、新しい二次点が見つかるだろう

16. 終点には、治療中ずっと抑制圧をかけておく。このポイントが抑制されていることを患者が忘れてしまい、何も感じなくなっていることもある

17. 最後の「第2ポイント」が終点の2cm手前に来るまで、このプロセスを繰り返す

18. 最後の2つのポイントを抑制しながら、施術者は終点と二次点がある部位にどれだけ機能障害が残っているかを判断する。機能障害は低下しているか、完全に消失しているだろう

19. 終点などで機能障害がまだ残っている場合は、必要かつ適切だと思われる手法を選んで、機能障害がある部位をさらに治療してもよい。終点と機能障害は、以前治療したときは抵抗していたとしても、今度は扱いやすくなっているだろう。ストレイン／カウンターストレイン、促通位リリース、スティル・テクニック、筋エネルギーテクニック、BLTなどの手法を使うことができる。位置を特定するのが難しかったり、スラストに抵抗したりしていた分節ごとの体性機能障害も、今度は高速低振幅スラストなどの関節テクニックによく反応するだろう

20. PINSテクニックは、体性機能障害に対する単独アプローチとして使うこともできるし、他の徒手療法と組み合わせて使ってもよい。これについては次の要因をもとに決めていく：

(a) 治療後にも機能障害やそれに関連する要素が持続しているか
(b) 施術者に、他の治療法を行う能力があるか
(c) 患者に、さらに別の治療法を受け入れる必要があり、その能力もあるか
　(i) 適切に治療を行ったとしても、治療後はなんらかの痛みや症状が残るだろう。施術者は、それぞれの患者に対する所見にもとづいて、治療する範囲を決定する。患者の主訴をもとにしてはいけない。治療をしすぎると、治療不足の場

合と同じだけ問題が生じることがある
- (ii) それまでの経験や誤解から、患者が治療の種類を制限することもある。それ以前に受けた治療に対して恐怖感があったり、なんらかの反応を示したりするためである
21. 体性機能障害は、つねに再評価すること
22. 治療は比較的快適だとはいえ、治療後になんらかの反応が起きるかもしれないということは、患者に助言しておくこと。反応としては、一時的な痛みやうずきや疲労感などがある。あざができやすい患者や、なんらかの素因（投薬など）がある患者の場合は、斑状出血が起きることもある。圧が強すぎた場合にも、斑状出血が生じるだろう。一般に、副作用はすべて24-48時間後にはなくなる

施術

本項では、よくある筋筋膜の症状にPINSを活用したケーススタディを2種類、図を用いて説明する。

ケーススタディ1

患者は25歳の既婚女性で、オステオパシーを学ぶ医学生でもある。主訴は「片頭痛」だった。患者の筋骨格系の症状は、別のオステオパシー医が担当していたが、患者が診療所を訪問した日は、あいにくいつもの医師は不在だった。患者の頭痛は、右眼窩付近に鋭い痛みが集中しており、右前頭と右側頭部に放散痛があった。患者には悪心、霧視、涙量の増加、首の硬さなどの症状があった。痛みは数日前に始まり、非ステロイド系抗炎症薬を使ったり、眠ったり、スマトリプタン（コハク酸）を頻繁に経口摂取したりしても、おさまらなかった。患者は、この薬を月に21-30錠服用しているという（推奨されている使用量は月に2-3錠である）。大きな音、光、決まった食べ物のにおいがあると、主訴が悪化するらしい。ほかに視覚、聴覚、嗅覚に関する訴えはなく、頭痛に関連する症状もなかった。患者の最終月経は2週間前だったので、今回の訴えは生理とは関係ないようである。

主訴に関連する過去の病歴は注目に値する。2カ月前に交通事故に遭った影響で、上肢に感覚異常があったのである。患者が自動車を運転し、赤信号で停止していたときに、後ろから追突されたという。バックミラーで後続の車が接近してくるところが見えたので、患者は衝撃に備えて両腕で体を抱え込んでいた。また、12歳のときに転落して頭頂部を打ち、それ以降片頭痛が起きるようになったそうだ。家族歴も重要である。家族のなかにも片頭痛がある人がいるほか、兄弟にはアレルギーがあり、母親は「腸の不調」を抱えている。患者は週に1度、宗教儀式でワインをグラスに2杯飲むが、麻薬やたばこは摂取していないと言った。過去に扁桃の摘出手術のほか、鼻の形成と、鼻粘膜焼灼術を受けている。それ以外に、主訴に寄与する病歴はなかった。

上記以外に服用している医薬品は、フェキソフェナジン塩酸塩、経口避妊薬、エキセドリン®PM（パラセタモール〈アセトアミノフェン〉、アセチルサリチル酸、無水カフェイン）、イブプロフェン、スマトリプタンである。最後にあげた3つは、頭痛があるときにたまに服用する。過去に何度か、片頭痛がおさま

らないために救急処置室に運ばれたことがあるという。

脳神経と感覚運動神経と反射のテストのほか、神経学的評価とオステオパシーによる評価を行ったところ、この患者の所見は基本的に正常だった。圧痛は数カ所あるものの、患者の症状が線維筋痛症の一部であることを示すパターンは見られなかった。

羞明があること以外は、頭部、頸部、胸部、腹部の検査結果は正常だった。バイタルサインは安定しており、患者にどの手法を使っても機敏に動き、適応した。検査の結果、以下の体性機能障害が見つかった。

頭部：頭部を検査したところ、右側に制限パターンがあるが、左側の動きは比較的自由度が高かった

頸椎：頸椎では、OA（C0-C1）、AA（C1-C2）、C2、C3、C6、C7などで単体の体性機能障害が見られた。また右僧帽筋と右胸鎖乳突筋も緊張亢進していた

胸椎と肋骨：右肩甲挙筋と左斜角筋が緊張亢進。右第1肋骨が挙上。舌骨と、前面の舌骨舌筋の筋筋膜で制限。胸椎で複数のタイプIIの体性機能障害（訳注：椎骨を屈曲または伸展した状態で回旋すると、同側に屈曲してしまう）

腰椎：右L5で体性機能障害があり、胸腰部の傍脊柱筋にスパズムがあった

仙骨と骨盤：右仙腸関節に制限があり、それに関連して筋筋膜構造の制限も見られた

今回の来院に対する主診断は、頭痛（片頭痛）だった。その他の診断として、頸椎、胸椎、頭部、腰椎、仙骨、骨盤の体性機能障害と緊張があげられた。これらは症状として現れているものの、頭部に関連する部位以外の症状はどちらかといえば慢性症状であり、患者の主訴にそれほど重大な影響を与えていない。患者は、明らかに自分の症状に不安を抱えていた。

今回の診察で行った治療の大半は、患者が過去の診察で受けた手法と同じである。頭痛との関連がある緊張や機能障害にも、一見関連がなさそうなものにもすべて、さまざまな治療法を活用して働きかけた。どの治療介入も、体性機能障害や患者の訴えをある程度は緩和することができた。ただし、主訴である頭痛にだけは効果がなかった。「片頭痛」の訴えは、依然として続いていたのである。

そこで、いつもの治療法に加えて、PINSを行うことにした。滑車切痕の右眼窩上縁と後頭下部に、敏感なポイントがいくつか見つかった。著者は患者の頭と首の下に左手を差し入れ、左手の第2指で後頭下部にあるポイントを抑制した（終点）。同時に、右手の第2指で右眼窩の敏感なポイントを圧迫した（始点）（図11.1A、B、C）。

患者は、2つのポイントを比べると眼窩ポイントの方が敏感に感じると報告した。また、圧をかけたことで、眼の症状（悪心、霧視、涙量の増加）も悪化したようである。そこで、前面にある始点に約30秒圧をかけつづけた。30秒後、著者の第3指を使い、このポイントの上方にある第2ポイントに最初のポイントと等しい圧をかけて、同時に圧迫した（図11.2A、B）。その後、前面の2カ所のポイントのどちらがより敏感に感じるかを患者に尋ねた。患者は、第2ポイントの方が敏感だと報告した。そこで、この第2ポイントの圧を維持したまま、最初のポイントの圧をリリースした。

次にこの第2ポイントを30秒圧迫してから、第2ポイントの約2cm上方にある第3ポイントを見つけ出した。今度は、この第3ポイントのほうが第2ポイントより敏感だという。そこで第2ポイントの圧をリリースし、第3ポイントの圧を維持した。前頭骨、頭頂骨、後頭骨上で側矢状平面にそって順番に（漸進的に）同じパターンを繰り返し、最後のポイントを見つけた。これは終点の1cm上方にあった。このプロセスを行う間、終点は後頭下部でつねに抑制しつづけてきた。体性機能障害は、頸部のストレイン／カウンターストレイン、促通位リリース、後頭下部への低速低振幅テクニックとそれに続く高速低振幅テクニックとを組み合わせながら、治療していった。これらのテクニックは、患者の症状にはばまれてこのセッション中でも以前は成功しなかったり、施術できなかったりしたものである。施術後は、すべての症状が完全に解消した。

Note： ポイントを次々と選んでいくときは、指の位置や動き次第で手全体を動かさなければいけないこともある。このように「指を歩かせる」ためには、シーケンスのなかで第2指、第3指、第4指を中心的に使うことになるだろう。第1指を一時的に利用して、新しい二次点を見つけてもよい。二次点を選んだら、ほかの指に置き換えればいいのである。

施術のプロセスや、自分の症状に特有のパターンを患者本人が理解したので、患者が自分でもこのテクニックを使ってみたところ、よい結果を得ることができた。その後、頭痛が起きたときに、症状が出始めてすぐにこのテクニックを使ったところ、片頭痛の抑制にかなりの効果を発揮したという。最

適な結果を得られない場合でも、スマトリプタンを1錠飲めば、いつも症状が大きく改善したと報告している。以前のように毎月21-30錠服用するのではなく、月に2-3錠という許容量の範囲内におさまるようになったのである。この状態が数カ月続いた後、最終的には処方薬を飲まずにすむようになった。

　頭痛は複合的であり、しかも症状や所見があれこれ重なるため、複雑な様相を呈する。複数の異なる病因が1つの同じ症状として表れることもある。ここで考えるべきことは、原因はなんであれ、すべての頭痛には筋緊張という要素がある点である。片頭痛に徒手療法を行うときは、前駆症状が現れている間、あるいは比較的症状が現れていない中間期に開始すれば、最も効果が出るようである。特に片頭痛は血管性であり、動脈の収縮、拡張、炎症が起きる相と、痛みがありなかなか治らない前兆期がほぼつねに現れる。脳硬膜の刺激や炎症についても考慮するときは、三叉神経の最初の分枝が前頭部に分布していることを忘れてはいけない。後頭蓋窩の大部分は、上部頚椎からの神経に支配されている。一般に、片頭痛のなかでも最も頭痛の症状が激しいときに治療をすると、症状を完全に消失させるというより、症状の低減に効果を発揮するだろう。

　筋緊張／収縮型の頭痛や、頚部に由来する頭痛などタイプが異なる頭痛でも、片頭痛に典型的な症状とよく似た症状が現れることがある。筋緊張という要素はどんな頭痛にも含まれているので、同じ人物が片頭痛と筋緊張型頭痛の両方を経験してもおかしい理由はない。どんな種類であれ慢性頭痛を抱える患者は、いろいろな介入手段を探してみるとよい。

　非ステロイド系抗炎症薬や血管収縮薬の使用といった薬理学的介入が、初期の介入に使われたり、最も頻繁に使われたりすることについては、これまでに数多くの証明が行われている。その他の自己療法の多くは、カフェインが含まれた飲食物や丸剤などを使うことも多い。カフェインには血管収縮効果があるので、頭痛を制限したり、取り除いたりできるからである。しかし、逆説的ではあるが、カフェインを摂ると症状が再発することも示されている。薬物のレベルが一定の水準以下になると、リバウンド効果が現れることもある。抗炎症薬や血管収縮物質を頻繁に使うと、頭痛の除去を意図していたにもかかわらず、むしろ再発を促してしまうのである。

　このタイプの頭痛は、敏感なポイントを見つけ出し、PINSテクニックを使って抑制すると、神経筋骨格系モデルからアプローチすることができる。今回紹介したケースでは、最初のポイントは眼窩上にある三叉神経の眼神経の出口にあった。この眼神経は、脳硬膜の内側と、痛みに敏感な前頭部の構造も支配している。髄膜を構成する層の1つである硬膜もまた、痛みに敏感な構造である。眼窩の滑車切痕にある上斜筋の付着部や、上部頚椎にある節後線維からの交感神経系の影響についても考慮しなければならない。

　三叉神経の眼神経には分枝が複数あり（図11.3を参照）、どれも前頭部の上方に向かって投射している。基本的に、これらは平行して上方に走行して頭頂部に至り、この部位の知覚を支配する。頭頂部の終点付近の帽状腱膜には、「分水領域」がある（図11.4を参照）。大後頭神経（図11.5を参照）は、この部位の皮膚や筋でも神経支配を開始する（Moore 1980）。大後頭神経は、C2とC3の神経根から出発し、筋膜と後頭下筋群を貫通する。これらの神経根は、後頭部の大半で感覚神経と運動神経の大部分の神経支配を制御している。神経線維はまた前上方に走行し、大後頭孔を通って後頭蓋窩の硬膜に向かう。後頭部に抑制やその他の治療をしない限り、頭痛が解消することはないだろう。限られた範囲を治療するだけでも、症状の一部は軽減するだろうが、治療しない部位が複数残ってしまうとすぐに症状が再発するだろう。

　PINSを使って前頭部の頭痛を治療するときの方向としては、眼窩から典型的な側矢状平面に沿って漸進的に進むパターンが典型的である（図11.6を参照）。ケースによって方向がいろいろ異なることもあるほか、三叉神経のその他の分枝などが含まれることもある（図11.7を参照）。このアプローチはさらに前方に向かうこともあり、所見によっては、後頭下部から始まって前頭・眼窩領域に向かうこともある。これは、臨床における患者の訴えや、施術者の経験値によっても異なってくる。一般に、2つのポイントのうち、より敏感な方を開始部位として選ぶ。なかには、後頭下部に圧をかけると、症状や眼の付近の痛みが再現されるケースもある。頭頂部付近にある中間地点のポイントのいずれかが最後のポイントになることはめったにないが、これらのポイントが眼や後頭下など最初の始点に関連痛を引き起こしていることに気づく場合もめずらしくない。このような関連症状を引き起こすポイントを見つけたら、よい兆しとして受け止めるべきである。PINSテ

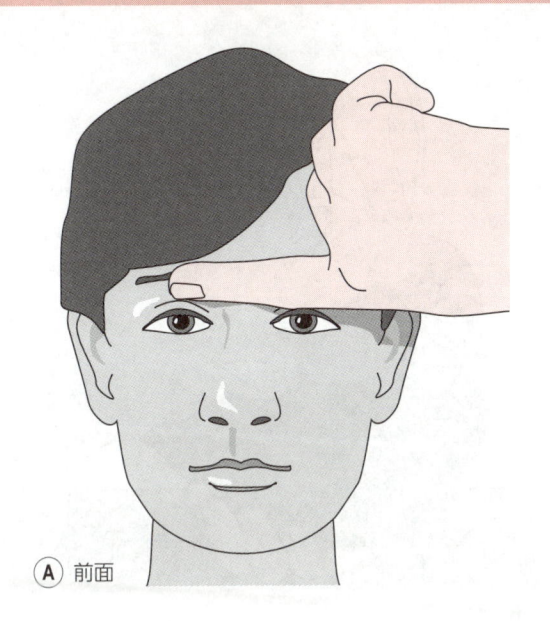

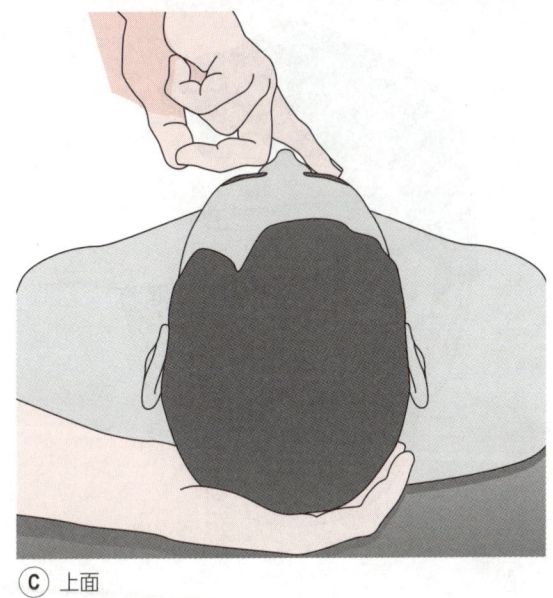

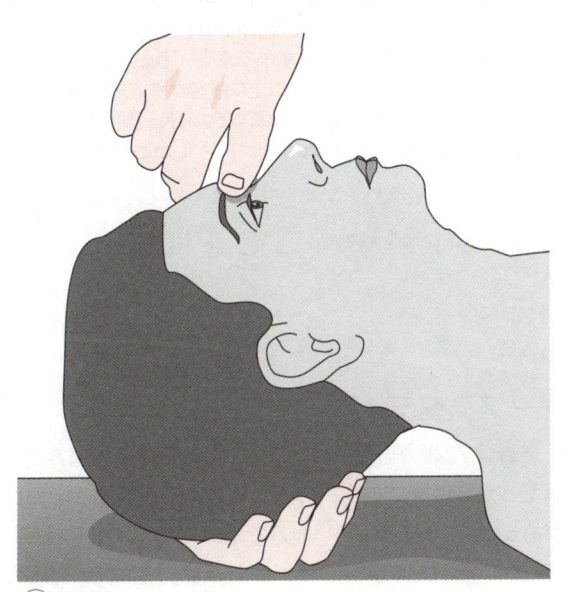

神経筋骨格構造の漸進的抑制（PINS） 263

Ⓐ 前面

Ⓒ 上面

Ⓑ 側面

図11.1 左右の手の指を1本ずつ使い、右後頭下部と右眼窩上縁にある終点に圧をかける。American Osteopathic Associationの許可を得た上で、Dowling（2000）を修正。

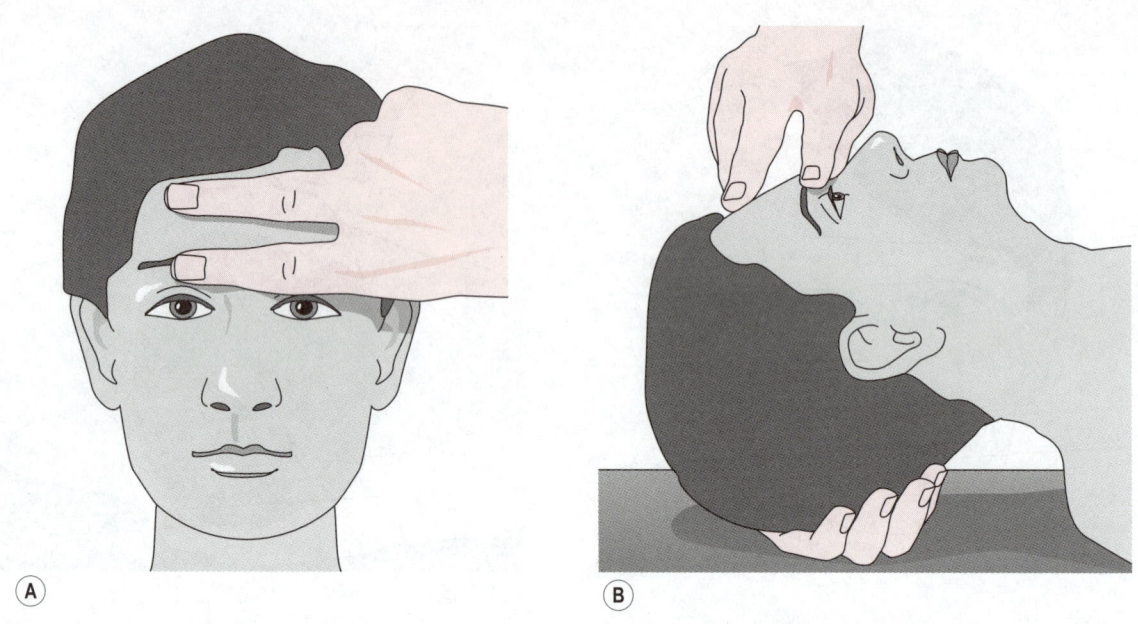

図11.2 通常20-30秒圧迫してから、二次点を探し始める。二次点は、通常前面の始点から終点方向に2-3cm移動したところにある。次に、3カ所すべてに同時に圧をかける。二次点が最初の始点と同程度かそれ以上に敏感だった場合は、始点にかけていた圧をリリースする。そして、二次点が新しい（一時的な）「始点」になる。このポイントと終点の間に見つかるポイントもすべて、同じように治療する。終点に向かう直線上でなかなか「二次点」を見つけることができない場合は、そのポイントと同程度かそれ以上に敏感なポイントが見つかるまで、内側や外側にある別のポイントを押してみる。それでも次のポイントが見つからない場合は、始点をそれまでより長時間抑制する。一般に1-2分経つと、新しい二次点を以前より簡単に探し出すことができるだろう。American Osteopathic Associationの許可を得た上で、Dowling（2000）を修正。

クニックを使ったおかげで機能障害の構成要素が見つかり、それを治療することができるからである。いずれのケースでも、「探して、検査する」というアプローチにより、関与するポイントが複数見つかることもある。2つ以上のポイントを見つけたら、それらを結ぶ線をたどり、これらの点をつなげる構造を突き止めると、どの構造が関与しているかが分かるだろう。

ケーススタディ2

患者は72歳の男性で、左下肢、特に股関節の痛みが主訴だった。患者にはパーキンソン病と変形性関節症の病歴があった。主な症状は鋭い痛みで、これがほぼつねに持続しているほか、左股関節から膝と足首に向かって痛みが放散していると、患者は報告した。パーキンソン病の進行はゆるやかで、硬直が主であると表現している。ところがこれに変形性関節症の症状が加わると、いくつかの活動が難しくてできなくなったという。姿勢と歩行は前屈みで、頭は前に突出し、中程度の運動緩徐が見られた。以前から歩くときに脚を引きずっていたのだが、最近股関節が痛むようになり、さらに跛行が進んだという。検査の直後、レントゲン撮影の結果を見ると、両方の股関節で見たところ対称的に中程度の変形性関

節症が現れていることが判明した。患者は、排便や排尿の習慣に特に変化はないと述べた。

可動域を検査したところ、両方の股関節で同程度の運動制限があった。屈曲・外転・外旋・伸展（パトリックテスト）と屈曲・内転・内旋の可動域のほか、屈曲のみを調べたところ、両方の股関節が等しく同程度制限されている。仙腸関節の運動にも同じように制限があったが、こちらは非対称だった。左側のほうが、右側よりやや動きが少なかったのである。また、左側だけに仙骨のねじれがあることが分かった。腸骨の運動については、可動域は同程度、すなわち比較的制限されていることが分かった。両脚の長さは等しいように見えた。腰椎、胸椎、頸椎全体を通じて、中程度の体性機能障害があった。神経学的検査をしたところ、下肢の感覚運動と深部の腱反射は等しく、正常だった。ストレイン／カウンターストレインの圧痛点は、左殿筋、梨状筋、仙骨の中央部と腸脛靭帯にあった。腓骨頭の左後面にも、体性機能障害があった。

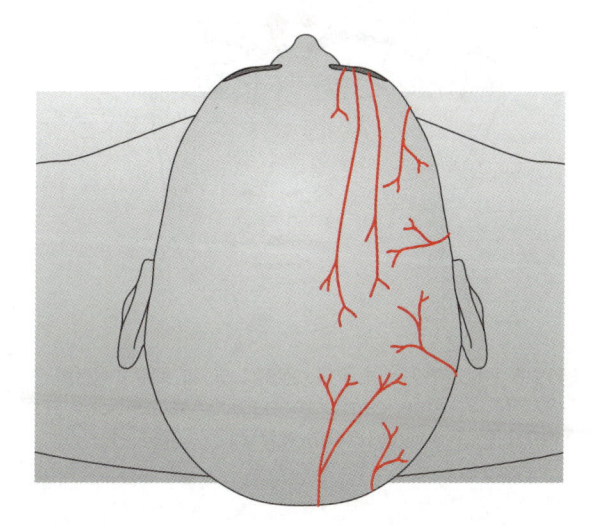

図11.4 頭皮の分水領域で、三叉神経と大後頭神経の支配領域が重なっている（上面）。American Osteopathic Associationの許可を得た上で、Dowling (2000) を修正。

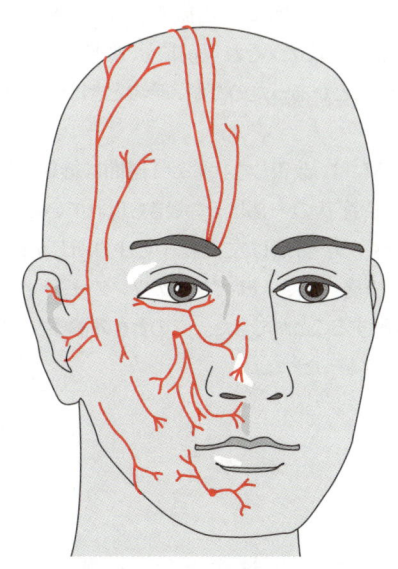

図11.3 顔と頭部における三叉神経の分布（前面）。American Osteopathic Associationの許可を得た上で、Dowling(2000) を修正。

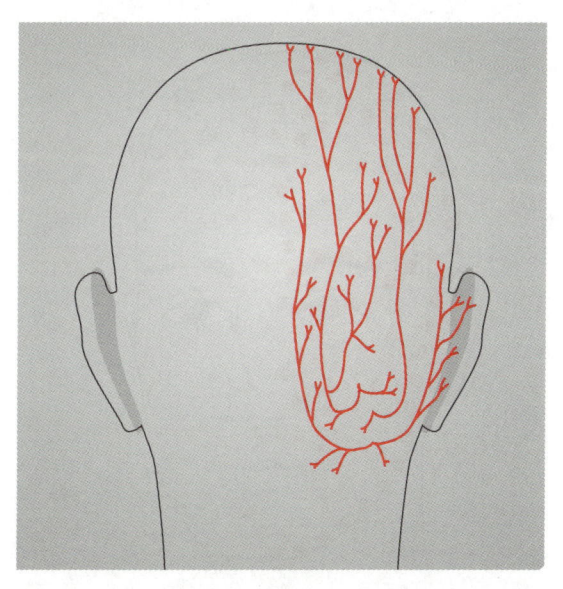

図11.5 頭部における大後頭神経の分布（後面）。American Osteopathic Associationの許可を得た上で、Dowling(2000)を修正。

266 第11章　神経筋骨格構造の漸進的抑制（PINS）

ストレイン／カウンターストレイン、筋エネルギー、BLT（balanced ligamentous tension）、その他の筋膜リリース法などのテクニックを使い、これらの所見をもとにした徒手療法を行った。腓骨頭後面に対して高速低振幅（HVLA）スラストを利用したモビライゼーションを試みたが、成功しなかった。今回の来院時と、週に2度の理学療法のセッションのために通院したときには、さまざまな理学療法を行ったほか、さらに腸脛靱帯に沿って超音波療法も行った。それにもかかわらず、患者の主訴は依然として持続していた。

一週間後、臨床でも触診でも所見は同じだった。そこで、PINSテクニックを利用することにした。敏感な始点は、大転子にあった。終点は、腓骨頭の上を覆うように存在した。このポイントを探し出すまでには試行錯誤があった。終点は、足首、膝の内側、膝窩、殿部、あるいは、さらに中線に近い腸骨稜上にある可能性もあったからである。今回のケースでは、大腿筋膜張筋／腸脛靱帯に沿って、連続するポイントも見つかった（図11.8-11.10を参照）。PINSを活用してこれらのポイントを順番に抑制した後、最後の「始点」が、終点より約2cm近位で見つかった。そこで、2つのポイントに同時に圧をかけ、30秒それを維持した。抑制しただけで下肢の痛みや放散痛が50％以上低下したと、患者は報告している。次に、腓骨頭にHVLAスラストによるモビライゼーションを行うと、うまく動かすことができた。この治療の後、不快感はわずかになったと患者は報告した。それ以前にも、腓骨頭にHVLAスラストを試みたことがあったのだが、そのときは成功しなかった。

次の来院時には、改善した状態が1週間は継続したと、患者は報告した。症状の一部はそのときも現れていたが、程度ははるかに低く、圧痛点は左大転子の1カ所しか存在しなかった。この圧痛点は、ストレイン／カウンターストレインだけで簡単に治療することができた。このときの診察ではPINSを使う必要はなかった。

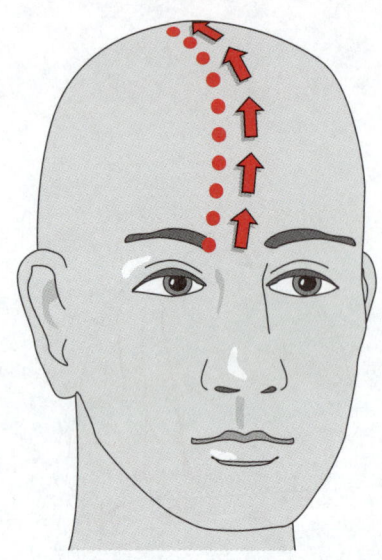

図11.6　本文で紹介した頭痛の症例における、抑制すべきポイントのパターン。American Osteopathic Associationの許可を得た上で、Dowling (2000) を修正。

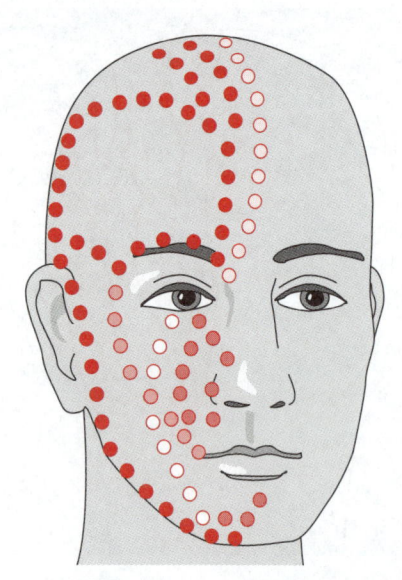

図11.7　顔と頭部における、典型的な抑制パターンの例。American Osteopathic Associationの許可を得た上で、Dowling (2000) を修正。

7. 抑制の作用メカニズム

抑制テクニックを行うときに作用するメカニズムについては、仮説を立てて論じていくしかない。残念ながら、オステオパシーの多くの手技についても同じことが言える。数々の手技に関して、十分な研究が行われていないからである。それでも、臨床で成果を上げたという逸話は何例も報告されている。けがや治療のプロセスを解明するときには普通、関連する生理学的構成要素と解剖学的構成要素を組み合わせ、それにもとづいて行っていく。

抑制を構成する重要な要素の1つに、機能障害がある組織に低レベルの圧（とはいえ力の強さは一定にする）をかけることがある。

一定レベルの刺激を与えつづけていると、最初は刺激と感じられたものも、時間が経過するにつれて感知しにくくなる。これは順応、あるいは習慣化のプロセスといわれる。押されたり圧迫されたりすると、患者は、最初はその感覚を敏感に意識するだろう。そして痛みや過敏さのほか、圧が強くなったなど、さまざまな感覚が生じていることを訴える。施術者のほうでも、最初は局所の組織で緊張が高まる反応が現れることに気づくだろう。硬くなり、スパズムを起こした筋ではなおさらである。ところが、同じ圧を一定時間かけつづけると、反応は

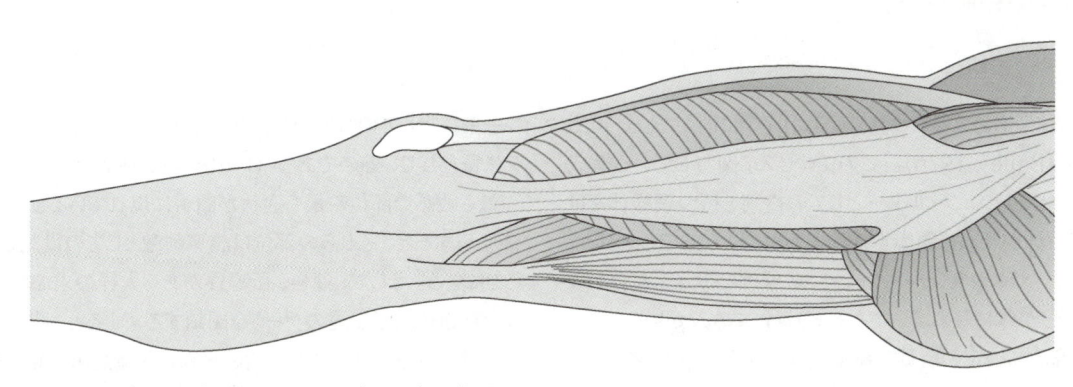

図11.8 脚外側の腸脛靭帯と筋。Dowling (2000) を修正。

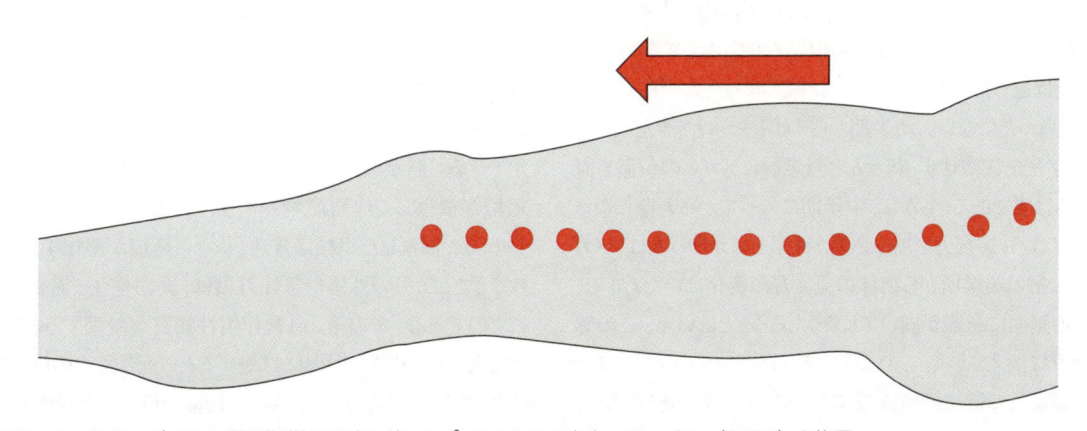

図11.9 ケーススタディ2で、腸脛靭帯の治療に使ったポイントとその方向。Dowling (2000) を修正。

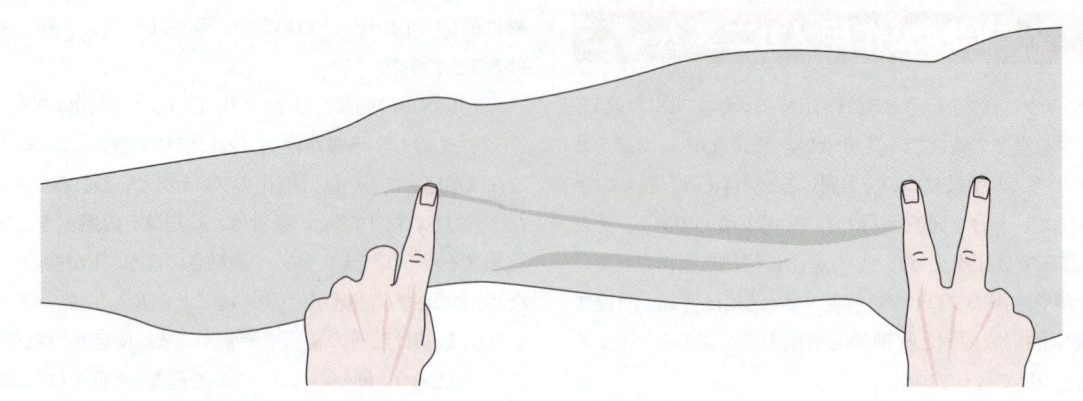

図11.10 終点（左手の第2指）と、始点の位置（右手の第3指）。右手の第2指は、「二次点」にある。Dowling (2000) を修正。

弱まり、体が適応するにつれて反応が完全に消えてしまうこともある（Bailey 1976）。このプロセスに関与している構成要素はただ1つ、フィルターとしての役割を持つ網様体だけである。体が刺激に順応する例はほかにもいくらでもある。たとえば、メガネやきついベルト、きつい衣服、サイズが合わない靴などが体に触れていてもあまり気にする人がいないことや、外部から一定の聴覚刺激や視覚刺激が入ってくるときはあまりそれを意識しなくなることからも証明できる。新しい、おそらく刺激として感じることができるできごとがあったときにだけ、意識がもう一度浮かび上がり、注意が向くのである。台所の冷蔵庫がうなる音や、近所の線路から聞こえてくる音は、いつもとは違う音でもない限り、慣れてしまった人の注意を引くことはめったにない。幼少期からメガネをかけてきた人はメガネの存在を意識せず、ほとんど無意識にメガネの位置を直しているはずである。しかし、中年期に入ってから老眼になった大人のように、視力を補う必要が生じたばかりの人は、メガネが体に触れる場所から物体の見え方の変化にいたるまで、あらゆる側面に意識が向いてしまうだろう。とはいえ、この感覚も徐々に消えていく。このようなフィルタリングのプロセスでは、脊髄などの低次の構成要素もメディエーターとして関与しているのだろう。そして感覚に過負荷が生じたときに「ブレーキ」としての役割を果たすことで、この習慣化のプロセスに寄与しているのである（Patterson 1976）。

　最も敏感な部位や最も症状が顕著に現れている部位を直接圧迫すると、それらの部位は誘導刺激としての役割を担うことになる。そして、速い、伝導性がある大径の求心性神経が、脊髄後角で伝達のゲートを閉鎖する。すると、膠様質や隣接する介在ニューロンの側副枝が、脊髄視床経路を経由して中枢神経系に至る痛みの伝達を抑制する（Ganong 1995）。圧迫という行為が、隣接する組織を刺激する役割を担うために、もとの圧痛点の敏感さが低減するというわけである。かゆいところをかくなどの行為が、この現象の好例だろう。抑制で使われるような、持続圧の利用について論じた虚血理論を使えば、すぐ隣の組織への影響を説明することができる。筋が収縮した状態が長時間、持続すると、局所の組織が損傷して代謝産物ができ、放出される（Stoddard 1969）。損傷した組織は普通、徐々に循環が悪化する。だからできたばかりの外傷や急性外傷は、充血やうっ滞を引き起こすのである。その後、血管作用性物質が浸潤する。これには主として、組織の損傷に対処するという理論上の目的があるようである。損傷した状態や、機能が低下した状態が長時間続くと、栄養面で組織が変化する。また、筋や靱帯、筋膜は

線維化するだろう。機能障害が慢性化すると、どんな圧をかけても組織で蒼白現象が起き、循環が悪化する。皮膚は普通、短時間は蒼白になってもすぐに赤みがさし、やがてそれも消えていくものである。ところが、筋が慢性的に緊張した状態が持続すると、循環は悪くなっている。栄養が剥奪されているという点からいえば、治療という名目でさらに圧をかけて虚血を相対的に増加させても、最初は無意味に思えるだろう。それにも効果があることを見出そうとするなら、圧をかけた後は虚血の程度が高まり、侵害受容器の処理能力が低下するからだという仮説を立てるとよい。圧をリリースした後には組織が充血し、結果としてその部位にある老廃物を流すことになる。局所の血管が一時的にせき止められると圧が高まるが、その圧がリリースされると一気に老廃物が流されるというわけである。

　機能障害がある筋は、目で見てそれと分かる異常はないかもしれないが、ニュートラルなポジションにあるように見えても、実は緊張亢進している。短縮した状態からさらに伸張しようとすると、筋紡錘メカニズムの活動が高まる。すると、筋長がわずかに長くなるだけでも、たとえ実際には筋は短縮しきった状態と伸張しきった状態の中間にあるとしても、反射により収縮した状態がいつまでも続いてしまう。骨格筋の内部では、感覚器の役割を果たす筋線維が筋長の変化を「監視」している。この特殊な筋線維は、錐外線維の奥深くに存在する。これらの小さな筋を支配する感覚神経線維は、筋線維と平行に走行し、脊髄に戻っていく。筋紡錘の収縮を調整するのは、特殊な運動神経（γ運動ニューロン）である。らせん形終末と散形終末というこれらの感覚神経線維は、核袋線維や核鎖線維の収縮または伸張に反応する。これは、自身を保護するために本来備わっている手段で、筋の断裂を予防するという論理的根拠がある。γ運動ニューロンの感受性やゲインを高める要因としては、ストレス、不安、痛み、寒冷、その他の一般的な構成要素がある。突然、予想外のストレッチングをしたり、錘内線維を伸張しすぎたりすると、特殊な感覚神経である散形終末とらせん形終末の活動が高まる。すると、脊髄分節を介してα運動ニューロンが活性化し、結果として反射活動が起きる。こうして、大きな錐外筋線維の収縮が引き起こされるのである。γ運動ニューロンのゲインが高すぎるところで設定されると、筋紡錘は伸張が始まったばかりのときに通常必要とされる以上に伸張したり、必要以上に長

時間その状態を不適切に維持したりする（Becker 1976, Buzzell 1967, Ganong 1995, Korr 1976）。

　ストレッチングは、特にエクササイズの前後では、ゆっくり行うとよい。錘外線維を「トレーニング」するための手段として収縮させてしまうことを予防するだけではなく、筋紡錘の反射活動を低下させるためである。抑制を行うときに圧をかけると、おだやかな伸張が引き起こされ、伸張受容器を再設定することができる（Korr 1979b）。このように局所的に圧をかけると、筋全体に負荷をかけることなく、数センチメートルの範囲だけを伸張させることになる。最初はこれを刺激だと受け止めた構成要素も、やがてたいしたことがないレベルだと感じるようになる。局所的で狭い範囲でも構成要素をゆるめることができると、隣接する部位にも影響がおよび、続いて抑制され、似たような結果をもたらす。PINSで使われているように筋に沿って指で圧をかけると、一続きの敏感な部分に対処することになるので、とても効果的である。このように、施術者は関与する要素をすべて順番に（漸進的に）治療してから、治療を終えるのである。

　筋や腱の変化には通常、緊張度の増加、肥厚化、抵抗、そして可塑性の低下といった特徴があり、これについてはさまざまな著者が論じてきた（Dvorak & Dvorak 1990）。これらは筋の内部で起きる現象である。そして筋線維の走行に対して垂直に筋に触れるときに、特に圧痛を感じる。通常であれば刺激とも感じない程度の刺激でも、圧痛が生じるだろう。過敏さが増すにつれて、これらの線維で生じた変化は、起始から停止にかけての領域で触診することができる。同じ筋や近くにある筋でも、その他の病変していない筋線維では、同じような刺激パターンが現れることはない。病変した線維と生理学的に正常な線維は、互いに平行して走行することがある。しかし、線維の病変は、影響を受けていない近隣の線維からは比較的離れたところにある筋束で生じるだろう。このように圧痛がある筋束は、トリガーポイントとよく似たパターンで見つかることがある。比較的外傷性がないできごとに関連して現れているかもしれない。1つの部位だけが敏感になっている潜在期間の長さはさまざまだが、その後、筋の残りの部分や付着部も敏感になる。この現象を利用すれば、ジョーンズのストレイン／カウンターストレインの圧痛点や、トラベルのトリガーポイントの位置に相関がある理由について説明できるだろう（Travell & Simons 1983）。ジョーンズの反射

点は筋束に関係する傾向があり、軽い圧にも敏感に反応するが、圧をかけた部位での圧痛しか引き出さない。トラベルのトリガーポイントは、それ自体が敏感であることも、そうでないこともあるが、その存在意義はなんといっても圧迫されたときに放散する疼痛パターンにあるだろう。これら2種類の反射点には質の面で違いがあるが、機能障害の持続期間や程度の違いを表しているといえる。

筋紡錘を補完する筋反射システムとして、ゴルジ腱器官のシステムがある。ゴルジ腱器官は直列に並び、腱に網目状に配置されている。錐外筋に平行に配置されている筋紡錘とは異なる。腱は、筋のなかで最も収縮性がない要素である。ゴルジ腱器官には感覚線維があり、筋が収縮している間は相対的に伸張する。筋を伸張したときに活性化する筋紡錘とは違うのである。ゴルジ腱器官はまた、器官全体を他動的に伸張しても、活性化することができる。筋紡錘と異なり、ゴルジ腱器官の活動が高まると、筋全体が反射的に弛緩する。ゴルジ装置が、抑制性介在ニューロンを介して間接的にα運動ニューロンに影響を与えるからである。この反射は折りたたみナイフ反射とも呼ばれ、かなり激しく、唐突な結果をもたらす。筋を漸進的に緊張させていくと、ゴルジ腱器官がさらに活動を増す。そのため、そこから発せられる信号により、筋収縮の抑制がさらに大きくなる。筋緊張が亢進しているときに介入すると、最初に伸張したときはさらに筋収縮が進むが、その後、筋は最終的に弛緩する（Ganong 1995）。直接的な自動運動テクニック（筋エネルギーテクニックなど）や、患部を病理学的バリアで一定時間保持する他動伸張による介入では、おそらくこの反射システムが関与しているに違いない。

視野を狭くして見れば、圧迫をしても血流が妨げられるだけである。とはいえ実際には流れが悪くなるのは血管ばかりでなく、リンパや神経の出発点でも流れが悪くなることがある。神経に関していえば、軸索を圧迫すると、神経ペプチドやその他の必要とされる物質の輸送が妨げられる（Korr 1979c）。ところがKorr & Appeltauer (1979) によると、この輸送が自然に行われるときの速さはかなり遅く、1日あたり40mmから数百mmだという。つまり、この速度から考えると、抑制圧をかけたからすぐに効果が現れたのだと単純に説明するのは難しい。軟部組織の緊張亢進の低減や、PINSなどを使った軟部組織の治療に反応してこの効果が持続するのは、ある部分では神経にかかる圧が緩和されたためともいえる（Korr 1979a）。

前に説明したように、適切な治療を行っても体性機能障害が持続することはある。一見なんの関係もないさまざまな要素に実は関連があることに気づくと、治療を成功させるための道が一気に開けることがある。なんらかの体性機能障害が他の機能障害をサポートしているという仮説をはじめに立ててみよう。ある側面を認識したり、それの改善を促したりすることができないと、症状が持続したり再発したりする余地を残してしまう。最も症状として現れている要素は施術者の注意を引くだろうが、それをサポートしている症状は、実は背後でわりに静寂を保っている。「うるさい」症状は治療されるものの、「おとなしい」症状は治療されないままになる。すると治療後に問題全体が解決しても、2次的な要素が主張しはじめたり、もとの症状の再発を促したりするだろう。反響回路にたとえるなら、回路全体を消すためにはすべての要素を「シャットダウン」しなければならないのである。初回の診察では患者の主訴に関係する領域にだけ集中したくなるだろう。うまく問題を解決できるなら、ほかの部位に原因を求める必要はない。しかし、得られた成果が限定的な場合は、さらに原因を探す必要がある。症状がおさまらない機能障害や治療が困難な機能障害を分析するときは、PINSアプローチを1つの治療法として追加的に活用するとよい。

8. 禁忌と副作用

ここ数年、PINSを繰り返し活用してきたが、禁忌や副作用はほとんどなかった。ただし、皮膚を圧迫したり、皮膚を通して内部を圧迫したりすると症状や兆候が悪化するおそれがあるときは、PINSは使わないこと。また、局所的な炎症、腫瘍、感染がある部位は、圧迫してはいけない。このような部位は、手術やその他の医療介入を行うほうが適切だろう。ここに列挙した病因があるときは、PINSにしてもほかのテクニックにしても、さらに損傷を与える可能性がある手法は使わないようにする。そのようなときは、リンパや体液の流れに働きかけるテクニックなどを使った介入であれば代わりに使ってもよい。炎症や感染のプロセスが終了した後も敏感なポイントが残る場合は、PINSを活用してすべてのポイントを治療してもかまわない。感覚反応を引き出すのに十分な程度の圧しかかけないので、実際に組織を損傷させる可能性はほとん

ない。痛みや疲労などの症状が一時的に患者に現れる可能性はつねにある。これらは一般に24時間以内に始まり、たいていはあいまいな症状で、ほぼつねに48時間以内に解消される。そのような可能性があることを事前に患者に伝えておくと、長期的には患者に安心感をもたらし、治療に対する期待に応えることになる。その他の徒手による介入同様、治療の強度は一般に治療前に患者が経験していた症状や障害より弱くし、さまざまな部位を治療し、治療時間は比較的短めにする。

9. 結論

　機能障害がある部位を抑制したり、そこに圧をかけたりする手法は、最も古くから使われてきた治療法の1つである。PINSは、抑制を使った伝統的なアプローチのバリエーションといえる。そのため、標準的な触診や、触診診断で使うその他のテクニックも活用する。PINSは、体性機能障害を持続させている主な部位と、それに関連する部位を探し出すための理論的モデルになっている。理論的な枠組みの範囲内であれば、触診による所見をもとにテクニックを応用することもできる。治療法としては、単体で使うこともできるし、他の徒手療法と組み合わせて利用してもよい。PINSは、これまでに説明した手法と似ている面はあるものの、オステオパシーにおける1つのマニピュレーションの手法として確立するだけの特徴は十分に備えている。始点と終点、そして中間のポイントを決定するためには、生理学と解剖学の知識が必要である。正常な状態からどう変化しているか、患者の主観的な反応はどうか、低レベルの圧を適切に使い、一続きのポイントを抑制し、根底にある病因を低減するためにはどうすればよいかを分析するためには、それらの知識をさらに応用する必要もあるだろう。PINSのみに頼るのではなく、PINSを使った後も機能障害が残っているようであれば、その他の徒手療法も活用すべきである。PINSの施術前には効果がなかった治療法も、PINSを施術してからもう一度活用してみれば、以前より効果が得られることもある。

　たしかにPINSは時間がかかる。複数のポイントを特定して治療するプロセスにかかる時間にもよるが、2-10分程度は必要だろう。他の手法に比べれば、長いと感じられるかもしれない。ポイントを使ったテクニックでは、たとえば促通位リリースは数秒しかかからないし、ストレイン／カウンターストレインは通常90秒しかかからない。しかし、よく使われる介入ではやっかいな機能障害に対して限定的な効果しかあげられない場合は、別の手段を使うしかない。PINSは、不適切に持続している反射や制限や異常な機能を取り除き、患者に本来備わっている機能を助けるためのツールとして活用することができる。制限された要素をリリースし、個人に備わった自己治癒能力や修復機能を最大化させるからである。

参考文献

American Osteopathic Association 1998 Glossary of Osteopathic Terminology, 1998 *American Osteopathic Association Yearbook and Directory of Osteopathic Practitioners* AOA: Chicago, Illinois

H.W. Bailey, 1976 Some problems in making osteopathic spinal manipulative therapy appropriate and specific. *J Am Osteopath Assoc* **75** 486–499.

R.F. Becker, 1976 The gamma system and its relation to the development and maintenance of muscle tone. *1976 year book of the American Academy of Osteopathy* American Academy of Osteopathy: Colorado Springs 26–40.

Burton Goldberg Group, 1994 *Alternative medicine: the definitive guide* Future Medicine Publishing: Puyallup, Washington

K.A. Buzzell, 1967 The potential disruptive influence of somatic input. *The physiological basis of osteopathic medicine* Insight Publishing: New York 39–51.Postgraduate Institute of Osteopathic Medicine and Surgery

J.V. Cerney, 1974 *Acupuncture without needles* Parker Publishing: West Nyack, New York

L. Chaitow, 1980 *Neuro-muscular technique* Thorsons: Wellingborough, UK

L. Chaitow, 1990 *Osteopathic self-treatment* Thorsons: Wellingborough, UK

L. Chaitow, 1996 *Modern neuromuscular techniques* Churchill Livingstone: New York

A.G. Chila, 1997 Fascial – ligamentous release: an indirect approach. In: R.C. Ward, Ed. *Foundations for osteopathic medicine* Williams & Wilkins: Baltimore 819–830.

J. Cyriax, 1959 ed 6 *Text-book of orthopaedic medicine* **vol. II** Harper & Row: New York Treatment by manipulation and message

D.J. Dowling, 2005 Myofascial release concepts. In: E.L. DiGiovanna, S. Schiowitz, D.J. Dowling, Ed. *An osteopathic approach to diagnosis and treatment* ed 3 Lippincott Williams & Wilkins: Philadelphia 95–102.

D.J. Dowling, 1998 S.T.A.R.: a more viable alternative descriptor system of somatic dysfunction. *American Academy of Osteopathy Journal* **8** (2), 34–37.

D.J. Dowling, 2000 Progressive inhibition of neuromuscular structures (PINS) technique. *J Am Osteopath Assoc* **100** (5), 285–297.

D.J. Dowling, P.D. Scariati, 2005 General physiologic considerations. In: E.L. DiGiovanna, S. Schiowitz, D.J. Dowling, Ed. *An osteopathic approach to diagnosis and treatment* ed 3 Lippincott Williams & Wilkins: Philadelphia 38–52.

J. Dvorak, V. Dvorak, 1990 *Manual medicine: diagnostics* ed 2 Thieme: New York

W.C. Ehrenfeuchter, 1997 Soft tissue techniques. In: R.C. Ward, Ed. *Foundations for osteopathic medicine* Williams & Wilkins: Baltimore 781–794.

W.F. Ganong, 1995 *Review of medical physiology* Lange:

J.C. Glover, H.A. Yates, 1997 Strain and counterstrain techniques. In: R.C. Ward, Ed. *Foundations for osteopathic medicine* Williams & Wilkins: Baltimore 809–818.

E.W. Goetz, 1905 *Manual of osteopathy* ed 5 Cincinnati: Ohio

C. Hazzard, 1905 *The practice and applied therapeutics of osteopathy*

E. Hermann, 1965 *The D.O.* October 163–164

W.L. Johnston, 1997 Functional technique: an indirect method. In: R.C. Ward, Ed. *Foundations for osteopathic medicine* Williams & Wilkins: Baltimore 795–808.

L.H. Jones, 1981 *Strain and counterstrain* American Academy of Osteopathy: Newark, Ohio

L.H. Jones, R. Kusenose, E. Goering, 1995 *Jones strain–counterstrain* Boise: Idaho Jones Strain–Counterstrain Company

J. Kenyon, 1988 *Acupressure techniques: a self help guide* Healing Arts Press: Rochester, Vermont

I.M. Korr, 1976 Proprioceptors and somatic dysfunction. *1976 year book of the American Academy of Osteopathy* American Academy of Osteopathy: Colorado Springs, Colorado 41–50.

I.M. Korr, 1979 Neurochemical and neurotrophic consequences of nerve deformation: clinical implications in relation to spinal manipulation. *J Am Osteopath Assoc* **75** 409–414.(reprinted in: The collected papers of Irvin M Korr) American Academy of Osteopathy, 1979a, Colorado Springs, pp 196–199

I.M. Korr, 1979 Proprioceptors and somatic dysfunction. *J Am Osteopath Assoc* **74** 638–650.(reprinted in: The collected papers of Irvin M Korr), American Academy of Osteopathy, Colorado Springs, 1979b. pp 200–207

I.M. Korr, 1979 The nature and basis of the trophic function of nerves: outline of a research program. *J Am Osteopath Assoc* **66** 74–78.(reprinted in: The collected papers of Irvin M Korr), American Academy of Osteopathy, 1979c, Colorado Springs, pp 96–99

I.M. Korr, G.S. Appeltauer, 1979 Continued studies on the axonal transport of nerve proteins to muscle. *J Am Osteopath Assoc* **69** 76–78.(reprinted in: The collected papers of Irvin M Korr), American Academy of Osteopathy, 1979, Colorado Springs, pp 100–101

K.L. Moore, 1980 *Clinically oriented anatomy* Williams & Wilkins: London

C. Owens, 1937 *An endocrine interpretation of Chapman's reflexes* ed 2 Chattanooga Printing and Engraving Company: Chattanooga, Tennessee

M.M. Patterson, 1976 A model mechanism for spinal segmental facilitation. *J Am Osteopath Assoc* **76** 62–72.

B. Prudden, 1980 *Pain erasure: the Bonnie Prudden way* Ballantine Books: New York

S.L. Robbins, R.S. Cotran, V. Kumar, 1984 *Pathologic basis of disease* ed 3 WB Saunders: Philadelphia

S. Schiowitz, 1997 In: DiGiovanna, S. Schiowitz, Ed. *An osteopathic approach to diagnosis and treatment* ed 2 Lippincott-Raven: Philadelphia 91

W. Schultz, 1976 *Shiatsu: Japanese finger pressure therapy* Bell Publishing: New York

A.T. Still, 1902 *The philosophy and mechanical principles of osteopathy* Hudson-Kimberly: Kansas City, Missouri

A.T. Still, 1908 *Autobiography of AT Still* Revised ed Self-published: Kirksville, Missouri

A. Stoddard, 1969 *Manual of osteopathic practice* Hutchinson Medical: London

D.D. Tasker, 1916 *Principles of osteopathy* ed 4 Bireley & Elson: Los Angeles

J.G. Travell, D.G. Simmons, 1983 *Myofascial pain and dysfunction: the trigger point manual* **vol. I** Williams & Wilkins: Baltimore The upper extremities

S. Typaldos, 1994 Introducing the fascial distortion model. *American Academy of Osteopathy Journal* **4** (2),

V.L. Van Buskirk, 1996 A manipulative technique of Andrew Taylor Still as reported by Charles Hazzard, DO, in 1905. *J Am Osteopath Assoc* **96** (10), 597–602.

R.C. Ward, 1997 Integrated neuromusculoskeletal release and myofascial release: an introduction to diagnosis and treatment. In: R.C. Ward, Ed. *Foundations for osteopathic medicine* Williams & Wilkins: Baltimore 846–849.

A. Weil, 1995 *Spontaneous healing* Ballantine Books: New York

第12章

タイ・マッサージと神経筋テクニック
Howard Evans

目次

1. タイ・マッサージの過去と現在 276
2. セン、ナーディ、経絡、筋筋膜の経路 277
3. センと中医学の経絡 278
4. センとアーユルヴェーダのナーディ 278
5. センと筋筋膜の経路 279
6. 筋筋膜を通るセン 282
7. 筋筋膜の脚のライン 283
8. 筋筋膜の腕のライン 284
9. 筋筋膜の背部のライン 285
10. 筋筋膜マッサージとしてのタイ・マッサージ 286
11. タイ・マッサージと神経筋テクニック 286
12. 結論 288

デワンチャンド・ヴァルマ博士（Dr.Dewanchand Varma）は『The Human Machine and Its Forces（人体の機械とその力）（1937）』で次のように述べている：

> 私たちは、神経活動電流の伝達が、癒着による閉塞によって時折遅くなることを見出した。筋線維が硬くなり、神経電流が通過することができなくなっているからである。私たちは、効果的で積極的な方法を示してきた。それは健康な血流を促進するよう神経平衡を回復するように企図されている。それゆえ、新しい組織がもう一度形成されはじめる。
>
> *(Chaitow 2003)*

ヴァルマ博士はパリに拠点を置き、「プラーナセラピー」（prana：サンスクリット後で気息〈生命力を与えるものとしての気〉）と名づけた軟部組織マニピュレーションの一種を施術していた。この手法はヴァルマ博士の母国インドの伝統的な医療体系、アーユルヴェーダから派生したものである。ヴァルマ博士の手法は、後に神経筋テクニック（NMT）として広まる手法の起源の1つになった。

アメリカ合衆国でカイロプラクティックとナチュロパシーの訓練を受けたスタンリー・リーフは、ヴァルマ博士のワークの存在を知ると、パリに出向いて一連の施術を実際に受けてみた。リーフはその結果に大変感銘を受け、ヴァルマに教えを請うたという。そして、いとこで助手でもあるボリス・チャイトーの助力を得て、そのテクニックをさらに発展させ、洗練させ、「神経筋テクニック」という手法を編み出したのである（Chaitow 2003）。

1995年、私はボリス・チャイトーのいとこのレオン・チャイトー のもとでNMTを学んだ。そのとき、私が過去3年実践してきたタイ・マッサージと神経筋テクニックがさまざまな点でよく似ていることに気づき、興味を覚えた。同じ頃、私はアイーダ・ロルフのワークの存在も知り、実際に「ロルフィング」の10回のセッションを体験している。90年代当時、タイ・マッサージはほとんど理論のない実践的なワークとして教えられていたが、これら2つのワークの影響を受け、私はタイ・マッサージについて理解し始めるようになったのである。

1. タイ・マッサージの過去と現在

タイ・マッサージはヴァルマ博士の「プラーナセラピー」と同じく、インドのアーユルヴェーダ療法から派生したと言われている。一般には北インドの医師シバカ・クマール・バッカ（別名シワカ・コマラパ）がタイ医学の父であるとされている。チェンマイにあるシバガ・コマラパ協会に、タイ風に読んだ彼の名がとどめられている。この協会は伝統医学病院（Old Medical Hospital）を運営しており、1962年以来タイ・マッサージの短期講習会を開催している。

シバカ・クマール・バッカは、2500年前にブッダを囲んで成立したコミュニティ（サンガ）の一員だった。初期のサンガの生活を記録した上座部仏教の経典「律蔵」の記述によると、シバカの父親はブッダと同時代に生き、北インドのマガダ国を治めたビンビサーラ王だったという。シバカの母は商人の妻だったが、夫が商用で家を空けている間に王の魅力にとらえられた。シバカは生まれてすぐに母親の手で王のもとに連れて行かれ、王宮で育てられることになったという。

シバカは若い頃に、自分は医学の道に進むべき人間だと気づいた。そして父親の許しを得て、アートレーヤという高名な賢者でもある医師のもとで修行する。アートレーヤはビンビサーラ王の父、パドマ・ドパルの主治医でもあったという。何年も修行を積んだ甲斐があり、シバカは最も優秀な弟子として頭角を現していった。やがて偉大な医師として名を馳せ、名声の高まりとともに自尊心も強くなっていく。「ブッダほど心の病を癒せる人がいないのと同じように、自分ほど体の病を癒せる者はいない」とうそぶいていたほどだという。当時は多くの人びとがブッダに教えを請うが、シバカも同じようにブッダのもとを訪れ、苦しみから解脱するための道を学んでいた（Rapgay 1981）。

シバカの名前や彼が実践した医学体系は、ブッダの教えとともにタイに伝えられたと一般には言われているが、正確な時期は分からない。統一インドの初代皇帝アショーカが紀元前2世紀に使節団を派遣したという説もある。アショーカは、カリンガ国を征服する際に恐るべき残酷な経験をした反動で仏教に帰依し、その後は「平和の王」として知られるようになった人物である（Kinder & Hilgemann 1978）。

1292年に造られた石碑には、シャム王国のラマ・カムヘン王が仏教を国教に定めるよう宣言したと刻まれている（Gold 2007）。それ以上の詳細は分かっていない。1767年にビルマ人がタイを侵攻したとき、古都アユタヤの町は破壊され、そこに保存されていた歴史的な医学書類もすべて消失してしまったからである。

1832年、ラマ3世王はわずかに残った医学書をかき集めて内容を石に刻みつけるよう命じ、その石板をバンコクにある最大の仏教僧院、ワット・ポーの壁面に飾らせた。これらの石板には60の図が刻まれ、治療ラインやポイントを示した人体図と解説文が刻まれている（Brust 1990）。

1980年代後半に至るまで、タイ・マッサージはタイ国外ではほとんど存在を知られていなかった。タイ・マッサージを含む伝統医学体系はタイ国内においてさえも衰退していたほどである。タイも、アジアの近隣諸国と同じように西洋式の産業化や経済発展をめざしていて、それに伴って伝えられた現代の医学体系を進んで受け入れていたからである。

現在、タイ・マッサージはタイ国内で息を吹き返し、世界各地のマッサージセンターやホテルに併設されたスパで利用されている。こうして復活できたのは、西洋の旅行者たちが関心を示したことが大きい。伝統的なマッサージ学校に通ったり、村のマッサージ師に直接教えを請うたりした者もいる。彼らは言葉が不自由だったため、テクニックを説明する理論はほとんど身につけないままに実技ばかり習得していった。それでも、というより理論が欠落しているがゆえに、初期の西洋人はこの手技に魅力を感じ、みずから教師役を担うようになったのだろう。

1980年代後半から現在に至るまでの間にタイ・マッサージの世界は様変わりした。今ではタイ国内でも世界中でも、養成コースを用意した学校が数多く存在する。タイ・マッサージに関する書籍も数多く出版されている。「タイ・リフレクソ

ロジー」や「タイ・ヘッドマッサージ」は、独立した治療法として扱われるようにもなった。タイのハーブ療法も主流派の仲間入りを果たし、今ではホテルに併設されたスパなどで「タイ・ハーブボール・マッサージ」を普通に受けることができる。このようにタイ・マッサージは世界中に広がったものの、このマッサージを含む医学体系についてはほとんど理解が進んでこなかった。

タイ・マッサージがタイの伝統医学を構成する3本柱の1つであることはよく知られている。その他の2本の柱は自然療法と精神修養である。東南アジアやスリランカには僧院で活動する密教系の上座部仏教が伝わっており、タイの伝統医学はこの仏教と密接な関わりを持っている。タイでは現在も、仏教の僧院の保護を受けながら伝統医学を行うのが普通である。

タイ・マッサージは、伝統医学に対する仏教徒のアプローチのごく一部を占めるにすぎない。そう考えると、私たち西洋人の知識がごく限られてしまうのもそれほど驚くことではないだろう。ブッダはシバカ・クマールに対し、啓蒙されていない心から生じる欲、怒り、無知こそが、心身に宿るすべての苦しみの原因になる、と説いた。仏教の伝統医学でも自然療法や理学療法を使うことはあるものの、それらよりはるかに重要な位置を占めているのは、僧院の高僧たちが与えてくれる精神的な教えや実践的な導きである。仏教医学は仏教哲学というより広い文脈のなかで教えられ、医療介入も同じようにその哲学のなかで行われたのである。

西洋人のなかには、タイ語を学び、タイの文化や宗教を深く学ぼうと努力した人もいるが、私自身はそうではない。そのため、本章でタイ・マッサージを論じるにあたっては精神的な文脈からは離れ、ボディワークの一形態としての側面だけを取り上げる。西洋でタイ・マッサージといえば、タイ・マッサージが属する医学体系についてはわずかにその断片が伝えられるにすぎないが、それがかえって強みになっている面もある。膨大な理論的基礎には重みがあり、医学体系を実践する際には厳密さが要求されるが、そこから解放されてなお、タイ・マッサージは優れたマッサージテクニックとしての地位を固めている。次項からその理由について探っていこうと思う。

2. セン、ナーディ、経絡、筋筋膜の経路

タイ・マッサージの主な活動は以下の3つである：
- 「セン」と呼ばれる治療ラインのマニピュレーションを行う
- ハタ・ヨガに由来する他動的ストレッチやポーズを行う
- 「瞑想時のような」深いリラクゼーションを患者から引き出す

これら3つの活動のバランスの取り方は人によって大きく異なるので、マッサージの内容は施術者の好みを反映してかなり変化に富む。ヨガの側面を好む施術者は、かなり動きのあるマッサージをするだろう。また、ストレッチの側面を好む施術者のなかには、スポーツ・マッサージでよく見られる「痛みがなければ意味がない」といわんばかりのスタイルをとる者もいる。私自身は主にセンのマニピュレーションを行い、リラクゼーションを引き出すことに主眼を置いている。これは、チェンマイにある伝統医学病院の2人の師匠に勧められたスタイルである。

「セン」とは、ワット・ポーの石板に刻まれた線のことである。これらの石板は、体内を網羅する72,000本のチャンネルを示していると言われている。そのうちマッサージで使うのは10本で、「10本のセン」として知られている。ワット・ポーの石板には、センに加えて治療ポイントについても解説文が刻まれている。

1992年に初めてタイ・マッサージを学んだとき、私はセンを描いた人体図のほかに両手、両足、そして顔にある治療ポイントを示した図も渡された。それらの図は、中国の指圧や西洋のリフレクソロジーの図のようにも見えた。図の使い方についてほとんど説明されなかったので、私はセンのマニピュレーションに注力した。

1995年に上級タイ・マッサージを教えてくれたアショーカナンダ（別名ハラルド・ブラストHarald Brust）は、治療ポイントについて次のように述べている。「タイ・マッサージは標準的な治療ポイントを発展させてこなかったが、つねに全ラインを丁寧に治療していた」（Brust 1996）。つまり、治療ポイントという概念を一端忘れ、治療ラインのマニピュレーションを中心としたシンプルなマッサージをすればよいのである。

タイ・マッサージでは10本の主要なセンを使うと言われて

いるが、実際にはさまざまな意見がある。10本のセンとはセン・スマナ、セン・イッタ、セン・ピンカラ、セン・カラタリ、セン・サハランシ、セン・タワリ、セン・ラウサン、セン・ウランガ、セン・ナンタクラワット、セン・キチャナである。しかし、セン・ラウサンとセン・ウランガは体の左右の同じ経路をたどるセンで、セン・タワリとセン・サハランシ、セン・イッタとセン・ピンカラも同様である。つまり、個別の経路は7本しかない。

さらに複雑なことに、タイ・マッサージでは上記のセンの一部の面しか使わないのだが、それらの面がどこを走行するかについては実にさまざまな意見がある。このようにあいまいな部分があるために、タイ・マッサージを施術する西洋人の多くは、これらの実技の根拠となる理論を他の治療体系に求めるようになっていった。たとえば、センに似たラインやチャンネルという体系を持っている中医学やアーユルヴェーダ、ハタ・ヨガなどがその好例だろう。

3. センと中医学の経絡

西洋で最も有名な伝統医学体系といえば中医学だろう。中医学は西洋の解剖学的モデルをもとに、経絡というチャンネルと経穴というポイントを追加している。経絡というチャンネルは、体内でさまざまな機能を持つ系統同士のつながりを表している。しかし、中医学で使う主要なチャンネルは7本でも10本でもなく、14本である。さらに、補助的なチャンネルも無数にある。たとえば絡脈、経筋、皮部などである。脈絡はさらに別脈、孫脈、浮脈に分けることができる（Maciocia 1991）。このようにして、体全体に体液やエネルギーを分布させるための複雑な編み目が形成されているのである。中医学では72,000本のチャンネルについては特に言及していないものの、この複雑なチャンネル網には、タイの伝統医学に登場するセンの体系と確かに共通する要素が含まれている。特に、どちらの医学大系も2500年ほど前に起源をさかのぼるという点を考慮すれば似ていると言えるだろう。

センを経絡になぞらえる西洋の著作家たちは、タイ・マッサージを日本や中国の指圧に似た「エネルギーワーク」の一形態としてくくる（Mercati 1998, Brust 1990, Gold 2007）。1980年代初頭にJ・R・ウォーズリー（JR Worsley）から中国の伝統的鍼療法を学んだ経験からいえば、確かにセンと経絡には類似点があると思う。しかし、このような比べ方は危険である。両者を比較してみれば、我々がセンに関して十分な知識を持っていないことが明らかだからである。タイ・マッサージでは、経絡に匹敵するようなセンとしての体系は完成していないし、「エネルギーワーク」という言葉を正当化する診断システムも存在しないのである。

4. センとアーユルヴェーダのナーディ

タイ・マッサージを説明するとき、もう1つよく使われる情報源がインドにある。タイ伝統医学の父シバカ・クマールの母国であるインドには、ウパニシャッドとヴェーダという形で膨大な歴史的文献が残されている。これらの文献には、ヒンズー教や仏教の基礎をなす医学大系や精神体系がどのように発展したかが記載されている。最古のウパニシャッドであるブリハッド・アーラニヤカとチャーンドーギヤは紀元前18世紀にまでさかのぼる一方、ヴェーダは紀元前1000年ごろにさかのぼる（Milne 1995）。

アーユルヴェーダは自然療法的アプローチであり、インドでは今日でも実践されている。ヴェーダ時代（紀元前1800年-1000年）から始まった療法で、タイ伝統医学の起源だと考えられている。現存する最古の医学百科事典はスシュルタ・サンヒターである。記載されているワークの多くは紀元初期に完成されたものだが、仏教が誕生する以前のものも一部含まれている（Feuerstein 1990）。

西洋で最もなじみが深いヨガスタイルであるハタ・ヨガは、紀元6世紀から14世紀にかけて執筆された一連のウパニシャッドのなかに記述がある。この時代のインドでは、タントリズム（タントラ教）という哲学が誕生し、発展している。タントリズムの目標は、「世界というプロセスと解脱または啓蒙というプロセスは連続していることを主張し、究極の現実（自己）と仮の現実（自我）という二元論的な考えを乗り越えることである」（Feuerstein 1990）。

多くの西洋人にとって、ハタ・ヨガはエクササイズ体系の1つでしかないが、考案者たちにしてみれば、何世紀もかけて積み重ねた学問の神髄だった。そうして誕生したのが、精神生活と、体という物理的現実を統合すべく設計された、心理的・精神的体系である。ハタ・ヨガには「力強いヨガ」という意味があり、「神との一体化という至福に満ちた忘我の境

地」を目指す（Feuerstein 1990, p.246）。

ヨガ・ウパニシャッドには、センに相当するアーユルヴェーダの「ナーディ」に関する記述がある。現代の著名なハタ・ヨガの師匠、BKSアイアンガー（BKS Iyengar）は、ナーディは「神経エネルギーが通る」チャンネルだと表現している（Iyengar 1984）。ヨガ・ウパニシャッドのなかには、タイ・マッサージ同様72,000本のナーディについて言及しているものもあれば、350,000本だとしているものもある。同様に、重要なナーディは10本だというものも、14本または15本というものもある（Motoyama 2003）。

センとナーディにはほかにも類似点がある。どちらの体系でも、3本のチャンネルが特に重要視されているからである。タイ・マッサージではセン・スマナ、セン・イッタ、セン・ピンカラが重要で、アーユルヴェーダではスシュムナー・ナーディ、イダ・ナーディ、ピンガラ・ナーディがそれに該当する。セン・イッタとイダ・ナーディは名前が似ているばかりではなく、どちらの体系でも月を象徴し、女性性に関係する。一方、セン・ピンカラとピンガラ・ナーディは太陽を象徴し、男性性に関係する。

ここからは両者の相違点について論じる。たとえば、タイ・マッサージのセン・スマナはへそから始まり、のどのなかを通って上に向かい、舌の付け根で終わる。またセン・イッタとセン・ピンカラは、セン・スマナの両側を走行し、その後に脚に入っていく。一方、ヨガの伝統ではこれらのラインは通常、2本の線が巻きついたように描かれる。スシュムナー・ナーディが中核を形成し、イダ・ナーディとピンガラ・ナーディは体の垂直軸に沿って連なる7つのセンターでスシュムナー・ナーディと交差する。これらのセンターはサンスクリット語で「チャクラ」と言い、輪や渦という意味を持つ。また、神経叢に関連していると考えられている（Motoyama 2003）。

ヨガの伝統では、スシュムナー・ナーディは「最も優美な流れ」という意味を持つ（Feuerstein 1990）。BKSアイアンガーはこれを火のナーディと呼び、脊柱内部に存在すると述べた。神経エネルギーが流れる主要なチャンネルだとも述べている（Iyengar 1984）。バリエーションはあるものの、伝統的なヨガの出典のほとんどが、スシュムナー・ナーディは会陰から始まり、頭頂部の「ブラフマの門」まで続くと認めている（Motoyama 2003）。

ヨガの伝統はさらに深部におよぶ。スシュムナー・ナーディの内側にバジュラ・ナーディという別のチャンネルがあり、さらにその内側にチトリニ・ナーディというチャンネルがあるというのである（Feuerstein 1990）。プールナーンダ（Purunanda）というベンガルのグルが1577年に執筆した『シャット・チャクラ・ニルーパナ』によると、チトリニ・ナーディの内部にはさらにブラフマ・ナーディという別のチャンネルがあるという（Motoyama 2003）。

ヨガの文献にあたればすぐに明らかになるが、ナーディは医学のみではなく、意識の発達にも関与する複雑な体系の一部にすぎない。西洋社会の我々が持っている知識は、一般にヨガ・アーサナの実践に限定されている。紀元前2世紀から紀元2世紀の間のどこかでパタンジャリ（Patanjali）が編纂したヨーガ・スートラによれば、アーサナはヨガを実践するための8つの段階の1つにすぎないという。日本の神道の宮司であり、優れたヨガ実践者兼科学者でもある本山博は次のように述べている：

> 我々人間が人間以上になることを望むなど、大それているという人もいるだろう。しかし、間違えることなく正しく実践すれば、この願望は不可能なことでもなければ、危険なものでもない。道を究める際に困難に出会うこともあるので、優れた師の導きが欠かせないことは、つけ加えておくべきだろう。
>
> （*Motoyama 2003*）

5. センと筋筋膜の経路

1990年、鍼療法師でロルフィングの資格も持つディック・ラーソン（Dick Larson）は、ロルフィングで使う筋膜平面と鍼療法の経絡の間に関連があるかどうかを検討した論文を執筆した。ラーソンによると、古代中国人は結合組織の重要性や、それが経絡に関係していることを十分に認識していたという。漢代（紀元前206年-紀元220年）には、「王莽が政治犯を生きたまま医師や解体職人に解剖させ、臓器の大きさを計測し、血管の源や経路を確認させた」という（Larson 1990）。ラーソンは、清王朝（1644年-1912年）の著述家たちはさらにこの関係を明らかにし、「経絡そのものが体の浅い筋膜を通り抜ける」システムについて言及していたという：

経絡から派生した分枝は、浅層の筋膜同様全身を走行している。そのため対臓器を分枝が「螺旋状に包む」と、その臓器を取り囲む筋膜にも浸透することになる。

(Larson 1990)

ラーソンは同じくロルファーのスタンリー・ローゼンバーグ (Stanley Rosenberg) が1986年に記した初期の論文も引用している：

……鍼療法の経絡は筋膜の平面を表す地図である。あるやり方で両手を経絡の上に置くと（伝統的指圧とは異なる）、簡単に、苦もなく、狙い通りに構造を改善できる。

(Larson 1990)

アイーダ・ロルフはこの関係に気づいていたが、鍼療法ではなくリフレクソロジーに関連づけていた。1977年に出版された『ロルフィング』という書籍のなかで、ロルフは次のように述べている：

足裏に反射区があることは多くの人が気づいている。個々の内臓器官がうっ滞したとき、足裏の特定のポイントを押すと痛みが生じる。しかも、それはときに強烈な痛みを発する……このような反射が起きているときは、筋膜平面が機械的伝達ルートになっているのだろう。

(Rolf 1989)

松本岐子とステファン・ビーチ (Stephen Birch) は1980年代に経絡と結合組織の関係を研究し、次のように主張している。「体や器官を覆い、ふちどる組織である筋膜には特別な性質、特徴、機能があることに、漢代の医学書の著者たちは気づいていたのだろう」(Larson 1990)

筋膜（さらに広く捉えれば結合組織）には確かに特別な性質がある。第1に、体の外側とすべての細胞の中心、そしてすべての細胞の中心とすべての他の細胞の中心とをつなぐ物理的手段になっている。各細胞には結合組織細胞骨格が含まれており、それが内部にあるさまざまな細胞や核といった要素を支え、構成し、それぞれが連絡をとるための枠組みを提供している。インテグリンと呼ばれるタンパク質は細胞骨格から外に出て細胞の表面を超え、結合組織でできた周囲の基質に達する。皮膚の最外層ではトノフィラメントが表皮から内部に入り、半接着班を経由して皮膚の結合組織に付着する。ここから係留線維が結合組織の基質に結びつく (Oschman 2000)。このようにして、マッサージの施術者の手から患者の体内にあるすべての細胞に至るルートができあがるのである。

結合組織に備わっているもう1つの特別な性質は基質、線維、細胞内に含まれているコラーゲン線維の存在である。コラーゲンは「これまで分離できたなかで最長の分子」であり、「張っ張り強度の面では鋼鉄製のワイヤーより強い」(Juhan 2003) と言われている。体を支え、連結する役割を果たすには理想的な特徴である。コラーゲンはなかが空洞になっているので、体液の循環や伝達といった役割を果たすためにも適している。「エネルギー医学」の研究者、ジェームズ・オシュマン (James Oschman) は、生命エネルギーは「生体電気的、生体磁気的、生体力学的、生体音響学的信号がコラーゲン線維、基質、そして関連する水分子の層を移動するものである」と述べている (Larson 1990)。

コラーゲンの小管の内部にはリンパ液や基質が入っているであろうことは想像ができるが、実はここには髄液も含まれている (Juhan 2003)。これは、中脳の脳室にある髄液の源から体内のすべての細胞に伝達が行われているという驚くべき可能性があることを証明する現象といえる。頭蓋仙骨療法を行う治療家たちは、髄液は「生命の息吹」を運ぶものであると捉えているので、彼らはこの点については見逃していなかったわけである。

筋膜とは筋、骨、関節を取り囲む厚みがあって不規則な結合組織層の総称である。筋膜は主として基質内にランダムに配置されたコラーゲン線維からできている。そして、体を支え、保護し、体に構造を与える役割を担っている。アイーダ・ロルフは、「筋膜は複雑な網を形成していて、体と同一の広がりを持ち、体の中心、体の幸福の中心、体のパフォーマンスの中心になっている。明らかに、筋膜の緊張、筋膜の広がりは、体の幸福に寄与する基本的要因である」(Rolf 1989)。

筋膜は浅筋膜、深筋膜、漿膜下組織の3つの層で構成されている。浅筋膜は皮膚の皮下組織のすぐ下にある。そして、脂肪や水を貯留する役割を担い、神経や血管の経路に

なっている。体の部位によっては骨格筋層も有し、皮膚が動けるようにしている。

深筋膜は浅筋膜の下にある。筋の運動を補助するほか、浅筋膜と同様に神経や血管の経路にもなっている。体の部位によっては筋の付着部にもなっているほか、筋同士の間にある緩衝剤の役割も果たす。

漿膜下組織は深筋膜と体腔の内側を覆う膜の間にある。漿膜下組織と深筋膜の間には隙間がある可能性があり、そのおかげで内臓が柔軟に動けるようになっている。

筋筋膜は、薄くて弾性がある動的な膜として深筋膜から派生し、骨格筋を覆い、支え、筋同士の間を隔てている。筋内膜は各筋線維を包んだり、隔てたりしている。筋周膜は筋線維の束を筋束として包んでいる。筋外膜はそれぞれの筋本体を包んでいる。このような筋筋膜の3つの形態は、それぞれ筋を骨や他の筋に付着させる結合組織にコラーゲン線維を提供している。そして、腱や腱膜としても付着しているのだろう (Tortora & Grabowski 1996)。

隣接する筋同士の間では、筋外膜が血管、神経管、リンパ管を保護するルートになっている。理想的には、筋がこれらの管の緩衝剤としての役割を果たすのがよい。しかし、緩衝剤としての質は筋の緊張度と筋筋膜の経路の活力によって決まる。周囲の筋が緊張亢進している場合は、筋外膜の間を通る血液やリンパ液の流れを制限し、周囲の組織への流量を減らしてしまうだろう。

これこそまさに、本章の冒頭で引用したヴァルマ博士の文章に描かれていた状態といえるだろう。そしてこの言葉はオステオパシーの創設者、アンドリュー・テイラー・スティル (1828-1917) にも引き継がれている。スティルは、医者の役割は「知覚できるすべての機械的な障害をやさしく取り除き、生命の川（血液、リンパ液、髄液）が自由に流れるようにすることだ。そこまでやれば、後は自然に任せればよい」と、ことあるごとに学生たちに伝えていたという (McPartland & Skinner 2005)。これらの生命の川との関係で筋筋膜が重要な役割を果たしていることは昔から認められており、それが今に残る伝統医学の発展を促してきたのかもしれない。

1989年に亡くなった間中喜雄は、現代の私たちが鍼療法を理解できるよう、科学的研究を通じて多大な貢献を果たした。結合組織については特に言及しなかったものの、間中は次のように語っている。「体のハードウェアを明確に定義することはできないものの、まずはソフトウェアの部分を調べ、定義するとよい」(Manaka 1995)。そして「X-信号系」について言及した。まだ完全に説明しきれていないためにこのような名前をつけたのだが、それでも彼はこのX-信号系が「鍼灸の理論と実践の中核をなす生物学的システム」であると考えていた。まだ生物学者にも知られておらず、神経生理学でも説明することができない原始的信号系であると考えていたのである。なぜなら「神経系に影響を与えるかどうかはっきりと説明できないほどの微細な刺激や影響を受けても発現し、臨床でマニピュレーションを行うことができるからである」(Manaka 1995)。現代の私たちが持っている知識を用いて考えてみると、この信号系のハードウェアでは結合組織が重要な部分を担っているのではないかと思われる。

この考え方は最近の研究で確認されたようである。バーモント医科大学 (University of Vermont College of Medicine) のヘレン・ランジュヴァン (Helene Langevin) らは、高周波超音波スキャニング音響顕微鏡を利用し、経絡と鍼療法の刺鍼の効果について研究した。ランジュヴァンは、「経穴と経絡は、典型的には筋同士の間、あるいは筋と腱や骨の間にある」ことを観察した (Langevin 2001)。言い換えれば、経絡は筋筋膜の経路なのかもしれない。

ランジュヴァンはある実験を行い、2000年以上に渡って鍼療法の教科書で議論され、鍼療法師の間では臨床における最重要課題と言われていた現象に取り組んだ。これは「得気」や「鍼をつかむ」と言われる現象で、「釣り糸に魚が食いついたときのように」鍼が引っ張られる感覚だという (Langevin 2001)。顕微鏡で観察したところ、鍼を回すとコラーゲン線維が軸の周囲で曲がったという。この現象は鍼が引っ張られる感覚について説明しているだけでなく、鍼療法は結合組織の基質に機械的影響を与えることで効果の一部を上げていることを示したのである。ランジュヴァンは次のように述べている：

経絡や経穴を描いた昔の人体図は、本質的には鍼を結合組織に挿入するための指針だったのだろう。基質の変形が広がり、結合組織平面に沿って細胞が活性化することで、実際に刺鍼をした部位から離れた部位で鍼の効果が現れるよう仲介していたのかもしれない。

(Langevin 2001)

これは、信号系には微細な刺激のみで十分であり、神経系を通じて介在する必要はないという間中の理論に確かに適合している。本山博は、ヨガを実践し、アーユルヴェーダのナーディに関する研究を行うなかで似たような結論を導き出している。本山は、「ナーディとは本質的に中国の鍼療法における経絡と同じものだと考えている。私の研究をもとに推察すると、これらのチャンネルは結合組織で形成され、体液で満たされているようである」と述べている（Motoyama 2003）。

おそらくいつかは我々も解剖学的モデルを打ち立て、中国の伝統的な鍼療法の働きを正確に説明できるようになるだろう。松本、本山、ランジュヴァンなどの研究者たちは、結合組織の基質こそがそのモデルの重要な構成要素であると指摘している。その基質には72,000本の経路があるのかもしれない。35,000本の経路があるのかもしれない。あるいは細胞と同じ数だけ経路があるのかもしれない。タイ・マッサージでは10本のセンしか使わないが、これらが筋筋膜の経路だとすると、結合組織の基質を通るなかでも重要な経路なのかもしれないし、少なくとも最も簡単に第1指で圧迫できる経路を示しているのかもしれない。おそらく私たちは、これらのラインをマニピュレーションする際に現れる物理的効果を解説するための手がかりを得たのだろう。

6. 筋筋膜を通るセン

タイ・マッサージのどの流派も、主なセンが10本であることに関しては合意ができているようだが、実際にどこを走行しているかについては異論があるようである。
(Brust 1996)

センをラインではなく、筋筋膜の平面、あるいは経路だと捉えると、センがどこを走行するかについて具体的に説明することができる。センはつねに筋や骨や、それらの間にある筋筋膜のチャンネルに関連するからである。

前に述べた通り、タイ・マッサージを施術するときは、10本のセンの一部しか対象としない。ここではそれらの部位を治療ラインと呼ぶ（図12.1を参照）。

治療ラインをマニピュレーションする際のルールは以下の2つしかない：

- 組織が柔らかいところにだけ施術する
- 骨には絶対に圧をかけてはいけない

つまり、施術はつねに筋と筋、筋と骨の間にある筋筋膜のチャンネルを柔らかくし、深めるために行うという意味になる。

図12.1 タイ・マッサージで利用する治療ラインを示した写真。

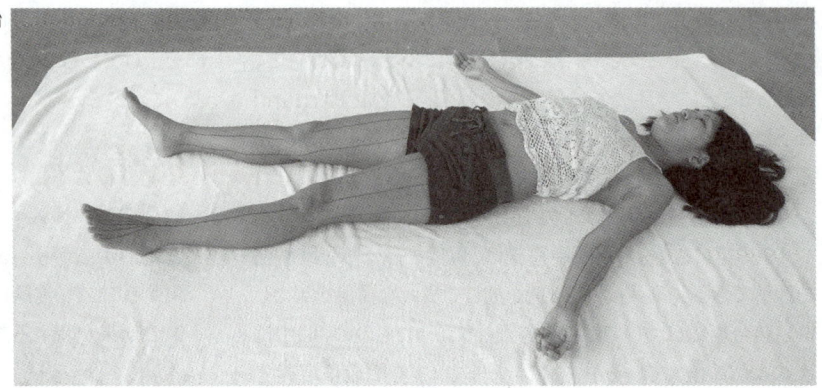

7. 筋筋膜の脚のライン

　初めてタイ・マッサージを学んだとき、私たち生徒は脚にある5つの治療ラインについて教えてもらった。現在では、中国の伝統医学の経絡モデルに一致させるために、治療ラインは6本だと教える人もいる。脚の外側面には治療ラインが2本走行しており、通常は脚の外側のライン1と脚の外側のライン2と呼んでいる（図12.2を参照）。

　脚の外側のライン1はくるぶしのすぐ上方から始まり、骨と前脛骨筋の間を通るようにして脛骨の外側縁を走行し、膝に至る。このラインを治療するときのテクニックでは、第1指を脛骨の外側縁に置いてから、脛骨と前脛骨筋の間を通る筋筋膜チャンネルに第1指を落とすようにする。ラインに沿って施術するときは、毎回少しだけ柔らかさと深さを得ることを目標にする。

　大腿では、脚の外側のライン1は大腿直筋の外側縁に沿って走行する。このラインは膝蓋皿の上方外側にある小さなくぼみから始まり、上前長骨棘（ASIS）まで続く。

　脚の外側のライン2は膝下の外果のすぐ上方から始まり、長腓骨筋の前側の縁を走行する。このラインを施術するときの目的は、長腓骨筋と前脛骨筋の間にある筋筋膜のチャンネルを柔らかくし、開かせることである。そのためには、骨に向かって筋を押しつけるとよい。ラインがどこを走行しているかを確認するために脚を内旋させたくなるが、内旋させると筋膜の網を柔らかくするという意図に反して筋膜が硬くなるので、それは避けたほうがいい。

　大腿では、脚の外側のライン2は膝のすぐ上から腸脛靱帯の前側縁に沿って走行し、大腿骨頭に至る。このラインを施術するときは、腸脛靱帯の筋束を大腿骨に押しつけるようにする。

　脚の外側のライン3は、実際には脚の後ろ側にあるアキレス腱の中心から始まり、腓腹筋の2つの筋頭の間を通って膝裏にある軟部組織に至る。大腿では膝から始まり、大腿二頭筋の外側縁にそって走行し、股関節に至る（図12.3を参照）。

　脚の内側面には治療ラインが2本あり、通常は脚の内側のライン1と脚の内側のライン2と呼んでいる（図12.4を参照）。

　脚の内側のライン1は、脛骨とヒラメ筋の間にある脛骨の内側縁を走行する。このラインに関連する筋膜にできたバインドはかなり硬くなっている場合があるので、患者に痛みを与えないよう特に慎重に施術する必要がある。大腿では、膝蓋皿の上方内側角にある小さなくぼみから始まる。脚の内側のライン1は、そのくぼみから大腿直筋の内側縁を走行し、鼠径部に至る。

　脚の内側のライン2はアキレス腱の内側縁の足首部分で始まり、腓腹筋の内側縁に沿って走行し、膝に至る。大腿では、縫工筋の後側縁の、ちょうど脛骨頭に付着する部位から始まる。そして薄筋の後側縁に沿って走行し、鼠径部に至る。

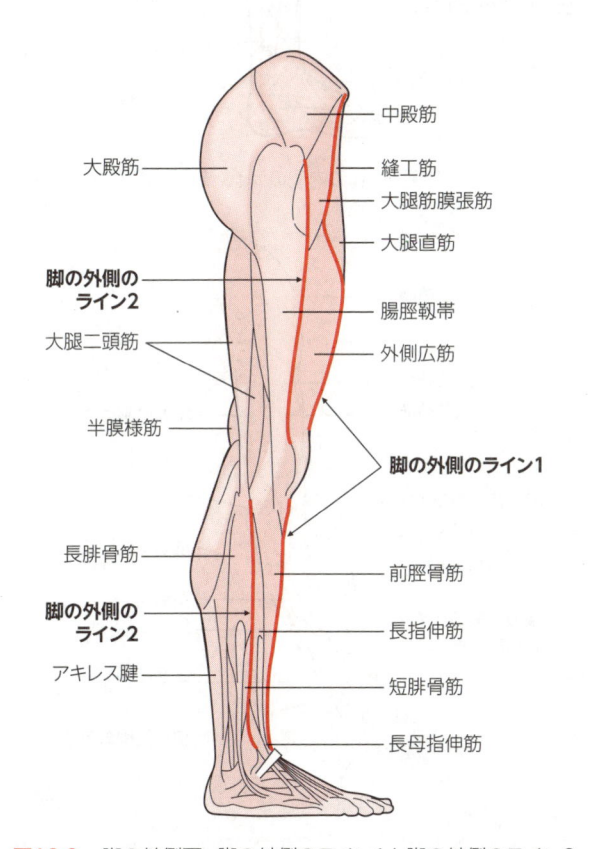

図12.2　脚の外側面。脚の外側のライン1と脚の外側のライン2の経路を示す。

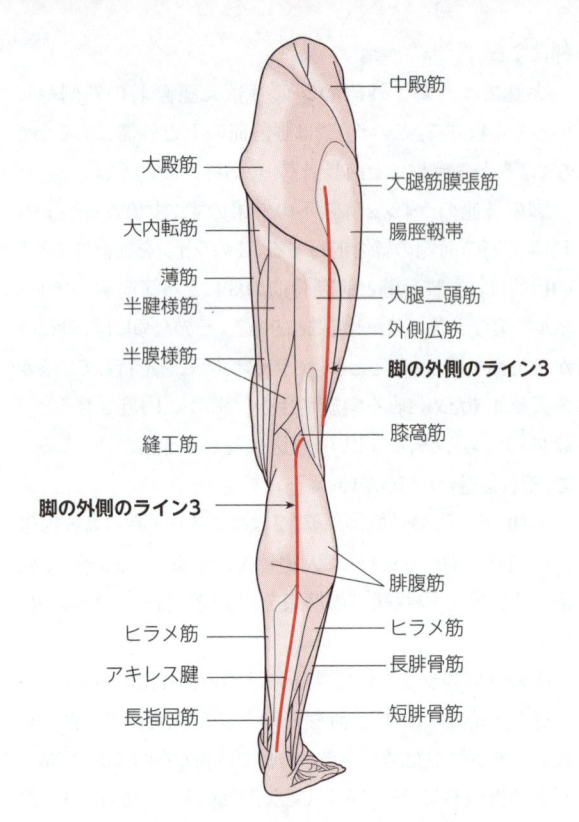

図12.3 脚の後面。脚の外側のライン3の経路を示す。

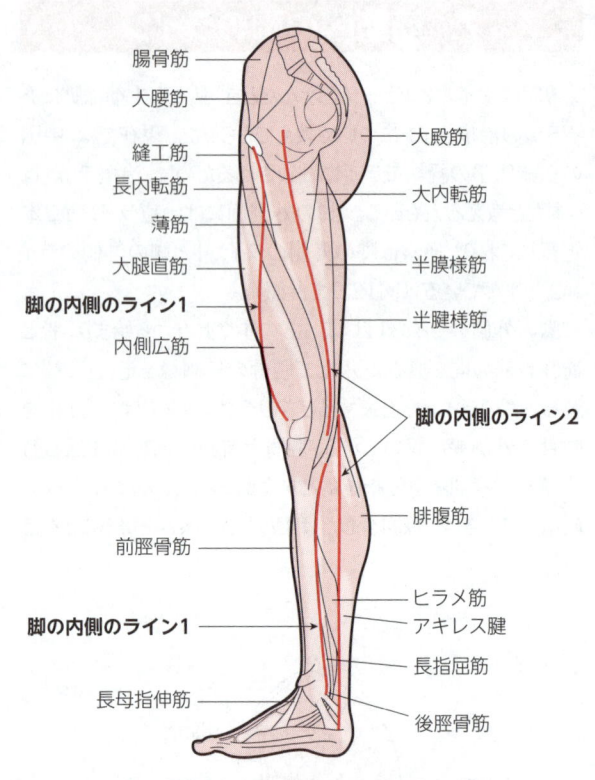

図12.4 脚の内側面。脚の内側のライン1、脚の内側のライン2を示す。

8. 筋筋膜の腕のライン

　タイ・マッサージに筋筋膜アプローチを使うと、前腕には4本の治療ラインがあることが分かる。他のマッサージ体系ではあまり注目されない部位に働きかけることができ、とても利用価値が高い（図12.5を参照）。

　腕の中央のラインは、手首の長掌筋と橈側手根屈筋の腱の間で始まる。そして、長掌筋と橈側手根屈筋の間を上に向かって走行し、肘のひだに至る。

　腕の尺側のラインは、手首のしわの辺りにある尺側手根屈筋の腱の内側で始まる。そして尺側手根屈筋と浅指屈筋の間にある筋筋膜の経路に沿って走行する。この筋筋膜チャンネルの深さを探るためには、前腕の骨の上にある浅指屈筋を

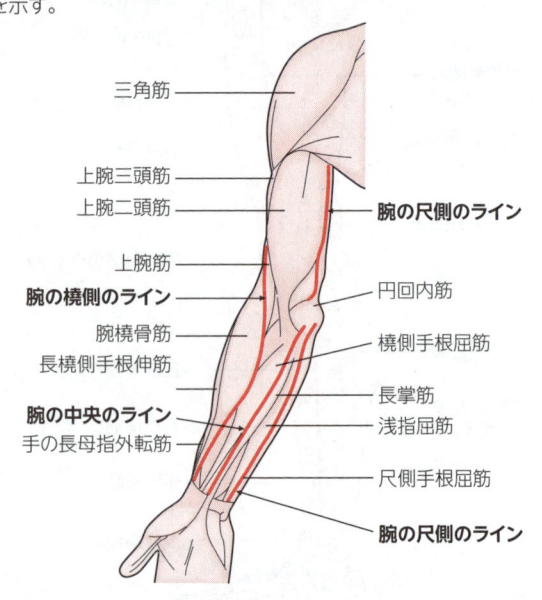

図12.5 腕の前面。腕の橈側のライン、腕の中央のライン、腕の尺側のラインを示す。

曲げる必要がある。

　腕の橈側のラインは、手首のしわの辺りにある腕橈骨筋の腱の内側縁で始まる。このラインでは、腕橈骨筋と橈側手根屈筋の間にある筋筋膜チャンネルを見つけるために、第1指で筋を内側に動かしてマニピュレーションを行う。

　腕の後面で検討すべき治療ラインは1本しかない（図12.6を参照）。

　腕の後面のラインは、手首のしわのあたりの、尺骨頭と橈骨頭の間で始まる。そして短指伸筋の縁に沿って上方に向かい、肘に至る。

　腕にあるどの治療ラインを施術するときにも言えることだが、骨に押しつけないようにしながら筋筋膜チャンネルを柔らかくし、深くするためには、関連する筋の自然な動きを見つけなければならない。

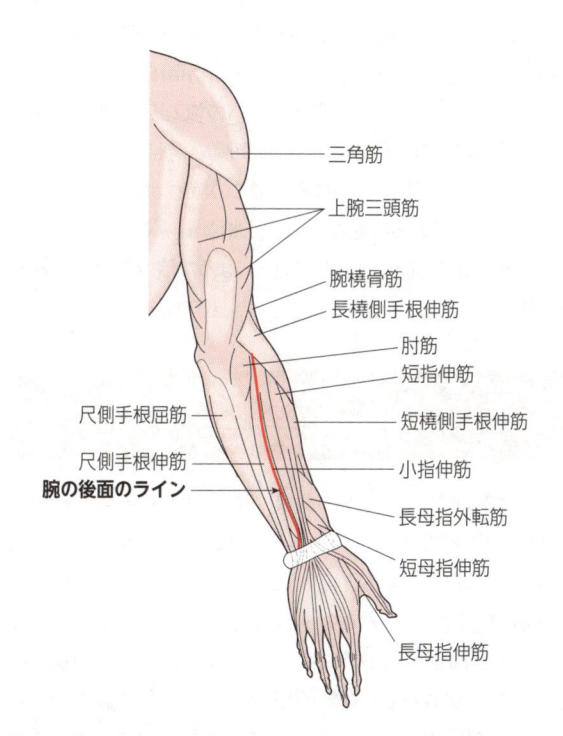

図12.6　腕の後面。腕の後面のラインの経路を示す。

9. 筋筋膜の背部のライン

　タイ・マッサージで使う治療ラインすべてに共通することではあるが、背部のラインがどこにあるかについてはさまざまな意見がある。中国の鍼療法で使う膀胱経と比較されることも多い。背部にある筋の配置はとても複雑で、層も複数あるので、これらのラインがどの筋に関連しているのかを正確に指摘するのは難しい。そうはいっても実際の施術では、これらのラインは簡単に見つけて利用することができる。

　背部の内側のラインは2本あり、それぞれ脊柱の両側を走行している。この2本のラインの位置を特定するためには、両手の第1指を椎骨の棘突起の上にそろえて置く。すると2本の第1指は、自然に脊柱の両側にある2本のチャンネルに落ちていく。これらのラインを骨盤から頸椎7番に向かって施術してもかまわないが、肩甲骨下縁で停止するほうが現実的である。一般に、チャンネルは脊柱起立筋の内側縁に沿って走行する。

　これらのラインを骨盤から肩甲骨下縁まで、筋のうね上で手のひらを歩かせるようにしながらマニピュレーションを行う。このとき、手を代えながらゆっくりと圧をかけていき、各椎骨で軽いねじりを加えるようにする。肩甲骨まで到達したら、今度は第1指を使い、背部の内側のラインに沿って椎骨ごとに骨盤まで脊柱を下る。各椎骨での狙いは、筋膜や筋に働きかけ、組織を押し上げることである。これらの動きをするなかで、リリースするときのクリック音を椎骨で感じたり、聞いたりすることは珍しくない。しかし、それ自体はこのプロセスの目的ではない。人によってはすぐ音が鳴るし、鳴らない人もいる。

　患者の脇で膝をつくと、背部の外側のラインにも働きかけることができる。この場合、手のかかと部分を使い、脊柱起立筋を脊柱に向かって曲げることで、背部の外側のラインに働きかける。もう一方の手は骨盤上に置いておく。

10. 筋筋膜マッサージとしてのタイ・マッサージ

　タイ・マッサージでは、センのマニピュレーションが最も重要視されている。このプロセスを解明するのは実に簡単である。センは、手足の末端から胴体に向かって施術してもよい

し、胴体から手足に向かってもよい。一般的に行われているテクニックでは、それぞれのセンを上下に行き来し、組織に硬さがないかを感じ取る。硬さがあった部位は、もう少し施術して組織を柔らかくし、セン全体の感触が等しくなるようにする。このプロセスは「エネルギーブロックを解除する」と表現されることもある。指圧などとは異なり、患者に触れること以外に決まった手法はない。施術者は接触を通じてセンを評価するだけで、セン同士のエネルギーのバランスを整えることもない。原理としては、手足にあるすべてのセンを柔らかくしたら、後は自然に任せればよい。

センに働きかける方法はいろいろある。施術ではたいてい第1指や手のひらを使う。膝や肘、足裏を使う場合もある。どの部位をツールとして使う場合でも、マッサージ施術者の感受性が何よりも重要である。施術者は、患者の体で何が起きているのかをしっかりと感じ取らなければならない。患者は、施術者が感じ取っていることを知るとリラックスし、傷つけられるのではないかという恐怖心を手放すことができるからである。

タイ・マッサージの施術者は普通、組織が硬くなり、抵抗するポイントまでセンを押す。次に、もう少し圧をかけていく。筋筋膜の経路に注意しながら施術する際には、このアプローチに多少の修正を加えなければならない。組織が抵抗するまで押すだけでは、マッサージ施術者のインプットに反応して体が動いたり、変化したりする余地がない。一方、マッサージ施術者が組織で起きた反応を感じ取るすべを身につけておくと、圧を高めたときに結合組織がどちらかの方向に行きたがっていることに気づく場合もある。施術者は、その方向に沿って患者の体を施術していけばよい。

このような施術方法では、1つ1つの動きによく注意する必要がある。1つのテクニックだけを繰り返していてはいけない。テクニックはすべて、そのときどきで見直すのである。このように記すと、施術が進まないように聞こえるかもしれないが、実際はそうではない。このような施術方法を身につけるには時間がかかるが、施術者の体の感覚はすぐに目覚めていく。

マッサージ施術者は、組織が柔らかくなったことを感じ取り、弾性と筋膜の固有の動きを結びつけるようにする。すると、両手を患者の頭部に進めることになるかもしれないし、足に進めることになるかもしれない。このように自然に任せて動かしていると、最初の抵抗バリアが現れる。次に、患者の体が弾性を利用して施術者の第1指を押し返すようにさせてから、もと来た経路を戻っていく。この基本動作は都度、違うものになる。筋筋膜経路に沿って施術するたびに結合組織が変化するからである。施術者は、都度、少しずつ深く働きかけることになるだろう。結合組織が動く方向も、施術のやり方次第で変化するはずである。

タイ・マッサージではリズムがとても重要である。リズムとは、施術者の動きと、その動きに対する患者の組織の反応の組み合わせである。このリズムはその都度生まれるもので、筋を柔らかくするために役立つ。筋組織は細胞と線維で構成されており、結合組織の網が液体のなかにぶら下がるような形で組織されている。そこにこのような施術をすると、筋を固体状から、弛緩した液体状に変化するよう促すことになる。筋がチキソトロピーと呼ばれる性質を持っているからである。チキソトロピーとは、液体に浮かぶコロイド状の固体が、熱や制御された動きに反応して状態を変化させることをいう。

筋は、施術者との接触によって感じる熱や施術者の動きのリズムに反応して、その性質を変化させる。その結果、基質が柔らかくなると、細胞に栄養を運ぶ流れや、細胞からリンパへ老廃物を運ぶ流れがよくなる（Oschman 2000）。筋をリズミカルに揉む手法も、静脈やリンパの流れや組織の排出をよくする（Chaitow 2003）。筋筋膜の経路が柔らかくゆるむと、隣接する筋の間がゆるんでこの流れが促されるので、このプロセスはさらに進む。また、末梢神経系にかかる圧を減らし、神経系を流れる「ノイズ」のような流れを減らす効果も期待できる。

11. タイ・マッサージと神経筋テクニック

神経筋テクニックという枠組みに含まれるテクニックの1つに、「C字型の曲げ」がある。これは、結合組織の状態を修正し、「張力による負荷」というプロセスを通じて筋を長くする、数少ない手法の1つとして認められている。このテクニックでは両手の第1指や手のかかと部分を使い、最初の抵抗バリアが現れるまで対象の組織を「C字型に曲げる」。施術者は、組織がリリースした感触を得るまでバリアに働きかける。通常は5-30秒程度でリリースが起きるだろう。このテク

ニックを使うと、伸張反射が起きるのではないかと心配することなく、筋が長くなるよう促すことができる。C字型の曲げを行うときは、硬くなった組織の破壊を目的として連続的にすばやくはじくスラストを使ってもよいが、筋長を長くすることが目的の場合はゆっくりとなめらかに行う（Chaitow 2003）。

C字型の曲げを行うと、筋のなかにある筋紡錘とゴルジ腱器官の働きを助けることになる。筋紡錘が筋の長さを検知し、調整する一方で、ゴルジ腱器官は筋がどの程度働いているかを検知する(Chaitow 2003)。C字型の曲げを行うと、筋に負荷がかかっているという信号が神経系に伝わるので、神経系が筋を長くして過負荷や損傷のリスクを減らすのである。

タイ・マッサージでは、センのリズミカルなマニピュレーションが中心になる。筋筋膜アプローチを使ってセンに働きかけると、施術者は必然的に筋の縁に沿って施術することになる。施術者は、筋筋膜の経路を押していくうちに、実は筋にC字型の曲げを施していることに気づくことも多い。タイ・マッサージでは、C字型に曲げた状態を長時間保持しないが、筋の長さに沿ってリズミカルにこの動きを繰り返すだけでも、筋を長く、柔らかくするという期待通りの効果を上げることができる。

レオン・チャイトーのもとでNMTを学んだとき、私たちはまず脊柱起立筋にC字型の曲げを施術した。脊柱起立筋の内側縁で、脊柱起立筋を脊柱から離す方向にC字型に曲げたのである。タイ・マッサージで脊柱に向かってC字型に曲げるときは、脊柱起立筋の外側縁を使うほうがやりやすい。外側縁がちょうど背部の外側のラインにあたるからである。このやり方でも同じ効果を上げることができた。C字型の曲げを脊柱に沿って骨盤の縁から肩甲骨下縁まで繰り返し行う。一方の手で施術している間、他方の手は休めておく（図12.7を参照）。

脚の外側のライン1の大腿部にマニピュレーションを行うときは筋筋膜の経路を使い、膝の角から骨盤に向かって、大腿直筋に沿うようにC字型の曲げを行う。この場合、普通はまず手のひらでC字型の曲げを行って筋を温め、柔らかくしてから、両手の第1指で強くC字型の曲げを行う。大腿直筋は大腿骨の上を通り過ぎるあたりまで曲げることになる（図12.8を参照）。

C字型の曲げは、脚の外側のライン2の大腿部を施術するときにも使える。この部位の筋筋膜の経路は腸脛靱帯の前側の縁に沿って走行している。ここでは、第1指を使ったC字型の曲げだけを行う。この動きでは、腸脛靱帯を大腿骨の下側にまで曲げていくことが目的になる。このようにC字型の曲げを行うと、大腿筋膜張筋が長くなる（図12.9を参照）。

C字型の曲げは、脚の内側のライン1やライン2と同様、脚の外側のライン3にも似たような形で施術できる。

また、このテクニックは前腕にある4本の治療ラインすべてに使ってもよい。この部位では、センは前腕の筋の間にある筋筋膜の経路として感じ取れる。どのラインでも施術者は第1指を使い、対象とする筋を前腕の骨の向こうまで動かすようにC字型に曲げる（図2.10を参照）。

ここで紹介する施術例は以上である。しかし、施術のバリエーションはほかにもいろいろあるうえ、この施術が持つ可能

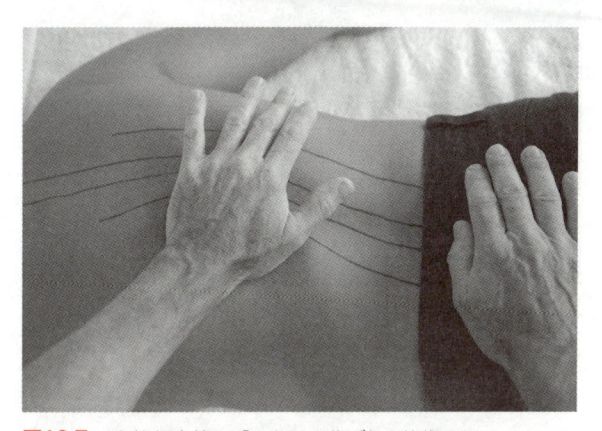

図12.7 脊柱起立筋に「C字型の曲げ」を施術する。

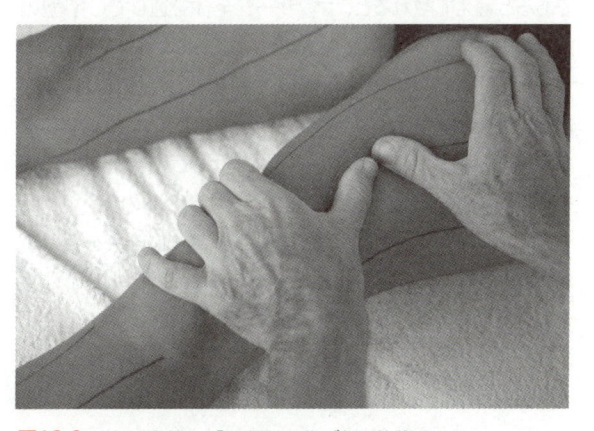

図12.8 大腿直筋に「C字型の曲げ」を施術する。

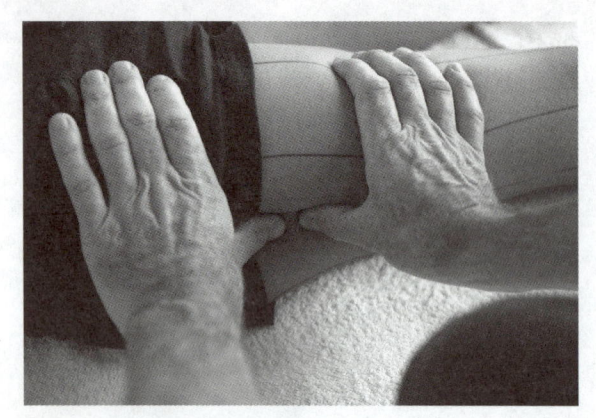

図12.9 腸脛靱帯に「C字型の曲げ」を施術する。

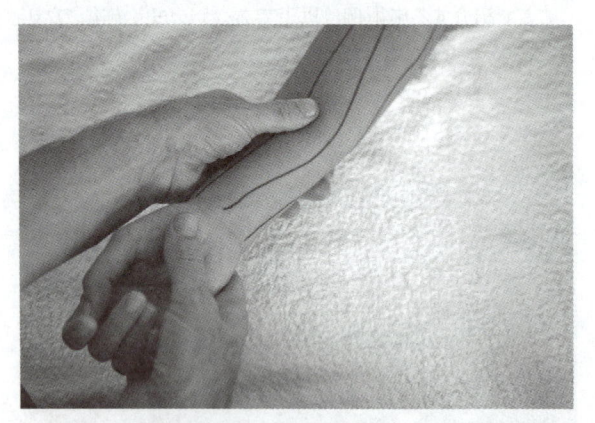

図12.10 橈側手根屈筋に「C字型の曲げ」を施術する。

性も広い。センは「エネルギーライン」ではなく筋筋膜平面であると考えて触れると、マッサージ全体を通してC字型の曲げを連続的にリズミカルに施術することになる。タイ・マッサージでC字型の曲げを行うとき、線維化した組織を破壊したり、筋を1秒以上バリアで保持したりしようという狙いはないが、それでも筋を長く、柔らかくするという期待通りの効果を上げる。タイ・マッサージの狙いは、患者の体の筋の1つ1つを少しだけ長く、柔らかくしていくことにある。それを積み重ねたときに得られる効果は絶大で、部分の総和以上の結果が得られていることは間違いない。

12. 結論

　現代の筋筋膜テクニックの主な起源の1つはロルフィングである。アイーダ・ロルフは1960年代、フリッツ・パールズ（Fritz Perls）やウィル・シュッツ（Will Schutz）、そしてエサレン研究所（Esalen Institute）を中心として誕生した「治療」現場で、独自のシステムを伝えはじめた。カリフォルニア州エサレンではこの時代、「エンカウンター」と呼ばれる対面型グループ療法が始まっていた。また、エサレン研究所は「ヒューマン・ポテンシャル」運動の中心地でもあった。アイーダ・ロルフが考案したシステムは、この環境に実によくはまったのである。初期のロルフィングは、わりに対面型のボディワークという側面が強く、10回からなる一連のセッションは心理療法に付帯する洗練された手法だとみなされていた。このシステムを使えば、「トーク療法」では手が届かない部分に働きかけることができるとみな信じていたのである。

　ロルフィングの根底には、「理想的な体」という概念がある。アイーダ・ロルフの考えによれば、重力と調和する体と言える。ロルフィングの目的は、クライアントをこの理想の状態に近づけることだった。私自身がロルフの直弟子の1人からこのワークを受けた経験から言えば、ワークを行っている間、対話はほとんどなく、私の体にとって何がよいかをよく「知っている」治療士がワークの担い手だと思い知らされた。そのための知識を得るには、今では600-700時間の訓練を積まなければならない。おそらくこのような形で始まったためか、筋筋膜テクニックは一般にボディワーク用の診断・治療アプローチという文脈のなかで教育され、利用されている。治療者は患者の体の専門家というわけである。

　それと比較すると、タイ・マッサージの施術者になるために必要な60-100時間の訓練は見劣りするように思える。しかも、治療計画を作成する際の根拠となる診断システムが存在しないため、タイ・マッサージの施術者は、患者と治療者の間に生まれる関係性、ワークのリズム、リラクゼーションを患者に与える程度のことしかできないように見える。しかし、タイ・マッサージが実際には足の先から頭のてっぺんに至る筋筋膜に働きかけるワークであると考えてみれば、なぜこの簡素なマッサージテクニックが強い魅力を放ち、しかも深い効果をもたらすのかを理解できる。このテクニックを使えば、酸素や栄養を細胞に運ぶ血液の流れを改善することになるだろう。

細胞から毒素を運び出すリンパの排出を高めることになるだろう。また、筋や結合組織のバインドから神経にかかる圧を減らし、神経系を流れる余計なノイズを低減することにもなるだろう。

タイ・マッサージの師匠ピシェット・ブーンサンム（Pichet Boonthumme）は、手足がゼリー状になったように感じ、すべての部位で調子がよくなるまでラインをワークするよう指導している。仮にこれらのラインが筋筋膜の経路で、C字型の曲げをリズミカルに行うと筋長が長くなり、結合組織の基質が柔らかく、なめらかになり、基質全体のなかで細胞から細胞へ伝わる体液や情報の交換が促されるのであれば、古代人たちの知恵に驚嘆するばかりである。現代の技術を駆使して、古代人たちが感覚でしかたどり着けなかった領域をのぞき見ることができたら、NMTやタイ・マッサージ、そして似たような起源を持つその他の医学体系に流れる、1本の永遠なる知恵の糸を見出すことになるだろう。

参考文献

H. Brust, 1990 *The Art of Traditional Thai Massage* Editions Duang Kamol: Bangkok

H. Brust, 1996 *The Art of Traditional Thai Massage for Advanced Practitioners* Editions Duang Kamol: Bangkok

L. Chaitow, 2003 *Modern Neuromuscular Techniques* Churchill Livingstone: Edinburgh

G. Feuerstein, 1990 *Yoga, The Technology of Ecstacy* Crucible: Wellingborough

R. Gold, 2007 *Thai Massage: A Traditional* Medical Technique Mosby Elsevier: St Louis, MO

B.K.S. Iyengar, 1984 *Light on Yoga* Unwin: London

D. Juhan, 2003 *Job's Body: A Handbook for Bodywork* Station Hill Press: New York

H. Kinder, W. Hilgemann, 1978 *Atlas of World History* Penguin Books: Middlesex 43

H.M. Langevin, D.L. Churchill, J. Cipolla, 2001 The FASEB. Journal **15**

D. Larson, 1990 The Role of Connective Tissue as the Physical Medium for the Conduction of Healing Energy in Acupuncture and Rolfing. *Am J Acupunct* **18** (3),

G. Maciocia, 1991 *The Foundations of Chinese Medicine* Churchill Livingstone: Edinburgh 152

Y. Manaka, 1995 *Chasing the Dragon's Tail* Paradigm Publications: Brookline, MA

J.M. McPartland, E. Skinner, 2005 The Biodynamic Model of Osteopathy in the Cranial Field. *EXPLORE* **1** (1),

M. Mercati, 1998 *Thai Massage* Marshall Publishing: London 10

H. Milne, 1995 *The Heart of Listening* North Atlantic Books: Berkeley, CA 48

H. Motoyama, 2003 *Theories of the Chakras* New Age Books: New Delhi

J.L. Oschman, 2000 *Energy Medicine* The Scientific Basis. Churchill Livingstone: Edinburgh

L. Rapgay, 1981 *Tibetan Medicine, No 3* The Library of Tibetan Works and Archives: Dharamsala, India 11–14.

I. Rolf, 1989 *Rolfing* First Healing Arts Press: Rochester, VT

G.J. Tortora, S.R. Grabowski, 1996 *Principles of Anatomy and Physiology* Harper Collins: New York

レイモンド・ニモによるカイロプラクティックと筋筋膜性疼痛に関する研究について

付録

Jeffrey Cohen、Russell W. Gibbons、Michael Schneider、Howard Vernon

序論

レイモンド・ニモ（Raymond Nimmo）は研究臨床家を兼ねる医師の先駆けであり、カイロプラクティックを学んだ経験をもとに、筋骨格系の疼痛に神経系がどう関与するかについて（当時としては）理にかなった捉え方をしていた。トリガーポイントに関するニモの研究は、交流もあったジャネット・トラベル（Janet Travell）の研究と同じ方向性を持っていた。本付録には次の3つの文献を収めている：

1. 2001年に出版されたニモの研究に関する書物からの抜粋。カイロプラクティック大学でともに学び、共同研究も行ったマイケル・シュナイダー（Michael Schneider）DCとジェフリー・コーヘン（Jeffrey Kohen）DCが編纂したもので、テクニックに関するニモの考え方がまとまっている
2. Jeffrey Cohen and Russell W. Gibbons（1998）の論文。上記のはしがきの内容を発展させ、ニモの経歴に関する情報も得ることができる
3. Howard Vernon and Michael Schneider（2009）の論文。筋筋膜性疼痛の治療に関するカイロプラクティック業界の状況を解説し、ニモについても言及している

これらの論文は、今の知識体系を築き上げる過程で貢献したさまざまな流れについて関心を高めてもらおうと、本書の文脈に沿って発表された。

テクニックに関するニモのノート

Michael Schneider DC, Jeffrey Cohen DC

レセプター・トーヌス法は次の手順で施術する：

1. 神経インパルスを生成する侵害点を見つけ出し、取り除く。このようなインパルスは不適切な情報源から発され、生理学的に理にかなっていない。そして侵害生成点のせいで神経系に迂回路が設定され、体のどこかで問題を生み出すかもしれない。たとえば自律神経系では血管収縮を起こし、その結果、虚血、低酸素症、疼痛、細胞の変性が生じる。このようなインパルスは脳神経や脳の中枢まで含む、神経のあらゆる系統に侵入するようである
2. 筋緊張が亢進または低下した状態をただす。これが達成できてはじめて、骨性構造の正常な位置関係を取り戻すことができる。トーヌスシステム（張力系）の異常こそが、骨格のミスアライメントや湾曲の原因になっているのである
3. 靭帯や腱を正常にする。筋や関節に引っ張られて張力がかかると、靭帯や腱に影響が出る。これらの構造には神経、特に感覚神経や固有受容器が豊富にあるため、これらが中心となって神経系を刺激する

すべてのワークは**神経系**に特化し、神経系にだけ働きかける。矯正するための治療はどこから初めてもかまわないが、患者が最も痛みを訴える部位から始めるのがよいだろう。

3-8秒の間、患部を手で圧迫する。**5秒**が最適だと思われる。長時間圧を保持しても、得るものは何もない。圧をかけている間は侵害生成点もまだ残っているが、治療を受けて治癒

プロセスが始まると、やがて消失するだろう。1カ所を5秒程度ずつ何度も保持するほうが、30-60秒間保持しつづけるよりはるかによい結果が得られる。長時間圧をかけると圧迫による知覚麻痺が生じ、施術者はトリガーポイントを消すことができたと勘違いしがちである。しかし、知覚麻痺が生じた場合、痛みは再発することが多い。

摩擦やストローク、円運動、振動法を使うべきだという意見もある。しかし、それでは施術プロセスを複雑にするだけで、得るものはない。このワークの本質をうやむやにし、これが何か別のものであるかのような発言をしているだけなのである。このワークで行っているのは、抑制である。**促通されたプロセスを抑制**しようとしている。つまり、これらのポイントの活動を止めようとしているのである。抑制をして疼痛閾値が上がると、そのポイントは神経系に向けてインパルスを発火するのを止めるだろう。

正常な筋は触るとやわらかく、均質で、弛緩していて、適度な圧をかけても痛みは生じない。これは、触診できる筋すべてにあてはまる。痛みがないポイントは絶対に施術しないこと。そのような部位では施術そのものが刺激になるかもしれないからである。痛みが消えれば、治療は終了とする。それ以上は何もしないこと。筋を治療しすぎてしまった場合には、そのまま放っておくことしかできない。

圧をかけると、筋緊張が亢進した状態をもとに戻すことができる。体毛や皮膚を引っ張ると強い痛みが生じるので、長い筋を施術するときはまずオイル類を施術部位に塗っておく。それから滑るようなストロークを行うと、筋全体に均等に圧をかけるだけにとどめられる。このとき、リンパへの影響は重要ではない。施術者は筋を「しぼる」わけではないからである。どの部位を治療するにも、単に圧をかけるだけにとどめておく。正しく圧をかけられれば、トリガーポイント、筋緊張の亢進、筋緊張の低下といった状態をただすことができる。緊張亢進した筋がリリースされると、デービスの法則に従って反対側にある筋に正常なトーヌスが現れる。同じように、緊張低下した筋を刺激すると、拮抗筋での緊張亢進が一時的に緩和する。いわゆる「弱い」筋が瞬時に強さを取り戻すのである。これは、デービスの法則に従って異常な刺激を受けたときに働く、筋機能の異常なのである。

レイモンド・L・ニモとトリガーポイント療法の発展（1929-1986）

Jeffrey H, Cohen DC[1]、Russell W, Gibbons Litt D[2]

レイモンド・L・ニモ博士（Dr. Raymond L. Nimmo）(1904-86）はカイロプラクティック業界の先駆者で、現在では広く受け入れられている軟部組織とトリガーポイント療法という分野を切り開いた。本稿では、ニモはなぜ骨を動かす手法から骨を動かす筋に働きかける手法へと、根本的に概念を飛躍させることができたのかについて論じていく。また、トリガーポイント現象を説明するためにニモが1950年代に展開した、神経生理学を用いた解説についても論じる。これは半世紀経った現在でも洗練された理論だと考えられている。最後に、当時のカイロプラクティックの基礎教育では、現在の教育過程ほど生物学や物理学を学ぶことはなかった。それにもかかわらず、なぜニモは臨床経験と知的思考を組み合わせ、広く受け入れられる理論を築くことができたのかについても論じる（J Manipulative Physiol Ther 1998; 21:167-72）。

序論

1980年11月20日、ナショナルカイロプラクティック大学解剖学部長のウィリアム・バショップ（William Bachop, Ph.D）は、テキサス州グランベリー在住のレイモンド・L・ニモ宛に書面で次のような質問をした。これは20世紀の大半を通してカイロプラクティック業界で行われてきた「テクニック」論争に関して、実験室での研究と臨床実践の結果の間につねに葛藤が存在することを示している：

> *ニモ・テクニックは、カイロプラクティック業界ではどこに行っても使われている。テキサス州の小さな町のカイ*

---

[1] カイロプラクティック開業医、ペンシルヴェニア州ピッツバーグ在住

[2] 『カイロプラクティックの歴史』の名誉編集者、ペンシルヴェニア州ピッツバーグ在住

ロプラクティック開業医が、大学で教育に携わるカイロプラクターも気づかなかったような発見ができたのはなぜだろうかと尋ねてみた……大学には研究用の時間も資金も施設もあったというのに（Bachop 1980）。

ニモの回答は、カイロプラクティック創生期の研究テクニックを含むさまざまなテーマにおよんだが、ニモや他の手法を「発見した」と認められてきた施術者に関するもう1つの核心に迫る質問には答えていない。カイロプラクティックが誕生して100年以上経った今なら、この質問の重要性が認められ、興味を引いただろう。今では予備臨床研究、専門研究、臨床研究の段階から発展し、ヘルスケア業界の一翼を担う存在へと地位を向上させたからである。

カイロプラクティックが誕生してから100年あまり経つが、ニモは多くのカイロプラクターとともに誕生から20-30年目に訓練を受けた。カイロプラクティックを学ぶ以前は基礎科学教育を受けたことがなく、解剖学や生理学、神経学、その他人体の治療に必要な基礎教育はカイロプラクターのもとで学んだという（指導者には大学教育を受けた人もいる）。経歴を見ると研究や執筆、臨床指導をしてきたようには見えないが、それでもD・D・パーマー（D. D. Palmer）と初期の同僚であるウィラード・カーバー（Willard Carver）、S・M・ラングワージー（S. M. Langworthy）、アルバ・グレゴリー（Alva Gragory）、ジョイ・ローバン（Joy Loban）、A・P・デービス（A. P. Davis）らが議論した後、カイロプラクティックのテクニックとして覚えるべき重要な名前になった（Gatterman & Lee 1995）。

考察

レイモンド・L・ニモ（1904-86）は1926年にパーマー大学を卒業し、今では軟部組織とトリガーポイント療法として広く受け入れられている分野を切り開いた。ニモの経歴や経験は、同時期に特殊なテクニックを研究した他の人びととよく似ている。たとえば初期に力を使わないテクニックを提唱したジョイ・ローバン（1889-19?）（Gibbons 1991）、名高い病院を建て、初期に「痛みのない」アジャストメントを開発したレオ・スピアーズ（Leo Spears）（1894-1956）（Rehm 1991）、鼻内テクニックを開発したトーマス・レイク（Thomas Lake）（1887-1950）（Gibbons & Thomas 1995）、脊椎の生体力学における仙腸生理学を開発したフレデリック・W・イリ（Frederick W. Illi）（1901-1984）などがいる。

ニモは、同時代の施術者と同じく基礎科学の教育や大学教育を受けていない（ローバンとレイクの若い頃については確認が必要だが）。当時の施術者たちは個々のテクニックを熱心に提唱し、生前から何千もの生徒を集めた。レセプター・トーヌス法と名づけられたニモのテクニックはそれらとは一線を画し、提唱者本人の死後も受け継がれている（イリのワークは修正され、テクニックと言うよりカイロプラクティックの概念的な理論に発展した）。他のテクニックはほとんど忘れ去られたのに、ニモのテクニックだけは生き残ったのである。彼の概念は1950年代当時の狭いカイロプラクティック業界で開発されたにもかかわらず、現代の医学概念に照らしても通用する。ニモは1904年にテキリス州フォートワースで生まれ、大学や軍隊に所属した時期を除き、人生のほとんどをその地で過ごした。1923年にスティーブンズビルにあるタールトン州立大学（Tarleton State University）に入学し、その翌年パーマーカイロプラクティック大学（Palmer School of Chiropractic）に入り直し、1926年にカイロプラクティック医の資格を取得している。その10年前後のパーマー大学はスピアーズ（Spears）、ゴンステッド（Gonstead）、ジレー（Gillet）など、新しいテクニックを開発した人物を何人も輩出している。もちろん他の学校もさまざまな人物を輩出した（ユニバーサル〈Universal〉のヒュー〈Hugh〉、ビントン・ローガン〈Vionton Logan〉、イリ〈Illi〉。ネブラスカ大学〈the Nebraska College〉のデジャーネット〈DeJarnette〉などである）。

ニモは海軍時代に各地を異動し、イリノイ州やオクラホマ州、ジョージア州でも短期間開業もしたものの、30年間フォートワースで開業していた。郊外のグランベリーに転居したのは1956年のことである。ナショナル大学の解剖学者バショップへの返答として執筆した特別寄稿のなかで、ニモはRTに至る理論的、臨床的な変遷を振り返った。他のテクニックを開発した人びとから数多くの指導を受けてきたことにも言及している：

　　1935年、私はローガンのベーシックテクニック

（BT）を取り入れた。彼がジョン・ハーレー博士（Dr. John Hurley）のアクエリアン・エイジ・ヒーリングから取り入れたテクニックである。ヒュー博士とローガン博士はハーレーの初期の授業を受けていた。その後、私はしばらくBTを教え……クロム親和・シナプス療法というテクニック（を実践した）……我々は仙骨の神経節に働きかけたつもりだったが、実は筋をリリースしていた……（どちらの方法も）確実に、ときに驚くほどの成果を上げた（Nimmo 1981）。

リーとガターマンがカイロプラクティックのテクニックをまとめ（Gatterman & Lee 1995）、さまざまな開発者の事例を100ほど列挙したが、ニモの手法は含まれていなかった：

私は生物工学という手法を取り入れた……D・C・マッキントッシュ（D. C. McIntosh）は筋膜リリース・マッキントッシュシステムと命名した手法を教えた……緊張した筋膜を触診で探し、リリースする手法である。もちろん、実際には緊張した筋である（Nimmo 1981）。

後にニモはロルフィング学校の創設者、アイーダ・ロルフに出会い、そのテクニックを研究する。そしてロルフのワークについて深く考察した：

（ロルフィングでは）理論上、筋は結合組織で縛られているので、解放しなければならない……しかし、影響されない筋もあることを（私は突き止めた）。ロルフは、筋がない肋骨も含め、すべての筋に施術する。私は、広背筋やハムストリングスなどの筋は影響を受けないことを発見し、その理由の解明に乗り出し、実際にはこれらの筋も影響を受けるものの、それほど頻繁でないことを突き止めた。そして最終的にすべてを解明したのである。『Scientific American』誌に掲載した原稿では、学校では決して教えないトーヌスについて解説した。これは筋緊張の亢進であり、いわゆるサブラクセーションなどのゆがみの原因になっている（Nimmo 1981, 1971）。

ニモの観察によると、施術中に「肩にあるスポットを押すとさまざまな部位に関連痛が生じ、驚くような成果を上げたケースが後を絶たなかった」という（Nimmo 1981）。彼はこれらのスポットを「侵害生成点」と名づけた。1952年、彼はジャネット・トラベルのワークに気づいた。トラベルは筋筋膜と機能障害を研究した一流の医師であり、ジョン・F・ケネディの主治医として1960年代に名を馳せた人物である。解剖学実験室での死体解剖で筋を調べているうちに、筋に魅力を感じたという。

トラベルはさまざまな場面で執筆者の1人（J.H.C）にニモの業績に対する尊敬の念を語り（Travell J.、個人的な書簡）、結合組織のシンポジウムでトリガーポイントについて論じた。明らかにニモはこれに触発されてさらに文献を調査し、レセプター・トーヌス法の基礎となる論文を執筆するに至ったのである：

患者なら誰でも理解できるのに、多くのカイロプラクターには理解できないと思われる現象に気づいた。それは、筋が動かさない限り骨は動けず、神経のインパルスが到達しなければ筋は骨を動かさないということである。腰部の前湾症は、仙脊柱の筋が緊張しているために生じていると私は判断した。ところがその筋をリリースしても患者は同じポジションに戻り、痛みが再発する。そこで骨盤の前面を引っ張る筋を探した。当然それは、大腿四頭筋である……（Travell J.、個人的な書簡、1991年10月20日、1990年4月26日）（Nimmo 1981）

こうしてテキサス州出身のニモは、痛みを取り除く、あるいは少なくとも制御するための方法を求めて何十年にもおよぶ探求を始めた。大学教育を1年受け、パーマー大学の正規の授業時間だった18カ月の間に教室での講義と臨床経験を積んだだけというのにである。ニモは1980年にバショップに宛てた書簡のなかで、文章で表すのは難しいと記していたが、それでもぜひ引用したい表現は残している。たとえば「……正統派の古びた手法をやめ、よりよい手法が現れたときに向上するためには、確かに必要なものがある」（Nimmo 1981）

ニモは次のように述べている：

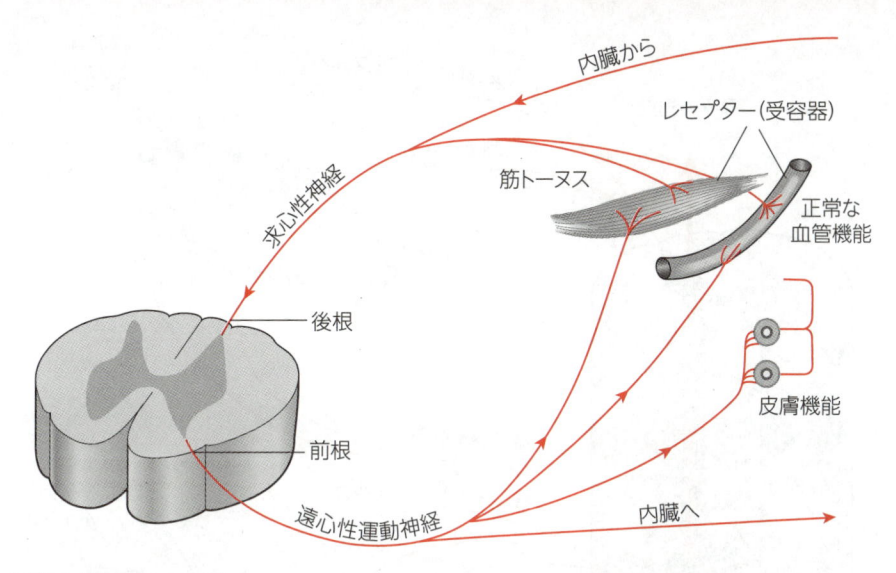

レイモンド・L・ニモとトリガーポイント療法の発展（1929-1986）　295

図A.1　正常な反射弓（Nimmo 1971）。

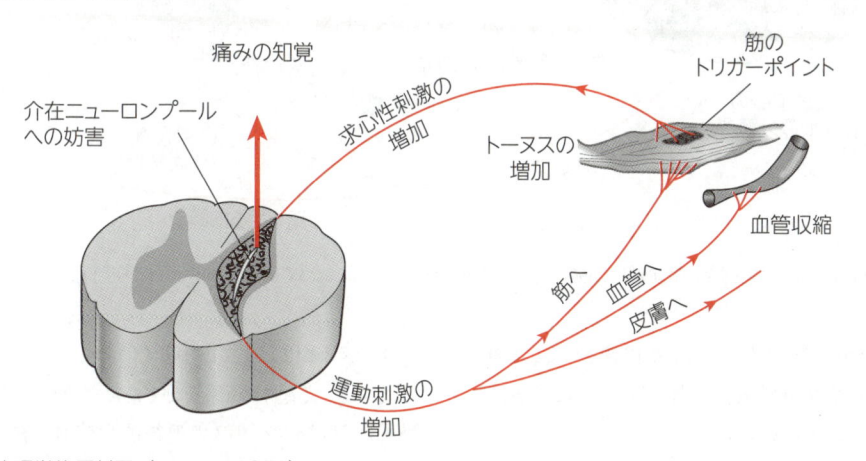

図A.2　生理病理学的反射弓（Nimmo 1971）。

レセプター・トーヌス法では、生理学的根拠がないことは教えないよう努めている。さまざまな法則が発見されたおかげで、このような施術の原則が有効となり、重要性を持つようになった。この原則は生理学に則っているので、結果として科学的吟味に耐えることができる（Nimmo 1981）。

ニモの治療法については、ガターマンとリーがカイロプラクティックの視点から取りまとめている（図A.1を参照）：

ニモは、筋に侵害成点があり、それが特徴的なパターンで関連痛を引き起こすことに気づいた。トラベルがトリガーポイントと名づけたこれらの過敏な部位を異常な反射弓とみなし、刺激される場所を減らすための手技を開発したのである。そして、筋トーヌスと中枢神経系の相互関係を「反響回路」になぞらえた。回路を完全に破壊しない限り刺激が自己永続するからである……トラベルが虚血圧迫と名づけたこの手法は非侵襲的なカイロプラクティックの手法であり、痛みがあるトリガーポイントに注射をするという、医療で一般的に行われている手法に代わるものである（Gatterman & Lee 1995）。

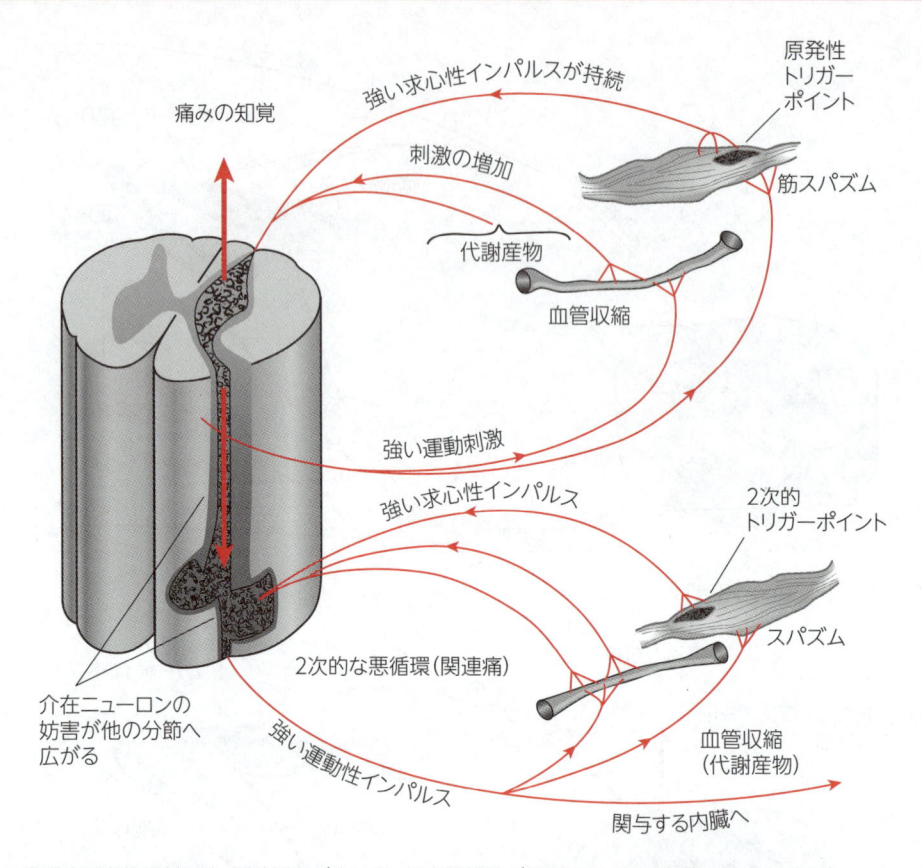

図 A.3 悪性の生理病理学的反射回路。関連現象が生じている末梢構造が原因になっている（Nimmo 1971）。

　次にニモの1986年の論文から、RTが根拠としている神経生理学についての簡単な解説を引用する。彼はこの論文を執筆した年に亡くなっている：

　　一般にはニモ・テクニックと呼ばれているが、正しくはレセプター・トーヌス法である。この手法は、痛みを生み出す筋トーヌスと神経の受容体だけを扱っているからである。開発した当初は必然的にどこか実験的で、経験則によるところが大きかった。以前に教わったどの手法ともまったく異なっていたが、それまで使ったり観察したりした手法の中では最も効率がよく、また痛みを永続的に取り除くことができた（Nimmo 1986）。

　RTを完全に理解するためには、トーヌスという概念の基礎を理解しておかなければならない（図A.2を参照）：

　　トーヌスとは、孤立した筋に備わった閉鎖的な特性ではない。交感神経系を通じた筋と脊髄の相互作用である。筋はインパルスの連続的な流れを脊髄の後根経由、灰白質に投射する。そこで介在ニューロンが刺激を増幅すると、今度は前根経由でインパルスが伝達し、それが筋に到達するとわずかな引きを生み出す。これが正常なトーヌスである。簡単に言うと、脊髄の介在ニューロンは興奮性が高い。互いに反応するという関係の中に自己興奮プロセスがあり、感覚神経から入ってくる刺激によって生じる運動放電を増幅し、長引かせるのである。リビングストン（Livingston）の観察によると、感覚刺激が2ミリ秒一斉に入ると、前根を通じた放電は20ミリ秒続いたという――この場合、10倍になった計算である。ガイトン（Guyton）はこれを後放電と名づけている（Nimmo 1986）。

図A.4 直接刺激と間接刺激（Travell JGとSimons DGの許可を得た上で転載。『トリガーポイントマニュアルⅠ：筋膜痛と機能障害』Baltimore: Williams & Wilkins; 1983）

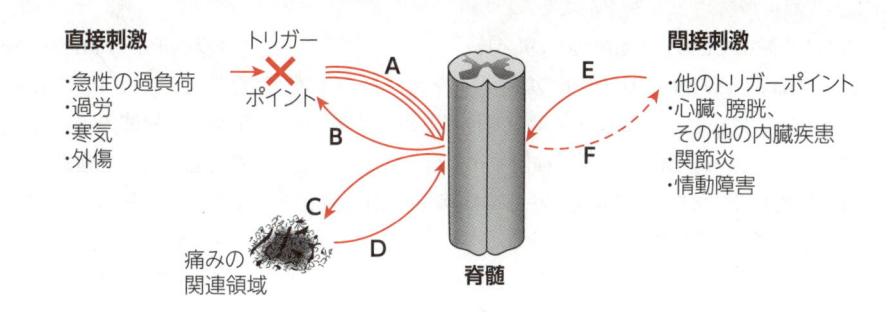

直接刺激
・急性の過負荷
・過労
・寒気
・外傷

間接刺激
・他のトリガーポイント
・心臓、膀胱、その他の内臓疾患
・関節炎
・情動障害

この正常なプロセスがうまく機能しないと、筋緊張が亢進する（図A.3を参照）。ニモは次のように述べている：

　筋緊張の亢進はさまざまな傷害の結果として引き起こされるだろう。たとえば事故、寒風にさらされること、タイピングや自動車の運転など姿勢に無理が生じる作業を休憩も入れずに何時間も行わなければならないという職業上の必要性などが原因となる（Nimmo 1986）。

このような「傷害」を受けて脊髄への感覚インプットが増加すると、筋へ向かう遠心性インパルスの流れが増え、異常な収縮が常態になる。

すると今度はこれが脊髄へ戻る感覚インパルスをさらに増やし、再び介在ニューロンプールで増幅され、遠心性インパルスがますます筋に向かう。すると、悪性の自己永続サイクルができあがり、筋は緊張を高める。交感神経系で生じるこのプロセスは、随意的に制御できるものではない。また、交感神経系での反射の副作用として局所で血管収縮が生じ、その部位の代謝産物を閉じこめてしまう（Nimmo 1986）。

異常な筋収縮と血管収縮が生じた部位のうち、中心的に刺激を受けた部位がトリガーポイントになる。このプロセスがそのまま続くと、脊髄の他のレベルにも広がり、他の筋で2次的トリガーポイントが発生したり、関連痛現象が起きたりする（図A.4を参照）。この図をトラベルとサイモンズの1983年の名著『トリガーポイントマニュアル：筋膜痛と機能障害』（Travell & Simons 1983）と比較してみると非常に興味深い。両者は驚くほどよく似ており、2人の傑出した別個の研究者が同時期に同じ概念を生み出したことを意味している。

ニモとトラベルの治療法はずいぶん異なる。トラベルはまずトリガーポイント注射を提唱し、その後にスプレー・ストレッチ法や「虚血圧迫」を行い、関与する筋を弛緩させようとした。一方、ニモは「適度の圧を繰り返しかけると、神経系が緊張亢進した筋をリリースすることに気づいた」と述べている。ニモにとっては、トリガーポイントは注射やストレッチ、マッサージ、超音波を利用して消散させる対象ではなかったのである（Cohen & Schneider 1990; Nimmo 1981）。

彼は、トリガーポイントは神経学的連鎖の結果生じたもので、神経系を通じてアプローチすべきだと捉えた。そのため、RTはカイロプラクティックの領域にぴたりとはまった。よく言われるような、単純によく似た療法ではないのである。ニモは30年かけて経験的にこのアプローチを発展させ、洗練させていった。患者が新しい問題を抱えて診察に訪れるたびに、どの筋が関与しているかを丹念に調べ、解剖学の文献をひもとき、その筋に圧をかける手法を開発するのはもちろん、一見最初の不調とは関係ないように見える2次的トリガーポイントを有する筋にも圧をかけるようにした。ニモは、この悪循環を断ち切るためには原発性トリガーポイントも2次的トリガーポイントもすべて取り除かなければならないと判断したのである。そのためには、関与するすべての筋に、正しい順番で適度の圧を正確にかける必要があった（Nimmo 1986, Cohen & Schneider 1990, Nimmo 1981）。

1980年代初頭に制作したビデオで、ニモは自分の手法や研究方法を哲学的・科学的アプローチを用いて振り返った。彼が哲学の授業を受けた当時、サブラクセーション理論を説明する際には解剖学や生理学における事実から逸脱し、「当時は上部頚椎テクニック、後にHIO（ホールインワン）学説」と呼ばれたあやしげな結論を導き出していたと回想している。ニモは、「レセプター・トーヌス法が根拠としている原則を理解すると、多くの問題を単純化し、他の多くの問題をうまく説明することができた。今では、なぜD・D・パーマーがハーベイ・リラードの胸椎4番にスラストをしたら彼の聴力が回復

したかも説明できる」（Nimmo 1984）。

ニモは、1957年にアリゾナ州の施術者スタンリー・ヘイズ（Stanley Hayes）が発表した論文を回覧した。サブラクセーションという概念に関して「検討すべき新たな仮説」を提唱したものである。ヘイズはリラードの症例を引用し、従来のアジャストメントについて以下のように述べた：

> 神経を妨害していると思われるポイントが脊柱にあれば、神経の障害を取り除くために力をかけるべきだという考え方にもとづいている。臨床的な成果の大半は、実際には脊柱と関連が深い靱帯（おそらく筋も）が緊張した異常な状態をゆるめることで得られている（Hayes 1957）。

1957年末、ニモは『Journal of the NCA』に「Receptors, Effectors and tonus – a newapproach（レセプター、エフェクター、トーヌス：新しいアプローチ）」（Nimmo 1957）という論文を発表し、その後、不定期で発行したRTに関するニュースレター「The Receptor（レセプター）」の第1号として再発行した。ニモはこのなかで、自分のワークについて次のように結論づけている：

> このアプローチを完全に習得すれば、すべての病気の80％を解剖学的・生理学的にただすことができる。私はこれまで多くのテクニックを学び、徹底的に検査したが、ほぼどれも効果があった。この原理を用いてさらに経験を重ねた今では、これは解剖学的にも生理学的にも健全であると確信している（Nimmo 1957）。

当時、医療業界の主流派は明に暗に反カイロプラクティック活動を行っていたが、ニモはそんな時代でも、より大きなヘルスケアコミュニティと協力する必要があることを強調した。「カイロプラクティックを孤立させてはいけない」と長編ビデオのなかで何度も訴えている（Nimmo 1984）。彼はトラベルだけでなく、「医学は痛みの基本原理を知らない」というワシントン大学医学部麻酔学長であるボニーカ（Bonica）の言葉を引用し、医科大学で痛みを教えないことや疼痛研究をサポートする体制がないことを嘆いた（Travell & Simons 1983, Nimmo 1984, 1969）。

トラベルが『The American Practitioner』に発表した論文や1983年に出版した『トリガーポイントマニュアル：筋膜痛と機能障害』は、頻繁に引用されている。ニモは医療業界との対話を強調し、担当の外科医が手術を勧めなかった後も手術をするよう勧めた症例も引用している。彼が腰痛治療で医療介入から離れていったのは、本質的にはトリガーポイント注射のせいである。彼は、RTを使ったおだやかな手技でも同じ効果が得られると述べている。ジョージ・ワシントン大学医療センターの3人の医学研究者が1988年、「トリガーポイント注射に関するランダム化二重盲検試験」を行い、「疼痛を緩和する重要な要因は注入した物質ではなく、トリガーポイントになんらかの機械的刺激を与えたことだったことを本研究は示している」と結論づけた（Garvey et al. 1989）。

ニモは、RT法の根底には2つの原理があるという。そしてこれは体内の異常な、痛みがある、病理学的プロセスを生み出す神経インパルスの原因を取り除く手法だとした。1970

調整テクニック （カイロプラクティック医の使用率）	
ディバーシファイド	91.1
ゴンステッド	54.8
コックス／屈曲-伸延	52.7
アクティベーター	51.2
トムソン	43
SOT	41.3
ニモ／トーヌス・レセプター	40.3
アプライド・キネシオロジー	37.2
ローガン・ベーシック	30.6
頭蓋	27.2
パーマー上部頚椎／HIO	26
メリック	23.4
ピアス・スティルワゴン	19.7
その他	15
ペティボン	6.3
バージ	4.1
グロスティック	3.4
タフネス	3.3
ライフ上部頚椎	2
NUCCA	1.5

出典：Table 9-11, Chiropractic Treatment Procedures, Job Analysis of Chiropractic, NBCE, Greeley, CO, 1993.

図A.5　調整テクニックの種類。

年、彼はRTについて次のように記している：

> この手法を使えば既存の文献に登場するトリガーポイントを取り除けるほか、他の業界の手法ではまだ知られていないさらに多くの要因や、アクセスできない要因も取り除ける。ミスアライメントやゆがみを起こした体や体の一部を保持している要因を取り除くからである。1つ目の原理は体を痛みから解放すること、2つ目の原理は痛みをさらに取り除いて体をまっすぐに整えることである。

驚くべきは、ニモが1958年以降アメリカ合衆国やカナダで行った一連の講義を通じて、ニモ・テクニックが広く受け入れられたことである。ニモは、「カイロプラクティック業界で取り入れられた概念の中で、当時専門家の思考にこれほど多大な衝撃を与えたものはない」（Nimmo 1963）と述べている。同じ論文で、健康・教育・福祉省（現在の健康福祉省）から「レセプター」全巻を送るよう依頼されたことも明かした。「議会図書館の医学的新発見部門に所蔵するため」だという。

驚くほど時代を先取りしたニモの思考は、最近『Advances in Physical therapy』誌（Makous 1995）で取り上げられた。顎関節症を治療するための「ユニークな口内アプローチ」と表現されていた手法が、実は口蓋帆張筋のトリガーポイント治療だったことが論じられている。このテクニックと咀嚼筋すべてを治療する手法は1960年代から70年代にかけてニモが行ったセミナーで伝えられ、1980年には「レセプター」で発表された（Nimmo 1981）。

結論

レイモンド・ニモと彼のテクニックについては、ニモ・テクニックを利用する施術者とカイロプラクティックの歴史を調べている一般の研究者が共同研究を行い、さまざまな結論を導き出している（図A.5を参照）。

1. ニモは、初歩的な解剖学、生理学、神経学しか身につけないままに資格を習得した先駆者ではあるが、筋筋膜の痛みを緩和する洗練されたアプローチを開発した。当時の伝統的なカイロプラクティック理論が「骨が神経にあたる」概念を強調していたことを鑑みると、このアプローチは劇的なパラダイムシフトだった

2. カイロプラクターとしてトリガーポイント療法に基本概念を導入し、トラベルのような医学分野の著名な先駆者が展開した手法を補完した。彼は広汎な医学文献でこれらの概念を裏づけたので、現在の科学文献に照らし合わせてもまったく古びていない（Travell J、個人的な書簡、1991年10月20日、1990年4月26日）（Nimmo 1963）

3. ニモ・テクニックは同時代の多くの調整手法と競合しながらも、カイロプラクティックの歴史のほぼ半分を生き延び、1993年に全国カイロプラクティック試験協会が行った研究によれば、現在でもカイロプラクティック医の40%が利用しているという（Job analysis of chiropractic 1993）

「テキサス州の小さな町のカイロプラクティック医」と表現されたニモも、死後には治癒の技術という、より大きな文献のなかで名声を得ることだろう。20世紀末の現在も、痛みの特定と治療はあらゆる流派の施術者にとって主たる課題である。レイモンド・ニモは、それを追求した立派な先駆者なのである。

カイロプラクティックのガイドラインと臨床評価基準に関する評議会

筋筋膜のトリガーポイントと筋筋膜性疼痛症候群をカイロプラクティックで処置する：文献の系統的レビュー

Howard Vernon, DC, PhD,[a]、Michael Schneider, DC[b]

要約

目的：筋筋膜性疼痛（MPS）と筋筋膜のトリガーポイント（MTrPs）は、カイロプラクティックなど筋骨格系を扱う医療では重視されている。本研究の目的は、MPSとMTrPsを治療する際にカイロプラクティックで最もよく使われる治療

法を吟味することである。

　方法：カイロプラクティックのガイドラインと臨床評価基準に関する評議会（CCGPP）は、解剖学の部位別にこれまでの知見を取りまとめ、カイロプラクティック・ケアのエビデンスの根拠を評価し、報告する業務を請け負った。本稿はその結果である。CCGPPのプロセスの一環として、これらの文献の草稿をCCGPPのウェブサイトwww.ccgpp.org（2006-8）に掲載して調査過程を公開し、アクセスの間口を最大限広げ、利害関係者が情報を加味できるようにしている。調査ではPubMed、Excerpta Medica Database、Cumulative Index to Nursing and Allied Health Literature、その他の系統的レビュー用データベースと臨床ガイドラインを検索した。また、(1) 徒手による触診と圧痛計、(2) カイロプラクティックとその他の徒手療法、(3) その他の伝統的な補完／代替療法についても個別に調査した。研究の妥当性についてはスクリーニングを行い、the Oxford ScaleとScottish Intercollegiate Guidelines Network（SIGN）のレーティングシステムを使ってレーティングしている。

　結果：該当した論文は合計112本だった。これらの論文を吟味した結果、治療に関して次のような勧告を行った。MTrPsの疼痛の即時緩和におけるマニピュレーションと虚血圧迫の効果についてはやや強いエビデンスがあったが、MTrPsの長期的な疼痛緩和に関しては、限られたエビデンスしか存在しなかった。レーザー療法（強い）、経皮的電気神経刺激、鍼療法、磁気療法（全手法）のMTrPsとMPSに対する効果はエビデンスにより支持されたが、緩和効果の持続時間は治療法によって異なった。電気筋刺激、高圧電気刺激、干渉電流、周波数調整神経刺激のMTrPsとMPSに対する効果は、限られたエビデンスでしか支持されなかった。

　結論：徒手療法と一部の物理療法は、MTrPsとMPSの治療に関して許容できる程度のエビデンスによって支持された（J Manipulative Physiol Ther 2009; 32:14-24）。

　主要なキーワード：筋筋膜性疼痛症候群、筋筋膜のトリガーポイント、カイロプラクティック、筋骨格系マニピュレーション。

　1952年にTravell and Rinzler（1952）が重要な研究を行って以来、筋筋膜性疼痛症候群（MPS）において筋筋膜のトリガーポイント（TrPs）がなんらかの役割を担っていることは、筋骨格系の症状を扱う臨床で受け入れられるようになった。トラベルはサイモンズとともに（Travell & Simons 1983）、筋筋膜性疼痛とその位置が重要であることを突き止め、それをトリガーポイントと名づけ、TrPsの診断基準を初めて設けた。また、TrPsが引き起こす疼痛関連パターンの詳細の地図を体内のすべての筋に関して作成した。現在、筋筋膜性疼痛症候群は、疼痛管理の専門家の間でも（Harden et al. 2000）、痛みを抱える患者を診る家庭医の間でも、主要な診断の1つになっている（Skootsky et al. 1989）。

　筋筋膜の圧痛は、カイロプラクティックの歴史を通じてつねに関心の的だった。「サブラクセーション」の一部として現れる傍脊柱筋の局所の圧痛は、カイロプラクティックが誕生した当初からカイロプラクティックの概念の中心的な特徴と言われたほどである。異論はあるものの、レイモンド・ニモの業績（Nimmo 1962, 1992）は、カイロプラクティック業界では、このテーマに関する最も初期の、そしておそらく現在でも最も確立された考え方を示していると言えるだろう。コーヘンとギボンズ（Cohen et al. 1998）は、ニモの業績は「骨を動かすという考え方から、骨を動かす筋に働きかける、という考え方へ概念を飛躍させたことである」と述べている。Schneider（1994, 2001）は、ニモの業績をすべて集め、吟味している。ニモは1950年代にTrPsの病理生理学について解説したが、これは今でも正確で高度に洗練された理論だとされている。

---

[a] カナディアン・メモリアル・カイロプラクティック大学（Canadian Memorial Chiropractic College）、カナダ、オンタリオ州トロント

[b] ピッツバーグ大学健康リハビリテーション学部（School of Health and Rehabilitation Sciences, University of Pittsburgh）ペンシルヴェニア州ピッツバーグ

再版のリクエストは：Howard Vernon, DC, PhD, Canadian Memorial Chiropractic College, 6100 Leslie St, Toronto, Ontario, Canada M2H 3J1 (e-mail: hvernon@cmcc.ca).
受付2008年4月29日；改訂2008年5月14日；採択2008年6月1日。2008.0161-4754/ $34.00 Copyright © 2009 by National University of Health Sciences.doi: 10.1016/j.jmpt.2008.06.012

A. Oxford Rating Scale (Phillips et al. 2001, Sackett et al. 2000)
1a: 均質なランダム化比較試験の系統的レビュー
1b: 信頼区間が狭い個々のランダム化比較試験
1c: 全か無か
2a: 均質なコホート研究の系統的レビュー
2b: 個々のコホート研究（追跡率80％未満など質の低いランダム化比較試験を含む）
2c: アウトカム研究；生態学的研究
3a: 均質性があるケースコントロール研究の系統的レビュー
3b: 個々のケースコントロール研究
4: ケースシリーズ（質の低いコホート研究とケースコントロール研究）
5: 明確な批判的評価や、生理学、基礎実験、「第一原理」にもとづかない専門家の意見
B. SIGNのチェックリスト
1. ++＝方法論的尺度をすべて、あるいはほとんど満たしている／バイアスを最大限低減している
2. +＝尺度の一部を満たしている／バイアスをある程度低減している
3. −＝尺度がほとんど、あるいはまったく満たされていない／明らかにバイアスがかかっている

図A.6　採択した研究のレーティング。

このテーマについてはその他シュナイダー（Schneider 1990, 1994, 1995, 2001）、パール（Perle 1989, 1995）、ヘインズ（Hains 2002, 2002）、ハマー（Hammer 2007）などのカイロプラクティック医が執筆している。なかでもハマーが執筆した画期的な教科書は第3版を重ねている。カイロプラクティックで使われるさまざまな軟部組織テクニックに関しては、症例報告やテクニカルレポートも数多く残されている。MPSの分野では、カイロプラクティックは一般に補完代替療法（CAM）の一種だとみなされている。補完代替療法は筋筋膜性疼痛やTrPsの治療でごく普通に使われており、この分野ではカイロプラクティックと補完代替療法はかなり重複しているといえる。

方法

カイロプラクティックのガイドラインと臨床評価基準に関する評議会（CCGPP）のプロセスでは、特定の体の部位に関する臨床の病訴は他のレビューに振り分けている。そこで本レビューの調査戦略には、それ以外のカイロプラクティック治療だけを特定しなければいけないという制約があった。言い換えると、どのような種類であっても腰痛、首の痛み、上肢の痛み（肩、肘、手首）、下肢の痛み（股関節、膝、足首、足）に対するカイロプラクティック治療の効果を調べた研究は対象外にした。つまり、MPSとTrPsのカイロプラクティック治療を扱った研究だけを対象にしたのである。そのため、本調査では次の基準に合致するものだけを採択している：徒手療法、トリガーポイント、筋筋膜性疼痛症候群（MeSH〈医学件名標目表〉：筋骨格系のマニピュレーション、筋筋膜性疼痛症候群〈顎関節にまで広げていないもの〉）、保守療法、レーザー、鍼療法、超音波療法（US）、電気療法、自然療法。1865-2007。英語またはドイツ語。人体実験。

一次資料による検索を行った後、「関連リンク」にもとづいて二次資料による検索を行った。特に系統的レビューや臨床レビュー、ランダム化比較試験、保守療法（vs筋骨格系マニピュレーションのみ）を積極的に調べたほか、一次資料による調査で名前があがった著者の論文をさらに調べた。最後に被引用情報のレビューを手で行い、ほかに適切な研究がないかを探した。

このような調査をPubMed、Cumulative Index to Nursing and Allied Health Literature、Index to Chiropractic Literature（ICL）、Manual, Alternative, and Natural Therapy Index System（MANTIS）、Excerpta Medica Database、National Guidelines Clearinghouse、Database of Abstracts of Reviews of Effects、Turning Research Into Practice Databasesで行った。抽出した発表済み文献は、the Oxford Rating Scale（Phillips et al. 2001, Sackett et al. 2000）とScottish Intercollegiate Guidelines

Network (SIGN) のチェックリストを用いてレーティングした（図A.6を参照）。

本レビューでは、記述的研究についての発表済みのエビデンスはどのレベルでも採択した。臨床ガイドライン、系統的レビュー、臨床試験、コホート研究やケースシリーズ、症例研究、臨床レビューなどである。エビデンスをレーティングする際には、the Oxford Rating Scale (Phillips et al. 2001, Sackett et al. 2000) に従って勧告を組み立て、以下の通りレーティングした：

一貫性レベル1の研究
一貫性レベル2または3研究：レベル1の研究から推定
レベル4の研究：レベル2または3研究からの推定
レベル5の研究：極めて不安定、あるいはどのレベルにも入れられない

結果

徒手療法

徒手療法の系統的レビュー：完全な系統的レビューが2本あった（Fernandez de las Penas et al. 2005, Rickards 2006）。これらのレビューのレーティングは1a（Oxford Scale）、エビデンスはSIGNのチェックリストで2+の質とされた。

Fernandez de las Penas et al. (2005) は、採択する研究の選別基準を以下の通りにしていた：

臨床比較試験またはランダム化比較試験で、なんらかの徒手療法（ストレイン／カウンターストレイン、虚血圧迫、横断摩擦マッサージ、スプレー・ストレッチ、筋エネルギーテクニック）をMTrPs（筋筋膜のトリガーポイント）の治療に用いたもの。

モビライゼーションやマニピュレーションは、明確には含まれていないようである。この研究の「臨床カテゴリー」に適用した基準は「MTrPs」だが、MPSについてはレビューの最後の方で言及している。体の他の部位に関する臨床的な病訴（背中の痛み、首の痛み、手足の痛みなど）に関して、さらに細かい基準は使っていなかった。この研究戦略は、本レビューのために作成した戦略と一致しているように思える。体の他の部位特有の痛みを患者が訴えたときのカイロプラクティックの治療については、CCGPPの別のレビューで扱っているからである。

Fernandez de las Penas et al. (2005) は、採択できる試験を7つ選んだ（SIGN＝2＋／Oxford Scale ratings＝1b）。そのうちの4つは、十分質が高いと認められている（>5/10 on the Physiotherapy Evidence Database Scale）。

- Gam et al. (1998) (Physiotherapy Evidence Database score＝6/10)
- Jaeger & Reeves (1986) (2/10)
- Hanten et al. (2000) (3/10)
- Hong et al. (1993) (6/10)
- Hou et al. (2002) (5/10)
- Hanten et al. (1997) (5/10)
- Dardzinski et al. (2000) (1/10)

これらの研究で使われた介入方法は次の通りである（括弧内は研究の数）：スプレー・ストレッチ（2）、軟部組織マッサージ（2）、虚血圧迫（2）、後頭骨リリースエクササイズ（1）、ストレイン／カウンターストレイン（SCS）（1）、筋筋膜リリース（1）。以下の重要な発見があった：

MPSの治療にあたり、さまざまな徒手療法の有効性（プラセボ以上の効果）を検査した研究は……2本だけだった（Gam et al., 1998〈マッサージ〉とHanten et al., 2000〈後頭骨リリース〉）。これらの研究では、各介入の間に差異はなかった（Fernandez de las Penas et al. 2005）。

この研究グループではもう1つ、治療時間に関する重要な成果が得られた。これらの研究の多くは、痛みと圧痛に関して即時効果のみを調査していた（Jaeger & Reeves 1986, Hong et al. 1993, Hou et al. 2002, Hanten et al. 1997）。虚血圧迫と、5回の治療でのエクササイズによる短期的効果について比較した研究は1本（Hanten et al. 2000）、長期的効果（半年）を調査した研究は2本だった。そのうちの1本は、超音波療法にマッサージのコースを加え（Gam et al. 1998）、もう1本はエクササイズにSCSを加

えていた（Daedzinski et al. 2000）。1コースの治療について研究した後者の研究はどちらも、利用した徒手療法（マッサージまたはSCS）を他の治療法と併用していたため、報告された成果に徒手療法のみでどれだけの貢献をしたかを区別することはできなくなっている。

　Fernandez de las Penas et al.（2005）は、MTrP（MPS）の治療で使う徒手療法については、種類を問わず、ランダム化比較試験（RCT）がほとんど行われていないことを受け、「MTrPsが引き起こすMPSの治療に際し、徒手療法にプラセボ効果以上の効果があるという仮説は、現代の研究では支持もされなければ否定もされていない」と結論づけた。それでも彼らは、これらの試験で使った集団の一部では症状が改善したというエビデンスもあることを認め、さらなる研究を行う根拠になるとしている。

　Rickards（2006）のレビューでは、潜在性ではなく活動性TrPsに対する保守療法（この項目に関しては徒手のみ）のRCTを採択基準とした。そのなかで、患者が訴えた痛みの発現を利用し、少なくとも局所の圧痛や索状硬結など明らかにTrPといえる診断が含まれる。各研究は20点満点の尺度でレーティングした。しかし、採択する際にカットオフ値が設定されていなかった。リッカーズはChatchawan et al.（2005）、Fernandez de las Penas et al.（2006）、Hanten et al.（1997）、Hou et al.（2002）、Edwards & Knowles（2003）の論文を採択した。

　本レビューで評価するため、この研究グループについては以下のコメントをした。(1) Chatchawan et al.（2005）のマッサージ療法に関する研究は、対象グループを慢性腰痛と明言しているので、腰痛に関するCCGPPレビューに含まれるだろう。(2) Fernandez de las Penas et al.（2006）の研究は以下に含まれる。(3) Hanten et al.とHou et al.の研究は、上記のFernandez de las Penas et al.のレビューに含まれている。(4) Edwards & Knowles（2003）の試験は徒手療法を含んでいなかった（自動ストレッチとトリガーポイント鍼のみを調査していた）。そのため、徒手療法に関して言えば、リッカーズのレビューのなかには本レビューで使える文献が実質的になかった。

　コクラン共同計画のプロトコールでNon-invasive physical treatments of myofascial painと題するKilkenny et al.（2007）が見つかった。このプロトコールには、現在は結果が含まれていない。しかし、この文献は追加参考文献、特に発表済みの臨床試験と系統的レビューに関する参考文献として利用されていた。

徒手療法の施術ガイダンス：以下の施術ガイダンスが見つかった：

　Institute for Clinical Systems Improvement (ICSI)。慢性痛の評価と管理。Bloomington (MN)：Institute for Clinical Systems Improvement (ICSI)；2005 Nov。MPSまたはTrPsの治療で勧告された物理（徒手）療法はない。

　Work Loss Data Institute。疼痛（慢性）。Corpus Christi (TX)：Work Loss Data Institute；2006. Myofascial pain syndrome, physical therapy：14-21日。

徒手療法のRCT：今回の検索により、Fernandez de las Penas et al.（Gam et al. 1998）のほかにも脊柱（Terrett & Vernon 1984〈2+/2b〉)、頚椎（Vernon et al. 1990〈2+/2b〉))、腰仙骨（Cote et al. 1994〈2+/2b〉)）の傍脊柱筋の圧痛に脊椎マニピュレーションを行ったときの効果を調べたRCT（Oxford Scale rating = 1bまたは2b）が3本見つかった。3本の研究はどれも、局所の筋痛の閾値に対する介入の即時効果しか調査していなかった（Terrett & Vernon（1984）は電気刺激、Vernon et al.（1990）とCote et al.（1994）は押圧刺激）。頚椎や傍脊柱筋のモビライゼーションと比較したとき、疼痛閾値は即時に統計的に有意に高まったが、腰仙骨の軟部組織は有意に高まらなかった。

　Vicenzino et al.（1996）（2+/1b）は、「テニス肘」と診断された患者に頚椎モビライゼーションを行ったとき、上腕骨外側上顆の圧痛点における圧疼痛閾値（PPT）に即時効果が現れたことについて報告している。プラセボ群と対照群を比較したとき、上腕骨外側上顆のPPTが統計的に有意に高まったのはモビライゼーション群（この研究では〈マニピュレーション〉と表現している）のみという結果だった。

　Greene et al（1990）（2+/1b）は、皮膚抵抗レベルに関して3日間にわたり3度、4種類の治療をしたときの効果を調査した。胸部にTrPsがある患者をランダム化し、オステオパシーテクニック（OMT）、レーザー治療、OMTとレーザー治療の併用、シャムレーザー治療のいずれかを行った。

どの治療群も効果に有意な差はなかった。

　Atienza Meseguer et al.（2006）（2+/1b）は、僧帽筋にTrPがある患者54人を典型的SCS群、修正したSCS群、対照群に振り分けた。対照群と比較すると、どちらの治療群もPPTは即時に改善したが、両群間に差はなかった。

　Fryer and Hodgson（2005）（2+/1b）は、僧帽筋上部に筋筋膜TrPがある患者37人を対象に徒手圧迫リリースとシャム筋筋膜リリースを比較した。徒手圧迫による介入を行った直後に対照群と比較したところ、PPTが統計的に有意に高まっていた。これは組織の感受性が変化したためである。

　Fernandez de las Penas et al.（2006）（2+/1b）は、僧帽筋上部に筋筋膜TrPがある患者40人を対象に虚血圧迫と横断摩擦マッサージを比較した。どちらの群も、2分以内にPPTが有意に高まった。両群の間に差はなかった。

結論：RCT

　合計14のRCTを得ることができた。Fernandez de las Penas et al.（2005）がレビューを行った7つの試験は、質の差に大きな開きがあった。14のうち10の試験はTrPや圧痛点のレーティングに関して即時の変化のみを調べていた。ほかの2つの試験は3-5日の短期的治療の成果について報告し（Hanten et al. 2000、Greene et al. 1990）、さらにほかの2つの試験は6カ月後の成果を報告していた（Gam et al. 1998、Dardzinski et al. 2000）。「即時」に調査を行った試験の成果をまとめると、脊椎マニピュレーション（3つの実験のうち2つ）、スプレー・ストレッチ（2つの実験）、虚血圧迫（3つの実験）、横断摩擦マッサージ（1つの実験）、SCS（1つの実験）は圧痛の低減に効果があったことを示していた。モビライゼーション群と対照群を比較した試験では、圧痛スコアに有意な差はなかった。TrPの圧痛の即時緩和になんらかの徒手療法を利用することを支持する、やや強いエビデンスがあると言えるだろう。

　短期的効果（3-5日）を調べた2つ試験は、オステオパシーテクニックと虚血圧迫それぞれにTrPの圧痛低減効果があることを示した。長期的効果を調べた試験の1つでは、6カ月後のTrPの圧痛と全身の痛みに臨床的に大きな変化があったのに対し、もう1つの試験はマッサージの効果が限定的であることを示していた。TrPsとMPSを長期的に管理する際に徒手療法を利用することに関しては、限定的に支持するエビデンスしか得られなかったと言える。

　徒手療法の症例報告：ICLまたはMANTIS（付録A）を検索したところ、カイロプラクティックに関する文献のなかから26本の症例報告が見つかった。これらの症例報告では、手の痛み、腰方形筋のTrPに起因する腰の痛み、手首の痛み、線維筋痛症、上部四半分症候群、MPS、全身のTrPsがある患者のTrP治療を扱っていた。

　徒手療法の臨床レビュー：筋筋膜性疼痛の著名な専門家による最新の臨床レビューでは（Hong 2004, Gerwin 2005, Alvarez & Rockwell 2002, Simons 2002, Harden 2007, Lavelle et al. 2007）、TrPsとMPSの治療に各種の徒手療法を使うことを支持していた。これらはレベル5（Oxford Rating）のエビデンスとして分類されている。

　Harden（2007）によると、MPSを治療する際の主な目的は、痛みと炎症の緩和、さらなる損傷の予防、スパズムの低減、異常な姿勢の矯正、循環の改善である。そして、これらの目的を達成するにあたり、以下の治療法を支持している：

- 急性段階
    - 冷却
    - イオン導入法
    - 超音波
    - スプリンティング
- 姿勢や人間工学に関する教育
- マッサージ
- 筋筋膜リリース
- エクササイズと姿勢の矯正
- レーザー治療：効能は不明
- 鍼療法：効能は不明

　Hong（2004）は、MPS治療の第一原則は、主な病変であることが予想される部位（セクション1）を特定し、治療することだと推奨している。これを行った後に、そして活動性TrPsが依然として痛みを発している場合のみ、TrPsを直接治療するべきである。Hongは、治療プロセスのこの段階では、筋緊張のリリースを最初の目的とするよう勧めている。また、活動性TrPそのものの治療プロセスは7段階あるとしている：

i. 痛みを認識する：活動性TrPsは治療するが、潜在性TrPsは治療しない
ii. キーTrPを見つける。活動性TrPsのなかで最も痛みが強く、最も関連痛を引き起こしているものである
iii. 保守療法vs積極的療法：この原則は、主な病変にもキーTrPにも当てはまる。治療はまず「理学療法など非侵襲的な療法」と言われるものから始め、より侵襲的な治療法へと徐々に移行する
iv. 急性TrPsと慢性TrPs：これらを区別しておくと、痛みの急性期と慢性期に使う治療法を決定する際に役立つ
v. 浅層TrPsと深層TrPs：TrPが深層にあると、異なる治療法を使う必要が生じる
    a. 浅層：深部圧迫マッサージ
    b. 深層：ストレッチ、超音波、レーザー、鍼療法、指圧、局所の注射
vi. 個人の好み：治療にはいろいろな形態があり、患者ごとに快適さや親しみやすさの感じ方が異なるので、治療は患者の好みにも合うように組み立てる
vii. その他検討すべき事項：コストや時間など

Hongは、TrPsの治療には徒手療法が重要であることをかなり強調している。そして、徒手療法では以下の側面が重要であることを示した：

- 短縮した筋（または索状硬結）の伸張
- 局所の循環の改善
- 誘導刺激
- その他の反射効果

Gerwin（2005）も、局所のTrPに対する治療と永続的要因に対する治療を分けて行うプロトコルを支持している。局所のTrPの場合、筋膜のTrPをリリースするために手でTrPを圧迫してから、局所を伸張するために筋筋膜リリーステクニックを使い、さらに体のその部位の筋が長くなった状態を長期的に保つために「治療ストレッチ」を行うよう勧めている。永続的要因の場合は、よくない姿勢の矯正や関節の機能障害の矯正を含めている。この治療を行った後に、予防的戦略も含めて身体状態、ストレッチング、持久力を改善するアクティブ・プログラムを行うべきである。残念ながらこのアプローチのエビデンスとなる研究は紹介されていなかった。

Simon（2002）は、TrPの形成メカニズムや永続メカニズムを吟味し、適切な治療アプローチを導き出している。このレビューで支持された治療法は以下の通りである：

- 等尺性収縮後弛緩とリリース
- トリガーポイント（徒手）圧迫リリース
- 上記の2つの治療法の併用
- トリガーポイントマッサージ

このアプローチを支持しているとして引用されているのはLewit（1986）の研究のみである。上記以外の治療法としては、促通テクニック、鍼療法、SCS、微弱電流、超音波、レーザーを非侵襲的な治療法として言及だけしている。

Alvarez and Rockwell（2002）のレビューは、鍼療法、オステオパシーテクニック、マッサージ、指圧、超音波、温熱、冷却、ジアテルミー、経皮電気神経刺激（TENS）、「スプレー・ストレッチ」テクニックなど、非侵襲的な治療法をリストアップしているだけである。これらの治療法に関しては臨床試験によるエビデンスはない。Travell and Simons（1983）のマニュアルに記された権威ある研究を参照しているのが、唯一の根拠である。

Lavelle et al.（2007）は、スプレー・ストレッチ、TENS、理学療法、マッサージは効能があると支持している。

臨床レビューに対する批判

徒手療法：5年以内に行われた6つのレビューすべてにおいて、MPS治療の際にTrPに徒手療法を行うことが支持

表A.1　文献レビュー：全研究

研究の種類	Oxfordレベル	数
系統的レビュー	1a	2
系統的レビューのプロトコール		1
実践ガイドライン	1a	2
RCT	1b	11
RCT	2b	3
ケースシリーズ	4	3 (Grobli; Anderson; Grawford)
症例報告	5	17
臨床レビュー（2000-2005から選択）	5	6

表A.2 文献レビュー：MPSまたはTrPsに対する徒手療法のランダム化比較試験（2bと表記されたもの以外はすべて、Oxfordで1bとレーティングされている）

RCT	時期	徒手療法	成果
Terret & Vernon 1986 (2b)	即時	脊椎マニピュレーション	脊椎マニピュレーション＞モビライゼーション
Jaeger & Reeves 1986	即時	スプレー・ストレッチ	各群間の効果が有意
Greene et al 1990	3日	オステオパシーテクニック（OMT）	OMTにレーザー治療を併用した群としない群と、対照群の間に差はなかった
Vernon et al 1992（2b）	即時	脊椎マニピュレーション	SMT＞対照群
Hong et al 1993	即時	スプレー・ストレッチ、徒手による深部圧迫	深部圧迫マッサージのほうが比較群より効果があった
Cote et al 1994（2b）	即時	脊椎マニピュレーション	脊椎マニピュレーション＝対照群
Hanten et al 1997	即時	徒手によるモビライゼーション	モビライゼーション群、エクササイズ群、対照群の間に有意な差はなかった
Gam et al 1998	6カ月	マッサージ	マッサージに本物の超音波を併用した群とシャム超音波を併用した群と対照群の間に有意な差はなかった
Hanten et al 2000	5日	虚血圧迫	虚血圧迫＞疼痛と圧痛対策エクササイズ
Dardzinski et al 2000	6カ月	SCS	各群間で臨床的に重要な変化がみられた
Hou et al 2002	即時	虚血圧迫	虚血圧迫＞対照群
Fryer & Hodgson 2005	即時	徒手による圧迫リリース vs シャム対照群	徒手による圧迫リリース＞対照群
Fernandez-de-las Penas et al 2006	即時	虚血圧迫と横断摩擦マッサージ	虚血圧迫＝横断摩擦マッサージ
Atienza Meseguer et al 2006	即時	SCS	SCS＞対照群

SMTは脊椎マニピュレーション療法の略。

された。これらのレビューのなかで、この立場を支持する臨床試験を参照した文献はない。上記のように吟味した11の試験はどれも、これらのレビューでは引用されていなかった。このように、著名な専門家によるレビューというレベルでさえ、TrPsの治療で使用する徒手療法の種類に関してとりあえず一致した意見と、発表された文献から得られたエビデンスとの間には不一致が見られた。

その他の治療法：Harden（2007）のみが、Esenyel et al.（2000）（超音波＋ストレッチングvsトリガーポイント鍼＋ストレッチングvsストレッチングのみ）の臨床試験とSimunovic et al.（1998）（レーザー療法）のケースシリーズをこの種の治療法の臨床研究として引用し、またGam et al.（1998）のレーザー療法のレビューを引用していた。他のレビューは、TrPs治療に非侵襲的な治療法を推奨する際に、臨床研究という形での支持は示していない。

徒手療法のエビデンスの根拠：本レビューで得られた文献については、表A.1とA.2に取りまとめた。

徒手療法の臨床実践に対する勧告

1. TrPsの即時疼痛緩和を行う際になんらかの徒手療法を使うことは、やや強いエビデンスのもとに支持された。エビデンスレベルはBである
2. TrPsとMPSを管理する際に、長期的に徒手療法を使うことを支持するエビデンスは限定的だった。エビデンスレベルはCである

その他の保守療法

その他の保守療法の系統的レビュー：徒手療法以外

表A.3 Rickards (2006) のレーザー療法の研究 (n = 6研究)

研究	治療	成果
Gur et al. (2004)	レーザーvsプラセボ	レーザー>プラセボ
Snyder-Mackler et al. (1989)	レーザーvsプラセボ	レーザー>プラセボ
Ceccherelli et al. (1989)	レーザーvsプラセボ	レーザー>プラセボ
Hakguder et al. (2003)	レーザーとストレッチングvsプラセボとストレッチング	レーザー>プラセボ
Ilbuldu et al. (2003)	レーザーvsトリガーポイント鍼vsプラセボ	レーザー>トリガーポイント鍼 レーザー>プラセボ
Atlan et al. (2003)	レーザー+エクササイズ+ストレッチングvsプラセボ+エクササイズ+ストレッチング	レーザー=プラセボ（他の治療法が改善に寄与したと考えられる）

表A.4 Rickards(2006)の電気療法の研究(n = 5研究)

研究	治療	成果
Graff-Radford et al. (1986)	A: TENSモードA B: TENSモードB C: TENSモードC D: TENSモードD E: プラセボTENS	B>C、D>A、E (B=100 Hz)
Farina et al. (2004)	FREMS vs TENS	FREMS=TENS
Hsueh et al. (1997)	A: プラセボ電気療法 B: TENS C: EMS	TENS>EMS、プラセボ
Ardic et al. (2002)	A: TENS+ストレッチング B: EMS+ストレッチング C: ストレッチング	A=B>C
Tanrikut et al. (2003)	A: HVGS+エクササイズ B: プラセボHVGS+エクササイズ C: エクササイズ	A>B、C

表A.5 Rickards(2006)の磁気療法の研究(n = 3研究)

研究	治療	成果
Brown et al. (2002)	磁気vsプラセボ	磁気>プラセボ
Smania et al. (2005)	A: RMS B: TENS C: プラセボ超音波	A>B>C
Smania et al. (2003)	A: RMS B: プラセボRMS	A>B

RMSは反復磁気刺激の略。

表A.6 Rickards(2006)の超音波療法の研究(n = 4研究)

研究	治療	成果
Gam et al. (1998)	A: 超音波+マッサージ+エクササイズ B: プラセボ超音波+マッサージ+エクササイズ C: 対照群	A=B=C
Maljesi & Unalan (2004)	A: 強力な超音波 B: 通常の超音波	A>B
Lee et al. (1997)	A: プラセボ超音波 B: 超音波 C: 電気療法 D: 超音波+電気療法	C>A
Esenyel et al. (2000)	A: 超音波+ストレッチング B: TrP注射+ストレッチング C: ストレッチング	A、B>C

の治療法を扱ったレビューは2本見つかった（Rickards 2006, Cummings & White 2001）。Rickards (2006) のレビューでは、潜在性TrPsではなく活動性TrPsに対する保守療法のRCTを採択基準とした。ここでは、患者が訴えた痛みの発現を利用し、少なくとも局所の圧痛や素状硬結など、明らかにTrPsといえる診断が含まれる。各研究は20点

表A.7　Cummings and White（2001）の鍼療法の研究（n = 3）

研究	治療	成果
Birch & Jamison (1998)（首の痛み）	A: 浅層への鍼療法＋温熱 B: 間違った浅層の点への鍼療法 C: NSAID	3カ月後：A＞B、C
Johannson et al. (1991)（筋膜の痛みまたは頭痛）	A: 鍼療法 B: 咬合のスプリント C: 無治療対照群	3カ月後：A＝B＞C
Kisiel & Lindh (1996)（首の痛み）	A: 徒手による鍼療法 B: 物理療法	6カ月後：A＝B

NSAIDは非ステロイド抗炎症薬の略。

満点の尺度でレーティングした。しかし、採択する際にカットオフ値は設定されていなかった。このレビュー（以下）では、鍼療法の試験は採択されておらず、合計18の試験が採択された（表A.3-A.6）。Rickards (2006) の結論は、以下のスキームにもとづいている：

- 強いエビデンス：複数の質の高いRCTで一貫した結論が出ている
- 中程度のエビデンス：複数の質の低いエビデンスおよび／または単一の質の高いRCTで一貫した結論が出ている
- 限定的なエビデンス：単一の質の低いRCT
- 不明瞭なエビデンス：複数のRCTで一貫性がない、あるいは矛盾する結果が出ている
- エビデンスなし：エビデンスを特定できなかった
- 逆効果のエビデンス：負の変化が続くという結果がRCTで出ている

Rickardsは各治療法に関して以下の結論を導き出した：

レーザー：レーザー治療は短期的に効果があることを示す強いエビデンスが得られた。治療の種類、量、頻度についてはさらなる調査が必要である

TENS：TrPsを即時に緩和する効果があると思われることを示すエビデンス（不適当か？）が得られた

その他の電気療法：周波数調整神経刺激（FREMS）、高圧電気刺激（HVGS）、電気筋刺激（EMS）、干渉電流（IFC）の効果に関して、限定的なエビデンスが得られた

超音波：超音波はプラセボ効果と同等の効果しかないことを示す中程度のエビデンスが得られた

磁気：磁気に効果があることを示す予備的エビデンスが得られた

試験の大半は即時効果または短期的効果に関するもので、さらに多くの試験を、特に長期的効果に関して行う必要があると言及している。

Cummings and White（2001）は、筋筋膜性疼痛への「刺鍼療法」について、2000年までに発表された試験をすべて吟味している。そのうちの3つは、カイロプラクターが使う「典型的な」鍼療法に関するものだった。これは深部トリガーポイント鍼やその他の注射療法など、カイロプラクティックの治療アプローチの典型ではない治療法とは区別されている。CCGPPでは主訴の部位別に試験を分類するので、TrPsの治療と明記されていないものは今回のレビューでは除外した（表A.7）。Cummings and White (2001) は、ほとんどの治療群で顕著な改善が見られたと結論づけた。しかし、トリガーポイント鍼療法だけは、筋筋膜TrPsの治療に際して他の治療法より優れているとはいえなかった。同様に、これらのテクニックにプラセボ効果以上の特筆すべき効能があることを示すエビデンスは見つからなかった。これらに関してはさらにプラセボ効果を統制した試験を行う必要がある。

コクラン共同計画のプロトコルで「筋筋膜性疼痛に対する非侵襲的理学療法」（Kiklenny et al. 2007）と題する文献が見つかった。このプロトコルには、現在は結果が含まれていない。しかし、追加の参考文献、特に発表済みの臨床試験と系統的レビューに関する参考文献として利用されていた。

表A.8　その他の鍼療法に関する試験

研究	治療	成果
Ceccherelli et al. (2006) (首の痛み)	A: 体幹への鍼療法 B: 体幹への鍼療法＋関節への鍼療法	1カ月後と3カ月後：A＝B (どちらも痛みに効果あり)
Itoh et al. (2004) (腰の痛み)	A: 伝統的経穴への鍼療法 B: TrPsの浅層への鍼療法 C: TrPsの深層への鍼療法	3カ月後：A＞B、C（統計的に有意ではない）
Ceccherelli et al. (2002) (腰の痛み)	A: TrPの浅層への鍼療法 B: TrPの深層への鍼療法	3カ月後：B＞A
Goddard et al. (2002) (顎の痛み)	A: 鍼療法 B: シャム鍼療法	直後：A＝B
Ceccherelli et al. (2001) (肩の痛み)	A: TrPの浅層への鍼療法 B: TrPの深層への鍼療法	1カ月と3カ月後：B＞D

その他の保守療法のRCT：Rickards（Rickards 2006）とCummings and White（Cummings & White 2001）の研究はどちらもそれぞれ採択と除外の基準を設けていたため、数多くの研究が除外されている。RCTではないため、あるいはその他のさまざまな方法論的な理由によるものである。これら除外された試験をリストアップしたり吟味したりすると、これらのレビューの方法や結論と重複し、またそれらの価値を下げることになるので、ここでは行わない。現時点で検索すると、これらのレビューが行われた後に発表された文献や、これらのレビューでは検索されなかった試験（現時点ではMANTISとICLでも検索を行ったためだろう）が以下の分野に関していくつか見つかった：

鍼療法：筋筋膜性疼痛の治療において、TrPsに深部鍼療法を行うと最大3カ月効果が続いたことを示すエビデンスが追加されている（表A.8）

レーザー：Greene et al.（1990）は、レーザーvsオステオパシーテクニック（OMT）のみvsOMT＋レーザーvsシャムレーザーを胸部傍脊柱筋のTrPsに3日にわたって施術し、局所の皮膚抵抗のみを測定している。痛みや圧痛反応については測定していない。この研究はRickardsのレビューでは採択されなかっただろうし、同様に本レビューでも採択しない。

Olavi et al.（1989）は、全身の各所にある活動性TrPsに対し、赤外線レーザーとプラセボレーザーを照射したときの効果を比較した。そして圧疼痛閾値を施術直後と15分後に測定している。レーザー群、特に15分後に測定したレーザー群で統計的に有意な差があったことが示された。

電気療法：さらなる研究は得られなかった。

エクササイズ：「理学療法」としてRickards（2006）で採択された研究のほかには得られなかった。

スプレー・ストレッチ：Hou et al.（2002）の研究がセクション3で含まれているほか、Fernandez de las Penas et al.（2005）のレビューとRickardsのレビューの徒手療法のカテゴリーに含まれていた（Kilkenny et al. 2007）。これは、ほとんどの治療群が虚血圧迫を受けていたからである。このときその他の各種生理学的治療を受けたものも、受けていないものもある。これらの治療法のなかにスプレー・ストレッチが含まれていたため、Hou et al.（2002）は発表済みの臨床試験としては唯一この治療法を調べた文献となっている。Hou et alは、虚血圧迫にスプレー・ストレッチを加えて施術すると、TrPの感受性を即時に低減させる効果があることを発見した。TrPsに起因する痛みを管理する際にスプレー・ストレッチ療法を使った臨床試験はほかに発表されていない。それにもかかわらず、この治療法はTrPs治療における優れた手法として臨床の専門家にしばしば引用され

表A.8　文献レビュー：その他の保守療法すべての研究

研究の種類	Oxfordのレベル	数
系統的レビュー	1a	2
系統的レビューのプロトコール		1
実践ガイドライン	1a	2
RCT	1b	29

表A.10　勧告のまとめ

テーマ	結論とエビデンスレベルの強さ
マニピュレーション／モビライゼーション	レーティングB：短期的緩和 一部の徒手療法（マニピュレーション、虚血圧迫）を用いてMTrPsの痛みを即時緩和することを支持するやや強いエビデンスが得られた。 レーティングC：長期的緩和 一部の徒手療法を用いてMTrPsの痛みを長期的に緩和することを支持するエビデンスは限定的だった。
伝統的な非徒手療法	レーティングA：レーザー療法 MTrPsとMPSの治療にレーザー療法（各種レーザー）が有効であることを示す強いエビデンスが得られた レーティングB：TENS、磁気、鍼療法 MTrPsの疼痛を短期的に緩和する際にTENSが有効であることを示すやや強いエビデンスが得られた。 MTrPsとMPSの疼痛を緩和する際に磁気療法が有効であることを示すやや強いエビデンスが得られた。 MTrPsとMPSの疼痛を緩和する際にMTrPsの深層への鍼療法が最大3カ月有効であることを示すやや強いエビデンスが得られた。 レーティングC：電気療法、超音波 MTrPsとMPSの治療にEMS、HVGS、IFC、FREMSが有効であることを示すエビデンスは限定的だった。 MTrPsとMPSの治療で超音波はプラセボ程度の効果しかないというエビデンスと、他の治療法より効果があるというエビデンスがあり、矛盾していた。

ている。

超音波：Srbely and Dickey（2005, 2007）は44人の患者を対象に、僧帽筋のTrPsに治療強度vs低強度の超音波を施術した。僧帽筋のTrPs上の圧疼痛閾値は、第1群で44％（14.2％）高まった一方、第2群では高まらなかった。

他の保守療法に対するエビデンスの根拠：本レビューで得られたエビデンスについてはA.9に取りまとめた。

臨床実践に対する勧告

1. レーザー：TrPsとMPSの治療に際してレーザー療法が効果的であることを示す強いエビデンスが得られた。エビデンスレベルはAである
2. TENS：TENSにはTrPsの即時緩和効果があることを示すやや強いエビデンスが得られた。エビデンスレベルはBである
3. 電気療法：FREMS、HVGS、EMS、IFCなどその他の電気療法の効果を示すエビデンスは限定的だった。エビデンスレベルはCである
4. 超音波：TrPsとMPSの治療に際して、超音波にはプラセボ効果程度しかないのか、あるいは他の治療法より効果があるのかどうかに関しては、得られたエビデンスに矛盾があった。エビデンスレベルはCである
5. 磁気：TrPsとMPSの治療に際して磁気に効果があると思われることを示すエビデンスが得られた。エビデンスレベルはBである
6. 鍼療法：筋筋膜性疼痛を治療する際にTrPsに深部鍼療法を行うと、最大3カ月効果が続いたことを示すエビデンスが得られた。エビデンスレベルはBである

実践への適用
- トリガーポイント痛を短期的に緩和するためには、徒手療法が役立つことを示したエビデンスがある
- MPSを短期的、長期的に緩和するためには、レーザー療法と鍼療法が役立つことを示したエビデンスがある

結論

通常のカイロプラクティック療法を用いたMPSとTrPsの治療に関して、発表済みのエビデンスを吟味した。本レビューには系統的レビューから臨床試験、臨床レビューまで含まれているが、臨床試験のエビデンスのみを根拠にエビデンスのレーティングを行った。MPSとTrPsを治療する際に徒手療法といくつかの生理学的治療を使うことに関しては、許容できる程度のエビデンスがあることが支持された（表A.10）。

参考文献

L. Altan, U. Bingol, M. Aydae, M. Yurtkuran, 2003 Investigation of the effect of GA AS laser therapy on cervical myofascial pain syndrome. *Rheumatol Int* **25** 23–27.

D.J. Alvarez, P.G. Rockwell, 2002 Trigger points: diagnosis and management. *Am Fam Physician* **65** 653–660.

F. Ardic, M. Sarhus, O. Topuz, 2002 Comparison of two different techniques of electrotherapy on myofascial pain. *J Back Musculoskelet Rehabil* **16** 11–16.

A. Atienza Meseguer, C. Fernandez de las Penas, J.L. Navarro-Poza, C. Rodriguez-Blanco, J.J. Bosca Gandia, 2006 Immediate effects of the strain/counterstrain technique in local pain evoked by tender points in the upper trapezius muscle. *Clin Chiropr* **9** 112–118.

W. Bachop, Nov 20, 1980 *Letter to Raymond Nimmo*

S. Birch, R.N. Jamison, 1998 Controlled trial of Japanese acupuncture for chronic myofascial neck pain: assessment of specific and nonspecific effects of treatment. *Clin J Pain* **14** 248–255.

C.S. Brown, F.W. Ling, J.Y. Wan, et al. 2002 Efficacy of static magnetic field therapy in chronic pelvic pain: a double-blind pilot study. *Am J Obstet Gynecol* **187** 1581–1587.

F. Ceccherelli, L. Altafini, G. Lo Castro, et al. 1989 Diode laser in cervical myofascial pain: a double-blind study versus placebo. *Clin J Pain* **5** 301–304.

F. Ceccherelli, M. Bordin, G. Gagliardi, et al. 2001 Comparison between superficial and deep acupuncture in the treatment of shoulder myofascial pain: a randomized and controlled study. *Acupunct Electrother Res* **26** 229–238.

F. Ceccherelli, M.T. Rigoni, et al. 2002 Comparison of superficial and deep acupuncture in the treatment of lumbar myofascial pain: a double-blind randomized controlled study. *Clin J Pain* **18** 149–153.

F. Ceccherelli, P. Tortora, C. Nassimbeni, et al. 2006 The therapeutic efficacy of somatic acupuncture is not increased by auriculotherapy: a randomised, blind control study in cervical myofascial pain. *Complement Ther Med* **14** 47–52.

U. Chatchawan, B. Thinkhamrop, S. Kharmawan, et al. 2005 Effectiveness of traditional Thai massage versus Swedish massage among patients with back pain associated with myofascial trigger points. *J Bodywork Mov Ther* **9** 298–309.

J. Cohen, R. Gibbons, L. Raymond, 1998 Nimmo and the Evolution of Trigger Point Therapy, 1929-1986. *J Manipulative Physiol Ther* **21** (3),

J.H. Cohen, M. Schneider, 1990 Receptor-tonus technique: an overview. *Chiropr Technique* **2** 13–16.

P. Cote, S.A. Mior, H. Vernon, 1994 The short-term effect of a spinal manipulation on pain/pressure threshold in patients with chronic mechanical low back pain. *J Manipulative Physiol Ther* **17** 364–368.

T.M. Cummings, A.R. White, 2001 Needling therapies in the management of myofascial trigger point pain: a systematic review. *Arch Phys Med Rehabil* **82** 986–992.

J.A. Dardzinski, B.E. Ostrov, L.S. Hamann, 2000 Myofascial pain unresponsive to standard treatment. Successful use of strain and counterstrain technique in physical therapy. *J Clin Rheum* **6** 169–174.

J. Edwards, N. Knowles, 2003 Superficial dry needling and active stretching in the treatment of myofascial pain—a randomised controlled trial. *Acupunct Med* **21** 80–86.

M. Esenyel, N. Caglar, T. Aldemir, 2000 Treatment of myofascial pain. *Am J Phys Med Rehabil* **79** 48–52.

S. Farina, M. Casarotto, M. Bennelle, et al. 2004 A randomised controlled study on the effect of two different treatments (FREMS and TENS) in myofascial pain syndrome. *Eura Medicophys* **40** 293–301.

C. Fernandez de las Penas, C. Alonso-Blanco, J. Fernandez Camero, et al. 2006 The immediate effect of ischemic compression technique and transverse friction massage on tenderness of active and latent myofascial trigger points: a pilot study. *J Bodywork Mov Ther* **10** 3–9.

C. Fernandez de las Penas, M. Sohrbeck Campo, J. Fernandez Carnero, et al. 2005 Manual therapies in myofascial trigger point treatment: a systematic review. *J Bodywork Mov Ther* **9** 27–34.

G. Fryer, L. Hodgson, 2005 The effect of manual pressure release on myofascial trigger points in the upper trapezius muscle. *J Bodywork Mov Ther* **9** 248–255.

A.N. Gam, S. Warming, L.H. Larsen, 1998 Treatment of myofascial trigger points with ultrasound combined with massage and exercise: a randomized controlled trial. *Pain* **77** 73–79.

T.A. Garvey, M.R. Marks, S.W. Wiesel, 1989 A prospective randomized, double-blind evaluation of trigger-point injection therapy for low-back pain. *Spine* **14** 962–964.

M. Gatterman, H.K. Lee, 1995 Chiropractic adjusting techniques. In: D. Peterson, G. Weise, Ed. *Chiropractic: an illustrated history* Mosby: Chicago 240–261.

P.L. Gaucher-Peslherbe, 1995 *Fred Illi and sacroiliac dynamics* Lecture at the National College of Chiropractic: Lombard, IL

R.D. Gerwin, 2005 A review of myofascial pain and fibromyalgia—factors that promote their persistence. *Acupunct Med* **23** 121–134.

R.W. Gibbons, 1991 Joy Loban and Andrew P Davis: itinerant healers and schoolmen. *Chiropr History* **11** (1), 23

R.W. Gibbons, T. Thomas, 1995 *Lake and endo-nasal therapy* Paper delivered at National College of Chiropractic: Lombard, IL

G. Goddard, H. Karibe, C. McNeill, et al. 2002 Acupuncture and sham acupuncture reduce muscle pain in myofascial pain patients. *J Orofac Pain* **16** 71–76.

S.B. Graff-Radford, J.L. Reeves, B. Jaeger, 1986 Management of head and neck pain: the effectiveness of altering perpetuating factors in myofascial pain. *Headache* **27** 186–190.

C. Greene, D. Debias, D. Helig, et al. 1990 The effect of helium-neon laser and osteopathic manipulation on soft-tissue trigger points. *J Am Osteopath Assoc* **90** 638–639.

A. Gur, A.J. Sarac, R. Cevik, et al. 2004 Efficacy of 904 nm gallium arsenide low level laser therapy in the management of chronic myofascial pain in the neck: a double-blind and randomized controlled trial. *Lasers Surg Med* **35** 229–235.

G. Hains, 2002 Chiropractic management of shoulder pain and dysfunction of myofascial origin using ischemic compression techniques. *J Can Chiropr Assoc* **46** 192–200.

G. Hains, 2002 Locating and treating low back pain of myofascial origin by ischemic compression. *J Can Chiropr Assoc* **46** 257–264.

A. Hakguder, M. Birtane, S. Gurcan, et al. 2003 Efficacy of low level laser therapy in myofascial pain syndrome: an algometric and thermographic evaluation. *Lasers Surg Med* **33** 339–343.

W. Hammer, 2007 *Functional soft tissue examination & treatment by manual methods* ed 3 Jones & Bartlett: Sudbury (Mass)

W. Hanten, S. Olson, N. Butts, et al. 2000 Effectiveness of a home program of ischemic pressure followed by sustained stretch for treatment of myofascial trigger points. *Phys Ther* **80** 997–1003.

W.P. Hanten, M. Barret, M. Gillespie-Plesko, et al. 1997 Effects of active head retraction with retraction/extension and occipital release on the pressure pain threshold of cervical and scapular trigger points. *Physiother Theory Pract* **13** 285–291.

R.N. Harden, 2007 Muscle pain syndromes. *Am J Phys Med Rehabil* **86** (Suppl), S47S58.

R.N. Harden, S.P. Bruehl, S. Gass, et al. 2000 Signs and symptoms of the myofascial pain syndrome: a national survey of pain management providers. *Clin J Pain* **16** 64–72.

R.E. Harris, D.J. Clauw, 2002 The use of complementary medical therapies in the management of myofascial pain disorders. *Curr Pain Headache Rep* **6** 370–374.

S. Hayes, 1957 A new hypothesis for consideration on the subluxation. *J Natl Chiropr Assoc* **27** (7), 9–11.68–69

C.Z. Hong, 2004 Myofascial pain therapy. *J Musculoskelet Pain* **12** 37–43.

C.Z. Hong, Y.C. Chen, C.H. Pon, et al. 1993 Immediate effects of various physical medicine modalities on pain threshold of an active myofascial trigger point. *J Musculoskelet Pain* **1** 37–53.

C.R. Hou, L.C. Tsai, K.F. Cheng, et al. 2002 Immediate effects of various physical therapy modalities on cervical myofascial pain and trigger point sensitivity. *Arch Phys Med Rehabil* **83** 1406–1414.

T.C. Hsueh, P.T. Cheng, T.S. Kuan, et al. 1997 The immediate effectiveness of electrical nerve stimulation and electrical muscle stimulation on myofascial trigger points. *Am J Phys Med Rehabil* **76** 471–476.

E. Ilbuldu, A. Cakmak, R. Disci, et al. 2003 Comparison of laser, dry needling and placebo laser treatments in myofascial pain syndrome. *Rheumatol Int* **25** 23–27.

K. Itoh, Y. Katsumi, H. Kitakoji, 2004 Trigger point acupuncture treatment of chronic low back pain in elderly patients—a blinded RCT. *Acupunct Med* **22** 170–177.

B. Jaeger, J.L. Reeves, 1986 Quantification of changes in myofascial trigger point sensitivity with the pressure algometer following passive stretch. *Pain* **27** 203–210.

Job analysis of chiropractic *Job analysis of chiropractic* 1993 National Board of Chiropractic Examiners: Greeley (CO) 78

A. Johannson, B. Wenneberg, C. Wagersten, et al. 1991 Acupuncture in treatment of facial muscular pain. *Acta Odontol Scand* **49** 153–158.

M.B. Kilkenny, K. Deane, K.A. Smith, et al. 2007 Non-invasive physical treatments of myofascial pain (protocol). *Cochrane Library*

C. Kisiel, C. Lindh, 1996 Smartlindring med fysikalsk terapi och manuell akupnktur vid myofasciella nackoch skuldersmartor. *Sjukgymnasten* **12** (Suppl), 24–31.

E.D. Lavelle, W. Lavelle, H.S. Smith, 2007 Myofascial trigger points. *Med Clin North Am* **91** 229–239.

J.C. Lee, Lin Dt, C. Hong, 1997 The effectiveness of simultaneous thermotherapy with ultrasound and electrotherapy with combined AC and DC current on the immediate pain relief of myofascial trigger points. *J Musculoskelet Pain* **5** 81–90.

K. Lewit, 1986 Post-isometric relaxation in combination with other methods of muscular facilitation and inhibition. *Man Med* **2** 101–104.

E. Makous, 1995 Treating temporomandibular joint disorder with unique intraoral approach. *Adv Phys Ther* **6** 6–7.

J. Maljesi, H. Unalan, 2004 High power pain threshold ultrasound technique in the treatment of active myofascial trigger points: a randomized, double-blind case-control study. *Arch Phys Med Rehabil* **85** 833–836.

R.L. Nimmo, 1981 A technique for the correction of muscular imbalance of the temporomandibular joints. *Granbury (TX): The Receptor* **2** (2), 1–8.

R.L. Nimmo, 1969 An open letter to the chiropractic profession. *Dig Chiropr Econ* **1** 51

R.L. Nimmo, 1984 *Development of chiropractic (video cassette)* Texas College of Chiropractic: Pasadena (TX)

R.L. Nimmo, 1957 Receptors, effectors, and tonus: a new approach. *J Natl Chiropr Assoc* **27** (11), 21

R.L. Nimmo, 1981 *Some remarks on the development of receptor-tonus technique. Privately circulated response to Bachop* R. L. Nimmo: Granbury (TX)

R.L. Nimmo, 1971 Specificity and the law of facilitation in the nervous system. *Granbury (TX): The Receptor* **2** (1), 1–8.

R.L. Nimmo, 1986 Technique for the immediate release of headache and neck pain. *Granbury (TX): The Receptor* **2** (3), 1–15.

R.L. Nimmo, 1984 *The development of chiropractic through the perspective of Dr. Raymond Nimmo [videorecording]* Texas Chiropractic College: Pasadena (Tex)

R.L. Nimmo, 1963 *The receptor-tonus method course of instruction. Distributed at seminars* Included in letter to Dr. Stanley Hayes, Tucson (AZ)

R.L. Nimmo, 1992 *The receptor-tonus method* Texas Chiropractic College: Pasedena (Tex)

R.L. Nimmo, 1962 *The receptor-tonus method: directory* Self-published:

A. Olavi, G. Pekka, K. Pertti, et al. 1989 Effects of infrared laser therapy at treated and non-treated trigger points. *Acupunct Electrother Res* **14** 9–14.

S.M. Perle, 1995 Myofascial trigger points. *Chiropr Sports Med* **9** 106–108.

S.M. Perle, 1989 Understanding trigger points: key to relieving myotogenous pain. *Chiropr J* **3** 17

B. Phillips, C. Ball, D. Sackett, et al. 2001 *Levels of evidence* Oxford Centre for Evidence-based Medicine: Oxford, UK

W.S. Rehm, 1991 Price of dissension: the private wars of Leo L. Spears. *Chiropr History* **15** (1), 33

L.D. Rickards, 2006 The effectiveness of non-invasive treatments for active myofascial trigger point pain: a systematic review of the literature. *Int J Osteopath Med* **9** 120–136.

D.L. Sackett, S.E. Straus, Richardson, et al. 2000 *Evidence-based medicine: how to practice and teach EBM* Churchill Livingstone: Edinburgh, Scotland

M. Schneider, 1994 Receptor-tonus technique assessment. *Chiropr Tech* **6** 156–159.

M. Schneider, 1995 Tender points/fibromyalgia vs trigger points/myofascial pain syndrome: a need for clarity in terminology and differential diagnosis. *J Manipulative Physiol Ther* **18** 398–406.

M. Schneider, J. Cohen, 2001 The Collected Writings of Nimmo & Vannerson. *J Manipulative Physiol Ther* **32** (1), 14–24.

M.J. Schneider, 1990 Snapping hip syndrome in a marathon runner: treatment by manual trigger point therapy—a case study. *Chiropr Sports Med* **4** 54–58.

D.G. Simons, 2002 Understanding effective treatments of myofascial trigger points. *J Bodywork Mov Ther* **6** 81–88.

Z. Simunovic, T. Trobonjaca, Z. Trobonjaca, 1998 Treatment of medial and lateral epicondylitis—tennis and golfer's elbow—with low level laser therapy: a multicentre double-blind, placebo-controlled clinical study on 324 patients. *J Clin Laser Med Surg* **16** 145–151.

S.A. Skootsky, B. Jaeger, R.K. Oye, 1989 Prevalence of myofascial pain in general internal medicine. *West J Med* **151** 157–160.

N. Smania, E. Corato, A. Fiaschi, et al. 2005 Repetitive magnetic stimulation: a novel approach for myofascial pain syndrome. *J Neurol* **252** 307–314.

N. Smania, E. Corato, A. Fiaschi, et al. 2003 Therapeutic effects of peripheral repetitive magnetic stimulation on myofascial pain syndrome. *Clin Neurophysiol* **114** 350–358.

L. Snyder-Mackler, A.J. Barry, A.I. Perkins, et al. 1989 The effects of helium-neon laser irradiation on skin resistance and pain in patients with trigger points in the neck or back. *Phys Ther* **69** 336–341.

J. Srbely, J.P. Dickey, 2007 Randomized controlled study of the antinociceptive effect of ultrasound on trigger point sensitivity: novel applications in myofascial therapy. *Clin Rehabil* **21** 411–417.

J. Srbely, J.P. Dickey, 2005 Stimulation of myofascial trigger points causes systemic physiologic effects [abstract]. *J Can Chiropr Assoc* **49** 75

A. Tanrikut, N. Ozaras, H. Ali Kaptan, et al. 2003 High voltage galvanic stimulation in myofascial pain syndrome. *J Musculoskelet Pain* **11** 11–15.

A.C. Terrett, H. Vernon, 1984 Manipulation and pain tolerance. A controlled study of the effect of spinal manipulation on paraspinal cutaneous pain tolerance levels. *Am J Phys Med* **63** 217–225.

J.G. Travell, D.G. Simons, 1983 *Myofascial pain and dysfunction: the trigger point manual* Williams & Wilkins: Baltimore

J. Travell, S. Rinzler, 1952 The myofascial genesis of pain. *Postgrad Med* **11** 425–434.

J. Travell, D.G. Simons, 1983 *Myofascial pain and dysfunction: the trigger point manual* Williams and Wilkens: Baltimore Md

H.T. Vernon, P. Aker, S. Burns, et al. 1990 Pressure pain threshold evaluation of the effect of spinal manipulation in the treatment of chronic neck pain: a pilot study. *J Manipulative Physiol Ther* **13** 13–16.

B. Vicenzino, D. Collins, A. Wright, 1996 The initial effects of a cervical spine manipulative physiotherapy treatment on the pain and dysfunction of lateral epicondylalgia. *Pain* **68** 69–74.

さらに詳しく知るための参考文献

R.U. Anderson, D. Wise, T. Sawyer, et al. 2005 Integration of myofascial trigger point release and paradoxical relaxation training treatment of chronic pelvic pain in men. *J Urol* **174** (1), 155–160.

G. Brewer, F. Kampschroeder, L. Moore, 1990 Trigger point and transverse frictional massage: a case report. *Chiropr* **6** 40–42.

J.H. Cohen, R.W. Gibbons, L. Raymond, 1998 Nimmo and the evolution of trigger point therapy, 1929–1986. *J Manipulative Physiol Ther* **21** 167–172.

J.S. Crawford, J. Simpson, P. Crawford, 1996 Myofascial release provides symptomatic relief from chest wall tenderness occasionally seen following lumpectomy and radiation in breast cancer patients. *Int J Radiat Oncol Biol Phys* **34** (5), 1188–1189.

E. Daniells, T. Wood, 2003 Chiropractic care protocol versus stretching in the treatment of active trigger point in the extensor muscles of the hand and fingers. *Proceedings of the World Federation of Chiropractic, 7th Biennial Congress* 311–312.Toronto, ON

C. Davies, 2002 Trigger point therapy for carpal tunnel syndrome: self-applied massage of the forearms and scalenes. *J Am Chiropr Assoc* **39** 18–23.

G. De Franca, L. Levine, 1991 Quadratus lumborum and low back pain. *J Manipulative Physiol Therap* **14** 142–149.

C. Grobli, B. Dejung, 2003 Non-medical therapy of myofascial pain. *Schmerz* **17** 475–480.

S.C. Han, P. Harrison, 1997 Myofascial pain syndrome and trigger point management. *Reg Anaesth* **22** 89–101.

C. Hong, 2000 Specific sequential myofascial trigger point therapy in the treatment of a patient with myofascial pain syndrome associated with reflex sympathetic dystrophy. *Australas Chiropr Osteopath* **9** 7–11.

S.D. Howitt, J. Wong, S. Zabukovec, 2006 The conservative treatment of trigger thumb using Graston Technique and Active Release Techniques®. *J Can Chiropr Assoc* **50** 249–254.

H. Hsieh, C. Hong, 1990 Effect of chiropractic manipulation on the pain threshold of myofascial trigger point: a pilot study. *Proceedings of: International Conference on Spinal Manipulation* 359–363.

G. Hunter, 1998 Specific soft tissue mobilization in the management of soft tissue dysfunction. *Man Ther* **3** 2–11.

T. Hyde, 2003 Graston technique: a soft tissue treatment for athletic injuries. *DC Tracts* Fall

N.J. Kasunich, 2003 Changes in low back pain in a long distance runner after stretching the iliotibial band. *J Chiropr Med* **2** 37–40.

M.J. Kaye, 2001 Evaluation and treatment of a patient with upper quarter myofascial pain syndrome. *J Sports Chiropr Rehabil* **15** 26–33.

P. Leahy, 1995 Improved treatments for carpal tunnel and related syndromes. *Chiropr Sports Med* **9** (1), 6–9.

P.M. Leahy, 1996 *Active release techniques: soft tissue management system for the upper extremity* Self-published: Colorado Springs, CO

P.M. Leahy, L.E. Mock, 1992 Myofascial release technique and mechanical compromise of peripheral nerves of the upper extremity. *Chiropr Sports Med* **6** 139–150.

T.J. Melham, T.L. Sevier, M.J. Malnofski, et al. 1998 Chronic ankle pain and fibrosis successfully treated with a new noninvasive augmented soft tissue mobilization technique (ASTM): a case report. *Med Sci Sports Exerc* **30** (6), 801–804.

L.E. Mock, 1997 Myofascial release treatment of specific muscles of the upper extremity. Part 1. *Clin Bull Myofasc Ther* **2** (1), 5–23.

L.E. Mock, 1997 Myofascial release treatment of specific muscles of the upper extremity. Part 2. *Clin Bull Myofasc Ther* **2** (2/3), 5–22.

L.E. Mock, 1997 Myofascial release treatment of specific muscles of the upper extremity. Part 3. *Clin Bull Myofasc Ther* **2** (4), 51–69.

L.E. Mock, 1998 Myofascial release treatment of specific muscles of the upper extremity. Part 4. *Clin Bull Myofasc Ther* **3** (1), 71–93.

R. Mulcahy, J. Johnson, R. Witt, 1994 Treatment of myofascial pain utilizing an activator instrument on trigger points. *Chiropractic* **9** 45–46.

M. Schneider, 2001 *The collected writings of Nimmo and Vannerson: pioneers of chiropractic trigger point therapy* Michael Schneider: Pittsburgh (Pa)

G.W. Such, 2002 Manual care of the hyoid complex. *Top Clin Chirop* **9** 54–62.c/r

H. Vernon, M. Schneider, 2009 The Collected Writings of Nimmo & Vannerson. *J Manipulative Physiol Ther* **32** (1), 14–24.

M.J. Walsh, P. Wise, 2001 Chiropractic treatment of fibromyalgia: two case studies. *Chiropr J Aust* **31** 42–46.

ガイアブックスは
地球(ガイア)の自然環境を守ると同時に
心と身体の自然を保つべく
"ナチュラルライフ"を提唱していきます。

著者：

レオン・チャイトー（Leon Chaitow）

プロフィールはP.viii参照

翻訳者：

池田 美紀（いけだ みき）

東京大学文学部卒業。出版翻訳や吹替翻訳を中心に翻訳を手掛ける。共訳書に『ヘルスケア臨床現場におけるクリニカルマッサージ』、訳書に『最新カラーリングブック 筋骨格系の解剖学』『オステオパシー の内臓マニピュレーション』（いずれもガイアブックス）など。

Modern Neuromuscular Techniques
最新 ニューロマスキュラー・テクニック

発　　　行　2014年3月1日
発 行 者　平野 陽三
発 行 所　株式会社 ガイアブックス
　　　　　〒169-0074 東京都新宿区北新宿 3-14-8
　　　　　TEL.03(3366)1411　FAX.03(3366)3503
　　　　　http://www.gaiajapan.co.jp
印 刷 所　シナノ書籍印刷株式会社

Copyright GAIABOOKS INC. JAPAN2014
ISBN978-4-88282-910-2 C3047

落丁本・乱丁本はお取り替えいたします。
本書を許可なく複製することは、かたくお断わりします。

ガイアブックスの本

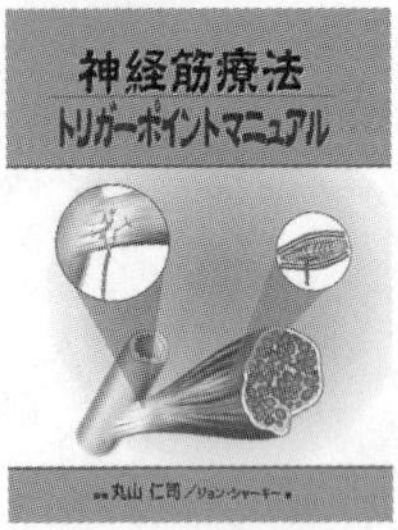

神経筋療法 トリガーポイントマニュアル

著者：ジョン・シャーキー
監修：丸山仁司

本体価格：3,800円
B5変型　232頁
オールカラー

神経筋療法とは軟組織の疼痛や損傷の治療を専門に扱う理学療法。難しい学術的なトピックを、理解しやすく科学的事実に基づいて提示。

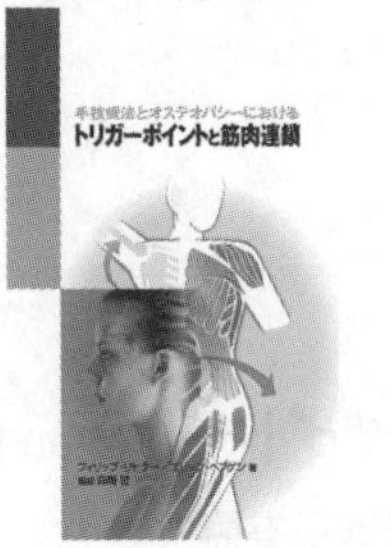

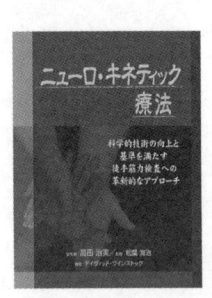

手技療法とオステオパシーにおける トリガーポイントと筋肉連鎖

著者：フィリップ・リヒター／
　　　エリック・ヘブゲン
監修：森岡 望

本体価格：3,800円
B5変型　248頁
2色刷

トリガーポイント療法と筋肉連鎖を簡潔にまとめた教本。日常の臨床の場ですぐに使える完全な参考書！

ニューロ・キネティック療法

著 者：デイヴィッド・
　　　ワインストック
総監修：高田治実
監 修：松葉潤治

本体価格：1,800円
B5変型　152頁

機能障害に陥った運動パターンに変化をもたらすニューロ・キネティック療法。豊富な写真で全身の筋と筋力検査、手順を概説する。

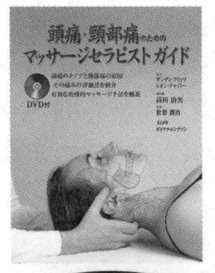

頭痛・頸部痛のための マッサージセラピストガイド

著 者：サンディ・フリッツ／
　　　レオン・チャイトー
総監修：高田治実
監 修：松葉潤治

本体価格：2,800円
B5変型　168頁
DVD付き

世界的権威の著者による実践ガイドブック。頭痛のタイプと頸部痛の原因、有効な治療的マッサージ、痛みの評価法などを収録。DVD付き。

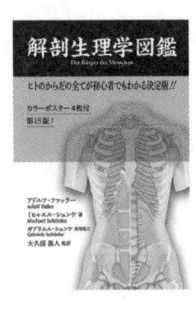

解剖生理学図鑑

著者：アドルフ・ファッラー／
　　　ミヒャエル・シュンケ
監訳：大久保眞人

本体価格：5,800円
B6変型　848頁
オールカラー
ポスター4枚付き

解剖生理学の入門書。豊富なカラー図版とともに人体の構造と機能を簡潔に理論立てて説明している。人体カラーポスター4枚付き。

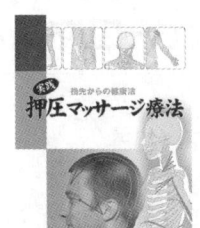

実践 押圧マッサージ療法

著者：クリスティーナ・ミルト
監修：三浦於菟

本体価格：3,300円
B5変型　312頁
オールカラー

直接手技で皮膚に刺激を加える押圧療法。基本手技に加え、豊富な写真で経穴をわかりやすく解説。病名別推奨経穴と施術方法も収録。

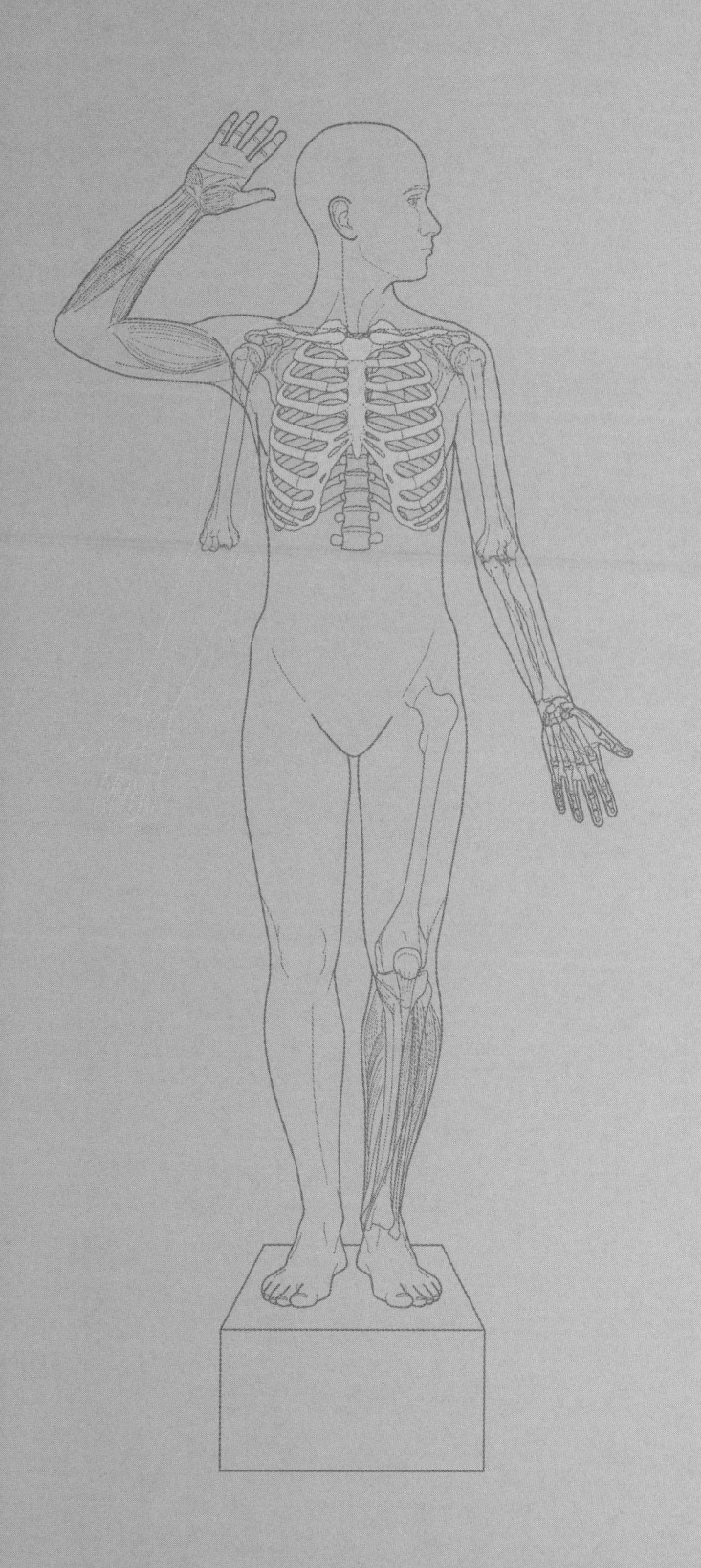

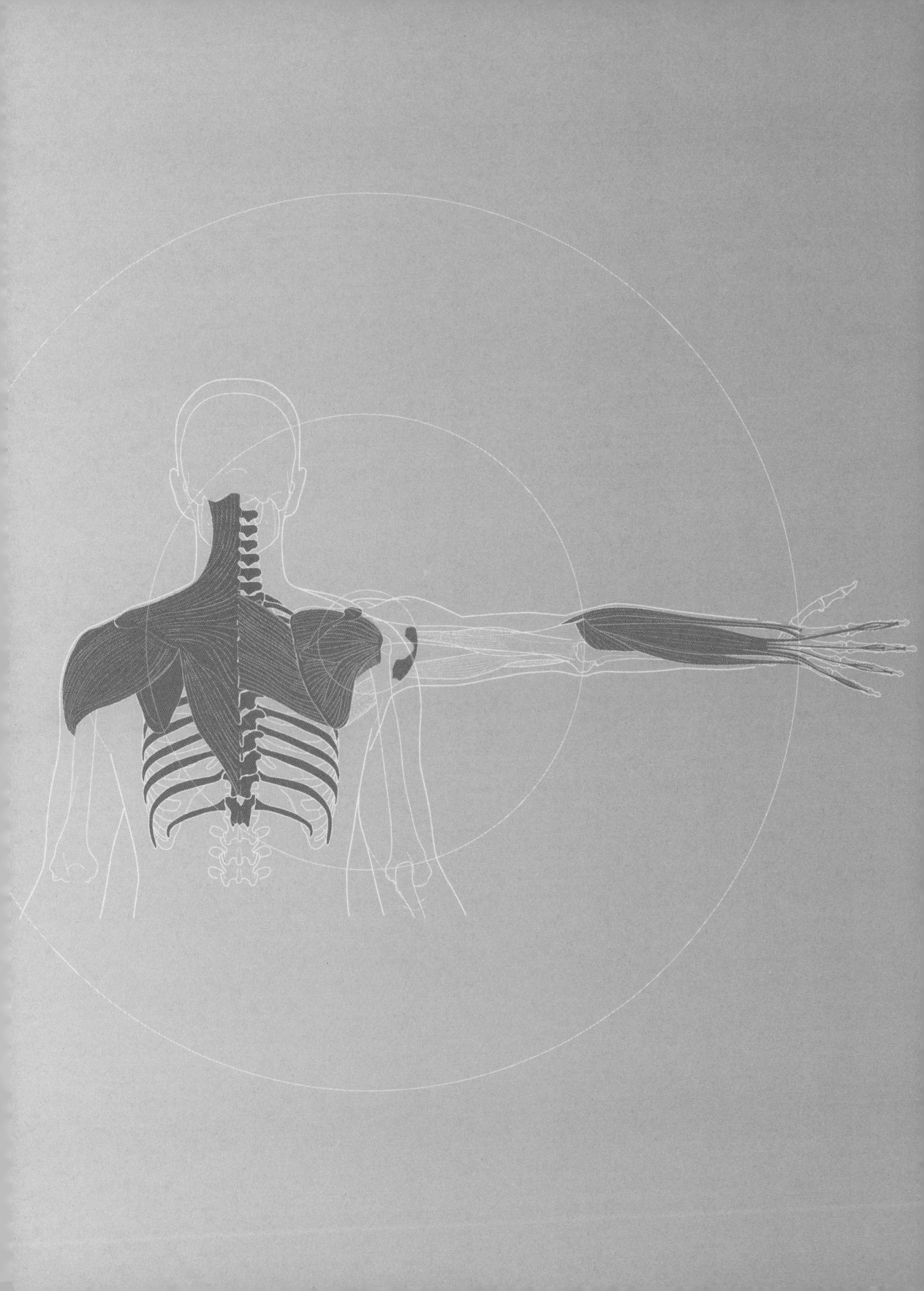